お詫びと訂正

歯科医学教育白書 2021 年版に誤りがございました。
謹んでお詫び申し上げますとともに訂正いたします。

第 17 章　国際交流

1. 219 頁　2）留学生教育の現状　3 行目
誤）2022 年 5 月 1 日時点
正）2021 年 5 月 1 日時点

2. 220 頁　表 17-1　タイトル
誤）海外の教育期間との協定締結状況と国際交流に関連する部署
正）海外の教育機関との協定締結状況と国際交流に関連する部署

3. 220 頁　表 17-1　協定締結の地域（奥羽大学の総数）
誤）0
正）2

4. 227 頁　表 17-5　東京医科歯科大学の数値
誤）

大学院学生							専攻生などの研究学生							学部学生							合計
国費		派遣		私費		小計	国費		派遣		私費		小計	国費		派遣		私費		小計	
男	女	男	女	男	女		男	女	男	女	男	女		男	女	男	女	男	女		
64				89		153					24		24					6		6	183

正）

大学院学生							専攻生などの研究学生							学部学生							合計
国費		派遣		私費		小計	国費		派遣		私費		小計	国費		派遣		私費		小計	
男	女	男	女	男	女		男	女	男	女	男	女		男	女	男	女	男	女		
32	32			36	53	153					4	20	24					1	5	6	183

日本歯科医学教育学会雑誌別冊

歯科医学
教育白書

2021年版
（2018～2021年）

一般社団法人
日本歯科医学教育学会
白書作成部会/編集

一般財団法人　口腔保健協会

日本歯科医学教育学会雑誌別冊

歯科医学教育白書 2021 年版（2018～2021 年）

目　次

■執筆者一覧（執筆順）

秋山　仁志　日本歯科医学教育学会理事長
日本歯科大学附属病院総合診療科
沼部　幸博　日本歯科大学生命歯学部歯周病学講座
小野　和宏　新潟大学大学院医歯学総合研究科口腔保健学分野
菊池憲一郎　日本歯科大学生命歯学部解剖学第2講座
菅谷　彰　神奈川歯科大学歯学部教養・教育学系歯学教育学
阿部　伸一　東京歯科大学解剖学講座
伊藤　史恵　文部科学省高等教育局医学教育課
河野　文昭　徳島大学大学院医歯薬学研究部総合診療歯科学分野
五十嵐　勝　日本歯科大学生命歯学部歯科保存学講座
藤原　眞一　大阪歯科大学歯学部化学教室
平塚　浩一　日本大学松戸歯学部生化学・分子生物学講座
友藤　孝明　朝日大学歯学部口腔感染医療学講座社会口腔保健学分野
木尾　哲朗　九州歯科大学口腔機能学講座総合診療学分野
古地　美佳　日本大学歯学部総合歯科学分野
白井　肇　岡山大学病院歯科（総合歯科部門）
片岡　竜太　昭和大学統括教育推進室歯学部歯学教育学講座
槻木　恵一　神奈川歯科大学病理・組織形態学講座分子口腔組織学分野・環境病理学分野
櫻田　宏一　東京医科歯科大学大学院医歯学総合研究科法歯学分野
佐藤　聡　日本歯科大学新潟生命歯学部歯周病学講座
斎藤　隆史　医療系大学間共用試験実施評価機構歯学系CBT実施管理委員会
北海道医療大学歯学部う蝕制御治療学分野
葛西　一貴　医療系大学間共用試験実施評価機構歯学系OSCE実施管理委員会
日本大学松戸歯学部歯科矯正学講座
藤井　規孝　医療系大学間共用試験実施評価機構歯学系PX実施管理委員会
新潟大学大学院医歯学総合研究科歯科臨床教育学分野
新潟大学医歯学総合病院歯科総合診療科
奈良陽一郎　日本歯科大学生命歯学部接着歯科学講座
山本　松男　昭和大学歯学部歯周病学講座
山本　一世　大阪歯科大学歯学部歯科保存学講座
影山　幾男　日本歯科大学新潟生命歯学部解剖学第1講座
北島佳代子　日本歯科大学新潟生命歯学部歯科保存学第1講座
鈴木　一吉　愛知学院大学短期大学部
愛知学院大学歯学部歯内治療学講座
鶴田　潤　東京医科歯科大学統合教育機構
長島　正　大阪大学歯学部附属歯学教育開発センター
角　忠輝　長崎大学生命医科学域総合歯科臨床教育学分野
上田　貴之　東京歯科大学老年歯科補綴学講座
平田創一郎　東京歯科大学社会歯科学講座
安井　利一　明海大学学長
日本高等教育評価機構副理事長
小澤　諒　厚生労働省医政局医事課試験免許室
石田　晃裕　東京歯科大学老年歯科補綴学講座
田代　宗嗣　厚生労働省医政局歯科保健課
田口　則宏　鹿児島大学大学院医歯学総合研究科歯科医学教育実践学分野
長谷川篤司　昭和大学歯学部歯科保存学講座総合診療歯科学部門
築山　能大　九州大学大学院歯学研究院歯科医学教育学分野
三代　冬彦　日本歯科大学附属病院
松野　智宣　日本歯科大学附属病院
今井　裕　日本歯科専門医機構理事長
獨協医科大学名誉教授
伊藤　孝訓　日本歯科専門医機構業務執行理事
北原学院歯科衛生専門学校学校長
日本大学客員教授
一戸　達也　日本歯科専門医機構
東京歯科大学学長
尾松　素樹　日本歯科医師会常務理事

大学基準協会歯学教育評価委員会

眞木　吉信　全国歯科衛生士教育協議会理事長
東京歯科大学名誉教授
吉田　直美　日本歯科衛生士会会長
東京医科歯科大学大学院口腔健康教育学分野
大島　克郎　全国歯科技工士教育協議会会長
日本歯科大学東京短期大学
植野　高章　大阪医科薬科大学医学部口腔外科学教室
中川　種昭　慶應義塾大学医学部歯科・口腔外科学教室
小西　靖彦　日本医学教育学会理事長
静岡県立総合病院院長
京都大学名誉教授
住友　雅人　日本歯科医学会会長
柳川　忠廣　日本歯科医師会副会長
三浦　廣行　歯科医療振興財団理事長
岩手医科大学副学長
關　奈央子　東京医科歯科大学統合国際機構
中島　一郎　日本大学歯学部医療人間科学分野
音琴　淳一　松本歯科大学病院総合診療科
松本歯科大学大学院健康増進口腔科学講座

●本白書では，学会名および大学名を下記のように掲載することとした．

日本歯科医学会専門分科会	
一般社団法人 歯科基礎医学会	歯科基礎医学会
特定非営利活動法人 日本歯科保存学会	日本歯科保存学会
公益社団法人 日本補綴歯科学会	日本補綴歯科学会
公益社団法人 日本口腔外科学会	日本口腔外科学会
公益社団法人 日本矯正歯科学会	日本矯正歯科学会
一般社団法人 日本口腔衛生学会	日本口腔衛生学会
一般社団法人 日本歯科理工学会	日本歯科理工学会
特定非営利活動法人 日本歯科放射線学会	日本歯科放射線学会
公益社団法人 日本小児歯科学会	日本小児歯科学会
特定非営利活動法人 日本歯周病学会	日本歯周病学会
一般社団法人 日本歯科麻酔学会	日本歯科麻酔学会
日本歯科医史学会	日本歯科医史学会
一般社団法人 日本歯科医療管理学会	日本歯科医療管理学会
一般社団法人 日本歯科薬物療法学会	日本歯科薬物療法学会
公益社団法人 日本障害者歯科学会	日本障害者歯科学会
一般社団法人 日本老年歯科医学会	日本老年歯科医学会
一般社団法人 日本歯科医学教育学会	日本歯科医学教育学会
公益社団法人 日本口腔インプラント学会	日本口腔インプラント学会
一般社団法人 日本顎関節学会	日本顎関節学会
特定非営利活動法人 日本臨床口腔病理学会	日本臨床口腔病理学会
一般社団法人 日本接着歯学会	日本接着歯学会
一般社団法人 日本歯内療法学会	日本歯内療法学会
一般社団法人 日本レーザー歯学会	日本レーザー歯学会
一般社団法人 日本スポーツ歯科医学会	日本スポーツ歯科医学会
一般社団法人 日本有病者歯科医療学会	日本有病者歯科医療学会

日本歯科医学会認定分科会	
一般社団法人 日本口腔感染症学会	日本口腔感染症学会
一般社団法人 日本歯科心身医学会	日本歯科心身医学会
特定非営利活動法人 日本臨床歯周病学会	日本臨床歯周病学会
一般社団法人 日本歯科審美学会	日本歯科審美学会
日本顎口腔機能学会	日本顎口腔機能学会
日本歯科東洋医学会	日本歯科東洋医学会
特定非営利活動法人 日本顎変形症学会	日本顎変形症学会
一般社団法人 日本顎顔面補綴学会	日本顎顔面補綴学会
特定非営利活動法人 日本顎咬合学会	日本顎咬合学会
日本磁気歯科学会	日本磁気歯科学会
一般社団法人 日本小児口腔外科学会	日本小児口腔外科学会
公益社団法人 日本顎顔面インプラント学会	日本顎顔面インプラント学会
一般社団法人 日本外傷歯学会	日本外傷歯学会
一般社団法人 日本口腔診断学会	日本口腔診断学会
一般社団法人 日本口腔腫瘍学会	日本口腔腫瘍学会
一般社団法人 日本口腔リハビリテーション学会	日本口腔リハビリテーション学会
一般社団法人 日本口腔顔面痛学会	日本口腔顔面痛学会
一般社団法人 日本口腔検査学会	日本口腔検査学会
一般社団法人 日本口腔内科学会	日本口腔内科学会
特定非営利活動法人 日本睡眠歯科学会	日本睡眠歯科学会
一般社団法人 日本デジタル歯科学会	日本デジタル歯科学会

大学名	略称
北海道医療大学歯学部	北医療大
北海道大学歯学部	北海道大
岩手医科大学歯学部	岩医大
東北大学歯学部	東北大
奥羽大学歯学部	奥羽大
明海大学歯学部	明海大
日本大学松戸歯学部	日大松戸
東京医科歯科大学歯学部	医科歯科大
東京歯科大学	東歯大
日本歯科大学生命歯学部	日歯大
日本大学歯学部	日大
昭和大学歯学部	昭和大
鶴見大学歯学部	鶴見大
神奈川歯科大学	神歯大
新潟大学歯学部	新潟大
日本歯科大学新潟生命歯学部	日歯大新潟
松本歯科大学	松歯大
朝日大学歯学部	朝日大
愛知学院大学歯学部	愛院大
大阪歯科大学	大歯大
大阪大学歯学部	大阪大
岡山大学歯学部	岡山大
広島大学歯学部	広島大
徳島大学歯学部	徳島大
九州歯科大学	九歯大
九州大学歯学部	九州大
福岡歯科大学	福歯大
長崎大学歯学部	長崎大
鹿児島大学歯学部	鹿児島大

●文部科学省より，「歯学教育モデル・コア・カリキュラム　令和4年度改訂版（https://www.mext.go.jp/content/20221202-mtx_igaku-000026049_00002.pdf）」が本書著者校正後の2022年12月に示されたが，本白書では原則として各著者は執筆時に採用していた用語（歯学教育モデル・コアカリキュラム（案）（https://public-comment.e-gov.go.jp/servlet/PcmFileDownload?seqNo=0000238725））をそのまま用いることとした．

序

歯科医学教育と本学会の役割

秋山　仁志

1）日本歯科医学教育学会設立経緯

日本歯科医学教育学会は，河村洋二郎初代会長のもとで，1982年8月22日，設立総会が東京・千駄ヶ谷の日本青年館で開催され，118名の参加者が出席し，上程された役員構成案，学会会則案，昭和57年度予算案，昭和58年度総会開催案が承認された．設立総会後，第1回学術大会が同日に開催され，河村洋二郎初代会長により，「わが国の歯科医学教育を考える～その問題点と対策についての考察～」と題し，基調講演が行われた．初年度会員数は234名であったと記録されている（p.262参照）．

本学会の設立趣意書には，「科学の進歩，社会の変化，更に歯科医学研究並びに歯科医療の急激な進展に対応して，歯科大学における教育は，その内容，カリキュラム，教育方法，教育施設，教員の再教育など，検討，改善すべき多くの問題をかかえている．また，わが国の歯科界には今日歯科医師のための組織だった生涯教育・学習制度が確立されていない．歯科医療に対する社会の批判がいろいろの面できわめて強い今日，歯科医学教育の向上と充実に努めることが愁眉の急である．このためにも広い視野に立って歯科医学教育全般を検討し，教育内容，教育方法あるいは教育効果の評価などについて歯科医学担当者が相互に情報を交換し，研究し，討議する必要がある．諸外国には，歯科医学教育についての学会がつとに設立されている処が多く，その学会の場を介して歯科医学教育問題が活発に討議され，よりよき教育のための対処が具体的に推進されている．このような世界情勢におくれをとることのないよう，さらにわが国の歯科医学教育および歯科医師の生涯教育を系統だてるためにも歯科医学教育の諸問題を客観的に研究し，具体的施策を考える場として日本歯科医学教育学会を設立するものである」と記されている．

この精神は，1982年8月23日施行の本学会会則第2条に，「本会は，歯科医学並びに関連領域の教育向上，充実及び発展に寄与することを目的とする」として謳われている．

2）設立40年を迎えた日本歯科医学教育学会

本学会は2005年に日本歯科医学会の17番目の専門分科会として承認を受け，2016年4月より本学会の法人化に向けた具体的な検討および作業を開始し，2019年に一般社団法人としての登記手続きが完了し，一般社団法人日本歯科医学教育学会として法人格を有する歯科医学教育の唯一の専門団体となった．1982年の設立から40年の長きにわたり，時代の変遷とともに，本学会は着実な発展を遂げており，これまでの40年間，日本の歯科医学教育のなかで，本学会が学術の振興，歯科医学の発展の一翼を担ってきたことはだれしもが認めるところである．2022年8月現在，本学会には約1,700名の個人会員，29校の機関会員，8社の賛助会員が所属し，13の委員会で運営が行われている．

全国29大学の歯科大学・歯学部・附属病院に関係する方々や歯科医学教育にかかわる方々がご自身の専門領域のみならず，歯科医学教育という点でさまざまなつながりをもつことが本学会の最大の特徴といえる．

2022年7月23日には第41回日本歯科医学教育学会学術大会のなかで40周年記念関連事業となる記念式典をオンライン開催にて実施した．

あきやま　ひとし
日本歯科医学教育学会理事長
日本歯科大学附属病院総合診療科

3）今日の歯科医学教育を取り巻く現況

超高齢社会を迎え，国民の健康寿命の延伸に対する医療・介護への期待が高まり，歯科医学を取り巻く環境は大きく変化している．少子超高齢社会の進行とともに，人口構造の変化や歯科疾患罹患状況の変化に伴い，歯の形態回復を主体としたこれまでの「治療中心型」の歯科治療だけではなく，全身的な疾患なども踏まえ，関係者と連携しつつ患者個々の状態に応じた口腔機能の維持・回復を目指す「治療・管理・連携型」を踏まえた地域包括ケアシステムに対応した歯科治療が必要とされている．歯科医療を取り巻く状況は大きな変革期を迎えており，それに伴い，歯科医学教育もかつてない勢いで変革が求められている．

わが国の今日の歯科医学教育を取り巻く現況として，以下の10項目が挙げられる．

1. 2022年3月に公表された歯学教育モデル・コア・カリキュラムの次期改訂に向けた調査研究報告書に基づく歯学教育モデル・コア・カリキュラムの改訂[1)]
2. 2021年5月の歯科医師法改正による2024年度からの共用試験の公的国家試験化[2)]の実施
3. 2021年度からの診療参加型臨床実習後客観的臨床能力試験（Post-CC PX），臨床実地試験（CPX），一斉技能試験（CSX）の正式実施[2)]
4. 歯科医師法第十六条の二第一項に規定する臨床研修に関する省令改正による2021年4月施行の新たな歯科医師臨床研修制度[3)]の実施
5. 2021年3月の歯科医師国家試験制度改善検討部会報告書[4)]に基づく歯科医師国家試験出題基準改変による第116回歯科医師国家試験（2023年）からの新たな運用
6. 歯学教育の質の保証のためのアウトカム基盤型カリキュラムに基づく分野別認証評価[5)]の実施
7. 歯科専門医機構の社員学会として公告可能な歯科専門医への役割[6)]
8. 諸外国との教育ネットワークシステムの構築
9. 倫理・プロフェッショナリズム教育の推進[1, 3)]
10. 卒前教育・歯科医師臨床研修，生涯研修のシームレスな学修のあり方の検討[7)]

4）本学会の役割

本学会は，歯科医学ならびに関連領域の教育向上，充実および発展に寄与することを目的とし，歯科医学教育を総合的に研究して具体的施策を提言しているわが国唯一の学会である．

現在，日本にある29校の歯科大学・歯学部は，卒業認定・学位授与，教育課程編成・実施および入学者受け入れの3つの方針として，入学者受け入れの方針（アドミッション・ポリシー），教育課程編成・実施の方針（カリキュラム・ポリシー），学位授与方針・卒業時の達成目標（ディプロマ・ポリシー）を策定・公表している．各歯科大学・歯学部の特色ある独自のカリキュラムは，みずからのカリキュラム・ポリシーに基づき作成がなされている．また，各歯科大学・歯学部は，アドミッション・ポリシーにより選抜した受験生を受け入れ，ディプロマ・ポリシーに従い，教育課程を遂行している．初期教育では，歯学部学生，歯科大学学生に必要な自然科学，人文科学，社会科学，情報科学教育，医療人に必要なコミュニケーション能力，倫理・プロフェッショナリズム教育を実施し，歯学教育モデル・コア・カリキュラムを基本とした基礎医学，臨床歯科医学に関する教育を実施するとともに，学生がStudent Dentistとして，知識・技能・態度の基本的な内容を学ぶために診療参加型臨床実習が行われており，臨床能力の修得を目指し，基礎と臨床を統合した教育が実施されている．1998年度に本学会に機関会員制度を導入したことにより，2004年度には全29校の歯科大学・歯学部が本学会に機関会員として加盟している．

本学会の定款第1章第3条に，(1) 学術大会の開催，(2) 講習会及びセミナー等の開催，(3) 機関誌，歯科医学教育に関する図書・文献資料等の刊行及び広報，(4) 国内外の関係団体との連絡及び提携，(5) 優秀な業績の表彰，(6) その他の計6項目が本学会の目的を達成するために必要な事業として定められており，これらの目的を達成するために本学会は真摯に活動を行っている．

5）一般社団法人日本歯科医学教育学会として

本学会は，2019年1月4日に一般社団法人日本歯科医学教育学会となり，「一般社団法人及び一般財団法人に関する法律（平成18年法律第48号）」に基づいて設立された社団法人として，新たな一歩を踏み出すことになった．法人化により，学会が法的に人格をもつことで学会名で法律行為ができるため，社会的信用の増加，公的事業受託，学会からの提言の強化，学術集会を全体事業として組み入れるなど，これまでにない数多くの利点があり，法人格を有する歯科医学教育の学術団体として，科学的に検証された研究成果の公開や歯科医学教育への新たな提言を積極的に行う責任と義務を担うことになり，本学会の社会的信頼性がさらに高まる状況が構築されたといえる．

日本歯科医学教育学会が行う事業の遂行のために，総務委員会，経理委員会，機関会員委員会，編集委員会，教育国際化推進委員会，教育能力開発委員会，教育評価委員会，卒前教育委員会，卒後教育委員会，倫理・プロフェッショナリズム教育委員会，広報委員会，白書作成委員会，規約・規程策定・法人化検討委員会，教育研究委員会，多職種連携教育委員会の15の委員会で本学会の活動を行ってきた．2019年の法人化を機に，これまでの日本歯科医学教育学会の各委員会の大幅な再編成を行った．当法人の目的および事業を達成し，歯科医学ならびに関連領域の教育向上，充実および発展にさらに寄与するために，これまでの15の委員会を整理・統合して，法人化後は13の委員会に組織を改編し，基盤整備を実施した．具体的には，経理委員会，編集委員会，教育評価委員会，卒前教育委員会，卒後教育委員会，倫理・プロフェッショナリズム教育委員会，広報委員会，白書作成委員会，規約・規程策定・法人化検討委員会，教育研究委員会，多職種連携教育委員会を整理・統合し，新たに財務委員会，学術委員会，企画・将来構想委員会，編集・広報委員会，教育方略委員会，教育評価委員会，教育一貫性委員会，利益相反委員会，理事長特命委員会を設置した．各委員会の所掌を明確に示すために，それぞれの委員会に委員会規程（設置，任務，組織，委員，委員長，任期，会議，作業部会，規則の改廃，附則）を作成し，委員会任務を明示し，委員会活動の活性化が図れるように対応した．

6）各種委員会活動

わが国の今日の歯科医学教育を取り巻く現況を踏まえて，2022年度現在，本学会活動は，総務委員会，財務委員会，学術委員会，企画・将来構想委員会，編集・広報委員会，教育国際化推進委員会，教育能力開発委員会，教育方略委員会，教育評価委員会，教育一貫性委員会，機関会員委員会．利益相反委員会，理事長特命委員会の13の委員会が主体となり，目的遂行のために活動を行っている．

限られた時間と予算のなかで，各委員会で目に見えるプロダクトの作成のために数多くのディスカッションを行い，歯科医学教育のさらなる充実に貢献できるように対応している．

(1) 総務委員会

総務委員会では，会員の入退会，代議員選挙などに関する事項，代議員総会，理事会などに関する事項，諸規程の制定および改廃の起案に関する事項，一般社団法人の法務および登記に関する事項，事務局の管理運営に関する事項，教育活動および研究業績の顕彰，その他総務に関する事項を担っている．教育活動および研究業績の顕彰として，国際学会研究発表奨励賞，優秀論文賞，歯学教育優秀賞，教育システム開発賞の授与により歯科医学教育における優秀な業績を表彰する．日本の歯科医学教育の充実に貢献するために，歯科医学教育・研修にかかわるすべての医療従事者の方々が本学会と積極的にかかわる状況が望ましいと考えており，また会員数の増加は学会としての対外的発信力の増大につながるため，歯学部・歯科大学・附属病院，歯科医学教育機関に在籍する非会員の方々，歯科医師臨床研修制度に参画する研修歯科医，協力型臨床研修施設の歯科医師へ入会促進を積極的に行っている．

(2) 財務委員会

財務委員会では，予算に関する事項，決算に関する事項，会計監査に関する事項，その他の財務に関する事項を担っている．財源の確保により各事業が円滑に遂行できるため，透明性を確保し，歳入の増加と支出の減少が図れるように努めている．

(3) 学術委員会

学術委員会では，歯科医学教育研究の推進，教育に関する研究能力の向上に関する講演会等の企画・運営，教育研究の調査，情報発信，本学会学術大会の調整・支援，その他目的を達成するために必要な業務を行っている．特に若手研究者のサポートシステムを構築し，次世代を担う若き歯科医学教育者を育成し，歯科医学教育の発展，人材運用の活性化が図れるように対応している．

(4) 企画・将来構想委員会

企画・将来構想委員会では，本学会の将来構想案の策定，多様化する会員ニーズに対する企画，その他学会の将来構想に資する活動に必要な業務を行っている．医学・歯学教育指導者のためのワークショップ，歯科医学教育者のためのワークショップの技術支援・運営補助，また，委員会にオンラインワークショップ実施のための作業部会を設立し，オンラインワークショップでのフォーマット構築，ワークショップ開催のための手順書と指導歯科医講習会で使用できる各種ひな形ファイルを作成し，円滑なオンラインワークショップ開催のための技術支援を行い，歯学教育のICT化の推進を念頭に置いて対応している．

(5) 編集・広報委員会

編集・広報委員会では，本学会の理念・活動・計画等の普及にかかわる広報活動の基本方針の策定，編集の基本方針の策定，投稿規程の制定・改廃，投稿原稿の受付・受理と査読担当者の決定，査読結果に基づく原稿の取り扱いの決定，メールマガジンの編集・発行，J-STAGEへの日本歯科医学教育学会雑誌の論文の掲載，歯科医学教育白書の企画，調査，原稿依頼，編集，発行，その他目的を達成するために必要な業務を行っている．会員サービス向上を踏まえたメールマガジンの積極的な活用，ホームページでの情報提供の充実を図っている．日本歯科医学教育学会雑誌の発行予定日は4月20日，8月20日，12月20日であり，年3回刊行し，これまでに38巻が発行されている．委員会に歯科医学教育白書作成のため歯科医学教育白書作成部会を設立し，歯科医学教育の実態・状況を把握するために，正確・詳細なデータを掲載した歯科医学教育白書の作成を行っている．

(6) 教育国際化推進委員会

教育国際化推進委員会では，海外の歯科医学教育に関連する情報収集，海外の歯科医学教育に関連する学会との交流，歯科医学教育に関連する国際学会への学会員の参加支援，学術大会への外国人講師の招聘，その他目的を達成するために必要な業務を行っている．本学会は国際歯科医学教育学会連盟（IFDEA）に加盟しており，国際的視野から教育情報を発信し収集している．国際歯科研究学会（IADR）学術大会と併催されるIFDEA役員会および総会には本学会から代表者を派遣している．東南アジア歯科医学教育学会（SEAADE），欧州歯科医学教育学会（ADEE），米国歯科医学教育学会（ADEA）との協定を軸に，諸外国との教育ネットワークを構築し，世界に向けて日本の歯科医学教育の情報発信を行い，国際化推進を図っている．

(7) 教育能力開発委員会

教育能力開発委員会では，歯科医学教育者のためのワークショップ事業の企画・運営，会員および会員ニーズに対応した教育能力開発セミナーの企画・調整・運営，会員交流行事等の企画・運営，その他目的を達成するために必要な業務を行っている．会員の交流行事となる歯科医学教育者育成の最前線であり，歯科医学教育者が研鑽を行う場であり，重大な責務を担っていることを認識し，活動を行っている．委員会にファシリテータ養成セミナー実行部会，富士研実行部会を設立し，歯科医学教育者のためのワークショップ，医療コミュニケーション・ファシリテータ養成セミナーなどを開催している．

(8) 教育方略委員会

教育方略委員会では，歯科医学教育の方略の調査，教育コンテンツの紹介，教育コンテンツの作成，普及，その他目的を達成するために必要な業務を行っている．倫理・プロフェッショナリズム教育，多職種連携教育，地域包括ケアシステムの学習方略調査を行い，多職種を考慮したさまざまな教育コンテンツとして歯科医療倫理・学修教材の作成，医療人として倫理・プロフェッショナリズムを涵養するために次世代教育に必要な数多くのプロダクトを作成している．

(9) 教育評価委員会

教育評価委員会では，歯科医学教育における技能・態度評価の推進，歯科医学教育の評価に関する事項，医療系大学間共用試験実施評価機構が実施する試験などに対する提言，国家試験に関する調査・提言，歯学教育分野別評価に関する事項，その他目的を達成するために必要な業務を行っている．臨床実習中，臨床実習終了時の臨床技能評価の提言，歯科医師国家試験に対するアンケート調査の実施，報告書の作成，歯科医師国家試験出題基準改定案に対する意見提出，分野別評価委員の養成など，歯科医学教育の現状を踏まえて，法人化した本学会が歯科医学教育の充実を図るべく，関係機関に提言を行っている．

(10) 教育一貫性委員会

教育一貫性委員会では，卒前教育，臨床研修，生涯学修のあり方の検討，提言の策定，歯学教育のコンピテンシー，コンピテンスの策定と学修目標の設定，歯科専門医機構との連携，各専門学会の教育関連委員会との連携，その他目的を達成するために必要な業務を行っている．各委員会のプロダクトや進捗状況を認識して，マクロ的な視点から卒前教育と卒後教育の一貫性を検討している．歯科医師臨床研修後の生涯学修・キャリアデザインとして，歯科専門医を念頭に入れた歯科医師養成のためには，歯科大学・歯学部，大学病院・各臨床研修施設，各専門学会，歯科専門医機構との相互連携が重要であり，シームレスな歯科医学教育の情報発信の場となるように行っている．

(11) 機関会員委員会

機関会員委員会では，歯科医学教育に関する政策への提言の策定，歯科医学教育の問題提起，各機関での教育に関する情報提供と情報共有，その他理事会から諮問された事項を行っている．法人格をもつ歯科医学教育の唯一の専門団体として関係部署，文部科学省，厚生労働省に提言を行い，歯科医学教育の発展のために諸問題の解決を図っている．歯科医学教育に関して，教育機関側としては歯科大学長・歯学部長会議が法人化しておらず，私立歯科大学協会と日本歯科医学教育学会のみが法人格を有しており，機関会員である29校の考えの公的発信は日本歯科医学教育学会だけができることであり，本学会が発する「要望書」や「声明」の責任の意味と社会的役割を認識し，活動を行っている．

(12) 利益相反委員会

利益相反委員会では，会員からの利益相反に関する質問や意見への対応，利益相反の管理ならびに啓発活動に関する事項，利益相反に関する調査，審議に関する事項，その他利益相反状態を適切に管理するために必要な事項を行っている．会員の利益相反状態に関する管理・対応が必要なため，利益相反の開示様式，利益相反自己申告書の提出，利益相反取引などに対応している．

(13) 理事長特命委員会

理事長特命の委員会・作業チームなどを必要に応じて設置し，事業遂行を行っており，2021年度は理事長特命委員会に歯科医師臨床研修指導歯科医講習会（プログラム責任者講習会）実行部会，臨床研修活性化推進事業指導歯科医講習会の講師養成のための研修会実行部会，臨床研修活性化推進事業，e-Learning教材の検討および作成，運営実行部会を設立し，業務遂行を行っている．

7）今後に向けて

法人化によって本学会が法的に人格をもつことで社会的信用度が高まり，各方面での事業受託がこれまで以上に可能となるため，文部科学省委託調査研究事業，厚生労働省委託調査研究事業をはじめ，本学会として事業に積極的に公募申請を行い，事業実施団体に選定されるように対応すること，さらに一般社団法人日本医学教育学会とより一層，密な連絡・連携を図っていきたいと考えている．

歯科医学教育の改革がかつてない勢いで進んでいる状況のなか，常に河村洋二郎初代会長の本学会設立趣旨を忘れることなく，歯科医学教育の重要性を認識し，歯科医学と関連領域の教育の発展と向上．国民への安心・安全な歯科医療の提供のために本学会活動を進めていく．歯科医学教育におけるさまざまな課題にスピード感をもって取り組み，今後の歯科医学教育の発展のために次世代を担う歯科医学教育者の育成，歯科医学教育者の研鑽の場の提供を行い，今後とも実りある学術団体として，時代に即した歯科医学教育の発展と向上に寄与できるように邁進していく所存である．

8）2021年度歯科医学教育白書刊行に際して

2019年12月に中国・武漢市で報告された肺炎は，新型コロナウイルス感染症（COVID-19）と命名され，2020年1月30日にWHOから国際的な緊急事態宣言がなされた．日本では東京オリンピック・パラリンピックが1年延期開催となり，テレワークの推進，三密の回避，手指消毒・手洗い，マスクの着用，黙食の励行など，コロナ禍での新しい生活様式が始まり，日常生活にさまざまな影響を及ぼしている．2022年8月までに第7波にいたる感染拡大があり，日本国内で累計二千万人近くの感染者が報告されている．各教育機関においては，感染拡大・蔓延懸念のもとにさまざまな対策を講じる必要があり，歯科大学・歯学部における講義・実習では2020年度より各大学で対面講義・対面実習，オンライン講義・オンライン実習などハイブリッド形式で実施されている．

今回，2021年度歯科医学教育白書の発行に際しては，編集・広報委員会に歯科医学教育白書作成部会を設立し，「歯科医学教育白書2021年版」を作成した．白書を刊行するにあたり，編集・広報委員会の沼部幸博委員長，歯科医学教育白書作成部会の音琴淳一部会長をはじめとする部員の方々，ご執筆いただいた皆様に深甚なる感謝の意を捧げる次第である．

第6版となるこの歯科医学教育白書は，未曾有のコロナ禍での歯科大学・歯学部・附属病院に関係する歯科医学教育の証跡としての記録である．

文献

1) 文部科学省．歯学教育モデル・コア・カリキュラム 令和4年度改訂版（案）．https://public-comment.e-gov.go.jp/servlet/PcmFileDownload?seqNo=0000238725（最終アクセス日：2022年11月1日）
2) 厚生労働省．共用試験の公的化に係る論点について，令和4年度第1回医道審議会医師分科会医学生共用試験部会資料．https://www.mhlw.go.jp/content/10803000/000932166.pdf（最終アクセス日：2022年11月1日）
3) 厚生労働省．歯科医師法第16条の2第1項に規定する臨床研修に関する省令の施行について．http://www.hospital.or.jp/pdf/15_20210331_01.pdf（最終アクセス日：2022年11月1日）
4) 厚生労働省．歯科医師国家試験制度改善検討部会報告書．https://www.mhlw.go.jp/file/05-Shingikai-10803000-Iseikyoku-Ijika/0000118157.pdf（最終アクセス日：2022年11月1日）
5) 日本学術会議．報告　大学教育の分野別質保証のための教育課程編成上の参照基準，歯学分野．https://www.scj.go.jp/ja/info/kohyo/pdf/kohyo-23-h170929-8.pdf（最終アクセス日：2022年11月1日）
6) 日本歯科専門医機構．歯科専門医の基本的な考え方．https://jdsb.or.jp/about_specialist.html（最終アクセス日：2022年11月1日）
7) 厚生労働省．シームレスな歯科医師の養成に向けた取組の現状と課題．https://www.mhlw.go.jp/content/10804000/000543143.pdf（最終アクセス日：2022年11月1日）

第1章 歯学部の現況

沼部　幸博

1）歯学部の設置

わが国における歯科大学・歯学部は2021年現在，29校（国立大学11，県立大学1，私立大学17）が設置されている（**表1-1**）．地域別には北海道地区2校，東北地区（岩手県，宮城県，福島県）3校，関東地区（千葉県，埼玉県，東京都，神奈川県）9校，中部地区（新潟県，長野県，愛知県，岐阜県）5校，近畿地区（大阪府）2校，中国地区（岡山県，広島県）2校，四国地区（徳島県）1校，九州・沖縄地区（福岡県，長崎県，鹿児島県）5校であり，東日本に19校，西日本に10校設けられ，東日本が多い（**表1-1**）．医学部が最初，国主導型で設置されたのに対し，歯学部は最初，民間主導で設置されている．その経緯については歯科医学教育白書2008年版（2006～2008年，巻頭の歯科医学教育年表に記載）に詳しい．

本邦の人口分布と歯学部との関連をみると，1歯学部当たりの人口が全国平均よりも多いのは関東，中部，近畿であり，そのなかでは特に近畿が多く，北海道，東北，九州・沖縄は少ない．これらの傾向は，前回の2017年の調査と大きく変化していない．また募集人員（入学定員）1人当たりに対する人口比は近畿が最も高く，中国，四国も平均よりも高いのに対し，北海道，東北，関東，中部，九州・沖縄が平均よりも低くなっている（**表1-2**）．歯学部のなかには歯学科以外に，口腔保健学科や歯科技工士学科を設けているところが増えている．それらは4年制であり，多職種連携の推進を念頭に口腔保健学科や口腔健康科学科を有している．そしてこれらの学科では「学士（口腔保健学）」「学士（口腔保健福祉学）」などの学位が授与されている．

ぬまべ　ゆきひろ
日本歯科大学生命歯学部歯周病学講座
キーワード：歯学部，教員組織，募集人員，在籍学生数

2）教員組織

2021年度における各歯科大学・歯学部の教員総数は4,501名であり，2014年，2017年と比較して増加している（**表1-3**）．私立歯科大学・国立大学の分類では特に増減において顕著な傾向は認められない．ただ，組織の再編成のため，各大学の以前の調査において所属人数が回答されている所属機関名（センターなど）や機関数が変更されている場合や，所属が重複する教員数をそのままカウントしている例が散見され，実際には教員総数は回答数より少ない可能性があり，所属機関や総数で過去の調査データと比較する際には注意が必要である．

所属教員の内訳は教授1,012名，准教授714名，講師961名，助教1,814名である（**表1-3**）．職階の割合は教授23%，准教授16%，講師21%，助教40%である（**図1-1**）．教授と講師が同程度，准教授が少なく，助教が4割を占めているが，教授数は2014年度，2017年度と比較して増加している．その理由は不明確だが，前述のセンターなどの施設数が増え，所属部署も増加したことが考えられる．

教員の男女比率は74%男性，26%女性で男性の数が多い（**表1-3**）．性別で分類した職階の占める割合について助教は男性の33%と女性の61%，講師は男性の21%と女性の22%でほぼ同率，准教授では男性の17%と女性の12%，教授は男性の29%と女性の5%で女性においてきわめて低比率である（**図1-1**）．職階が高位になればなるほど女性の数は少なくなっている（**表1-3**）．男女共同参画が謳われているが，現状は厳しい状況で，この傾向は前回2017年の調査時から変化していないため，なんらかの方略が必要である．

各大学における教員数はすべて大学設置基準で示されている定数を満たしている．これは学生数にも関係するが，教員数は私立歯科大学・歯学部のほうが多い傾向にある（**表1-3**）．以前は学生1人当たりの教員数は国立

表 1-1　歯科大学・歯学部の設置状況

名　称	設置認可年月日（旧制）	設置認可年月日（新制）	所在地
東京歯科大学歯学部歯学科	1946年7月19日	1952年2月20日	東京都千代田区神田三崎町 2-9-18
東京医科歯科大学歯学部歯学科	1946年8月27日	1951年4月1日	東京都文京区湯島 1-5-45
日本歯科大学生命歯学部生命歯学科*1	1947年6月18日	1952年2月20日	東京都千代田区富士見 1-9-20
日本大学歯学部歯学科	1947年6月18日	1955年1月20日	東京都千代田区神田駿河台 1-8-13
大阪歯科大学歯学部歯学科	1947年6月18日	1952年2月20日	大阪府枚方市楠葉花園町 8-1
九州歯科大学歯学部歯学科		1949年3月25日	福岡県北九州市小倉北区真鶴 2-6-1
大阪大学歯学部歯学科		1951年4月1日	大阪府吹田市山田丘 1-8
愛知学院大学歯学部歯学科		1961年3月31日	愛知県名古屋市千種区楠元町 1-100
神奈川歯科大学歯学部歯学科		1964年1月25日	神奈川県横須賀市稲岡町 82
岩手医科大学歯学部歯学科		1965年1月25日	岩手県盛岡市中央通り 1-3-27
東北大学歯学部歯学科		1965年4月1日	宮城県仙台市青葉区星陵町 4-1
新潟大学歯学部歯学科		1965年4月1日	新潟県新潟市中央区学校町通二番町 5274
広島大学歯学部歯学科		1965年4月1日	広島県広島市南区霞 1-2-3
北海道大学歯学部歯学科		1967年6月1日	北海道札幌市北区北 13 条西 7 丁目
九州大学歯学部歯学科		1967年6月1日	福岡県福岡市東区馬出 3-1-1
明海大学歯学部歯学科*2		1970年3月17日	埼玉県坂戸市けやき台 1-1
鶴見大学歯学部歯学科*3		1970年3月17日	神奈川県横浜市鶴見区鶴見 2-1-3
日本大学松戸歯学部歯学科*4		1971年4月1日	千葉県松戸市栄町西 2-870-1
朝日大学歯学部歯学科*5		1971年2月18日	岐阜県瑞穂市穂積 1851-1
日本歯科大学新潟生命歯学部生命歯学科*6		1972年1月29日	新潟県新潟市中央区浜浦町 1-8
松本歯科大学歯学部歯学科		1972年1月29日	長野県塩尻市広丘郷原 1780
奥羽大学歯学部歯学科*7		1972年2月12日	福島県郡山市富田町字三角堂 31-1
福岡歯科大学口腔歯学部口腔歯学科*8		1972年7月27日	福岡県福岡市早良区田村二丁目 15-1
徳島大学歯学部歯学科		1976年10月1日	徳島県徳島市蔵本町 3-18-15
昭和大学歯学部歯学科		1977年1月10日	東京都品川区旗の台 1-5-8
鹿児島大学歯学部歯学科		1977年10月1日	鹿児島県鹿児島市桜ヶ丘 8-35-1
北海道医療大学歯学部歯学科*9		1978年2月10日	北海道石狩郡当別町金沢 1757 番地
岡山大学歯学部歯学科		1979年10月1日	岡山県岡山市北区鹿田町 2-5-1
長崎大学歯学部歯学科		1979年10月1日	長崎県長崎市坂本 1-7-1

＊1：2006 年日本歯科大学歯学部から改称．＊2：1998 年城西歯科大学から改称．＊3：1973 年鶴見女子大学から改称．＊4：1975 年日本大学松戸歯科大学から改称．＊5：1985 年岐阜歯科大学から改称．＊6：2006 年日本歯科大学新潟歯学部から改称．＊7：1989 年東北歯科大学から改称．＊8：2013 年福岡歯科大学歯学部歯学科から改称．＊9：1994 年東日本学園大学歯学部から改称

表 1-2　地域別にみた歯学部の分布と 1 校当たりの人口（2021 年度）

	人口（千人）*	歯学部数	募集人員合計（2021 年度）	1 歯学部あたりの人口（千人）	募集人員 1 人あたりの人口（千人）**
北海道	5,183	2	133	2,592	39
東北	8,519	3	206	2,840	41
関東	43,561	9	1,006	4,840	43
中部	22,767	5	459	4,553	50
近畿	20,439	2	181	10,220	113
中国	7,198	2	101	3,599	71
四国	3,659	1	40	3,659	91
九州・沖縄	14,174	5	347	2,835	41
全国	125,500	29	2,473	4,328	51

＊総務省統計局人口推計（2021 年（令和 3 年）10 月 1 日現在）
https://www.stat.go.jp/data/jinsui/2021np/index.html
（第 2 表　都道府県，男女別人口および人口性比―総人口，日本人人口（2021 年 10 月 1 日現在）参照）
＊＊100 の位を四捨五入
三重県は中部地方として取り扱った．

表 1-3　専任教員数（2021 年度）

機関名	学部，大学院，研究所等	教授		准教授		講師		助教		機関合計				機関総合計	2017 年度の教員数
		男性	女性	男性	女性	男性	女性	男性	女性	男性	女性	男性総計	女性総計		
北医療大	歯学部歯学科	28	1	9	1	16	3	28	15	81	20	98 80%	24 20%	122	118
	予防医療科学センター	7	0	3	1	2	1	0	1	12	3				
	先端研究推進センター	3	0	0	0	0	0	1	1	4	1				
	国際交流推進センター	0	0	0	0	0	0	1	0	1	0				
北海道大	大学院歯学研究院	18	1	13	2	1	0	23	13	55	16	86 74%	31 26%	117	130
	大学病院（歯科診療センター）	0	0	2	0	14	1	15	14	31	15				
岩医大*	歯学部歯学科	13	0	8	3	6	2	32	18	59	23	150 76%	48 24%	198	112
	総合基礎講座	17	0	12	2	8	4	15	8	52	14				
	教養教育センター	6	1	2	0	6	2	5	2	19	5				
	医歯薬総合研究所	3	0	4	0	5	2	5	1	17	3				
	災害復興事業本部	0	0	0	0	1	0	2	3	3	3				
奥羽大	歯学科	24	0	13	2	34	12	43	15	114	29	114 80%	29 20%	143	127
東北大	歯学科	24	1	11	2	6	1	21	21	62	25	62 71%	25 29%	87	94
明海大	歯学部歯学科	23	0	12	7	23	12	32	21	90	40	90 69%	40 31%	130	127
日大松戸	歯学部歯学科	21	2	23	1	39	16	13	16	96	35	96 73%	35 27%	131	145
医科歯科大	歯学系教員	31	5	18	4	17	6	53	39	119	54	119 69%	54 31%	173	174
東歯大	歯学部歯学科	50	4	32	5	58	17	87	36	227	62	227 79%	62 21%	289	283
日歯大	歯学部歯学科	34	4	30	9	29	25	46	44	139	82	139 63%	82 37%	221	217
日大**	歯学部歯学科	32	0	28	7	21	4	32	17	113	28	226 80%	56 20%	282	148
	大学院歯学研究科	32	0	28	7	21	4	32	17	113	28				
昭和大	歯学部歯学科	24	1	15	1	25	17	65	93	129	112	129 54%	112 46%	241	251
神歯大	歯学部歯学科	47	1	18	9	17	10	28	20	110	40	110 73%	40 27%	150	135
鶴見大	歯学部歯学科	25	1	12	4	29	13	33	22	99	40	108 72%	41 28%	149	163
	歯学部附属病院	2	0	0	0	4	1	2	0	8	1				
	公共医科学研究センター	1	0	0	0	0	0	0	0	1	0				
新潟大	歯学部歯学科	20	1	13	3	1	0	26	13	60	17	60 78%	17 22%	77	132
日歯大新潟	歯学部歯学科	24	2	19	8	18	10	23	5	84	25	95 77%	28 23%	123	136
	附属病院	2	0	1	2	6	1	0	0	9	3				
	附属研究所	1	0	0	0	0	0	1	0	2	0				
松歯大	歯学部歯学科	44	5	5	4	14	7	13	8	76	24	76 76%	24 24%	100	132
朝日大	歯学部歯学科	28	1	17	2	17	8	31	17	93	28	210 80%	53 20%	263	181
	大学院歯学研究科	26	0	18	2	18	8	0	0	62	10				
	朝日大学病院	19	2	12	0	7	4	10	6	48	12				
	朝日大学医科歯科医療センター	1	0	1	1	1	0	2	0	5	1				
	朝日大学 PDI 岐阜歯科診療所	0	0	0	0	1	0	1	2	2	2				
愛院大	歯学部歯学科	24	2	25	6	49	18	11	10	109	36	202 78%	57 22%	259	300
	歯学研究科	23	2	23	5	0	0	0	0	46	7				
	未来口腔医療研究センター	18	2	13	1	16	6	0	5	47	14				
大歯大	歯学部歯学科	37	2	13	5	44	9	36	24	130	40	188 79%	50 21%	238	175
	大学院歯学研究科	20	0	12	4	11	4	15	2	58	10				
大阪大	大学院歯学研究科	18	1	11	3	5	3	27	11	61	18	87 78%	24 22%	111	116
	歯学部附属歯学教育開発センター	1	0	0	0	0	0	0	0	1	0				
	歯学部附属病院	0	0	3	0	13	2	8	2	24	4				
	歯学部附属歯科技工士学校	0	0		0	1	2	0	0	1	2				
岡山大	大学院医歯薬学総合研究科（歯学系）	19	1	15	1	1	0	25	16	60	18	92 75%	31 25%	123	121
	岡山大学病院（歯学系）	2	0	2	0	12	5	16	8	32	13				
広島大	医系科学研究科	18	4	10	3	3	2	30	19	61	28	86 71%	35 29%	121	141
	大学病院	2	0	0	0	8	0	15	7	25	7				
徳島大	歯学部歯学科	18	0	8	3	7	1	21	16	54	20	54 73%	20 27%	74	82
九歯大	歯学部歯学科	23	1	15	1	8	4	32	21	78	27	89 72%	34 28%	123	113
	歯学部口腔保健学科	4	1	1	0	0	2	0	3	5	6				
	歯学部共通基盤教育学部門	1	0	2	0	3	0	0	0	6	0				
	寄付講座	0	0	0	0	0	0	0	1	0	1				
九州大	大学院歯学研究院	18	0	12	4	2	1	27	19	59	24	93 73%	35 27%	128	123
	大学病院	1	0	0	0	15	2	18	9	34	11				
福歯大	歯学部歯学科	44	4	11	5	31	10	29	30	115	49	115 70%	49 30%	164	159
長崎大	歯学部歯学科	16	3	13	4	0	0	28	16	57	23	57 71%	23 29%	80	122
鹿児島大	歯学部歯学科	19	0	10	2	4	1	31	17	64	20	64 76%	20 24%	84	89
計		956	56	578	136	698	263	1,090	724	3,322	1,179	3,322	1,179	4,501	4,346
		94%	6%	81%	19%	73%	27%	60%	40%	74%	26%	74%	26%		
		1,012		714		961		1,814		4,501					
2017 年度調査時の教員数（増減）		906（106）		689（25）		940（21）		1,811（3）		—		—		4,346（155）	
2014 年度調査時の教員数（増減）		841（171）		663（51）		906（55）		1,897（△83）		—		—		4,307（194）	

各調査年によって，アンケート回答での各施設の選択基準，施設数が異なっている場合があるため，増減のデータに関しては参考値にとどめる必要がある．
＊岩手医科大学は回答にあった他学部（医学部，薬学部，看護学部）のデータは除外した．
＊＊日本大学は大学院歯学研究科の教員数を集計に入れており，前回よりも増加している．

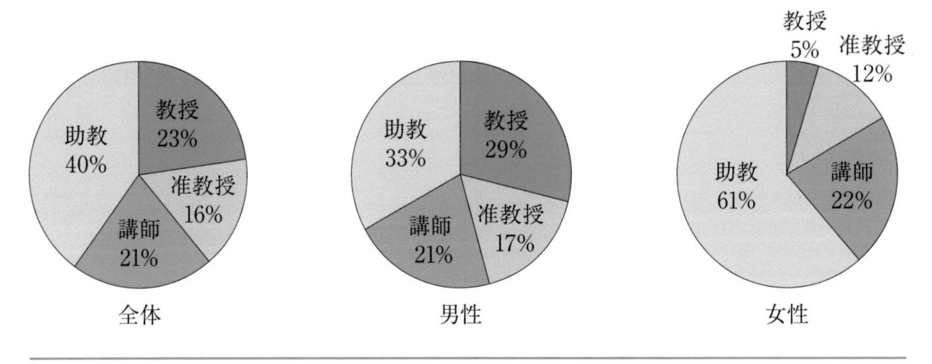

図 1-1　全体，男性，女性における職階の割合

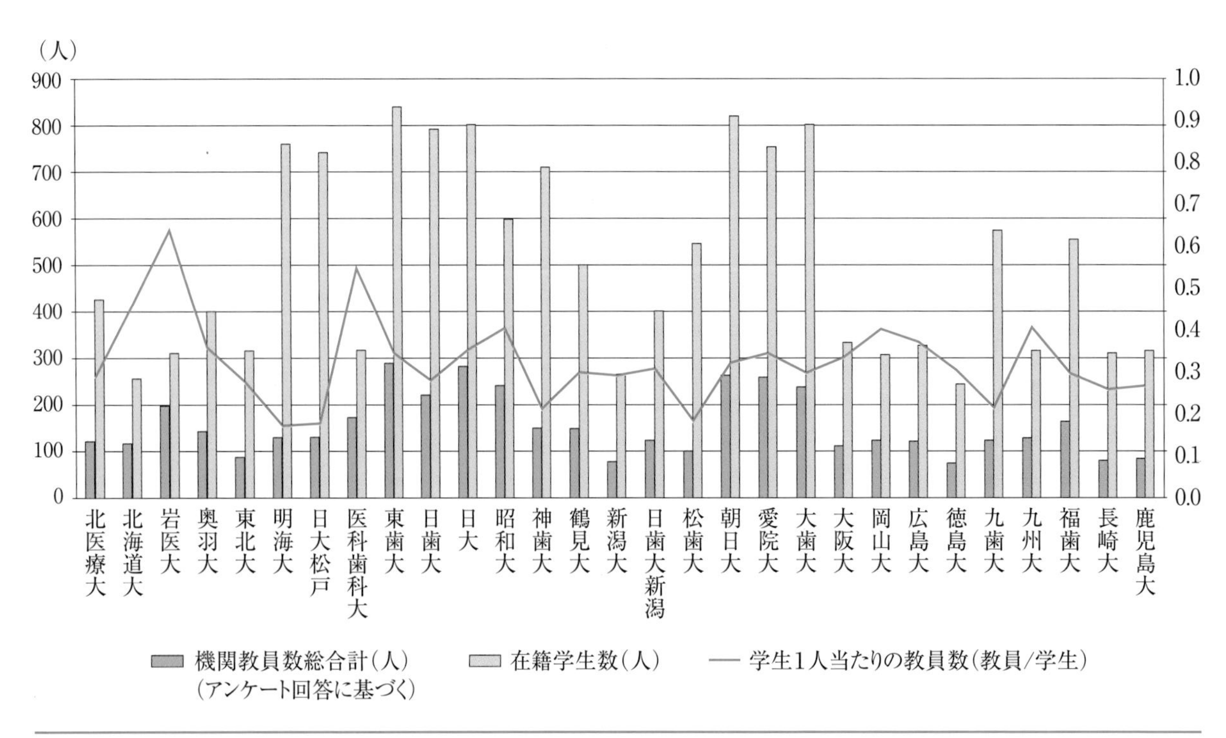

図 1-2　教員数と学生数およびその比

大学法人のほうが高い傾向にあったが，今回の調査では同等の水準になってきている．全校平均の 0.32 以上の大学は国立大学，私立大学合わせて 13 校存在するが，そのうち 7 校が私立大学，6 校が国立大学であった（**図 1-2**）．

3）定員および在籍学生数

入学定員は 2,657 名，募集人員は 2,473 名，収容定員は 16,196 名，在籍学生総数は 14,641 名で，2017 年の調査時と比較して入学定員は 50 名減少，募集人員は 5 名増加，収容定員は 202 名減少，在籍学生総数は 523 名減少している（**表 1-4**）．このように，歯学部歯学科全体では学生数の明らかな減少が示されている．また学生の男女比は男性 57%，女性 43%であり，2017 年の調査時の男性 58%，女性 42%と比較して女性の比率が高まっている．なお，女性の学生数が半数を超えている大学が国立大学で 3 校，私立大学で 3 校みられ，その傾向は他大学でも低学年で強い（**表 1-4**）．

表 1-4　歯学部歯学科における学生定員数および在籍学生数（2021 年度）

機関名	入学定員	募集人員	収容定員	在籍学生総数			1 年次			2 年次			3 年次			4 年次			5 年次			6 年次		
				男	女	計	男	女	計	男	女	計	男	女	計	男	女	計	男	女	計	男	女	計
北医療大	80	80	480	288	138	426	52	23	75	49	30	79	42	28	70	44	7	51	37	22	59	64	28	92
北海道大*	53	53	318	147	109	256				27	21	48	29	25	54	32	22	54	33	23	56	26	18	44
岩医大	73	57	438	198	113	311	33	11	44	34	30	64	33	16	49	33	18	51	33	15	48	32	23	55
奥羽大	100	96	600	287	113	400	26	12	38	46	22	68	47	17	64	51	21	72	50	24	74	67	17	84
東北大	53	53	318	170	146	316	32	24	56	31	29	60	24	23	47	28	24	52	30	25	55	25	21	46
明海大	120	120	720	441	319	760	78	58	136	91	53	144	60	59	119	64	51	115	63	36	99	85	62	147
日大松戸	130	128	780	453	289	742	72	54	126	81	43	124	70	46	116	74	47	121	78	39	117	78	60	138
医科歯科大	53	53	318	160	157	317	23	31	54	29	29	58	25	24	49	23	28	51	33	29	62	27	16	43
東歯大	140	128	840	403	437	840	62	73	135	72	75	147	62	78	140	74	62	136	60	68	128	73	81	154
日歯大	160	128	960	376	416	792	67	73	140	65	66	131	67	82	149	58	53	111	54	69	123	65	73	138
日大	128	128	768	442	360	802	90	55	145	75	61	136	72	71	143	70	56	126	59	54	113	76	63	139
神歯大	120	110	720	431	279	710	73	48	121	64	51	115	63	41	104	75	45	120	56	40	96	100	54	154
昭和大	105	96	630	286	312	598	56	41	97	47	57	104	46	52	98	46	49	95	43	57	100	48	56	104
鶴見大	120	115	720	317	183	500	37	30	67	52	20	72	40	32	72	58	30	88	65	35	100	65	36	101
新潟大	40	40	240	111	154	265	21	20	41	19	29	48	24	29	53	11	23	34	13	31	49	18	22	40
日歯大新潟	120	70	720	232	169	401	34	35	69	49	28	77	40	29	69	30	21	51	35	21	57	43	35	78
松歯大	96	96	696	378	168	546	68	24	92	67	34	101	60	23	83	56	25	81	45	23	68	82	39	121
朝日大	140	128	840	539	281	820	87	46	133	96	54	150	95	46	141	88	40	128	84	47	131	89	48	137
愛院大	125	125	750	465	289	754	75	41	116	89	45	134	81	60	141	79	57	136	79	42	121	62	44	106
大歯大	160	128	960	409	393	802	83	52	135	62	65	127	48	74	122	75	70	145	60	66	126	81	66	147
大阪大	53	53	318	172	161	333	30	23	53	41	36	77	18	26	44	27	25	52	29	25	54	27	26	53
岡山大	48	48	308	141	166	307	26	22	48	26	22	48	27	29	56	25	24	49	16	37	53	21	32	53
広島大	53	53	318	177	150	327	29	24	53	30	29	59	23	26	49	30	26	56	38	21	59	27	24	51
徳島大	40	40	258	132	112	244	24	14	38	21	19	40	19	25	44	28	16	44	18	17	35	22	21	43
九歯大	95	95	570	301	273	574	53	45	98	51	41	92	56	47	103	58	41	99	38	55	93	45	44	89
九州大	53	53	318	181	135	316	42	20	62	30	28	58	31	21	52	29	25	54	21	20	41	28	21	49
福歯大	96	96	672	346	209	555	60	26	86	65	44	109	48	28	76	68	41	109	48	34	82	57	36	93
長崎大	50	50	300	169	142	311	26	24	50	26	29	55	22	24	46	29	24	53	38	17	55	28	24	52
鹿児島大	53	53	318	154	162	316	33	34	67	20	24	44	21	28	49	30	26	56	27	21	48	23	29	52
計	2,657	2,473	16,196	8,306 57%	6,335 43%	14,641	1,392 59%	983 41%	2,375	1,455 57%	1,114 43%	2,569	1,293 54%	1,109 46%	2,402	1,393 58%	997 42%	2,390	1,289 56%	1,013 44%	2,302	1,484 57%	1,119 43%	2,603
参考：2017 年の集計値																								
計	2,707	2,468	16,398	8,783 58%	6,362 42%	15,164	1,385 57%	1,064 43%	2,449	1,483 57%	1,119 43%	2,602	1,454 57%	1,118 43%	2,572	1,510 59%	1,037 41%	2,547	1,387 59%	973 41%	2,360	1,564 60%	1,070 40%	2,634

＊北海道大学歯学部では 1 年次の学生は総合教育部に所属し歯学部に所属しないので，学生数は空欄になり，総数に含まれていない．

第2章 歯学部学生の受け入れ

小野　和宏

1）大学進学の動向

中央教育審議会（2018）「2040年に向けた高等教育のグランドデザイン（答申）」[1] によると，大学への主たる進学者である18歳人口は，1992年の約205万人をピークに減少を続け，2009年頃からは約120万人前後で推移しており，2017年は約118万人にまで減少している．一方で，この間に大学進学率は右肩上がりに上昇し，1992年には26.4％であったのが2017年には52.6％となっており，これに伴い，大学進学者数も1992年の約54万人から2017年は約63万人にまで増加している．

また同答申では，2040年の高等教育機関への進学率を推計している．この推計は，2014～2017年度の都道府県別・男女別の進学率の伸び率などを条件において，機械的に計算したものである．それによると，2040年の大学進学率は57.4％となり，2017年と比較すると4.8ポイント増加するという．しかし今後，18歳人口が再び減少局面に突入することを反映し，2040年には大学進学者数は約51万人となり，2017年と比較すると約12万人減少するとしている．今まで増え続けてきた大学への進学者数が，2017年度をピークとし，これからは減少局面に入ると計算している．

2）歯学部入学試験の現状

今回，2018～2021年（4年間）の歯学部入学試験の現状について取りまとめた（**表2-1-(1)～(4)**）．

志願者数（編入学試験を除く）は，2018～2021年でそれぞれ，12,520人，12,931人，11,901人，10,467人であった．これまでの「歯科医学教育白書2014年版」[2] ならびに「歯科医学教育白書2017年版」[3] をもとに，2012～2021年の過去10年間の志願者数の推移を，合格者数および入学者数とともにグラフにすると（**図2-1**），多少の増減はあるものの，2015年をピークとして減少傾向がみてとれる．志願者数には外国人や社会人も含まれているが，前述した中央教育審議会の推計のように，大学への主たる進学者である18歳人口の減少が影響している可能性がある．

歯学部入学試験の動向で特記すべき事項として，外国人（外国籍）の志願者数，合格者数ならびに入学者数の増加を挙げることができる（**表2-2**）．わが国の歯科医学教育の国際化や「多様な価値観が集まるキャンパス」[1] につながる動向として注目される．しかし，2012～2021年の過去10年間の外国人志願者数，合格者数，入学者数を，上記と同様に過去のデータも加えてグラフにすると（**図2-2**），外国人入学者数は2019年まで順調に増加しているものの，2020～2021年では減少している．新型コロナウイルス感染症の世界的な流行が関係しているかもしれない．

3）選抜方法の改善

選抜方法は，大学のミッションや建学の精神，アドミッションポリシーに従い，一般入試に加え，公募推薦入試，センター試験による選抜，AO入試，指定校推薦入試，社会人特別選抜や外国人留学生入試，編入学試験などの多様な選抜方法が実施されている（**表2-3**）．今回の調査では，新たに外国人選抜を行う大学や，また，前回の調査で初めてみられた国際バカロレア入試を行う大学も増加している．

おの　かずひろ
新潟大学大学院医歯学総合研究科口腔保健学分野
キーワード：入学試験，選抜方法

表 2-1-(1)　2018年入学者選抜

機関名	一般入試				公募推薦入試				センター試験				AO入試				その他																				編入学試験				計（編入学試験を除く）			
	志願者数	合格者数	入学者数	募集人員	志願者数	合格者数	入学者数	募集人員	志願者数	合格者数	入学者数	募集人員	志願者数	合格者数	入学者数	募集人員	名称	志願者数	合格者数	入学者数	募集人員	名称	志願者数	合格者数	入学者数	募集人員	名称	志願者数	合格者数	入学者数	募集人員	名称	志願者数	合格者数	入学者数	募集人員	志願者数	合格者数	入学者数	募集人員	志願者数	合格者数	入学者数	募集人員
北医療大	151	104	17	32	1	1	1	8	197	185	26	12	11	10	10	20	指定校推薦	3	3	2	8	社会人特別・外国人特別	2	2	1	若干名											1	0	0	若干名	365	305	57	80
北海道大	226	39	37	38									13	5	5	5	私費外国人留学生入試	1	1	0	若干名	帰国子女	0	0	0	若干名															240	45	42	43
岩医大	92	72	36	32	0	0	0	15	29	21	5	10					指定校推薦	2	2	2	公募推薦入試と合算	同窓生子女	3	3	3	若干名											4	2	2	若干名	126	98	46	57
東北大	183	42	35										26	14	14		私費外国人留学生入試	4	4	4																					213	60	53	
奥羽大	216	139	44	46	0	0	0	10					7	6	5	5	同窓特別	3	3	2	5	特待生	97	37	0	30											28	24	22	若干名	323	185	51	96
明海大	521	160	71	65					202	46	6	15	94	47	42	35	指定校推薦	1	1	1	5																				818	254	120	120
日大松戸	416	135	62	60	4	4	4	3	107	6	1	5	37	26	24	20	指定校推薦	3	3	3	3	日本大学推薦入試	11	11	11	14	校友子女選抜	14	10	10	10						4	3	2	若干名	592	195	115	105
医科歯科大	265	53	48	48	32	5	5	5									私費外国人留学生特別入試	14	0	0	若干名																				311	58	53	53
東歯大	666	104	54		113	64	64		180	31	6						帰国子女・留学生特別選抜	9	2	2		学士等特別選抜	15	8	2												23	8	7		983	209	128	
日歯大	641	102	48		35	7	7		217	49	22						指定校推薦	66	57	57																	22	10	8		959	215	134	
日大	526	122	62	55	12	7	7	7	221	42	7	13					学校推薦型選抜（付属高等学校など）	25	25	25	26	校友子女選抜	41	27	27	25											10	0	0	2	825	223	128	126
昭和大	528（Ⅰ期） 152（Ⅱ期）	88（Ⅰ期） 17（Ⅱ期）	44（Ⅰ期） 13（Ⅱ期）	44（Ⅰ期） 8（Ⅱ期）	68	26	26	25	222	41	10	10					大学入学共通テスト利用（地域別選抜）	23	5	3	6	医学部一般選抜入試利用併願入試	106	8	0	3											6	2	1	若干名	1,100	185	95	96
鶴見大	201	110	44	53	2	2	2	10	82	56	7	25	14	6	6	5	指定校推薦・附属校推薦・同窓会推薦・進路再発見・社会人特別選抜	8	6	6	22	外国人留学生	3	3	2	若干名											5	4	4	若干名	310	183	67	115
神歯大	281	131	50	50	0	0	0	5	60	38	4	17	14	12	11	5	指定校推薦	4	4	4	公募推薦入試と合算	外国人留学生特別推薦・外国人留学生・帰国子女・卒業生子女	52	38	35	33											13	2	1	5	411	223	104	110
新潟大	260	38	34	30	12	6	6	10									私費外国人留学生入試	1	0	0	若干名																19	6	5	5	273	44	40	40
日歯大新潟	253	176	33	35	4	4	4	10	77	29	8	15	15	14	13	16																					2	1	1	若干名	349	223	58	80
松歯大	69	45	20	20	5	4	4	3	72	62	12	21	23	19	18	15	校友子女入試	8	7	7	7	留学生入試	47	36	28	30											16	4	2	若干名	224	173	89	96
朝日大	305	164	80	78	43	36	20	30	53	22	2	10	23	13	12	10	指定校推薦	11	11	11	公募推薦入試と合算	帰国生徒入試	0	0	0	若干名	外国人留学生入試	0	0	0	若干名	学士・社会人等特別選抜入試	4	3	3	若干名	3	3	2	若干名	428	249	128	128
愛院大	285	110	41	58	44	40	27	25	215	137	24	16	9	8	8	8	指定校推薦	20	20	20	18	外国人留学生Ⅰ期	1	1	1	若干名															574	316	121	125
大歯大	406	163	77	83	50	28	28	30	127	6	2	15					指定校推薦	16	16	16	30	私費外国人留学生入試	3	3	2	若干名											6	2	2	若干名	602	216	125	158
大阪大	172	51	48	48									10	5	5	5																									182	56	53	53
岡山大	199	40	37	38	16	10	10	10									私費外国人留学生選抜	0	0	0	若干名	国際バカロレア選抜	2	1	1	若干名											43	7	5	5	217	51	48	48
広島大	322	56	48	48									16	5	5	5	外国人留学生選抜	1	0	0	若干名	国際バカロレア型	0	0	0	若干名															339	61	53	53
徳島大	232	32	30	30	22	10	10	10									私費外国人留学生入試	0	0	0	若干名	帰国子女入試	0	0	0	若干名											18	3	3	3	254	42	40	40
九歯大	432	80	79										79	16	16																										511	96	95	
九州大	98	49	47	45									33	6	6	8	私費外国人留学生入試	6	1	1	若干名																				137	56	54	53
福歯大	168	107	65	59					65	24	7	7	29	16	16	15	公募推薦・指定校推薦	9	9	9	13																5	5	5	若干名	271	156	97	94
長崎大	267	41	40	40									34	10	10	10	私費外国人留学生入試	3	0	0	若干名																				304	51	50	50
鹿児島大	266	55	48	48	9	5	5	5									私費外国人留学生入試	4	1	0	若干名	国際バカロレア入試	0	0	0	若干名															279	61	53	53
計	8,799	2,625	1,392	1,191	472	259	230	221	2,126	795	149	191	487	238	226	187																					228	86	72	20	12,520	4,289	2,297	2,072

表 2-1-(2)　2019 年入学者選抜

機関名	一般入試 志願者数	一般入試 合格者数	一般入試 入学者数	一般入試 募集人員	公募推薦入試 志願者数	公募推薦入試 合格者数	公募推薦入試 入学者数	公募推薦入試 募集人員	センター試験 志願者数	センター試験 合格者数	センター試験 入学者数	センター試験 募集人員	AO入試 志願者数	AO入試 合格者数	AO入試 入学者数	AO入試 募集人員
北医療大	183	124	18	32	1	1	1	8	212	191	27	12	18	18	17	20
北海道大	281	38	38	38									16	5	5	5
岩医大	108	75	40	32	1	1	1	15	41	28	4	10				
東北大	186	42	38										39	15	15	
奥羽大	186	125	38	46	2	2	2	10					2	2	2	5
明海大	445	189	82	65					166	29	6	15	55	34	32	35
日大松戸	430	157	64	60	3	2	2	3	89	5	0	5	37	21	21	20
医科歯科大	306	52	45	48	26	5	5	5								
東歯大	559	96	53		129	61	61		212	52	10					
日歯大	616	102	44		25	4	4		268	65	15					
日大	537	153	72	60	16	13	13	10	279	35	2	13				
昭和大	373 (I期) 152 (II期)	89 (I期) 22 (II期)	40 (I期) 19 (II期)	44 (I期) 8 (II期)	48	25	25	25	187	57	8	10				
鶴見大	249	129	45	53	4	2	2	10	114	55	12	25	12	11	10	5
神歯大	459	129	65	50	5	5	5	5	123	63	10	17	12	5	5	5
新潟大	182	35	31	30	26	9	9	10								
日歯大新潟	247	171	49	30	7	6	3	10	110	40	8	10	8	7	5	16
松歯大	62	50	32	20	1	1	1	3	51	45	8	18	12	12	11	17
朝日大	383	151	63	73	32	29	21	31	65	23	3	12	32	25	25	12
愛院大	393	141	66	58	58	48	29	25	275	154	17	16	8	6	6	8
大歯大	401	127	77	83	47	47	28	30	174	6	2	15				
大阪大	116	53	51	48									6	1	1	5
岡山大	169	39	38	36	25	10	10	10								
広島大	394	52	48	48									28	5	5	5
徳島大	217	33	30	30	16	10	10	10								
九歯大	406	83	78										94	17	17	
九州大	181	49	44	45									17	5	5	8
福歯大	152	118	58	61					52	35	2	7	25	17	17	13
長崎大	304	41	41	40									35	9	9	10
鹿児島大	258	55	48	48	13	5	5	5								
計	8,935	2,720	1,455	1,186	485	286	237	225	2,418	883	134	185	456	215	208	189

機関名	その他 名称	志願者数	合格者数	入学者数	募集人員	その他 名称	志願者数	合格者数	入学者数	募集人員
北医療大	指定校推薦	4	4	4	8	社会人特別・外国人特別	18	17	16	若干名
北海道大	私費外国人留学生入試	2	0	0	若干名	帰国子女	1	0	0	若干名
岩医大	指定校推薦	1	1	1	公募推薦入試と合算	同窓生子女	4	4	4	若干名
東北大	私費外国人留学生入試	4	4	0						
奥羽大	同窓特別	2	0	0	5	特待生	98	45	22	30
明海大	指定校推薦	0	0	0	5					
日大松戸	指定校推薦	9	8	8	3	日本大学推薦入試	10	10	10	14
医科歯科大	私費外国人留学生特別入試	10	1	1	若干名					
東歯大	帰国子女・留学生特別選抜	16	4	4		学士等特別選抜	18	9	0	
日歯大	指定校推薦	79	68	68						
日大	学校推薦型選抜（付属高等学校など）	22	22	22	23	校友子女選抜	31	20	19	20
昭和大	大学入学共通テスト利用（地域別選抜）	18	4	3	6	医学部一般選抜入試利用併願入試	61	8	1	3
鶴見大	指定校推薦・附属校推薦・同窓会推薦・進路再発見・社会人特別選抜	11	11	11	22	外国人留学生	5	5	4	若干名
神歯大	指定校推薦	5	3	3	公募推薦入試と合算	外国人留学生特別推薦・外国人留学生・帰国子女・卒業生子女	77	34	30	33
新潟大	私費外国人留学生入試	1	0	0	若干名					
日歯大新潟										
松歯大	校友子女入試	6	6	6	7	留学生入試	38	34	27	31
朝日大	指定校推薦	14	14	14	公募推薦入試と合算	帰国生徒入試	0	0	0	若干名
愛院大	指定校推薦	14	14	14	18	外国人留学生II期	1	1	1	若干名
大歯大	指定校推薦	21	17	17	30	私費外国人留学生入試	0	0	0	若干名
大阪大										
岡山大	私費外国人留学生選抜	3	0	0	若干名	国際バカロレア選抜	0	0	0	2
広島大	外国人留学生選抜	0	0	0	若干名	国際バカロレア型	0	0	0	若干名
徳島大	私費外国人留学生入試	0	0	0	若干名	帰国子女入試	1	0	0	若干名
九歯大										
九州大	私費外国人留学生入試	13	3	3	若干名					
福歯大	公募推薦・指定校推薦	9	8	8	12					
長崎大	私費外国人留学生入試	0	0	0	若干名					
鹿児島大	私費外国人留学生入試	3	0	0	若干名	国際バカロレア入試	0	0	0	若干名
計										

機関名	その他 名称	志願者数	合格者数	入学者数	募集人員	その他 名称	志願者数	合格者数	入学者数	募集人員	編入学試験 志願者数	編入学試験 合格者数	編入学試験 入学者数	編入学試験 募集人員	計（編入学試験を除く） 志願者数	計 合格者数	計 入学者数	計 募集人員
北医療大											7	3	2	若干名	436	355	83	80
北海道大															300	43	43	43
岩医大											5	4	3	若干名	155	109	50	57
東北大															229	61	53	
奥羽大											37	30	28	若干名	290	174	64	96
明海大															666	252	120	120
日大松戸	校友子女選抜	14	9	9	10						9	3	3	若干名	592	212	114	105
医科歯科大															342	58	51	53
東歯大											20	9	8		934	222	128	
日歯大											15	4	4		988	239	131	
日大											7	0	0	2	885	243	128	126
昭和大											12	2	2	若干名	839	205	96	96
鶴見大											3	3	3	若干名	395	213	84	115
神歯大															681	239	118	110
新潟大											37	6	5	5	209	44	40	40
日歯大新潟											3	2	2	若干名	372	224	65	66
松歯大											5	4	2	若干名	170	148	85	96
朝日大	外国人留学生入試	2	2	2	若干名	学士・社会人等特別選抜入試	5	5	1	若干名	8	8	8	若干名	519	249	129	128
愛院大															749	364	133	125
大歯大											13	7	6	若干名	643	197	124	158
大阪大															122	54	52	53
岡山大											35	5	5	5	197	49	48	48
広島大															422	57	53	53
徳島大											9	2	1	3	234	43	40	40
九歯大															500	100	95	
九州大															211	57	52	53
福歯大											4	2	1	若干名	238	178	85	93
長崎大															339	50	50	50
鹿児島大															274	60	53	53
計											229	94	83	15	12,931	4,499	2,367	2,057

表 2-1-(3)　2020 年入学者選抜

機関名	一般入試				公募推薦入試				センター試験				AO 入試			
	志願者数	合格者数	入学者数	募集人員	志願者数	合格者数	入学者数	募集人員	志願者数	合格者数	入学者数	募集人員	志願者数	合格者数	入学者数	募集人員
北医療大	208	134	28	32	3	3	3	8	199	171	21	12	20	18	17	20
北海道大	244	41	40	38									8	3	3	5
岩医大	124	88	47	32	5	5	5	15	55	29	7	10				
東北大	124	40	34										57	17	16	
奥羽大	213	143	40	46	0	0	0	10					3	3	3	5
明海大	307	197	80	65					99	40	7	15	28	23	23	20
日大松戸	354	159	76	66	0	0	0	3	63	5	0	5	24	22	19	18
医科歯科大	321	54	46	48	34	5	5	5								
東歯大	544	87	46		101	65	65		201	52	14					
日歯大	603	108	51		21	9	9		209	49	9					
日大	501	181	76	62	17	10	9	10	201	52	3	13				
昭和大	351（I期） 126（II期）	103（I期） 14（II期）	44（I期） 12（II期）	44（I期） 8（II期）	46	25	25	25	175	68	14	10				
鶴見大	220	138	41	53	2	2	2	10	102	57	7	25	10	9	9	5
神歯大	299	133	64	50	5	5	5	5	92	48	6	17	5	5	5	5
新潟大	258	36	31	30	20	9	9	10								
日歯大新潟	262	161	42	30	11	10	8	10	104	30	5	10	26	21	20	16
松歯大	130	74	32	20	1	1	1	3	74	57	4	18	26	24	23	13
朝日大	473	104	51	73	78	42	29	31	70	11	2	12	39	24	24	12
愛院大	283	139	56	58	39	35	25	25	198	158	19	16	7	5	5	8
大歯大	410	187	75	83	48	24	23	40	160	7	1	15				
大阪大	99	54	53	48									2	0	0	5
岡山大	142	40	38	36	14	10	10	10								
広島大	484	54	48	48									19	5	5	5
徳島大	280	37	32	30	14	8	8	10								
九歯大	228	90	83										98	12	12	
九州大	116	46	44	45									31	8	8	8
福歯大	130	98	57	61					60	51	11	9	22	15	15	15
長崎大	216	42	42	40									38	8	8	10
鹿児島大	161	47	46	45	20	7	7	8								
計	8,211	2,829	1,455	1,191	479	275	248	238	2,062	885	130	187	463	222	215	170

機関名	その他									
	名称	志願者数	合格者数	入学者数	募集人員	名称	志願者数	合格者数	入学者数	募集人員
北医療大	指定校推薦	3	3	3	8	社会人特別・外国人特別	12	10	6	若干名
北海道大	私費外国人留学生入試	2	2	0	若干名	帰国子女	1	0	0	若干名
岩医大	指定校推薦	0	0	0	公募推薦入試と合算					
東北大	私費外国人留学生入試	6	4	3						
奥羽大	同窓特別	2	2	2	5	特待生	117	48	24	30
明海大	指定校推薦	3	3	3	5	総合型	16	11	7	15
日大松戸	指定校推薦	6	6	6	3	日本大学推薦入試	10	10	10	12
医科歯科大	私費外国人留学生特別入試	10	1	1	若干名					
東歯大	帰国子女・留学生特別選抜	11	3	3		学士等特別選抜	16	8	0	
日歯大	指定校推薦	62	60	59						
日大	学校推薦型選抜（付属高等学校など）	20	20	20	21	校友子女選抜	37	20	20	20
昭和大	大学入学共通テスト利用（地域別選抜）	15	4	1	6	医学部一般選抜入試利用併願入試	127	14	0	3
鶴見大	指定校推薦・附属校推薦・同窓会推薦・進路再発見・社会人特別選抜	10	9	8	22	外国人留学生	4	4	2	若干名
神歯大	指定校推薦	5	3	3	公募推薦入試と合算	外国人留学生特別推薦・外国人留学生・帰国子女・卒業生子女	51	31	25	33
新潟大										
日歯大新潟										
松歯大	校友子女入試	4	4	4	7	留学生入試	49	45	33	35
朝日大	指定校推薦	23	23	22	公募推薦入試と合算	帰国生徒入試	0	0	0	若干名
愛院大	指定校推薦	16	16	16	18	外国人留学生	1	0	0	若干名
大歯大	指定校推薦	26	21	21	40	私費外国人留学生入試	0	0	0	若干名
大阪大										
岡山大	私費外国人留学生選抜	2	0	0	若干名	国際バカロレア選抜	0	0	0	2
広島大	外国人留学生選抜	0	0	0	若干名	国際バカロレア型	0	0	0	若干名
徳島大	私費外国人留学生入試	0	0	0	若干名	帰国子女入試	0	0	0	若干名
九歯大										
九州大	私費外国人留学生入試	18	1	1	若干名					
福歯大	公募推薦・指定校推薦	6	5	5	11					
長崎大	私費外国人留学生入試	0	0	0	若干名					
鹿児島大	私費外国人留学生入試	3	2	0	若干名	国際バカロレア入試	0	0	0	若干名
計										

機関名	その他										編入学試験				計（編入学試験を除く）			
	名称	志願者数	合格者数	入学者数	募集人員	名称	志願者数	合格者数	入学者数	募集人員	志願者数	合格者数	入学者数	募集人員	志願者数	合格者数	入学者数	募集人員
北医療大											7	3	3	若干名	445	339	78	80
北海道大															255	46	43	43
岩医大											5	4	2	若干名	184	122	59	57
東北大															187	61	53	
奥羽大											42	34	32	若干名	335	196	69	96
明海大															453	274	120	120
日大松戸	校友子女選抜	10	5	5	8						5	2	2	若干名	467	207	116	107
医科歯科大															365	60	52	53
東歯大											19	9	9		873	215	128	
日歯大											5	8	5		895	226	128	
日大											6	0	0	2	776	283	128	126
昭和大											14	4	3	若干名	840	228	96	96
鶴見大											2	2	2	若干名	348	219	69	115
神歯大															457	225	108	110
新潟大											40	7	5	5	278	45	40	40
日歯大新潟											4	4	4	若干名	403	222	75	66
松歯大											6	2	1	若干名	284	205	97	96
朝日大	外国人留学生入試	0	0	0	若干名	学士・社会人等特別選抜入試	5	2	0	若干名	7	6	4	若干名	665	206	128	128
愛院大															544	353	121	125
大歯大											6	4	4	若干名	644	239	120	178
大阪大															101	54	53	53
岡山大											30	5	5	5	158	50	48	48
広島大															503	59	53	53
徳島大											10	3	3	3	294	45	40	40
九歯大															326	102	95	
九州大															165	55	53	53
福歯大											4	4	4	若干名	218	169	88	96
長崎大															254	50	50	50
鹿児島大															184	56	53	53
計											212	101	88	15	11,901	4,611	2,361	2,082

表 2-1-(4)　2021 年入学者選抜

機関名	一般入試				公募推薦入試				センター試験				AO 入試			
	志願者数	合格者数	入学者数	募集人員	志願者数	合格者数	入学者数	募集人員	志願者数	合格者数	入学者数	募集人員	志願者数	合格者数	入学者数	募集人員
北医療大	211	116	17	32	1	1	0	8	155	141	12	12	20	16	16	20
北海道大	84	41	39	38									5	4	4	5
岩医大	83	58	32	32	5	5	5	15	26	19	2	10				
東北大	115	45	40										45	11	11	
奥羽大	203	126	34	46	3	3	3	10					2	2	2	5
明海大	316	228	87	60					93	16	1	10	21	17	17	20
日大松戸	266	178	64	66	3	2	2	3	53	23	0	5	20	18	15	18
医科歯科大	246	52	47	48	30	5	5	5								
東歯大	755	109	60		91	62	62		48	11	4					
日歯大	441	96	48		22	12	12		146	42	5					
日大	464	231	71	62	9	9	9	10	153	55	4	13				
昭和大	383 (I期) 110 (II期)	103 (I期) 16 (II期)	44 (I期) 12 (II期)	44 (I期) 10 (II期)	40	27	22	25	168	36	6	5	30	4	4	4
鶴見大	136	90	22	40	0	0	0	10	53	32	8	23	15	15	12	10
神歯大	281	131	50	50	0	0	0	5	60	38	4	15	14	12	11	5
新潟大	256	33	32	32	26	8	8	8								
日歯大新潟	181	116	28	30	11	10	10	10	69	31	7	10	17	14	13	16
松歯大	58	44	20	20	3	3	3	3	38	31	8	18	22	21	21	13
朝日大	375	147	56	73	44	32	19	31	60	20	1	12	56	22	21	12
愛院大	208	103	38	58	50	48	32	25	137	108	14	16	3	3	2	8
大歯大	384	195	74	83	35	26	26	40	155	11	4	15				
大阪大	122	51	48	48									8	5	5	5
岡山大	147	43	37	36	25	10	10	10								
広島大	207	52	48	48									18	5	5	5
徳島大	278	34	30	30	16	10	10	10								
九歯大	409	78	75		15	5	5						93	15	15	
九州大	139	49	43	45									41	8	8	8
福歯大	75	63	37	55					37	22	1	9	30	29	22	24
長崎大	298	44	44	40	12	6	6	10								
鹿児島大	203	49	45	42	29	7	7	11								
計	7,434	2,721	1,322	1,168	470	291	256	249	1,451	636	81	173	460	221	204	178

機関名	その他									
	名称	志願者数	合格者数	入学者数	募集人員	名称	志願者数	合格者数	入学者数	募集人員
北医療大	指定校推薦	6	6	6	8	社会人特別・外国人特別	10	5	5	若干名
北海道大	私費外国人留学生入試	2	0	0	若干名	帰国子女	0	0	0	若干名
岩医大	指定校推薦	1	1	1	公募推薦入試と合算					
東北大	私費外国人留学生入試	4	2	2						
奥羽大	同窓特別	2	2	2	5	特待生	116	48	26	30
明海大	指定校推薦	3	3	3	5	自己推薦	22	15	12	15
日大松戸	指定校推薦	10	10	0	3	日本大学推薦入試	15	14	14	12
医科歯科大	私費外国人留学生特別入試	7	1	1	若干名	国際バカロレア選抜	1	0	0	若干名
東歯大	帰国子女・留学生特別選抜	7	2	2		学士等特別選抜	26	11	0	
日歯大	指定校推薦	55	55	55						
日大	学校推薦型選抜（付属高等学校など）	20	20	20	21	校友子女選抜	32	24	24	20
昭和大	卒業生推薦入試	10	6	5	5	医学部一般選抜入試利用併願入試	113	18	3	3
鶴見大	指定校推薦・附属校推薦・同窓会推薦・進路再発見・社会人特別選抜	9	9	6	22	外国人留学生	2	2	1	10
神歯大	指定校推薦	4	4	4	公募推薦入試と合算	外国人留学生特別推薦・外国人留学生・帰国子女・卒業生子女	52	38	35	40
新潟大										
日歯大新潟										
松歯大	校友子女入試	6	6	5	7	留学生入試	27	25	19	35
朝日大	指定校推薦	29	29	29	公募推薦入試と合算	帰国生徒入試	0	0	0	若干名
愛院大	指定校推薦	20	20	20	18	外国人留学生	1	0	0	若干名
大歯大	指定校推薦	16	16	16	40	私費外国人留学生入試	6	6	5	若干名
大阪大										
岡山大	私費外国人留学生選抜	2	0	0	若干名	国際バカロレア選抜	2	1	1	2
広島大	外国人留学生選抜	0	0	0	若干名	国際バカロレア型	1	0	0	若干名
徳島大	私費外国人留学生入試	0	0	0	若干名	帰国子女入試	0	0	0	若干名
九歯大										
九州大	私費外国人留学生入試	8	1	0	若干名					
福歯大	公募推薦・指定校推薦	11	11	11	10					
長崎大	私費外国人留学生入試	1	0	0	若干名					
鹿児島大	私費外国人留学生入試	4	2	1	若干名	国際バカロレア入試	0	0	0	若干名
計										

機関名	その他										編入学試験				計（編入学試験を除く）			
	名称	志願者数	合格者数	入学者数	募集人員	名称	志願者数	合格者数	入学者数	募集人員	志願者数	合格者数	入学者数	募集人員	志願者数	合格者数	入学者数	募集人員
北医療大											10	4	1	若干名	403	285	57	80
北海道大															91	45	43	43
岩医大											5	5	2	若干名	115	83	40	57
東北大															164	58	53	
奥羽大											66	40	32	若干名	326	181	67	96
明海大	私費外国人留学生入試	2	0	0	5	帰国子女	0	0	0	5					457	279	120	120
日大松戸	校友子女選抜	13	10	10	8						4	4	2	若干名	380	255	115	107
医科歯科大															284	58	53	53
東歯大											31	14	14		927	195	128	
日歯大											18	4	2		664	205	120	
日大											10	2	1	2	678	339	128	126
昭和大											6	0	0	若干名	854	210	96	96
鶴見大											15	12	12	若干名	215	148	49	115
神歯大															411	223	104	115
新潟大											36	6	6	5	282	41	40	40
日歯大新潟											9	5	3	若干名	278	171	58	66
松歯大											6	2	2	若干名	154	130	76	96
朝日大	外国人留学生入試	0	0	0	若干名	学士・社会人等特別選抜入試	3	3	2	若干名	5	2	2	若干名	538	253	128	128
愛院大															419	282	106	125
大歯大											5	5	5	若干名	596	254	125	178
大阪大															130	56	53	53
岡山大											23	5	5	5	176	54	48	48
広島大															226	57	53	53
徳島大											13	1	1	3	294	44	40	40
九歯大															517	98	95	
九州大															188	58	51	53
福歯大											3	3	3	若干名	153	125	71	98
長崎大															311	50	50	50
鹿児島大															236	58	53	53
計											265	114	93	15	10,467	4,295	2,220	2,089

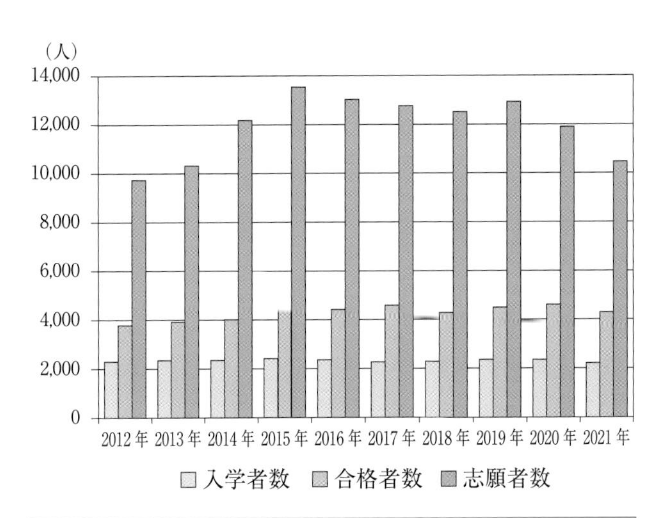

図 2-1　過去 10 年間の歯学部への志願者数，合格者数，入学者数の推移

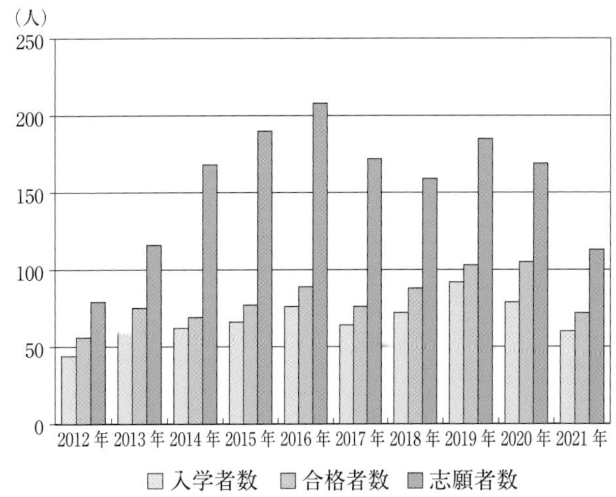

図 2-2　過去 10 年間の外国人志願者数，合格者数，入学者数の推移

表 2-2　外国人（外国籍）志願者数，合格者数，入学者数（2018 ～ 2021 年）

機関名	志願者数				合格者数				入学者数			
	2018 年	2019 年	2020 年	2021 年	2018 年	2019 年	2020 年	2021 年	2018 年	2019 年	2020 年	2021 年
北医療大	1	22	18	13	1	21	16	8	1	20	12	8
北海道大	0	0	0	0	0	0	0	0	0	0	0	0
岩医大												
東北大	4	5	6	5	4	1	4	3	4	1	3	3
奥羽大												
明海大	0	3	5	1	0	3	5	0	0	3	5	0
日大松戸												
医科歯科大	0	0	0	0	0	0	0	0	0	0	0	0
東歯大	9	12	11	3	2	4	3	1	2	4	3	1
日歯大	2	9	4	4	1	0	0	0	1	0	0	0
日大	7	5	6	3	0	1	0	0	0	1	0	0
昭和大												
鶴見大	3	5	4	2	3	5	4	2	2	4	2	1
神歯大	57	56	38	33	25	21	20	22	22	17	16	20
新潟大	1	1			0	0			0	0		
日歯大新潟												
松歯大	59	46	54	29	47	42	50	27	37	35	37	21
朝日大	0	2	0	0	0	2	0	0	0	2	0	0
愛院大	0	0	0	0	0	0	0	0	0	0	0	0
大歯大	3	0	0	6	3	0	0	6	2	0	0	5
大阪大												
岡山大	0	3	2	2	0	0	0	0	0	0	0	0
広島大	0	0	0	0	0	0	0	0	0	0	0	0
徳島大	0	0	0	0	0	0	0	0	0	0	0	0
九歯大												
九州大	6	13	18	8	1	3	1	1	1	3	1	0
福歯大												
長崎大	3	0	0	0	0	0	0	0	0	0	0	0
鹿児島大	4	3	3	4	1	0	2	2	0	0	0	1
計	159	185	169	113	88	103	105	72	72	90	79	60

文献

1）中央教育審議会．2040 年に向けた高等教育のグランドデザイン（答申）平成 30 年 11 月 26 日．https://www.mext.go.jp/content/20200312-mxt_koutou01-100006282_1.pdf（最終アクセス日：2022 年 11 月 1 日）．

2）桑田文幸：第 2 章　歯学部学生の受け入れ．日本歯科医学教育学会白書作成委員会編．歯科医学教育白書 2014 年版．東京：日本歯科医学教育学会；2015．10–5 頁．

3）小野和宏：第 2 章　歯学部学生の受け入れ．日本歯科医学教育学会白書作成委員会編．歯科医学教育白書 2017 年版．東京：日本歯科医学教育学会；2019．10–5 頁．

表 2-3　各機関における選抜方法（2018～2021 年）

機関名	一般入試	公募推薦入試	センター試験	AO 入試	その他	編入学試験	外国人選抜
北医療大	○	○	○	○	指定校推薦，社会人特別・外国人特別（2018年～）	○	○（2018 年～）
北海道大	○			○	私費外国人留学生入試，帰国子女		○
岩医大	○	○	○		指定校推薦，同窓生子女（～2019 年）	○	
東北大	○			○	私費外国人留学生入試		○
奥羽大	○	○		○	同窓特別，特待生	○	
明海大	○		○	○	指定校推薦，総合型（2020 年），自己推薦（2021年～），私費外国人留学生入試（2021 年～），帰国子女（2021 年～）		○（2021 年～）
日大松戸	○	○	○	○	指定校推薦，日本大学推薦入試，校友子女選抜	○	
医科歯科大	○	○（2018 年～）			私費外国人留学生特別入試，国際バカロレア選抜（2021 年～）		○
東歯大	○	○	○		帰国子女・留学生特別選抜，学士等特別選抜	○	○
日歯大	○	○	○		指定校推薦	○	
日大	○	○	○		学校推薦型選抜（付属高等学校など），校友子女選抜	○	
昭和大	○	○	○	○（2021 年～）	大学入学共通テスト利用（地域別選抜）（2018～2020 年），卒業生推薦入試（2021 年～），医学部一般選抜入試利用併願入試（2018 年～）	○	
鶴見大	○	○	○	○	指定校推薦，附属校推薦，同窓会推薦，進路再発見（2018 年～），社会人特別選抜（2018 年～），外国人留学生	○	○
神歯大	○	○	○	○	指定校推薦，卒業生子女，帰国子女，外国人留学生，外国人留学生特別推薦	○（～2018 年）	○
新潟大	○	○			私費外国人留学生入試（～2019 年）	○	○（～2019 年）
日歯大新潟	○	○	○	○		○	
松歯大	○	○	○	○	校友子女入試，留学生入試	○	○
朝日大	○	○	○	○	指定校推薦，帰国生徒入試，外国人留学生入試（2018 年～），学士・社会人等特別選抜入試（2018年～）	○	○（2018 年～）
愛院大	○	○	○	○	指定校推薦，外国人留学生		○
大歯大	○	○	○		指定校推薦，私費外国人留学生入試	○	○
大阪大	○			○（2018 年～）			
岡山大	○	○			私費外国人留学生選抜，国際バカロレア選抜（2018 年～）	○	○
広島大	○			○	外国人留学生選抜（2018 年～），国際バカロレア型（2018 年～）		○（2018 年～）
徳島大	○	○			私費外国人留学生入試，帰国子女入試	○	○
九歯大	○	○（2021 年～）		○			
九州大	○			○	私費外国人留学生入試		○
福歯大	○		○	○	公募推薦・指定校推薦	○	
長崎大	○	○（2021 年～）		○（～2020 年）	私費外国人留学生入試（2018 年～）		○（2018 年～）
鹿児島大	○	○			私費外国人留学生入試，国際バカロレア入試		○

第3章　学生生活

1. 学生生活の現況
2. 学生支援制度・奨学金

菊池憲一郎

1）入学金・授業料

国立大学（以下，国立とする）では，入学金は一律282,000円であるが，授業料は1大学で642,960円，その他の大学は同額の535,800円である．公立大学（以下，公立とする）は，入学金は国立と比べて1.8倍高い520,000円で，授業料は535,800円である．

国立では，2019年度まで入学金および授業料は同額であったが，2020年度より1大学で授業料が変更され，現在にいたっている．公立では，2011年度に入学金の変更が行われてから変更はなく，現在にいたっている．したがって，6年間の総額は，国立の8大学で約350万円，ほかの大学は360〜390万円となり，1大学で，寄付金（学債含む）が存在している．一方，私立大学では，入学金が2019年度には0円の大学があったが，2021年度ではなくなり，11大学で60万円，そのほかは30〜150万円と幅がある．授業料のほかに施設設備費や教育充実費を徴収している大学がほとんどであるので，6年間の総額は，1,900〜3,300万円と幅があり，平均は約2,700万円である．コロナ禍の影響を受けて6年間総額が2017年度と比較して8大学で10,200〜6,880,000円の増額となり，4大学で4,330〜2,550,000円の減額がなされた．また，2大学で寄付金（学債含む）が存在している（**表3-1**）．

2）奨学会

全機関に共通の公的な奨学金として，独立行政法人日本学生支援機構および民間のものに公益財団法人森田奨学育英会奨学金がある．前者の奨学金は従来の貸与型に加えて，2017年度から国が先導して給付型も導入され，後者の奨学金は2010年度より貸与型から給付型に変更され，現在にいたっている．そのほかに地方公共団体，財団法人，民間企業などの奨学金制度および各大学独自の奨学金制度も展開しているが，多くは貸与型である．文部科学省は新型コロナウイルス感染症の拡大を受けて，2020年度と2021年度に「学び継続」のための学生支援緊急給付金の支給を行い，日本学生支援機構も高等教育の修学支援の給付型奨学金の新制度を創設した．そのほか自治体独自の奨学金や民間奨学金の充実，日本政策金融公庫の教育ローン，厚生労働省からは学生アルバイトの休業支援として，新型コロナウイルス感染症対応休業支援金・給付金および雇用調整助成金・緊急雇用安定助成金の特別措置の継続などの対応が行われている（**表3-2**）．

きくち　けんいちろう
日本歯科大学生命歯学部解剖学第2講座
キーワード：学生生活，学生支援，奨学金

表 3-1　学費・学納金（2021 年度初年度納付金および総額）

	機関名	入学金	授業料	施設設備費	教育充実費	その他	2021 年度 6 年間学費総額	寄付金 の有無	2017 年度 6 年間学費総額	6 年間総額 2017 年度比較
国立大学法人	北海道大	282,000	535,800				3,496,800	無	3,496,800	0
	東北大	282,000	535,800				3,496,800	無	3,496,800	0
	医科歯科大	282,000	642,960				3,857,760	無	3,655,750	202,010
	新潟大	282,000	535,800			1,624,300	3,914,800	無	3,638,800	276,000
	大阪大	282,000	535,800				3,496,800	有	3,496,800	0
	岡山大	282,000	535,800				3,496,800	無	3,496,800	0
	広島大	282,000	535,800				3,496,800	無	3,496,800	0
	徳島大	282,000	535,800			82,070	3,578,870	無	3,583,200	△ 4,330
	九州大	282,000	535,800				3,496,800	無	3,496,800	0
	長崎大	282,000	535,800			116,000	3,612,800	無	3,848,700	△ 235,900
	鹿児島大	282,000	535,800				3,496,800	無	3,496,800	0
公立	九歯大	520,000	535,800				3,734,800	無	3,757,400	△ 22,600
私立大学	北医療大	300,000	3,800,000				24,600,000	無	24,600,000	0
	岩医大	600,000	2,500,000	1,000,000	2,000,000	400,000	28,105,000	有	27,600,000	505,000
	奥羽大	500,000	3,500,000			50,000	21,750,000	無	21,500,000	250,000
	明海大	400,000	1,900,000	400,000	780,000	32,000	19,312,000	無	19,312,000	0
	日大松戸	600,000	3,500,000	800,000	2,000,000		29,400,000	無	29,400,000	0
	東歯大	600,000	3,500,000	1,000,000	4,300,000	57,000	32,142,000	無	32,142,000	0
	日歯大	600,000	3,800,000	600,000	730,000	35,000	31,530,000	無	31,530,000	0
	日大	600,000	3,500,000	800,000	2,000,000		29,400,000	無	31,950,000	△ 2,550,000
	昭和大	1,500,000	3,000,000	1,500,000			27,000,000	無	24,500,000	2,500,000
	鶴見大	600,000	3,500,000	800,000	250,000	73,700	28,086,200	無	28,076,000	10,200
	神歯大	600,000	2,850,000	500,000		80,000	27,000,000	無	27,000,000	0
	日歯大新潟	600,000	3,800,000	600,000	730,000	35,000	31,530,000	無	31,530,000	0
	松歯大	600,000	3,680,000			380,000	27,360,000	無	20,480,000	6,880,000
	朝日大	400,000	1,900,000	400,000	780,000	58,500	19,181,000	無	19,181,000	0
	愛院大	600,000	3,700,000		1,300,000	2,541,000	33,541,000	有	28,741,000	4,800,000
	大歯大	600,000	3,800,000	700,000	650,000	640,000	32,290,000	無	32,290,000	0
	福歯大	500,000	3,000,000	600,000	700,000		26,300,000	無	26,300,000	0

表 3-2　学生支援制度・奨学金（2021 年度）

	機関名	奨学金制度の名称
国立大学法人	北海道大	公益財団法人岩垂育英会奨学金
	東北大	
	医科歯科大	小林育英会奨学金
	新潟大	新潟大学学業成績優秀者奨学金
	大阪大	大阪大学歯学部同窓会奨学金
	岡山大	公益財団法人 NSK ナカニシ財団奨学金
	広島大	広島大学光り輝く奨学金，広島大学歯学部学生支援金
	徳島大	ゆめ奨学金（学内），公益財団法人 NSK ナカニシ財団奨学金
	九州大	
	長崎大	
	鹿児島大	公益財団法人 NSK ナカニシ財団奨学金，地方自治体による奨学金
公立	九歯大	永松奨学会奨学金，その他福岡県など地方自治体の奨学金
私立大学	北医療大	学校法人東日本学園奨学金
	岩医大	歯学部学業奨励奨学金，父兄会奨学金
	奥羽大	奥羽大学影山晴川育英奨学金制度
	明海大	歯学部教育後援会奨学金，学資借入支援奨学金
	日大松戸	松戸歯学部鈴木奨学金，松戸歯学部大竹奨学金
	東歯大	各都道府県育英奨学金
	日歯大	日本歯科大学学術奨学金，日本歯科大学育英奨学金，公益財団法人 NSK ナカニシ財団奨学金
	日大	日本大学特待生，日本大学創立 130 周年記念奨学金，日本大学歯学部佐藤奨学金，日本大学歯学部同窓会奨学金，日本大学歯学部後援会奨学金
	昭和大	昭和大学歯学部特別奨学金，昭和大学シンシアー奨学金，学校法人昭和大学奨学金
	鶴見大	歯学部特待生，特別貸与奨学生，石間奨学生，中根環堂奨学生，歯学部後援会奨学生，歯学部同窓会奨学生，留学生授業料減免，大本山総持寺奨学生，歯学部新入生特待奨学生，氏家優子奨学生
	神歯大	神奈川歯科大学授業料減免制度
	日歯大新潟	日本歯科大学学術奨学金，日本歯科大学育英奨学金，一般財団法人あしなが育英会，公益財団法人交通遺児育英会，公益財団法人 NSK ナカニシ財団奨学金
	松歯大	松本歯科大学奨学金，松本歯科大学特待生奨学金
	朝日大	学資借入支援奨学金制度，歯学部育英奨学事業，朝日大学・みずほ銀行提携奨学融資制度，岐阜県選奨生奨学金，一般財団法人あしなが育英会，公益財団法人交通遺児育英会，公益財団法人岩垂育英会奨学金，ロータリー米山記念奨学金，中島平和財団，岐阜県国際交流センター外国人留学生奨学金，杉山記念財団奨学金
	愛院大	愛知学院大学応急奨学金，愛知学院大学開学 50 周年記念奨学金，曹洞宗育英会，同窓会奨学金，都道府県・市町村・諸団体奨学金制度
	大歯大	大阪歯科大学歯学部奨学金，大阪歯科大学共済会奨学費
	福歯大	福岡歯科大学学生共済会奨学金
全機関共通奨学金		独立行政法人日本学生支援機構奨学金，公益財団法人森田奨学育英会奨学金

第3章　学生生活

3. 課外活動
4. 全日本歯科学生総合体育大会（オールデンタル）

菅谷　彰

1）部活動・サークル活動

課外活動の一覧（**表3-3**）から，部活動，サークル活動は，2014年度，2017年度と比較すると，サークル活動に比べ部活動が増加していることがわかる．また総数でも2017年度調査に比べ30以上の活動団体が増加しており，活動が活発化しているようにも感じられる．

一方，コロナ禍における活動状況調査（**表3-4**）からは，2020年度のコロナ禍への対応で，多くの大学において課外活動の自粛や大会，試合などの中止を余儀なくされた．その結果，部員数の減少やクラブ・サークルが廃部となる状況も散見されており，活動団体数の増加と学生たちの活動実態との間に隔たりがある感も否めない．

また各大学における特色ある行事に関しても，多くの大学で通常通りの開催はなされず，中止，あるいはオンラインなど感染拡大に配慮した形式での開催になっている大学が大半を占め，一部で，期間や規模を縮小して実施しているものもあった（**表3-5**）．

全体として，課外活動はコロナ禍の影響を強く受けている状況が理解できる．

2）全日本歯科学生総合体育大会

全日本歯科学生総合体育大会は1968年の開始から，途絶えることなく開催され，50回（2018年）には6,729名，51回（2019年）には6,567名とほぼ例年通りの参加状況であった．しかしながら2020年の52回大会において，新型コロナウイルス感染症の拡大により，大会中止となった．開催当初は実施の方向で進められており，実際，冬季部門のラグビーフットボール部門のみ開催されたが，その後の感染拡大状況に鑑み，それ以降の部門はすべて中止となった（**表3-6**）．またこの年は，過去の大会中の熱中症の発生頻度に配慮し，過去の夏季部門として実施されていた，バドミントンやテニス，その他

表3-3　課外活動の一覧

機関名	部活数	サークル数	総数
北医療大	33	16	49
北海道大	15	0	15
岩医大	41	11	52
東北大	17	0	17
奥羽大	23	3	26
明海大	29	3	32
日大松戸	39	6	45
医科歯科大	44	0	44
東歯大	39	0	39
日歯大	35	5	40
日大	34	0	34
昭和大	77	0	77
鶴見大	50	0	50
神歯大	36	0	36
新潟大	22	0	22
日歯大新潟	26	6	32
松歯大	20	3	23
朝日大	35	9	44
愛院大	40	0	40
大歯大	40	5	45
大阪大	18	0	18
岡山大	40	5	45
広島大	11	4	15
徳島大	8	5	13
九歯大	32	2	34
九州大	10	0	10
福歯大	23	2	25
長崎大	20	0	20
鹿児島大	26	0	26
計	883	85	968
2017年度調査時	760	175	935
2014年度調査時	876	62	938
2011年度調査時	893	54	947

すがや　あきら
神奈川歯科大学歯学部教養・教育学系歯学教育学
キーワード：課外活動，歯科学生総合体育大会，コロナ禍

表 3-4　コロナ禍による課外活動への影響

機関名	コロナ禍以前のクラブ・サークル活動	コロナ禍におけるクラブ・サークル活動	2017 年度と比較した，2021 年度の部員数の変化，休部・廃部など
北医療大	全日本歯科学生総合体育大会での参加部門数は 6～8 部門と少ないが，好成績を上げる団体・個人もあった．	緊急事態宣言発出時は活動を中止． まん延防止等重点措置発令時は感染状況をみて全国大会につながる大会への参加は活動計画と感染予防対策案を提出し，感染対策委員会の許可を受けて活動する．	部活数 35 → 33（2 減），サークル数 18 → 16（2 減），総数 53 → 49（4 減）（数字は全学），部活動参加学生数 651 名→ 560 名（減少），サークル参加学生数 208 名→ 325 名（増加），全体 859 名→ 885 名（増加） （この間 2019 年に医療技術学部が新設されている）
北海道大		本学で定めた BCP レベルに応じて，部活動を禁止した時期があった．	新型コロナウイルス感染症の影響のため，活動休止とする部があった．
岩医大	学生部と学友会が連携し運営している．クラブ活動・文化事業等を通じ，各員相互の親睦と自主精神の滋養を図り，心身の鍛錬に努め，学生としての規律の保持と資質の向上に努めることを目的としている．	左記と同様だが，コロナウイルス感染症の流行初期にすべての活動を一斉に中止した．その後，状況に応じて活動の再開・中止を繰り返している．	歯学部学生の減少に伴い部員数は減少している．部活数は変化なし（医学部，歯学部，薬学部，看護学部の合算）．サークル数は増加（医学部，歯学部，薬学部，看護学部の合算）．
東北大	特に制限なく活動していた．	活動停止期間や活動制限があり，各クラブとも苦慮している．	1 クラブ廃止．部員数は減少気味である．
奥羽大		本学の新型コロナウイルス感染症対策指針に則して，ステージⅠ感染拡大状況を踏まえ，課外活動の実施には学長の許可が必要，ステージⅡ～Ⅳでは課外活動を禁止している．	
明海大	体育会は歯科大学総合体育大会に向け，文化部は大学祭での発表に向け地域のイベント参加等積極的に活動を行っていた．	2022 年 2 月～2022 年 5 月末まで課外活動を中止していた．	ほぼ変わらない
日大松戸	活発な活動がみられた．	コロナ禍となった 2019 年度以降，部活動は禁止となった．今後，段階的に活動制限を緩和する方向である．	2017 年度および 2021 年度を比較して部活数 39 団体と変わらないものの，コロナ禍に伴い 4 団体が休部となった．入部する学生数も 3 割程度減少した．
医科歯科大		学内行動制限レベルに従う．	
東歯大	活発に実施していた．	休止	課外活動を休止していたため，減少．
日歯大	運動部，文化部，学術部，同好会の各部活は，毎週定期的な活動日を定めて，学内の教室，体育館，グラウンド，テニスコートの施設で活動していた．	すべての部活動が停止した．	2017 年度は総数 920 名が部活に所属していたが，2021 年度は 647 名に減少していた．一つの部活が廃部となった．
日大	通常どおり実施	活動は全面中止，ただし，オンラインクラブ勧誘や対面でのクラブミーティングは実施した．	令和 2 年度から全面中止としており，その間，新入生の入部は行っていないため，部員数については全体的に大幅に減ったと思われる．休部・廃部のクラブはないが，部員数不足に伴い，休部になりつつあるクラブはある．
昭和大	特に制限なく実施	緊急事態宣言・まん延防止措置期間の活動は中止としていたが，それ以外の期間については，活動計画書を提出してもらい許可制で活動を行っている．	コロナ禍においてクラブ活動を行っていないため，新入生のクラブ加入が少なく多くのクラブで部員数が減っている．
鶴見大	週 1～3 日の活動をする団体が多かった．	原則として，顧問と団体代表学生により感染対策を講じたうえで，2 週間ごとに活動計画書を作成し，学生支援課に提出し，許可を得たうえで活動．	休部 13 部，廃部 2 部
神歯大	通常の活動が行われていた．	全活動を中止させていた．	コロナ禍の影響で，活動ができなかったため部員数は大幅に減少した．
新潟大	特段制限はないが，サークル活動を行う際は，学生通則などを遵守すること．	各団体が新型コロナウイルス感染防止対策を作成し，対策が十分に取られていると本学が認めた課外活動団体に対し，本学の対策を遵守することを条件として活動の再開を許可．	部員数は減少傾向だが，休部・廃部はなし．
日歯大新潟	授業終了後，学内施設を利用して，各団体での練習，長期休暇の際は，合宿などを計画	学内施設の利用は，感染状況に応じて，条件付きで利用可能，基本的に大人数での利用はできない．	
松歯大	実施	中止（2022 年 4 月より再開）	部活数は 1 つ減，サークル数は 4 つ減
朝日大	通常通り行われた．	マスク，手指消毒，ソーシャルディスタンス，陽性者が出た場合部活動の自粛制限	大きな変化はない
愛院大	活発に活動し，運動部は合宿を行い，大会に参加．文化部はリサイタルおよび歯磨き指導を学外で行っていた．ほかは学内で活動．	緊急事態宣言下およびまん延防止重点措置中の活動は停止，コロナ禍中はガイドラインに沿って 2 週間ごとに活動計画を提出，大学から許可が下りれば活動可．活動日の健康管理表を毎回提出．	部員数は減少，休部 1 クラブ，（新入生にクラブ勧誘が例年通りできなかった）
大歯大	練習，大会参加，合宿など積極的に活動していた．	2021 年度は，練習はもちろんのこと，勧誘，部室清掃も禁止した．	コロナ禍の影響で新入生の勧誘活動が難しくなり，部員を確保できていない．
大阪大	通常通り実施	対外試合の自粛，クラブ活動後の飲食の禁止	部およびサークル数には変化がないが，部員数は減少している．
岡山大	西医体や中四国大会など大きい大会や練習試合も含めて，外部の団体とさかんに交流がある団体も多かった．	緊急事態宣言やまん延防止措置期間の適用などで，活動自体オンライン以外は禁止となることが多く，それ以外の期間も医療系ということもあり，かなり活動は制限されている．	部員数：1,395 人→ 1,227 人へ減少，2017 → 2021 年度間の廃部 7 団体
広島大	制限なし	課外活動時における人数制限，時間制限，活動場所のほか，健康観察・記録などの感染拡大防止の注意事項に基づいた範囲内での活動を認めた．	歯学部系の課外活動団体について，1 団体減少した．
徳島大	積極的に参加する学生が多かった．	学内または県内での感染拡大の影響もあり，クラブ活動の活動休止期間が大半を占めていた．	特に変化はなし
九歯大	体育会系ならびに文化系クラブともに，活発に活動をし，試合や演奏会等も通常通り実施されていた．	コロナ禍において，2020 年度に引き続き，2021 年度は体育会系クラブならびに文化系クラブともに対外的な活動がほぼなくなり，1 年を通じて練習等で活動ができた期間は 2 カ月ほどであった．	特に大きな変化はない
九州大		活動を中止していた時期があった．	部活が 2 つ増えた（2018 年から）
福歯大	すべてのクラブが活動した．	活動を中止とした．	コロナ禍に入り，クラブ活動を中止としたため，2020 年度および 2021 年度に入学した学生は 2021 年度途中からクラブへの入部を許可した．
長崎大	特になし	感染拡大状況などにより，活動禁止や制限を実施した．	サークル数に顕著な変化はない．新入生が入らない傾向がみられる．
鹿児島大	制限なく意欲的に活動していた．	感染状況で活動禁止，制限付き活動（活動時間，対人接触不可，換気の徹底など）期間が設定され，不自由な活動となっている．	2017 年度の部員数は 287 名，2021 年度は 367 名と増加している．サークル数も 21 から 26 と増加している．

表 3-5　特色ある年間行事のコロナ禍前後での変化

機関名	コロナ禍以前の行事	コロナ禍における変更など
北医療大	新入生宿泊オリエンテーション（4月） 大学祭（6月），球技大会（6，11月）	左記行事は中止 講義室での新入生オリエンテーション 動画によるクラブ新入部員勧誘
北海道大	新入生合宿研修，歯学祭	
岩医大	解剖体慰霊祭，医大祭，動物慰霊祭，オープンキャンパス	コロナウイルス感染症の流行後は各イベントの規模を縮小したうえで実施するか中止としている．オープンキャンパスはWeb上で実施した．
奥羽大	奥羽祭，学長杯球技大会，学外研修 韓国・慶熙大学との国際交流	
明海大	新入生歓迎球技大会・けやき祭（大学祭）	2020年度においては左記行事は中止，2021年度は新入生歓迎球技大会は中止，けやき祭については日程および規模を縮小して開催した．
日大松戸	松戸祭	松戸祭（オンライン開催）
医科歯科大	学園祭（御茶ノ水祭）	学園祭（御茶ノ水祭）
東歯大	東歯祭	オンラインフレッシュマンセミナー
日歯大	第1学年の新入生オリエンテーション，第4学年の宿泊を伴うワークショップ，ゴールデンウィーク期間中に行われる新潟生命歯学部と生命歯学部の部活が一堂に会する合同合宿（3泊4日），学園祭（富士見祭）などの大学としての行事を実施していた．	以前に行われていたすべての行事が中止となった．
日大	新入生オリエンテーション，クラブガイダンス，第1学年オリエンテーション，球技大会，桜歯祭（学園祭），リーダーズキャンプ，第5学年校外研修	全面中止
昭和大	旗ケ岡祭（学祭），イルミネーション点灯式，新入生歓迎会	旗ケ岡祭（学祭）オンライン開催，イルミネーション点灯式
鶴見大	新入生本山参禅会，紫雲祭（学園祭）， 全日本歯科学生総合体育大会	紫雲祭（学園祭）オンライン開催
神歯大	稲岡祭	稲岡祭中止
新潟大	歯学部運動会，医歯学祭	特になし
日歯大新潟	新入生歓迎会・合同合宿・浜浦祭（学園祭）	Web新入生歓迎会・クラブ紹介
松歯大	体育祭，学園祭	体育祭
朝日大	朝日祭（大学祭），新入生学外研修	朝日祭（大学祭）中止，新入生学外研修
愛院大	動物慰霊祭，楠元祭，解剖慰霊祭	楠元祭中止
大歯大	体育祭，文化祭，新入生歓迎スポーツ大会	オンライン文化祭（軽音楽部の演奏配信，オンライン抽選大会など）
大阪大	いちょう祭（5月），まちかね祭（11月）	コロナ禍ではいずれも中止
岡山大	大学祭（津島祭・鹿田祭）	大学祭（津島祭・オンライン開催）
広島大	新入生オリエンテーションキャンプ，霞祭	なし
徳島大		コロナ感染拡大状況により大人数が集まるイベントの大半が中止となった．
九歯大	学生自治体が主催して開催される体育祭と学園祭	体育祭ならびに学園祭は，2020年度と2021年度は学生自治会の判断で中止となった．
福歯大	毎年，学園体育祭，学園祭を開催していた．	コロナ対策により，学園体育祭，学園祭を中止した．
長崎大	歯学部祭	感染拡大状況などにより，中止した．
鹿児島大	桜ヶ丘祭	すべて中止
全国歯科大学共通行事	全日本歯科学生総合体育大会	中止

表 3-6　全日本歯科学生総合体育大会（オールデンタル）の種目と参加校・参加者数

	回	50		51		52	
	年	2018		2019		2020	
	事務主管校	神歯大		福歯大		新潟大	
	優勝校	愛院大		九歯大		中止	
	準優勝校	九歯大		日大		中止	
	3 位	日歯大		愛院大		中止	
	参加人数	6,729 名		6,567 名			
	種目	参加校数	参加者数	参加校数	参加者数	参加校数	参加者数
冬季	ラグビーフットボール	13	218	13	195	13	不明
冬季	アメリカンフットボール	0	0	2	47		
冬季	スキー	18	169	19	188		
夏季	硬式野球	14	326	14	320		
夏季	準硬式野球	17	355	17	364		
夏季	硬式庭球	27	706	28	698		
夏季	ソフトテニス	16	300	16	271		
夏季	サッカー	27	569	25	530		
夏季	ゴルフ	22	224	22	273		
夏季	卓球	21	259	21	230		
夏季	バドミントン	25	538	25	510		
夏季	バレーボール	19	447	19	452		
夏季	バスケットボール	28	699	27	676		
夏季	ボウリング	10	82	12	118		
夏季	柔道	15	85	16	91		
夏季	剣道	28	221	26	195		
夏季	弓道	19	360	19	342		
夏季	空手道	13	130	12	102		
夏季	少林寺拳法	5	54	5	41		
夏季	日本拳法	6	76	6	63		
夏季	アーチェリー	8	177	8	169		
夏季	陸上競技	19	199	21	163		
夏季	水泳	20	296	21	278		
夏季	ヨット	8	68	8	75		
夏季	漕艇	3	26	4	32		
夏季	フットサル	7	145	7	144		
	過去の回	47		48		49	
	年	2015		2016		2017	
	過去の参加人数	6,411 名		7,226 名		7,058 名	

数種の部門を冬季部門に変更する試みも計画されていたが，実施にはいたらなかった．

課外活動のなかでも報告したが，新型コロナウイルス感染症の影響は，多くの歯科大学・歯学部学生の学生生活に多大な影響を与えていたと考えられる．

第3章 学生生活

5. コロナ禍における学生対応

阿部　伸一

1）はじめに

新型コロナウイルスの感染拡大は，全世界にきわめて短期間で広がり，歯止めのかからない状況が続いた．日本も例外ではなく，2020年4月に入ると一日の新規感染者数が500名を超える日が出て，重症者を診る病院施設では，新型コロナウイルスが人の体をどのように攻撃しているのかについて戸惑い，「医療機関にとって得体の知れないものとの闘い」が続いた．その状況下で多くの歯学部では，オンライン講義・実習などを取り入れて対応するようになった．その後，新型コロナウイルスが何であるか解明されていくなかで，徐々に対面講義・実習に戻す動きが広まっていった．そして，各大学では感染というリスクを回避するために，徹底した対策を講じていった．これは大学側の対応と，学生自身に課す「三密を避ける」ということを基本とした行動の制限が必要となる．

そこで本項では，全国29歯科大学・大学歯学部におけるコロナ禍の感染対策と学生に課した行動制限について，調査結果に基づき報告する．

2）感染対策に関する大学設備の整備

各大学の感染対策に関する大学設備の整備状況について**表3-7**に示す．サーマルカメラの設置によって，入校前の体温測定を行っていると19大学が回答した（**図3-1**）．また教室や食堂にアクリル板を設置したと11大学が回答した（**図3-2**）．そのほかオンライン講義への対応のためのWi-Fi環境の整備，複数教室同時中継システム（密を防止するため，複数教室への講義スライドの配信）などの整備を行った大学もあった．

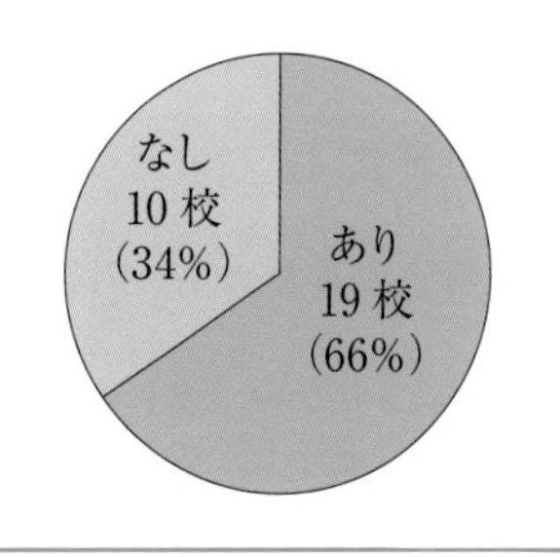

図3-1　非接触型体温計の導入

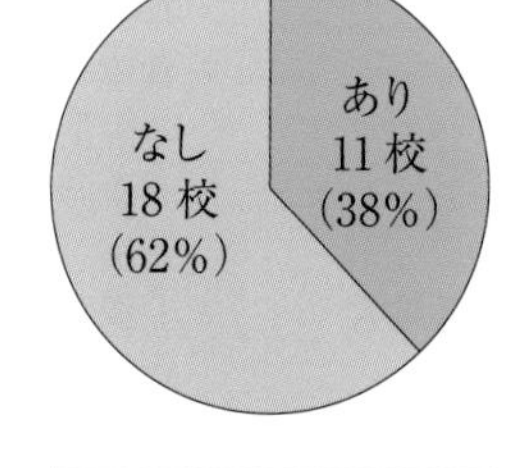

図3-2　遮蔽板の設置

3）感染対策に関して学生に課していること

各大学が感染対策に関して学生に課していることについて**表3-8**に示す．各大学の指導内容は多岐にわたるが，基本的なマスクの着用，手指消毒，検温などが生活習慣となるように指導していることが明らかとなった．その方略として，多くの大学で検温結果を表に記入させるなどして学生に健康管理を習慣づけさせるだけでなく，健康調査票という形式で教員側もチェックできる体系をつくっていた．

4）まとめ

新型コロナウイルスの正体が見えつつある昨今，コロナ禍が各施設の感染対策を再考する好機であったという考え方もでき，安全確実に歯学教育を遂行していくため，本調査結果を参照されたい．

あべ　しんいち
東京歯科大学解剖学講座
キーワード：コロナ禍での学生対応，体調管理，飛沫防止

表 3-7　感染対策（大学の設備）

機関名	感染対策
北医療大	・非接触型検温計（講義室入室時の検温用）の使用，手指消毒用アルコールスプレー（講義室入室時用）の使用 ・教卓，機器消毒用アルコールスプレーの使用 ・講義室の CO_2 濃度測定器の設置 ・教卓にアクリル製遮蔽板の設置 ・臨床基礎実習室の実験台への遮蔽板の設置 ・食堂のテーブルへの遮蔽板の設置 ・講義室内で弁当を食べる際の遮蔽板（折り畳み式）の設置
北海道大	・正面玄関に，体温を示すモニターを設置
岩医大	・遠隔講義用 Zoom アカウントの契約 ・消毒用のスタンドの設置 ・非接触体温計の設置 ・食堂のテーブルや各種窓口にパーテーションの設置
東北大	・オンライン授業を導入するため Wi-Fi 設備の充実 ・１講義室に全員を入室させない（密になる）ため２部屋をオンラインで連結しての授業実施 ・完全オンライン授業の際 Google Meet 等使用
奥羽大	・教卓前の可動式アクリル板や手指用消毒液の設置
明海大	・教室へのアルコール消毒液の設置 ・教卓へのアクリル板設置 ・複数教室同時中継システムの導入（教室を分散させて授業を実施するため）
日大松戸	・校舎入口に非接触型体温計の設置 ・教室など入口に消毒液の設置
医科歯科大	・手指消毒薬の設置 ・体温確認システムの設置 ・講義室・実習室のアクリル板設置 ・サーキュレーター設置 ・体温計，清拭備品の配置 ・ロッカー室の増床など
東歯大	・検温する機器（サーマルカメラの設置）・手指消毒液の設置，手洗い場の設置 ・双方向性を確保した遠隔授業を行うためのネットワークなどの機器の整備 ・各講義室へのアクリルパーテーションの設置 ・対面授業における各講義室・実習室の映像・音響設備の相互連携
日歯大	・大学入館時の手指消毒，検温の実施 ・学生食堂および学内ホールの着席数を減らし，テーブルにはアクリル板を設置 ・講堂，実習室内での換気装置の使用とアクリル板の設置 ・セミナー室（自習室）などの使用停止
日大	・入口にサーモグラフィー，手指消毒液を設置 ・各講義室，実習室などに手指消毒液を設置
昭和大	・学生ホールの座席数の減少 ・飛沫防止のアクリル板設置 ・建物入口での検温・手指消毒 ・各教室などに手指消毒液設置 ・オンライン授業用の撮影スタジオ ・毎日の健康観察実施
鶴見大	・各建物入口に検温機の設置 ・建物・教室入口に手指用自動消毒機の設置 ・空調機フィルターを抗菌仕様に変更
神歯大	・感染防止パーテーション設置
新潟大	・遠隔講義システム：1つの講義室で授業している映像や音声を複数の講義室へ同時にとばすことができるシステム ・非接触型体温計，手指消毒液の設置
日歯大新潟	・遠隔授業用のツールおよび設備の配備 ・室内換気のための換気扇や送風機の設置 ・手指消毒用アルコールの設置
松歯大	・高精度人体検温システムを導入 ・サーマルカメラで体表面温度を測定
朝日大	・建物ごとに体温測定のためのサーモグラフィー設置 ・大講義室への空気清浄機設置 ・アルコール消毒液の設置 ・食堂などでの透明遮蔽板設置 ・ドアおよび窓開放による換気 ・座席指定による密回避
愛院大	・各棟の入口に非接触型体温計，消毒液を設置 ・学食などにアクリル板を設置
大歯大	・講義室には教卓前にパーテーションを設置 ・実習室，食堂において対面となる境界にパーテーションを設置
大阪大	・教室への常時換気設備の導入
岡山大	・全講義室・実習室に手指消毒用のアルコール ・机椅子などを消毒するための除菌シート設置
広島大	・各学部の玄関などに赤外線サーモグラフィカメラを設置 ・教養教育を実施する講義室に二酸化炭素濃度測定器を設置
徳島大	・玄関にサーモグラフィを設置し体温をチェック ・飛沫感染を防ぐためアクリル板を導入
九歯大	・大学本館入口，図書館入口，臨床基礎実習室入口ならびに附属病院入口にサーモメーターを設置 ・食堂にはパーテーションを設置
九州大	・講義室での消毒などの設置 ・換気扇の取り換え ・建物出入口にサーマルカメラの設置
福歯大	・各授業教室前に消毒液の設置 ・各教室のマイクに使い捨てカバーを設置 ・食堂の座席を減らし，一度に使用できる人数を制限
長崎大	・リモート講義用 Wi-Fi 設備の増設 ・リモート講義用 Zoom アカウントの契約 ・講義室に CO_2 濃度測定器を設置 ・基礎実習室実習卓へのパーテーションの設置 ・教室入口へのアルコール消毒液の設置
鹿児島大	・各棟入口に非接触式体温計，講義室出入口に手指消毒液の設置

表3-8　学生に課していること

機関名	学生に課していること
北医療大	マスクの着用 実習中のフェイスシールド/ゴーグルの着用 検温，体調チェック（体調不良者は保健センターに連絡） 登下校時に利用するJRの指定（分散登校のため）
北海道大	手指消毒および清拭の徹底 北海道外に行くときの「移動届」の提出
岩医大	健康記録 発熱などの体調不良時に健康管理センターへ報告 行動制限（県外外出の禁止など）
東北大	東北大学BCPに則る入退室管理 コロナ感染疑いフォームへの登録 講義室前での手指消毒 課外活動の制限
奥羽大	記載なし
明海大	来学時のサーモカメラでの検温，登校時，体調チェック表への記入（特定の学年）
日大松戸	検温・健康観察の実施および結果報告（オンライン） マスク着用 手指消毒 座席数に対する着席者数の制限
医科歯科大	LMSシステムへの体調報告 登校時の体温確認システムへの登録など．
東歯大	健康調査票の記入提出
日歯大	毎日，朝8時30分までに本学の学習管理システム（Moodle）上の健康調査票に，その日の体調を記入のうえ登校すること． 学内では，指定した動線に従い移動することを指導している．また，体調不良時の対応に関するフローチャートも学習管理システム（Moodle）上に掲示している．
日大	入構にあたり健康観察システムへ熱や体調記録を義務付けている．
昭和大	毎日の検温・健康観察の報告
鶴見大	朝・夕，検温し，所定のシステムに健康状態とともに入力
神歯大	登校前に健康チェック表を提出
新潟大	病院の指定地域に移動する場合には2週間病院への出入りを禁止 指定地域以外へ移動する場合には事前に「移動申請書」を学務係へ提出，新潟帰着後14日間の体調を「健康チェック票」に記録
日歯大新潟	体調管理を徹底，登校前は検温し，体調不良の場合は登校しないなど．
松歯大	マスクの着用・手指消毒・うがいの徹底 大人数での会食自粛
朝日大	不織布マスクの着用，入室時のアルコール消毒，食事の際の黙食，臨床実習生の体温測定などの健康管理チェック表作成・提出，発熱時の通学自粛，発熱時の専用メールへの報告
愛院大	感染予防のため，マスクの着用（不織布推奨），手指消毒，検温，こまめな手洗いの徹底，昼食の際は，自席にて黙食にて食事をとるようお願いしている．
大歯大	入室前に検温結果を名簿に記入させている．
大阪大	毎朝の体温チェック，手洗いの励行，マスクの着用
岡山大	登校前の健康チェック（臨床実習生は毎日Webで報告） 県外移動の制限，会食などの行動制限など
広島大	毎朝体温を測定し，発熱，倦怠感，咳，息苦しさ，のどの痛み，頭痛，嗅覚・味覚異常の症状がないか確認させる． 対面授業として開講される科目に出席する場合は，歯学部C棟1階北側玄関に設置している赤外線サーモグラフィカメラによるセルフチェックを行わせる．
徳島大	病院への実習に参加する学生には毎日の体温記録と県外に行く場合の行動記録チェック表をフォームで作成し，学生に記入させている．
九歯大	2020年度4月より，ICTを活用した安否確認システムで毎日の学生の健康状態を個々に報告させて，COVID-19の疑いの症状があった場合は，早期に対応するよう体制を整えている．
九州大	臨床実習生のみ，登院前に健康チェック表（健康観察表）の提出を義務付けている．
福歯大	通学前の検温を実施し，毎日の検温状況をGoogleフォームに入力させる．
長崎大	Webで体温･症状などを記録する健康管理システムを導入し，対面授業などの実施に際しては記録を義務付けた．
鹿児島大	登校前の体調を学習管理システム（manaba）に入力させ，学生の体調を確認している．

第4章　歯科医学教育プログラム（学士課程教育）

1．教育改革などの動向

伊藤　史恵

1）はじめに

わが国においては，少子高齢化の進行や国民の健康意識の高まりにより，歯科医療に対する社会的ニーズが大きく変化しており，良質な医療サービスを提供できる人材や，先端的な研究に寄与する人材の養成など，健康長寿社会の実現に向けて歯学教育に対する国民からの期待は非常に大きくなっている．本項では，近年の歯科医学教育改革等の動向について紹介する．

2）歯学教育の改善・充実に関する調査研究協力者会議第１次報告（平成21年１月）を踏まえた第４回フォローアップ調査まとめ

平成20年7月に設置された「歯学教育の改善・充実に関する調査研究協力者会議」では,「歯学教育の改善・充実に関する調査研究協力者会議第１次報告～確かな臨床能力を備えた歯科医師養成方策～」を平成21年1月に取りまとめており，以下について提言している．

1. 歯科医師として必要な臨床能力の確保
2. 優れた歯科医師を養成する体系的な歯学教育の実施
3. 歯科医師の社会的需要を見据えた優れた入学者の確保
4. 未来の歯科医療を拓く研究者の養成

この提言を踏まえた各歯学部の改善状況について，令和2年3月に「令和元年度（第4回）フォローアップ調査まとめ」を取りまとめ，各歯学部に対して課題を指摘し歯学教育の改善に向けた取り組みを促した．以下に成果と課題，特色ある優れた取り組みの項目について紹介する．

(1) フォローアップ調査でみられた成果と課題

①診療参加型臨床実習の充実
②診療参加型臨床実習後客観的臨床能力試験等の実施
③留年・休学率
④学生の進路
⑤修業年限（6年）での歯科医師国家試験合格率
⑥入学定員（募集人員）の超過・未充足
⑦入学定員（募集人員）の削減

(2) 特色ある優れた取り組み

①医科歯科連携等チーム医療や地域医療を意識した臨床実習の実施
②死因究明や災害時など歯科医師として社会的に必要とされる役割に関する臨床実習の実施
③ ICT を活用した診療参加型臨床実習の効率化

また，この調査まとめには「意見交換をした歯学部に限らず，引き続きフォローアップが必要だと判断した大学歯学部には，本会議の委員等の協力を得て，診療参加型臨床実習を含めた歯学部教育の現場を視察し，学生と意見交換を実施するなど，なんらかのフォローアップを検討していただきたい」との国への要請もなされた．

本件を受け，令和2年度，実地調査が必要と判断される「視察候補大学」11大学に対して，指摘課題の改善状況と今後に向けた改善計画の提出を依頼し，改善計画書を踏まえ，令和3年度，3大学を決定のうえ，オンライン形式での視察を行った．ヒアリングの結果と今後の方向性については以下のとおりである．

(3) ヒアリング結果

①当該大学では，診療参加型臨床実習の充実，留年・休学率，修業年限（6年）での歯科医師国家試験合格率，入学定員（募集人員）の削減に問題がみられた．
②臨床実習については，自験の定義が独自のものであることや件数が少ないこと，学生によって件数のばらつきがみられること，実習が診療科や担当教員任

いとう　ふみえ
文部科学省高等教育局医学教育課
キーワード：歯学教育の改善・充実に関する調査研究協力者会議

表 4-1　令和 4 年度　歯学部歯学科入試結果

大学名	入学定員（人）	志願者（人）	志願倍率	受験者（人）	合格者（人）	入試競争倍率（人）	入学者（人）	入学率（%）	充足率（%）	（参考）過去の充足率（%）			
									R4	R3	R2	R1	H30
北海道大	＊43	151	3.51	133	44	3.02	43	98	100.0	100.0	100.0	100.0	97.7
東北大	53	108	2.04	97	56	1.73	55	98	103.8	100.0	100.0	100.0	100.0
医科歯科大	53	243	4.58	155	57	2.72	55	96	103.8	100.0	98.1	96.2	100.0
新潟大	40	322	8.05	185	45	4.11	40	89	100.0	100.0	100.0	100.0	100.0
大阪大	53	139	2.62	127	56	2.27	53	95	100.0	100.0	100.0	100.0	100.0
岡山大	48	182	3.79	139	51	2.73	48	94	100.0	100.0	100.0	100.0	100.0
広島大	53	376	7.09	223	57	3.91	53	93	100.0	100.0	100.0	100.0	100.0
徳島大	40	239	5.98	129	41	3.15	40	98	100.0	100.0	100.0	100.0	100.0
九州大	53	196	3.70	174	57	3.05	53	93	100.0	96.2	100.0	98.1	100.0
長崎大	50	261	5.22	223	50	4.46	50	100	100.0	100.0	100.0	100.0	100.0
鹿児島大	53	221	4.17	146	58	2.52	53	91	100.0	100.0	100.0	100.0	100.0
国立大学　合計	539	2,438	4.52	1,731	572	3.03	543	95	100.7	99.6	99.8	99.4	99.8
九歯大	95	354	3.73	324	97	3.34	95	98	100.0	100.0	100.0	100.0	100.0
公立大学　合計	95	354	3.73	324	97	3.34	95	98	100.0	100.0	100.0	100.0	100.0
北医療大	80	342	4.28	324	246	1.32	73	30	91.3	71.3	97.5	103.8	71.3
岩医大	57	95	1.67	83	73	1.14	32	44	56.1	70.2	103.5	87.7	80.7
奥羽大	96	163	1.70	154	95	1.62	34	36	35.4	43.8	46.9	45.8	53.1
明海大	120	457	3.81	425	279	1.52	120	43	100.0	100.0	100.0	100.0	100.0
東歯大	128	913	7.13	835	213	3.92	128	60	100.0	100.0	100.0	100.0	100.0
昭和大	96	854	8.90	766	209	3.67	96	46	100.0	100.0	100.0	100.0	100.0
日大	128	855	6.68	706	370	1.91	126	34	98.4	100.0	97.7	100.0	100.0
日大松戸	128	514	4.02	447	419	1.07	127	30	99.2	100.0	100.9	99.1	100.0
日歯大	128	684	5.34	645	255	2.53	128	50	100.0	93.8	100.0	100.8	103.1
日歯大新潟	70	319	4.56	299	205	1.46	67	33	95.7	82.9	107.1	92.9	72.5
神歯大	115	393	3.42	363	267	1.36	93	35	80.9	90.4	98.2	107.3	105.5
鶴見大	115	201	1.75	180	146	1.23	56	38	48.7	41.7	60.0	73.0	58.3
松歯大	96	153	1.59	136	110	1.24	52	47	54.2	79.2	101.0	88.5	92.7
朝日大	128	473	3.70	432	255	1.69	120	47	93.8	100.0	100.0	100.8	100.0
愛院大	125	380	3.04	327	302	1.08	89	29	71.2	84.8	96.8	106.4	96.8
大歯大	128	841	6.57	786	211	3.73	128	61	100.0	100.0	100.0	100.0	100.0
福歯大	96	140	1.46	133	124	1.07	67	54	69.8	74.0	91.7	91.4	103.2
私立大学　合計	1,834	7,777	4.24	7,041	3,779	1.86	1,536	41	83.8	85.9	94.1	94.8	91.9
国公私立大学　合計	2,468	10,569	4.3	9,096	4,448	2.04	2,174	49	88.1	89.5	95.6	96.0	94.0

＊北海道大学の定員は，定員 53 名のうち 10 名を総合入試で入学した者から 2 年次進級時に選抜するため，43 名としている．

（文部科学省医学教育課調べ）

注 1　私立大学の定員は，募集人員である．

注 2　編入学を除く．

注 3　充足率＝入学者数/入学定員

せになっているなどの課題がみられた．

③国家試験の合格率や入学定員の充足状況に関しては，学期の変更やテュータ制度の導入などの手厚い学生支援を行い，改革に取り組んでいるものの，かえって悪循環になっているケースなど改善がみられなかった．

表 4-2　歯学部歯学科入試競争倍率推移

大学名	令和元年度			令和２年度			令和３年度			令和４年度		
	受験者数（人）	合格者数（人）	競争倍率	受験者数（人）	合格者数（人）	競争倍率	受験者数（人）	合格者数（人）	競争倍率	受験者数（人）	合格者数（人）	競争倍率
北海道大	204	44	4.64	242	48	5.04	81	45	1.80	133	44	3.02
東北大	150	57	2.63	133	61	2.18	120	58	2.07	97	56	1.73
医科歯科大	187	58	3.22	175	60	2.92	165	58	2.84	155	57	2.72
新潟大	145	44	3.30	201	45	4.47	171	41	4.17	185	45	4.11
大阪大	118	54	2.19	101	54	1.87	126	56	2.25	127	56	2.27
岡山大	133	49	2.71	101	49	2.06	103	54	1.91	139	51	2.73
広島大	266	56	4.75	310	59	5.25	144	57	2.53	223	57	3.91
徳島大	157	43	3.65	183	45	4.07	154	44	3.50	129	41	3.15
九州大	184	57	3.23	138	55	2.51	148	55	2.69	174	57	3.05
長崎大	260	50	5.20	181	50	3.62	139	50	2.78	223	50	4.46
鹿児島大	190	53	3.58	126	54	2.33	164	58	2.83	146	58	2.52
国立大学　合計	1,994	565	3.53	1,891	580	3.26	1,515	576	2.63	1,731	572	3.03
九歯大	404	98	4.12	302	102	2.96	467	98	4.77	324	97	3.34
公立大学　合計	404	98	4.12	302	102	2.96	467	98	4.77	324	97	3.34
北医療大	416	354	1.18	431	339	1.27	351	287	1.22	324	246	1.32
岩医大	124	109	1.14	147	122	1.20	89	83	1.07	83	73	1.14
奥羽大	182	131	1.39	216	148	1.46	203	134	1.51	154	95	1.62
明海大	780	254	3.07	627	252	2.49	431	274	1.57	425	279	1.52
東歯大	902	222	4.06	846	215	3.93	808	195	4.14	835	213	3.92
昭和大	1,064	185	5.75	798	205	3.89	763	226	3.38	766	209	3.67
日大	803	243	3.30	674	283	2.38	605	339	1.78	706	370	1.91
日大松戸	527	212	2.49	389	207	1.88	329	255	1.29	447	419	1.07
日歯大	884	239	3.70	809	226	3.58	609	223	2.73	645	255	2.53
日歯大新潟	341	224	1.52	372	222	1.68	255	171	1.49	299	205	1.46
神歯大	603	258	2.34	408	229	1.78	358	232	1.54	363	267	1.36
鶴見大	314	213	1.47	312	219	1.42	192	148	1.30	180	146	1.23
松歯大	160	148	1.08	259	205	1.26	148	130	1.14	136	110	1.24
朝日大	510	249	2.05	631	206	3.06	554	246	2.25	432	255	1.69
愛院大	664	364	1.82	455	353	1.29	354	282	1.26	327	302	1.08
大歯大	757	188	4.03	761	249	3.06	680	264	2.58	786	211	3.73
福歯大	220	181	1.22	199	171	1.16	141	125	1.13	133	124	1.07
私立大学　合計	9,251	3,774	2.45	8,334	3,851	2.16	6,870	3,614	1.90	7,041	3,779	1.86
国公私立大学　合計	11,649	4,437	2.63	10,527	4,533	2.32	8,852	4,288	2.06	9,096	4,448	2.04

注１　編入学を除く.　　　　（文部科学省医学教育課調べ）
注２　競争倍率＝受験者数/合格者数

(4) 今後の方向性　※一部抜粋

①臨床実習については，すべての大学において令和６年度からの共用試験の公的化を見据え，実習を統括する組織体制の構築を行い，充実されることを求める．

②歯学教育の改善・充実に関する調査研究協力者会議においては，令和４年度から大学基準協会において実施される歯学教育評価との役割分担を検討し，歯学教育評価委員会と情報交換を行いながら，評価結果も踏まえ，各大学の改革状況を確認する．

③国家試験の合格率や入学定員の充足状況の改善に向けて，全学的なFD活動の実施や，３つのポリシーの改訂と実践，学生や若い教員からの声を吸い上げるシステムの構築を強く求める．その際，国家試験

表 4-3　歯科医師国家試験合格率推移　（%）

学校名	第 112 回（平成 31 年 2 月実施）			第 113 回（令和 2 年 2 月実施）			第 114 回（令和 3 年 2 月実施）			第 115 回（令和 4 年 2 月実施）		
	総数	新卒	既卒	総数	新卒	既卒	総数	新卒	既卒	総数	新卒	既卒
北海道大	87.9	91.7	70.0	86.4	90.4	57.1	87.5	92.2	40.0	79.6	85.7	42.9
東北大	89.5	97.6	68.8	82.1	90.0	16.7	74.2	82.7	30.0	66.7	76.1	41.2
医科歯科大	83.6	88.2	25.0	96.1	97.7	87.5	82.3	83.1	66.7	79.2	81.0	72.7
新潟大	83.6	95.0	53.3	76.0	85.7	25.0	80.0	83.8	62.5	77.6	77.5	77.8
大阪大	86.9	90.2	70.0	85.7	87.0	77.8	78.8	77.2	88.9	80.7	80.0	83.3
岡山大	86.8	91.1	62.5	80.4	88.6	28.6	79.4	87.0	33.3	81.0	90.2	41.7
広島大	77.1	88.9	37.5	78.5	88.0	46.7	76.2	82.0	53.8	71.6	80.4	43.8
徳島大	76.0	86.5	46.2	69.2	70.7	63.6	67.3	73.0	53.3	65.0	76.7	35.3
九州大	80.0	84.9	42.9	70.0	79.6	27.3	65.8	78.6	23.5	66.7	82.2	40.7
長崎大	62.9	76.5	26.3	63.2	71.1	47.8	67.1	82.6	37.5	64.7	80.0	34.8
鹿児島大	70.6	84.8	40.9	73.0	79.1	60.0	73.2	88.9	23.5	69.6	75.0	52.9
国立大学　平均	79.9	88.4	48.6	77.9	84.6	50.4	75.3	83.0	42.3	72.4	80.5	48.2
九歯大	75.4	82.6	45.5	82.4	89.9	53.8	78.4	86.5	45.5	76.8	86.5	39.1
公立大学　平均	75.4	82.6	45.5	82.4	89.9	53.8	78.4	86.5	45.5	76.8	86.5	39.1
北医療大	61.3	82.4	24.1	62.5	82.8	23.3	60.9	81.8	25.0	61.6	82.1	23.3
岩医大	61.9	85.1	32.4	70.8	97.1	40.0	63.4	81.1	11.1	52.2	64.3	32.0
奥羽大	30.2	51.4	21.0	36.7	55.3	26.8	40.5	67.3	18.2	31.1	46.3	19.1
明海大	53.2	80.2	33.0	53.4	80.5	33.3	55.1	86.3	26.4	56.1	76.0	28.8
東歯大	96.3	96.1	100.0	96.4	96.3	100.0	94.2	95.5	60.0	94.8	96.0	75.0
昭和大	79.8	85.1	63.3	77.6	82.6	58.3	82.2	88.0	61.5	81.4	88.5	50.0
日大	57.6	61.5	50.8	65.7	71.7	54.9	50.0	53.8	44.6	58.7	69.7	40.0
日大松戸	66.2	77.5	47.2	66.3	80.5	52.9	60.0	81.8	35.1	43.4	55.6	32.3
日歯大	65.5	73.8	52.3	66.2	75.2	50.0	74.2	84.9	48.1	68.4	75.2	51.2
日歯大新潟	81.1	93.9	51.7	68.1	73.2	46.2	84.6	90.0	66.7	80.7	88.9	50.0
神歯大	75.3	86.0	50.0	66.7	69.6	55.0	71.0	80.6	46.4	68.8	77.0	40.0
鶴見大	40.1	71.4	26.2	47.7	64.8	33.0	45.1	51.8	39.4	50.3	64.5	41.1
松歯大	58.0	75.8	30.5	61.5	89.4	38.6	71.7	95.4	26.5	72.5	90.4	15.4
朝日大	48.7	73.7	30.2	61.5	95.9	40.3	60.1	88.0	33.0	55.1	80.0	29.6
愛院大	67.2	75.9	47.2	62.0	63.1	58.3	55.7	62.8	43.8	52.6	62.3	40.5
大歯大	61.4	80.4	40.2	66.5	85.3	53.9	67.0	92.0	48.3	57.1	82.9	38.8
福歯大	38.3	41.9	34.9	41.0	50.0	34.4	36.1	47.0	22.1	35.5	65.0	21.4
私立大学　平均	59.0	76.0	36.9	61.7	76.7	42.1	61.2	78.9	36.0	58.0	75.4	33.4
国公私立大学　平均	63.7	79.4	38.3	65.6	79.3	43.1	64.6	80.2	36.9	61.6	77.1	35.6

（厚生労働省報道発表資料をもとに作成，%）

の合格率や入学定員の充足状況などについて，各大学での受験生や保護者らへのわかりやすい情報公表を強く求めるとともに，適切な公表となっているかを随時確認する．

なお，今後の「歯学教育の改善・充実に関する調査研究協力者会議」は，歯学教育分野別評価の結果や，共用試験の公的化に伴う診療参加型臨床実習の実施状況を踏まえた議論が行われる予定である．引き続き，各歯学部，医療系大学間共用試験実施評価機構，大学基準協会の取り組みに期待するとともに，文部科学省も連携して歯学教育の充実に取り組んで参りたい．

3）歯学教育モデル・コア・カリキュラムの改訂について

平成13年に策定されたモデル・コア・カリキュラムは，これまで平成19年，23年，29年と3度の改訂が行われてきたが，令和2年度から4年度にかけて，4度目の改訂を行った．詳細については本白書の別項をご覧いただくこととして，ここでは今回の改訂の概要を簡単に紹介する．

(1) 時代背景・キャッチフレーズ・特徴など

近年，人口構造の変化，多疾患併存，多死社会，健康格差，増大する医療費，感染症の危機等さまざまな問題に直面し，これらの社会構造の変化は，年を経るにつれさらなる激化が見込まれている．このように社会に多大な影響を与える出来事を的確に見据え，多様な時代の変化や予測困難な出来事に柔軟に対応し，生涯にわたって活躍できる医療人の養成が必須である．

今回の改訂は，「未来の社会や地域を見据え，多様な場や人をつなぎ活躍できる医療人の養成」を目指して医学・歯学・薬学教育の3領域で統一的に取りまとめた．

また，診療参加型臨床実習実施ガイドラインについて，正規にコアカリに収載することとした．

令和4年度改訂版歯学教育モデル・コア・カリキュラム[1]は，1年間の周知期間を経て，令和6年度の入学生から適用された教育が行われる予定である．各歯学部におけるカリキュラムの改革に大いに期待している．

4）おわりに

本項では，歯学教育の改善・充実に関する調査研究協力者会議における取り組みや歯学教育モデル・コア・カリキュラムの改訂など，歯科医学関係者の取り組みの一端を紹介した．関係者のご尽力に改めて感謝申し上げたい．

また，超高齢社会を迎え，医師を含めた多職種との連携による患者中心のチーム医療の実現など，多様化する国民のニーズに応え質の高い歯科医療を提供するため，各歯学部のみならず関係者の歯科医学教育へのさらなるご貢献・ご努力をお願いしたい．

なお，**表4-1～4-4**に，医学教育課において取りまとめた，各歯学部の各種基礎データを掲載した．

表4-4　修業年限（6年）での歯科医師国家試験合格率

大学名	第115回（令和4年）		
	H28年4月入学者数（人）	令和4年3月新卒合格者数（編入学者を除く）（人）	修業年限(6年)での第115回国試合格率（%）
北海道大	53	35	66.0
東北大	50	31	62.0
医科歯科大	53	30	56.6
新潟大	40	26	65.0
大阪大	53	30	56.6
岡山大	48	41	85.4
広島大	53	32	60.4
徳島大	40	25	62.5
九州大	53	30	56.6
長崎大	50	34	68.0
鹿児島大	53	38	71.7
国立大学　合計	546	352	64.5
九歯大	95	74	77.9
公立大学　合計	95	74	77.9
北医療大	80	35	43.8
岩医大	47	12	25.5
奥羽大	51	21	41.2
明海大	120	57	47.5
東歯大	128	91	71.1
昭和大	98	69	70.4
日大	130	63	48.5
日大松戸	127	39	30.7
日歯大	128	60	46.9
日歯大新潟	77	20	26.0
神歯大	106	46	43.4
鶴見大	105	31	29.5
松歯大	96	39	40.6
朝日大	127	67	52.8
愛院大	123	52	42.3
大歯大	128	51	39.8
福歯大	97	38	39.2
私立大学　合計	1,768	791	44.7
国公私立大学　合計	2,409	1,217	50.5

（文部科学省医学教育課調べ）

文献

1）文部科学省．歯学教育モデル・コア・カリキュラム　令和4年度改訂版（案）．https://public-comment.e-gov.go.jp/servlet/PcmFileDownload?seqNo=0000238725（最終アクセス日：2022年11月1日）

第4章 歯科医学教育プログラム（学士課程教育）

2. モデル・コア・カリキュラム

河野　文昭

1）歯学教育モデル・コア・カリキュラム

歯学教育モデル・コア・カリキュラム（以下，コアカリとする）は，2001年に医学・歯学教育のあり方に関する調査研究協力者会議の答申をもとに策定され，国民の医療に求めるニーズを踏まえて2007年には一部改訂が，2011年，2017年には大幅な改訂が行われた．

歯学教育モデル・コア・カリキュラム平成28年度改訂版[1]では，医師，歯科医師として求められる基本的な資質・能力（以下，資質・能力とする）の共有化が図られ，医療人としての価値観が共有された．2022年度には，前回の改訂からすでに6年が経過し，社会情勢の変化に伴い患者中心の医療を実践するために医科・歯科連携の推進などに対応する必要性[2]が生じている．また，Information and Communication Technology（ICT）の急速な発達に伴い遠隔医療やArtificial Intelligence（AI）を用いた診断医療の応用などが進み，医療従事者としての情報リテラシーや個人情報保護の考え方，時代とともに変化する医療倫理についての学修など，日進月歩の科学技術，医療に対応する必要性が生じていることが改訂の背景にある．

改訂のキャッチフレーズは，「未来の社会や地域を見据え，多様な場や人をつなぎ活躍できる医療人の養成」であり，20年後，30年後の医療の変革に対応できる能力の育成を目指して取りまとめが行われた．以下に，主な改訂内容を示す．

(1) コアカリで示される「歯科医師として求められる資質・能力」は，生涯にわたり研鑽して獲得する，医療人としての資質・能力と位置づけて，将来の歯科医師像を明確に示した．そして，臨床研修に進むにあたり卒業時に具備すべき資質・能力（コンピテンシー）をマイルストーンとして記載することによって，歯学生の歯科医師としての第一歩の道標を示し，アウトカム基盤型カリキュラムへの深化を図った．

(2) 第1章に「歯科医師として求められる資質・能力」を，第2章に第1章で示した資質・能力を涵養するための学修目標を5つの大項目で示した．第3章「方略と評価」を新たに設けて，各施設でカリキュラムを立案する際に参考となる方略と評価の基本原理について解説を加えるとともに，Good Practiceの形式で各大学が取り組んでいる方略の事例を紹介した．

(3) 歯学教育モデル・コア・カリキュラム改訂に関する調査研究チームが実施したアンケート調査の結果から，次期コアカリで強化すべき学修目標を抽出し，これらの意見を改訂に反映させた．

(4) 2021年（令和3年）の歯科医師法の改正により，「共用試験に合格した歯学生が臨床実習で歯科医業を行うことができる」旨が明確化され，共用試験，歯科医師国家試験出題基準との整合性を図った．

(5) 新たな「参加型臨床実習実施のためのガイドライン」を策定した．

(6)「歯科医師として求められる資質・能力」は，医学，歯学，薬学で共有し，歯学教育に則した獲得しなければならない資質・能力を平易な文章でその能力の必要性と行動の説明を加えた．

現在，学修者，教育者が活用しやすいように次期コアカリの改訂が進められており，2023年3月までには公表される予定である．

2）直近のカリキュラム改革

(1) 直近のカリキュラム改革の完成時期

コアカリ改訂においては，毎回，大きな改訂が進められており，各大学では，学士課程のカリキュラムの改訂

かわの　ふみあき
徳島大学大学院医歯薬学研究部総合診療歯科学分野
キーワード：歯学教育モデル・コア・カリキュラム

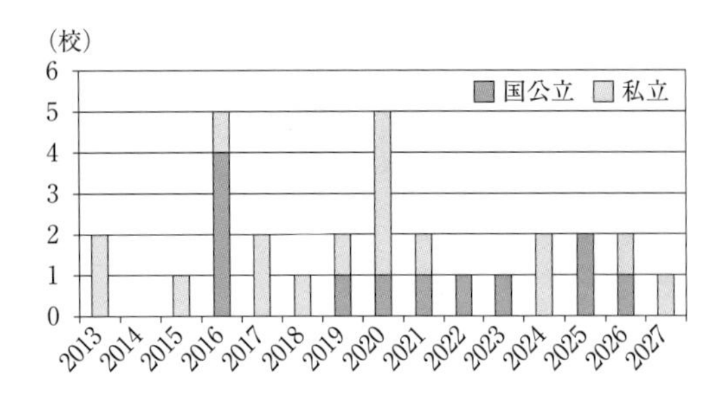

図 4-1 直近のカリキュラム改革の完成年度

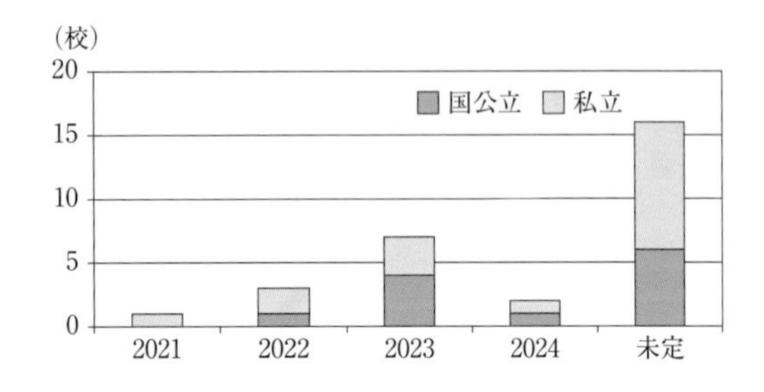

図 4-2 近い将来のカリキュラム改革の開始予定年度

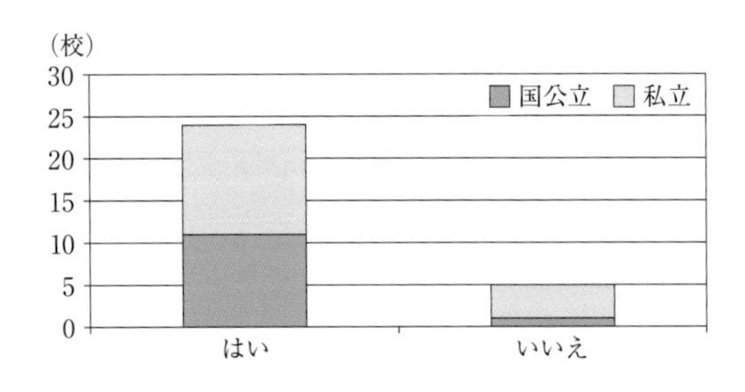

図 4-3 モデル・コア・カリキュラムへの対応

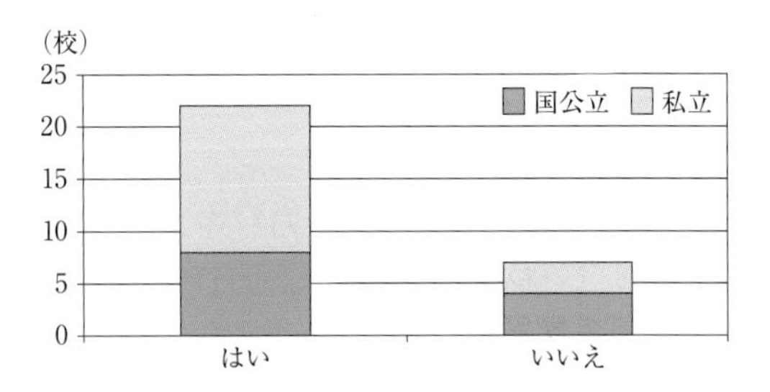

図 4-4 シラバスとモデル・コア・カリキュラム（平成 28 年度改訂版）の対応の記載

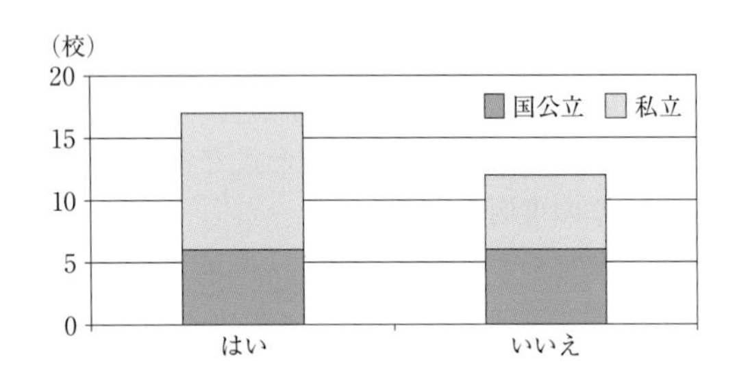

図 4-5 モデル・コア・カリキュラム（平成 28 年度改訂版）の学修目標と授業科目との対応などの資料の学生への配布

が必要になることが多い．**図 4-1** に示すように，すべての大学でカリキュラムの改革が進められており，2016 年と 2020 年にカリキュラム改革の完成のピークがみられる．また，平成 28 年度版のコアカリ改訂に合わせて，7 大学がなんらかの改革を行ったことがわかる．この結果から，一概にコアカリ改訂に合わせて各大学でカリキュラムの改革が行われているとはいえない．

(2) 近い将来のカリキュラム改革の開始予定年度（図 4-2）

令和 4 年度版のコカアリ改訂に合わせて，カリキュラム改革を行うという大学が 9 校であった．一方，未定と回答する大学が 16 校あり，40％以上の大学が今後，次期コアカリの改訂内容を踏まえて検討するとみられる．

(3) コアカリ改訂に対する対応（図 4-3～4-5）

平成 28 年度版のコアカリ改訂に対して，24 校がカリキュラム改訂を行ったとの回答を得た．シラバスのなかに平成 28（2017）年度改訂版コアカリの対応を記載した大学が 22 大学あった．一方，シラバス内へのコアカリ記載を行っていない大学は，国公立が 4 校，私立が 3 校であった．平成 28（2017）年度改訂版コアカリの学修目標と授業科目との対応表を学生に配布した大学は全体で 17 校であった．前述のシラバスにコアカリ記載を行っていない 7 校のうち，学生配布資料を作成していない大学が 4 校あった．

3）おわりに

令和 4（2022）年度改訂版コアカリは，今回，日本歯科医学教育学会の総力を挙げて取り組み，歯学部学生すべてが学ぶ基本的な知識・技能・態度を，第 1 章に卒業時に獲得すべき能力と第 2 章の学修目標に示した意義は大きい．国民の期待に応える歯科医師を養成をするためのカリキュラム改革の起爆剤になることを期待する．

文献

1) 文部科学省．歯学教育モデル・コア・カリキュラム 平成 28 年度改訂版．https://www.mext.go.jp/component/b_menu/shingi/toushin/__icsFiles/afieldfile/2017/12/26/1383961_02_3.pdf（最終アクセス：2022 年 11 月 1 日）
2) 日本歯科医学教育学会．令和 2 年度 大学における医療人養成のあり方に関する調査研究委託事業．歯学教育モデル・コア・カリキュラムの改訂に関する調査・研究．https://www.mext.go.jp/content/20210818-mxt_igaku-000017471_12.pdf(最終アクセス:2022 年 11 月 1 日)

第4章　歯科医学教育プログラム（学士課程教育）

3. 歯科医学教育カリキュラムの現状と改革

五十嵐　勝

現在の歯科医学教育カリキュラムの基盤は，わが国の大学改革の大綱に沿って形成されている．2008年12月，学士課程教育（いわゆる学部段階の教育を称す）の構築が将来にとって喫緊の課題であることを認識して，「学士課程教育の構築に向けて」（答申）が中央教育審議会によって取りまとめられた．そのなかで，「公共的な使命を果たし社会からの信頼に応える」「学士の水準の維持・向上のため教育の中身の充実を図る」「職業人としての基礎能力の育成と創造的な人材育成を図る」「教育の質の維持・向上を図るために大学間の共同の必要性」などが骨子として示されている．各大学には教育課程編成・実施の方針であるカリキュラム・ポリシーの明確化が求められ，学習成果（ラーニング・アウトカム）を確立して，アウトカム基盤型の教育プログラム構築と教育の実施が進められている．

文部科学省が令和元年度に行った「大学における教育内容等の改革状況について（令和元年度）」[1] によると，国公私立786大学の97％から回答が得られ，近年各大学によって取り組まれるようになり，全国的にはまだ普及していないが，学部段階において進展のあった事項として次の3項目を挙げている．1）カリキュラム編成上の取り組みとしてナンバリングの実施，2）異なる授業科目で教える内容が重複するのを避けるための教員間での授業科目の内容の調整，3）一部の科目でのルーブリックによる明示の3つである．また，特記事項として(1) 3つのポリシーに基づいた大学教育の質の向上のための取り組み，(2) 社会に対して積極的に説明責任を果たしていくための取り組み，(3) 新型コロナウイルス感染症の影響による遠隔授業の活用があったことを報告している．

歯科医学教育においても歯学教育モデル・コア・カリキュラム（コアカリ）が，初版の平成12年度版から，平成19年度版，平成22年度改訂版，平成28年度改訂版，令和4年度版[2] に改訂が進んでいる．臨床実習開始前の共用試験は臨床参加型臨床実習に向けて令和6年度の公的化[3] が決定し，各大学ではコアカリを参考に特色ある教育プログラムの取り組みが進められている．特に臨床実習は，卒業後の臨床研修医制度へのシームレスな移行を踏まえ，臨床実習システムが基準に整えられ，キャリア教育の基盤形成として進んでいる．また歯科医学教育の課題として，医療人の国際的資質（コンピテンシー）の保証のあり方が論議され，国際的視野に立った教育環境の整備が求められている．

1）カリキュラム全般

1コマ当たりの授業時間を**図4-6**に示す．10年間にわたり大きな変動はなく，90分授業校が多い．次に1日の授業実時間数（分：授業1コマの時間×1日の標準コマ数）を**図4-7**に示す．360〜390分が多く，大きな変動はない．平均は2017年373分から2021年375分とわずかに増加した．

卒業の要件として修得すべき単位数は，大学設置基準で188単位とされている．現在の各歯学部・歯科大学の卒業に必要な単位数について**図4-8**に示す．単位数に増減がみられるが，2021年版での無回答1校，規定なし1校，単位制と時間制の併用1校の3校を除いた26校の平均は218単位で，2017年版と同じであった．

直近のカリキュラム改革の完成年度を**図4-9**に示す．2017年版では2016〜2018年度がピークであったが，2021年版では2020〜2022年度がピークとなり，それ以降の2026年度までに完成年度となるのは8校あった．さらに近い将来のカリキュラム改革の開始予定年度を**図4-10**に示す．国公私立12校に予定があり，2023年度開始が多い．これは令和4年度（2022年度）の歯学教

いがらし　まさる
日本歯科大学生命歯学部歯科保存学講座
キーワード：カリキュラムの現状，カリキュラムの改革，学習方法，評価方法

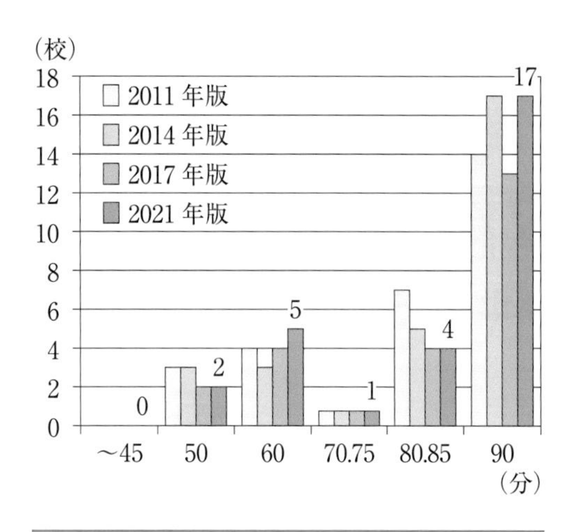

図 4-6　1コマ当たりの授業時間

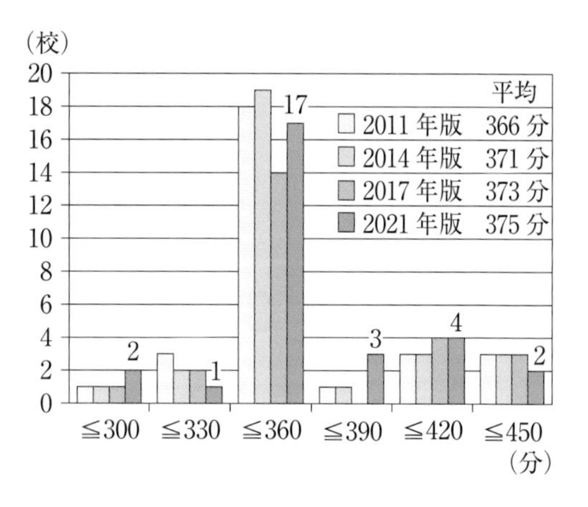

図 4-7　1日の授業実時間数

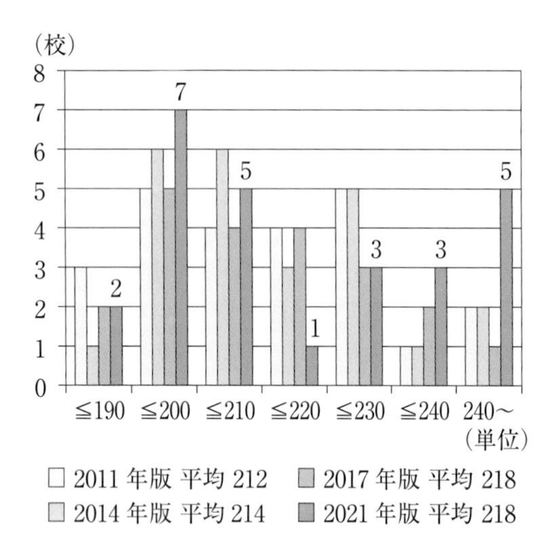

図 4-8　各歯学部・歯科大学の卒業に必要な単位数

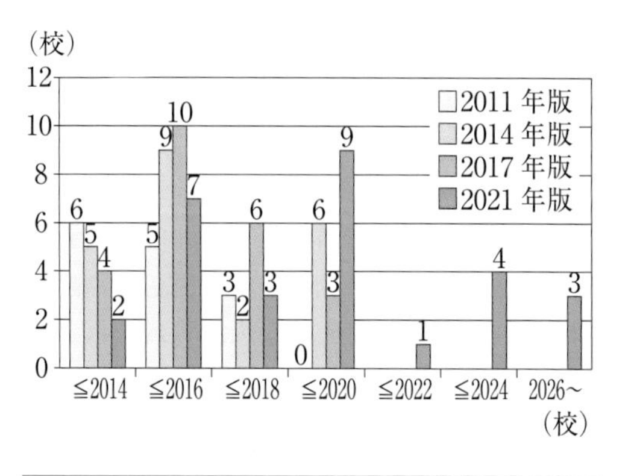

図 4-9　直近のカリキュラム改革の完成年度

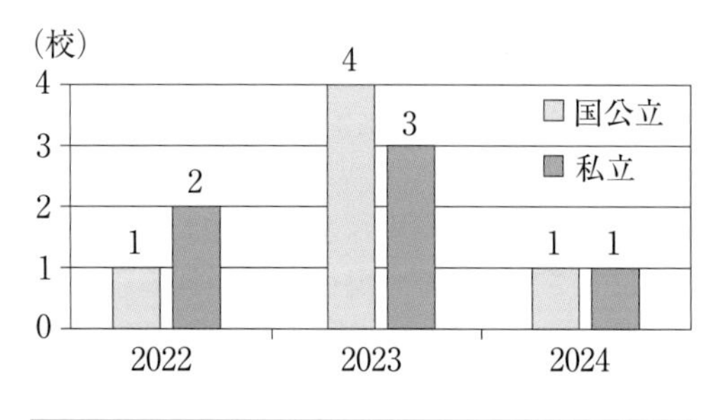

図 4-10　近い将来のカリキュラム改革の開始予定年度

育モデル・コア・カリキュラム改訂や歯科医師国家試験出題基準の改定が影響していると推察できる．カリキュラム改革の基本方針を表すキーワードを**表 4-5** に示す．モデル・コア・カリキュラムを意識した特色のあるキーワードであるアウトカム基盤型教育・モデル・コア・カリキュラム・資質・能力・倫理 6 校，アクティブラーニング 2 校，診療参加型臨床実習・臨床実習の充実 7 校，国際性 2 校，3 校が無回答であった．

2）歯学教育モデル・コア・カリキュラム

最新のモデル・コア・カリキュラムへの対応内容を**図 4-11** に示す．2011 年版と 2014 年版は平成 22 年度改訂版モデル・コア・カリキュラムが該当し，2017 年版では平成 28 年度改訂版が相当する．令和 4 年度改訂版はアンケート実施時点でパブリックコメントであったため 1 校が減少しているがほぼ同様の対応が実施されている．

モデル・コア・カリキュラム（令和 4 年度改訂版）の大項目ごとの教員の所属別比率は 2017 年版とほぼ同じであったので，2021 年版のみ**図 4-12** に示す．大学により教員の分類や表現が異なる理由などが加わり，設問の意図が理解されなかった 6 校を除いた平均を示してある．A 領域は各科目が関与しているが，B 領域は衛生学，「E 臨床歯学（4～6）歯科医師に必要な医学的知識」に関しては外来講師による教育が比較的多い．

表 4-5　カリキュラム改革の基本方針を表すキーワード

機関名	カリキュラム改革の基本方針を表すキーワード				
北医療大	多職種連携医療	超高齢社会	地域医療	医療コミュニケーション	自験
北海道大	アウトカム基盤型	歯科医師として求められる基本的な資質・能力	フロンティア科目	アクティブラーニング	院外実習
岩医大	学部連携	臨床コースカリキュラム	診療参加型臨床実習		
東北大	生命・医療倫理	臨床実習の充実	グローバル	DX（デジタル・トランスフォーメーション）	基礎・臨床科目の連動
奥羽大	建学の理念	6 年一貫教育	モデルコアカリキュラム	リメディアル	Early Exposure
明海大	参加型臨床実習の強化	一般教養の見直し	教育効果・学修意欲などの向上		
日大松戸	統合科目の促進	自主学習の確保	評価法の改善	臨床実習の充実	
医科歯科大	多職種連携教育	診療参加型臨床実習	問題解決能力	指導者育成	国際性
東歯大	知識の定着	基本的技能・態度の修得	成績下位学生への対応		
日歯大	プロフェッショナリズム	Post-CC PX	ICT を活用した教育		
日大	歯科学統合演習	一貫性	学年縦断的	客観的判定	
昭和大	順序性	コンピテンシー	網羅性	水平的統合	垂直的統合
鶴見大	短期集中	7 週完結	5 期制	MCQ 試験	総合歯科医学
神歯大	5 学期制	短期集中型	体系化		
新潟大	学習成果	アクティブラーニング	パフォーマンス評価	3 つのポリシー	質保証
日歯大新潟	教育内容の統合化	課題探究能力の育成	態度教育		
松歯大	6 年一貫教育	診療参加型臨床実習			
大歯大	学力の向上	自修自律	プロフェッショナリズム	コミュニケーション力	医療人力
大阪大	カリキュラムポリシー	アウトカム基盤型カリキュラム	モデルコアカリキュラム準拠	診療参加型臨床実習の充実	
岡山大	各学年の負担の均一化	アウトカムを基盤としたカリキュラムの点検			
広島大	歯学教育コア・カリキュラムの網羅	「全身から口腔」教育	ターム制	ギャップターム	展開科目の充実
徳島大	アウトカム基盤型教育プログラム	倫理論とプロフェッショナリズム	患者中心の歯科医療の実践	社会および地域医療貢献	グローバルマインド
九歯大	4 年次生のカリキュラムの過密化の解消	専門系基礎科目の改編	医療安全にかかわる科目の新設	地域包括ケアシステムに係る科目の新設	
九州大	教学マネジメント	ポリシー	カリキュラムマップ	クォーター化	
福歯大	アウトカム基盤型教育	医歯学連携教育の充実	総合的な学習能力の向上	学修成果の可視化	新モデル・コア・カリキュラム
鹿児島大	アウトカム基盤型教育	地域医療	プロフェッショナリズム	国際性	

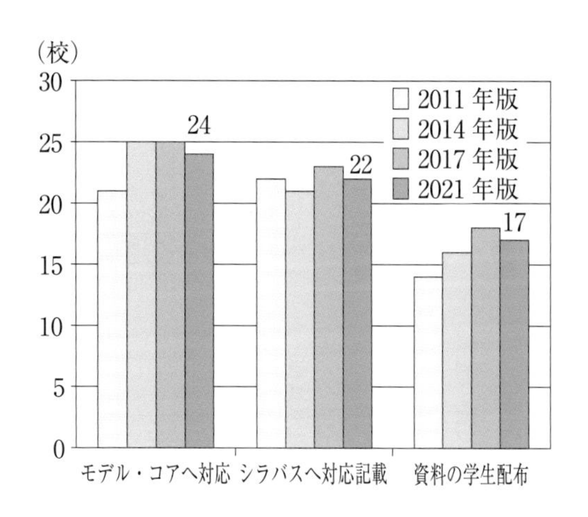

図 4-11　最新のモデル・コア・カリキュラムへの対応内容

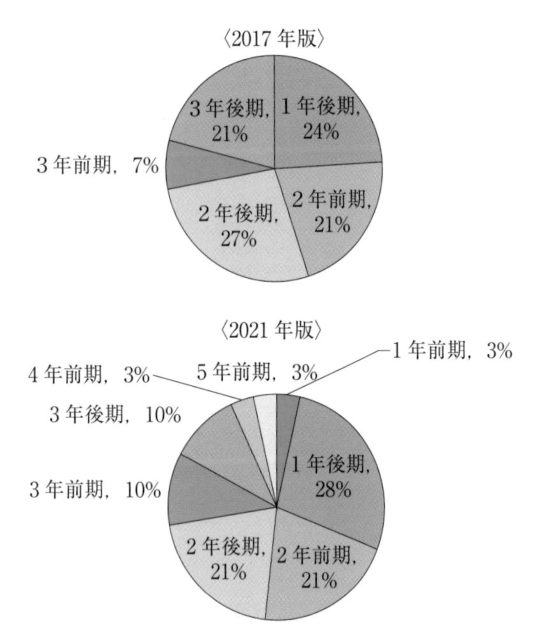

図 4-13　一般教育科目（専門教育科目との統合科目は除く）の最終授業時期

3）Early Exposure 導入状況について

入試制度の多様化により入学時の学生の医療人になる意欲などが学生間で差があるため，早期に歯科医療の現場に触れさせることによって学生の動機づけを促すための方略として Early Exposure がある．2017 年版と 2021 年版が比較できる導入状況を**表 4-6** に示す．実施校は 28 校で，2017 年度 100％から 1 校が廃止している．28 校中 10 校で 2017 年度から見直しが行われており，体験学習の実施が多くなっている．学習方略は，大部分が見学実習で占められており，歯科・医科の附属病院，近隣の歯科医院，社会福祉施設の見学・研修，在宅への参加も追加されていた．また，講義・示説や SGD（Small Group Discussion）なども取り入れて実施されていた．評価については，見学実習後の日誌，レポートやポートフォリオの提出やプレゼンテーション，観察記録・受講態度によって行われている．

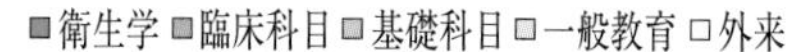

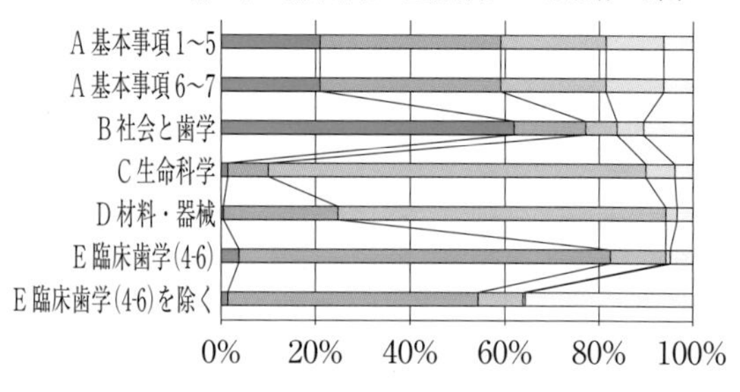

図 4-12　モデル・コア・カリキュラム（令和 4 年度改訂版）の大項目ごとの教員の所属別比率

4）一般教育・リメディアル教育

一般教育科目（専門科目・統合科目は除く）の最終授業時期およびリメディアル教育について 2017 年版と 2021 年版の調査結果を**図 4-13, 表 4-7** にそれぞれ示す．2021 年版では 4 年前期，5 年前期まで最終学年が延びる大学が各 1 校ずつ増加し，逆に 1 校が 1 年前期の早期に終了時期が変更された．2021 年版のアンケートでは該当する講義科目の記載を求めなかったため詳細は不明であり，今後はモデル・コア・カリキュラムのどの領域の科目に変更が加えられたかを追加する必要がある．

5）歯科医学教授要綱（平成 19 年改訂）の扱い

歯科医学教授要綱（平成 19 年改訂）の取り扱いを**表 4-8** に示す．2021 年版では a～d のなんらかの対応を指示しているが，前回と異なって特別なことは行っていない大学が増えている．平成 19 年（2007 年）に出版された要綱であり，15 年の年月が経過しているため，この間にデジタル化などの歯科医療技術の発展，材料の改良開発が進んできたが要綱の改訂がなされていないことが関係していると推察される．教授要綱は時代の流れとともに改訂がなされることが必要であり，その改訂に沿ってカリキュラムの目標設定がなされる必要性がある．今後の改訂に期待したい．

表 4-6　Early Exposure 導入の大学，授業科目，学習方略および評価方法

機関名	2017	2021	授業科目名	学習方略	評価方法
北医療大	○	○	歯学概論	講義	レポート，受講態度
	○	○	医療人間学演習	研修	レポート，受講態度
北海道大	○	○	歯科学概論（早期見学実習）	見学	レポート
岩医大	○	○	病院案内実習	見学	レポート，実習態度評価
	○	○	歯科専門体験実習	見学，体験	レポート，実習態度評価
	○	○	看護・介護体験実習	見学，体験	レポート，実習態度評価
東北大	○	○	歯学概論	講義	出席，レポート
	○	○	歯科臨床入門	見学，実習	出席，レポート
奥羽大		○	エレクティブスタディ	演習	出席，総合試験
		○	臨床歯学概論	講義	レポート
		○	歯科医療概論	講義	レポート
		○	歯科医学演習	演習	リクワイアメント
		○	基礎歯科概論	講義	定期試験
明海大		○	臨床実習体験 I	講義，グループディスカッション，体験学習	学年末試験等
		○	福祉と介護〈体験実習を含む〉	講義，実習，演習	学年末試験
日大松戸	○	○	医療行動科学 1	見学，実習	レポート，実習態度など
	○	○	医療行動科学 3	見学，実習	レポート，実習態度など
	○	○	歯の解剖学	講義，実習	レポート，実習態度，試験など
医科歯科大	○	○	早期臨床体験実習	見学と実習	レポートと実習態度
		○	患者と医療者	実習	発表評価
		○	臨床予備実習	実習	レポート
		○	臨床体験実習	実習	実習記録・ケース票
東歯大	○	○	コミュニケーション学	病院見学，SGD	レポート
日歯大	○	○	病院医療概論	病院実習	観察記録，態度
		○	病院医療概論	多摩クリニック見学実習	レポート，態度
	○	○	病院医療概論	講義	試験，態度
日大		○	歯科医学序論 I	演習	課題
		○	歯科医学序論 II	講義	試験
昭和大		○	歯学入門	講義，自己学習	レポート，発表会
	○	○	初年次体験実習	病院見学，実習	レポート，実習態度，ポートフォリオ
	○	○	地域医療入門	実習，PBL，ポートフォリオ	レポート，ルーブリック
		○	オーラルフィジシャンの基盤 I	PBL，ポートフォリオ	発表会，レポート，ルーブリック
		○	在宅チーム医療と倫理 TBL II	TBL，ポートフォリオ	発表会，レポート，ルーブリック
鶴見大		○	歯科医師の基本的資質	見学・実習	レポート
新潟大	○	○	早期臨床実習 I	診療見学・患者役実習・付き添い実習	観察記録・レポート・グループ討論と発表
	○	○	早期臨床実習 II	診療見学・講義	観察記録・グループ討論とレポート
日歯大新潟	○	○	早期臨床実習 I	示説，臨床体験実習	出席，レポート，観察記録，態度
	○	○	早期臨床実習 II	示説，臨床体験実習	出席，レポート，観察記録，態度
松歯大		○	入門歯科医学	講義	試験
	○	○	入門歯科医学実習	見学，実習	レポート，実習態度
朝日大	○	○	地域社会と歯科医療 I	TBL．ポートフォリオ，臨地実習	多肢選択試験，ルーブリック，成果物
	○	○	地域社会と歯科医療 III	TBL．ポートフォリオ，臨地実習	多肢選択試験，ルーブリック，成果物
愛院大	○	○	歯学入門セミナー III	講義，見学	レポート
	○	○	歯学入門 V	講義・見学	レポート
大歯大	○	○	早期臨床体験実習	講義，実習	出席，受講態度，接遇日誌，他
大阪大	○	○	プレポリクリ	見学・実習	レポート・観察記録
岡山大	○	○	歯科医療演習	示説	レポート
	○	○	早期見学実習	見学，実習，示説	レポート，実習態度
広島大	○	○	臨床見学演習・実習	見学，実習	レポート，実習態度
徳島大	○	○	口腔と健康	示説	試験・出席
	○	○	早期体験実習	実習と見学	レポート・出席
九歯大		○	臨床体験実習 I	実習，見学，SGD	形成的評価，ポートフォリオ
		○	臨床体験実習 II	見学，SGD	形成的評価，ポートフォリオ
		○	臨床体験実習 III	見学	形成的評価，ポートフォリオ
九州大		○	歯学オリエンテーション	講義，グループワーク	レポート
		○	歯学概論 1･2･4	講義，グループワーク	レポート
		○	歯学概論 3〈病院見学〉	見学実習	レポート，観察記録
	○	○	アーリーエクスポージャ	実習	レポート，観察記録
福歯大	○	○	医・口腔医学概論	演習・病院見学	出席，態度，プレゼンテーション
	○	○	介護施設・ブラッシング体験実習	演習	グループ発表，レポート評価
長崎大	○	○	学内早期体験実習	大学病院歯科外来見学	レポート
	○	○	学外早期体験実習	外来・開業歯科医院の見学	レポート
鹿児島大	○	○	歯科臨床早期体験実習	見学	実習態度
	○	○	地域体験実習	見学，実習	実習態度，レポート

表 4-7　リメディアル教育を実施している大学・科目名（回答のあったもの）

機関名	2017	2021	科目名
北医療大	○	○	化学，生物学，物理
岩医大	○	○	ベーシック生物，ベーシック化学，ベーシック物理，ベーシック数学
東北大	○	○	物理学 A
奥羽大	○	○	科目選択ゼミナール
明海大	○	○	物理学Ⅰ，生物学Ⅰ，化学Ⅰ，数学Ⅰ
日大松戸	○	○	数学，物理，化学，生物
東歯大	○	○	自然科学演習，実用日本語
日歯大	○	○	自然科学補講
日大	○	○	自然科学演習
鶴見大		○	文章表現演習 1，2，基礎生物学，基礎物理学，生体内物質の化学的基礎
日歯大新潟	○	○	熱と物質の物理，生体物質の化学，細胞の生物学，自然現象の数学
朝日大		○	歯科基礎物理学，歯科基礎化学，歯科基礎生物学
愛院大	○	○	生物学，化学，物理学
大歯大	○	○	英語，数学，物理，化学，生物
大阪大	○	○	生命化学基礎
岡山大	○	○	初等数学，初等物理学，初等化学，初等生物学
広島大		○	初修物理学，初修生物学
徳島大		○	高大接続科目　生物学，高大接続科目　物理学
九歯大		○	生物学，化学特論
福歯大	○	○	基礎数学，細胞生物学，基礎化学，基礎物理学

表 4-8　歯科医学教授要綱（平成 19 年改訂）の取り扱い

	2011 年版	2014 年版		2017 年版		2021 年版	
		私立	国公立	私立	国公立	私立	国公立
a 対応するためにカリキュラムを変更	2	4	0	3	0	3	1
b 到達目標・キーワードをできるだけ教えるように指示	1	2	1	2	3	3	3
c 到達目標・キーワードを参考にしてシラバスを作成するように指示	5	3	2	3	1	2	0
d 授業責任者に参考にするように配布	12	6	7	8	7	6	4
e 特別なことはしていない	6	2	1	0	1	4	3
f 無回答	3	0	1	1	0	0	0

（校）

文献

1） 文部科学省．令和元年度の大学における教育内容等の改革状況について（概要）．https://www.mext.go.jp/content/20211104-mxt_daigakuc03-000018152_1.pdf（最終アクセス日：2022 年 11 月 1 日）

2） 文部科学省．歯学教育モデル・コア・カリキュラム　令和 4 年度改訂版．https://www.mext.go.jp/content/20221202-mtx_igaku-000026049_00002.pdf（最終アクセス日：2022 年 12 月 15 日）

3） 厚生労働省．令和 3 年度医学・歯学教育指導者のためのワークショップ．歯科医師法の改正（歯科医師養成課程の見直し）について．https://www.mext.go.jp/content/20211227-mxt_igaku-000019773_5.pdf（最終アクセス日：2022 年 11 月 1 日）

第4章　歯科医学教育プログラム（学士課程教育）

4. 教養教育（リメディアル教育とEarly Exposure）

藤原　眞一

歯科医学教育における教養教育は高校での教育と大学での専門教育の橋渡しであるとともに，歯科医師として科学や社会のなかで単に歯科医学・医療にとどまらずさまざまな情報を客観的・批判的に取捨選択して統合整理し表現する能力を培う場である．一方，歯科医師国家試験の難化や共用試験の法的化に伴い，カリキュラムのなかで教養教育をどのように位置づけ充実させるかが課題となっている．

今年度の白書作成に関しては教養教育・初年次教育におけるリメディアル教育とコロナ禍のEarly Exposureに焦点を絞ってアンケート調査を行った．

1）リメディアル教育の詳細

リメディアル教育とは大学教育を受けるために必要な基礎学力を補うために行われる補習教育を指す．「ゆとり教育」以降の高校での履修科目数減少や大学入試の多様化，すなわち学力試験を必要としない学校推薦型選抜や総合型選抜で入学してくる学生が増えていることなどが，大学生の学力低下・学力層の多様化の原因といわれている．また，少子化による18歳人口の減少と大学入試センター試験の大学共通テスト化に伴い浪人生の数が減少したことから，歯学部・歯科大学でも受験生の減少・入学定員割れなどにより新入生の基礎学力の格差が広がりつつある．

このような状況のなかでリメディアル教育を実施している大学は29校中21校（72.4%）（**図4-14**）で前回の調査と変化はなかった．授業時間に関しては少ないところでは4～5時間，多いところでは720時間，平均すると約115時間であった．リメディアル教育を行っている21校中入学前教育は16校で，全員または早期の入学決定者（学校推薦型および総合型の入学予定者）を対象として実施されている．リメディアル教育は学科目として設置しているのが15校で最も多く，残りは補講としてシラバス外で実施している．また，履修対象者は必修科目として全員を対象とするところが約半数で，それ以外では入試や入学直後の基礎学力試験の結果で決定しているところが多い．

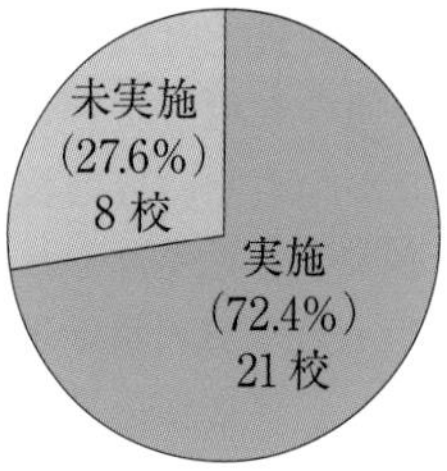

未実施（27.6%）8校
実施（72.4%）21校

図4-14　リメディアル教育実施状況

表4-9　リメディアル教育を実施している教科

授業科目	校数（21校中）	
生物学	19	90.5%
物理学	18	85.7%
化　学	16	76.2%
数　学	11	52.4%
英　語	7	33.3%

リメディアル教育として実施されている授業科目と21校中における割合を**表4-9**に示す．生物学は19校（90.5%），物理学は18校（85.7%），化学は16校（76.2%），数学は11校（52.4%），英語は7校（33.3%）で行われている．理科3教科のリメディアル教育を実施している大学が多いことは，歯科医学を学ぶうえで必要不可欠であると同時に高校で3科目すべてを履修している学生が多くないためと考えられる．また，グローバル化および技術革新に対応して文部科学省が進める学力の3要素を育成するための高大接続改革を反映して，数学・英語の

ふじわら　しんいち
大阪歯科大学歯学部化学教室
キーワード：教養教育，リメディアル教育，Early Exposure

表 4-10　コロナ禍での Early Exposure 実施状況

Early Exposure	病院見学	在宅訪問実習	患者接遇実習
はじめから予定されていない	2	21	13
予定通り実施した	7	0	6
予定していたが完全に中止し，別の内容に変更した	12	6	3
予定していたが中止し，ビデオ（映像）などを利用した	6	2	5
その他	2	0	2

（校）

リメディアル教育も実施されている．

授業内容には生物学では細胞の働き・生殖と発生・生物の環境応答・進化と系統，物理学では力と運動・熱と気体・波・電気と磁気・原子，化学では物質の状態・物質の変化と平衡・無機物質・有機化合物・高分子化合物など高校学習指導要領の大項目が含まれている．また，高校の指導要領外でかつ大学の専門教育に必要な分野の内容を教授している大学も見受けられる．数学では数学Ⅰ・数学A・数学Ⅱ・数学B・数学Ⅲ，英語では英訳・和訳・文法・英会話などが盛り込まれている．

リメディアル教育の対象になる学生のなかには，教科に対して強い苦手意識をもち，学習意欲を失っている場合がしばしば見受けられる．このような学生に単に高校までの知識を詰め込んで教えようとしても逆効果となるため，入学後早い時期に成功体験などにより苦手意識を取り去り，学ぶ楽しさ・意義を実感させ，専門教育の導入へつなげる工夫も必要である．特に早期に入学が決まった学校推薦型選抜や総合型選抜などの合格者に対しては今後，入学前教育・リメディアル教育の重要度が増してくると考えられる．

2）コロナ禍における Early Exposure

現在多くの医療系大学で入学後の早期に医療現場を体験する Early Exposure が実施されている．医療現場で直接患者と接する体験や医療スタッフの仕事を目にすることで，医療を学ぶ心構えを身につけるとともに，学修への意欲を高め，医療人としての動機付けを早めることを目的としている．今回のアンケートではコロナ禍において実習型の Early Exposure がどの程度実施されたか調査した（**表 4-10**）．

29 校中 27 校（93.1%）で実習型の Early Exposure が行われる予定であった．内容としては 27 校すべてで病院見学が予定されていたが，予定通り実施されたのは，ビデオなどでの実施予定を対面に変更した大学を含め 7 校（24.1%）のみで，多くの大学では中止となり，別の内容への変更やビデオなどの利用を余儀なくされた．在宅訪問実習はもともと 8 校（27.6%）での実施予定であったが，すべて内容変更またはビデオなどを利用して行われた．患者接遇実習に関しては約半数の 16 校(55.2%)で予定されていたが，予定通り実施できたのは 6 大学(20.7%）にとどまり，残りは同様に内容変更またはビデオなどを利用した．

コロナ禍でもあり，特に患者と接するような実習は自粛せざるをえない状況ではあったが，新入生などにとってはまたとない貴重な体験実習の場が多くの学生から奪われた．同様に 2020 年度および 2022 年度も自粛した大学が多くあったと推察される．従来の Early Exposure を体験した学生とコロナ禍で体験できなかった学生にどのような違いが生じるのか今後注意深く見守る必要があると同時に，Early Exposure を体験できなかった学生をどのようにして学修意欲を高め，医療人としての動機付けを行っていくかが課題となる．

第4章　歯科医学教育プログラム（学士課程教育）

5-1．基礎歯科医学教育

平塚　浩一

新型コロナウイルス感染症が問題視され始めた2020年度は，各大学とも実態がつかめず手探りでその対策が進められた．

本項は，各大学でコロナ対策の方針がほぼ確立された2021年度の，基礎歯科医学教育の工夫などの実態を調査した．

1）コロナ禍での講義・演習および定期試験について

(1) 手　法

講義・演習の手法に関する調査結果を**表4-11**に示す．講義に関しては遠隔と対面とのハイブリッド授業が最も多く，21校（72%）で行われた．遠隔のみが5校，対面のみが1校であった．その他の回答（2校）は，通常は対面のみであるが緊急事態宣言発出時のみ遠隔で実施すると回答した大学と，逆におおむね遠隔であるが対面も行ったというものであった．演習（特に少人数で議論や発表を中心に展開する授業を含む）に関してもハイブリッド方式での実施が最多（14校）ではあるが，講義と比較し明らかに減少した．一方で，遠隔のみ（4校）に対し，対面のみ（8校）との回答が講義と比較し増加した．その他3校は，ハイブリッド方式を原則とするが内容によって遠隔のみ，対面のみを使い分けるとの回答であった．また，原則は対面のみであるが緊急事態宣言発出時は遠隔に切り替えるなどの回答もあった．

一方で，基礎講義に対する定期試験（レポートを除く）の実施方法は，ハイブリッド方式で実施した大学も4校あったが，おおむね対面のみでの実施（25校）であった．ただし，来日できない留学生や科目によっては遠隔試験を実施したと回答した大学もあった．

ひらつか　こういち
日本大学松戸歯学部生化学・分子生物学講座
キーワード：基礎歯科医学教育，基礎講義，基礎実習

表4-11　講義・演習・試験の手法

	講　義	演　習	定期試験
ハイブリッド	21	14	4
遠隔のみ	5	4	0
対面のみ	1	8	25
その他	2	3	0

（校）

表4-12　感染防止対策

	マスク	フェイスシールド
学生のみ装着義務	0	0
教員のみ装着義務	0	3
ともに装着義務	29	1
ともに装着義務なし	0	25

（校）

(2) 感染対策

感染対策や濃厚接触者危険性の判断材料の一つとして座席指定が実施されている．コロナ禍以前から座席指定が実施されていた大学は約半数の14校であり，コロナ禍となってさらに10校が実施するようになった．一方で，コロナ禍に関係なく座席指定しない大学も5校あった．

三密（密集・密接・密閉）を防ぐために，同じ講義内容の分割授業など講堂に入れる学生の人数制限に関しては，22校が実施しており，7校は実施していなかった．

大学の方針として，講義・演習時におけるマスクとフェイスシールドの装着義務に関する調査結果を**表4-12**に示す．マスクに関しては，全29歯科大学で講義者（教員）と聴講者（学生）との両者に装着義務を実施していた．一方，フェイスシールドに関しては教員側のみに義務付けしているのが3校，教員・学生ともに義務としているのが1校であった．その他25校は，教員・学生ともにフェイスシールドの装着義務はなかった．

2）コロナ禍での基礎実習について

(1) 実習全般

実習の全般的な配慮に関する結果を**表 4-13** に示す．極力，実習は中止するようにしたとの回答は少なく（2 校），半数以上の大学では学生同士が対面座席とならないよう工夫（17 校）し，ほかには一度の実習に参加する学生数を制限（21 校）などした．具体的にはクラスを半分にし，実習と講義を同時に実施したり，本来使用しない別の実習室を同時に使用するなどして実習を実施した．また，教員のデモンストレーションなどはできるかぎり録画ビデオに切り替えたり（9 校），実験台にパーテーションやアクリル遮蔽板を設置した，マスク着用および換気を徹底し実習を行ったとの回答があった．また，実習時間を課題学習に置き換えたとの回答もあった．

(2) 生体試料や実験動物を扱う実習

例年と変わらず実施したとの回答はそれぞれ 20％ほどであった（**表 4-14**）．唾液や血液などの生体試料を使用する実習は中止としたとの回答も多く，13 校であった．その際には，録画に切り替えたり，事前に唾液テスト用キットを学生に配布し，自宅で判定させるなどの工夫がされていた．

一方で，動物を扱う実習は三密対策が最も重要な課題となり，実習室への人数制限，一つの班員数の削減，マスクに加えフェイスシールドの使用などが数多く自由記載に挙げられていた．

(3) その他の各種基礎実習

微生物，人体解剖体，組織切片，歯科材料を取り扱う実習の実施に関して調査した結果を**表 4-15** に示す．微生物実習では例年と変わらず実施したとの回答はほかの実習と比較して特に少なく 6 校のみであり，学生の唾液生体試料の取扱いに配慮した自由記載が多く，唾液採取の中止や代替試料の用意など多くの回答があった．また，微生物と歯科材料を扱う学科目では，一部もしくはすべてを録画ビデオに切り替えた大学が全体の 1/3 程度（10 校）あった．人体解剖実習では，特に学生人数の制限が最大の課題であったことがうかがえ，この点に関する多くの自由記載が寄せられた．組織切片を取り扱う組織学や病理学実習では，「バーチャルスライドの観察」という表記が自由記載に多く，7 校見受けられた．バーチャルスライドの観察には，加えて Microsoft Teams を利用した発表会や質問・説明の場にしているとの大学が複数あった．歯科材料を取り扱う実習での自由記載の大部分は人数制限に関しての記載であり，クラスを二分して実施したとの報告（5 校）であった．

(4) 実習に関連する行事

動物慰霊祭（**表 4-16**）に関しては，三密を回避し例年通り実施した大学も多いが（9 校），中止したとの回答が 7 校あった．中止したうえで供養のみ寺院に依頼す

表 4-13　コロナ禍の基礎実習全般での考慮点（複数回答可）

実習は極力中止する方針	2
極力録画ビデオに切り替え	9
実習を行う学生数の制限	21
学生の対面座席の回避	17
その他	7

（校）

表 4-14　ヒト生体試料（唾液等）や動物を使用した実習（複数回答可）

	生体試料	実験動物
中止	13	4
例年と変わらず実施	7	6
代替え品を教員が用意し実施	5	11
学生自身の生体試料のみを使用する実習はそのまま実施	3	12
その他	6	6

（校）

表 4-15　各種実習の実地状況（複数回答可）

	微生物	人体解剖	組織・病理（顕微鏡）	歯科材料
中止	1	0	0	0
例年と変わらず実施	6	16	12	11
一部もしくはすべてを録画ビデオに切り替え	10	2	5	10
人数を制限して実施	15	15	13	14
一部を変更して実施	6	5	8	7

（校）

表 4-16　実験動物慰霊祭への学生参加（複数回答可）

慰霊祭自体の中止	7
例年と変わらず学生（または代表者）を参加させて実施	9
間接的に教室などで参加し黙禱などを実施	1
人数を制限するため参拝時間を延長し個々で実施	4
その他	11

（校）

表 4-17　解剖追悼法要（解剖慰霊祭）の実施（複数回答可）

解剖追悼法要（解剖慰霊祭）の中止	5
ご遺族代表，大学幹部などに出席者を絞って開催	15
学生は代表者のみを参加させて実施	10
例年通りの形式で開催	2
その他	6

（校）

るとの回答もあった．もともと学生は不参加である大学も 5 校あった．三密回避の手段として，学生各自で記帳と礼拝を実施，学生代表の参列とそのビデオ配信，参拝時間の延長（時間の延長，期間の設定）などの記載があった．

解剖追悼法要（解剖慰霊祭）に関する回答結果を**表 4-17** に示す．行事そのものを中止した大学（5 校）もあるが，多くは参加者を限定して実施した．ご遺族，ご遺族代表，学生，学生代表，大学関係者のいずれも各大学によりその参加者選定はさまざまであった．具体的にはご遺族代表，大学幹部などに出席者を絞って開催した（15 校），学生は代表者のみに制限した（10 校）などであった．そのほか，ご遺族の参列そのものを中止し，大学関係者と学生だけに絞った大学や，ご遺族代表挨拶を大学関係者が代読したなどの回答があった．

第4章 歯科医学教育プログラム（学士課程教育）

5-2. 臨床歯科医学教育

五十嵐 勝

歯科医学教育白書2017年版の刊行後の歯科医学教育は，各大学が確立したカリキュラムに沿って順調に実施されてきた．その流れのなかで2020年に発生したCOVID-19による新型コロナウイルス感染症は全世界にパンデミックを引き起こし，今までに経験したことのない緊急事態宣言が日本でも発出され,社会生活が一変し，すべての教育機関に影響をもたらした．2020年4月の新年度の開始にあたっては，教育目標は変わらないなかで，教育方略と教育評価を変更せざるをえない状況となり，各大学がそれぞれの環境に合わせて対応することとなった．急速な感染拡大により時間的な猶予のないなかで，予定されていた教育を停止することなく，完遂すべき方略を考えながら1年を乗り切り，2022年度は3年目のコロナ禍を迎えている．過去に事例のない状況への対応が急務とされ，時間に余裕がないなかでの教育改革は，対面授業ができない状況を，ICTを活用した遠隔授業の導入で乗り切り，複数年かけて行われようとしていたWeb授業を今では日常の当たり前の授業体系とするとともに，社会的にもWebの活用が一気に進む結果となった．

教育の三要素のうちの知識に関しては，講義で目的を果たすことは可能なため，遠隔方式が対面よりも効果的であったという結果も報じられ，目標達成はできたとされている．

一方，態度教育や技能教育に関しては，対面実習や演習が必要で，意図する目標達成のためには遠隔方式では不十分で，以前からの教育を超えることはできなかったことも事実である．2021年版の白書では，コロナ禍における各校の対応をまとめ，今後の臨床歯科医学教育の将来に役立てるための一助となる必要がある．

臨床歯科医学教育ではコミュニケーション能力の開発が重要であり，そのためには講義，演習，実習が必要となるが，教育の妨げになるような社会的事象がなかったことから各大学は前年度にプランニングを行った教育カリキュラムに沿った教育が実施されていた．2021年版で教育が大きく変化したが，その理由に新型コロナウイルス感染症がある．この社会的事象は，歯学教育の改革を迅速に進める引き金となったことは否めない事実であり，歯学教育に限らず本邦の教育を大改革することとなった．

2020年2月には全大学が具体的な遠隔授業方法について検討を開始し，2020年4月に発せられた国の緊急事態宣言時には，各大学が先の見えない対応を開始せざるをえない状況であった．授業方略の見直しを行ったものの，本態のわからない感染症拡大状況のなかで，各大学の状況に基づいてWebを利用した遠隔授業というものが実施された．Web準備が整うまで時間を要した大学は，修学の開始を繰り下げて夏期休暇に授業を移し，後学期に予定通りのスタートを行って1年間の年間スケジュールを終えることとなった．

1）コロナ禍への対策

(1) 講義・演習について

2022年度に回答されたコロナ禍での教育方略を**図4-15**に示す．講義については，20校（私立12，国公立8）がハイブリッド方式,遠隔のみ3校（私立1,国立2），対面のみ2校（私立2）であった．その他に4校(私立2,国立2）あり，1校では1，5，6学年を大講義室利用またはグループに分けての対面授業とし，2~4学年をクラス分けによるハイブリッド方式を採用する学年別の対応であった．また,1校は感染対策の状況によってa,b,cの3種を使い分ける対応で，1校は緊急事態宣言時のみ遠隔で実施し，基本は対面のみの対応だった．残りの1校はハイブリッド方式をどのように定義づけているか

いがらし まさる
日本歯科大学生命歯学部歯科保存学講座
キーワード：臨床歯科医学教育，コロナ禍，講義，演習，実習

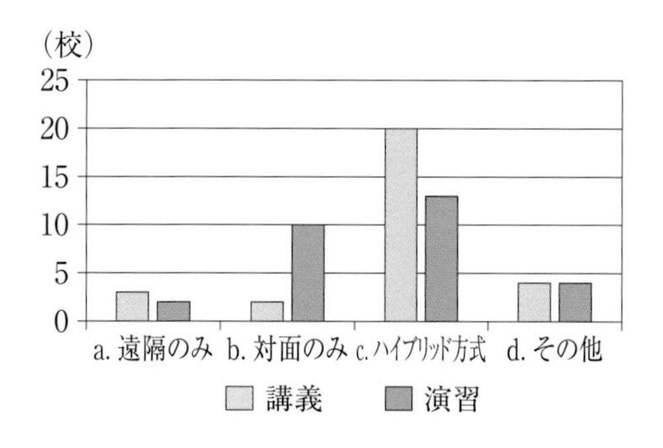

図 4-15　コロナ禍での教育方略

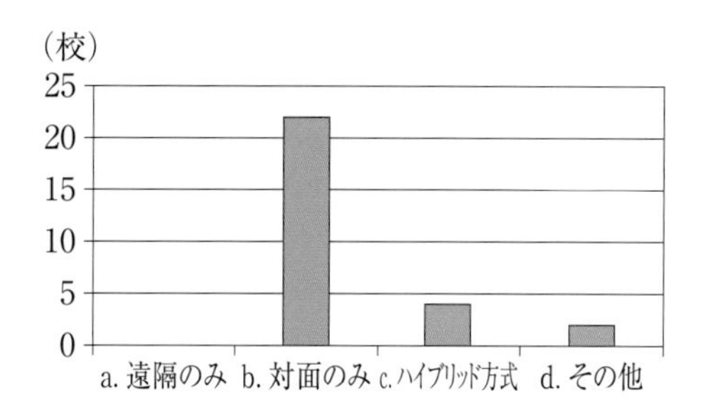

図 4-16　コロナ禍での臨床系講義における定期試験の実施方法

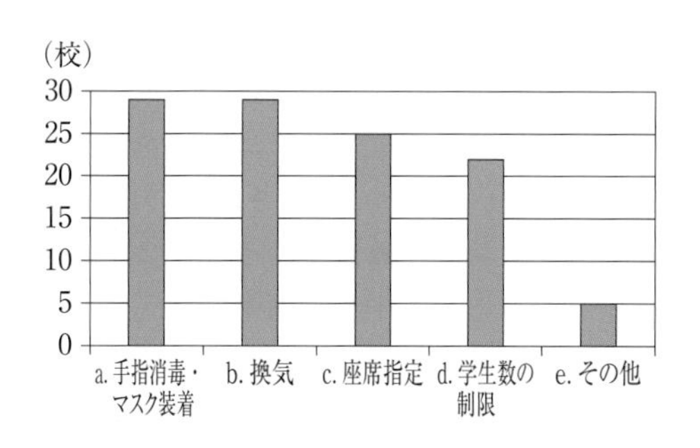

図 4-17　コロナ禍での臨床系講義全般に関しての感染防護

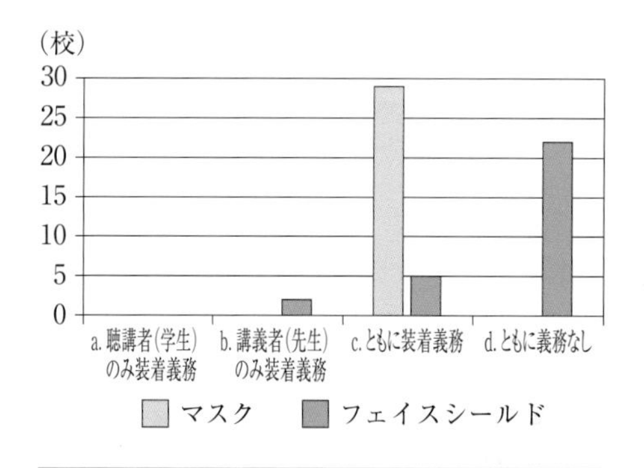

図 4-18　聴講者と講義者のそれぞれの着用品

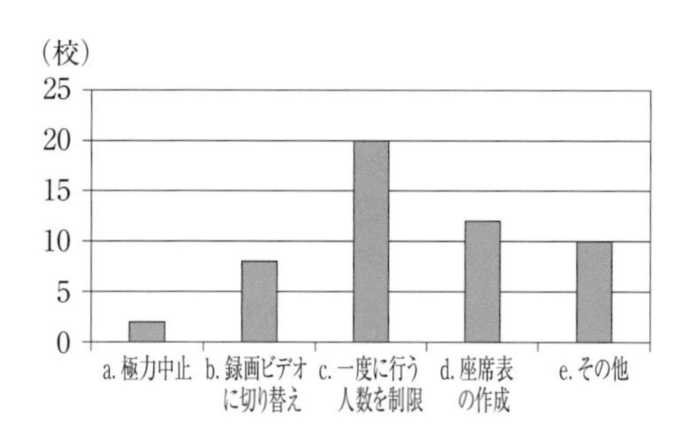

図 4-19　実習に関する指示内容（複数回答可）

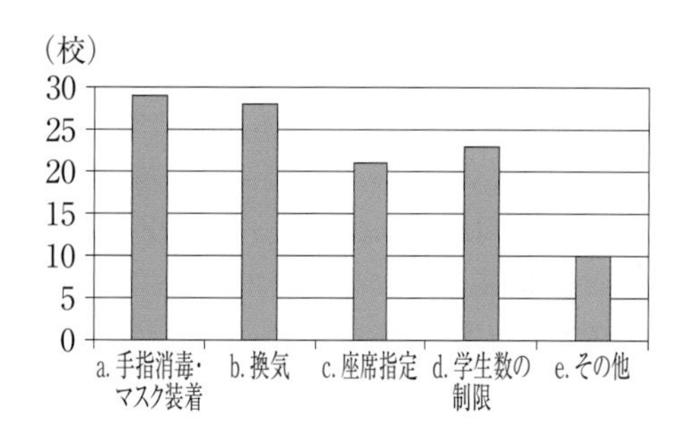

図 4-20　医療面接系実習での対応方法（複数回答可）

不明であるが，オンライン利用の遠隔と対面の両方を行っており，実施内容はハイブリッド方式であった．

演習については，対面のみが 10 校（私立 7，国公立 3），ハイブリッド 13 校（私立 8，国立 5）と対面利用が講義よりも多くなっていた．遠隔のみで実施したのは 2 校（私立 1，国立 1）であった．その他が 4 校あり，1 校は感染対策の状況により a，b，c の使い分けをしており，1 校は対面に課題症例提示やレポート作成を加えての実施，1 校が基本を対面として緊急事態宣言発出時のみの遠隔実施であった．残りの 1 校はハイブリッド方式であったがその他の選択であった．

(2) コロナ禍での臨床系講義における定期試験実施方法について

定期試験の実施方法を**図 4-16** に示す．対面試験が 22 校（私立 13，国公立 9），ハイブリッドが 4 校（私立 2，国立 2），その他が 2 校あり，1 校（私立）はコロナ 1 年目の前学期定期試験を遠隔のみで実施し，後学期以降はすべて対面，1 校（国立）はハイブリッド方式であったがその他を選択していた．

(3) コロナ禍での臨床系講義全般に関して感染防護に関する指示

感染防護として指示した内容を**図 4-17** に示す．29 校

表 4-18　ヒト生体試料（唾液など）を用いた実習

ヒト生体試料（唾液など）を用いた実習	回答校（複数回答可）
a. 中止した	5
b. 例年と変わらず実施した	4
c. 代替え品を教員が用意し行った	2
d. 学生自身の生体試料のみを使用する実習はそのまま行った	1
e. その他	4

表 4-19　動物あるいは動物材料を用いた実習

動物実習	回答校（複数回答可）
a. 中止した	2
b. 例年と変わらず実施した	5
c. 一部もしくはすべてを録画ビデオに切り替えた	3
d. 人数を制限して実施した	4
e. 一部変更した	0

すべてが手指消毒・マスク装着，換気を指示し，座席指定（25 校），学生数の制限（22 校）も指示が多かった．その他の 5 校（私立）では，体調管理に関する毎日の記録と講義開始前の検温 1 校，三密の回避，講義担当者前へのアクリル板設置 1 校，通学時間が長い学生に遠隔講義を受講させ，その後の実習に対面参加する方式を学生が選択が 1 校，アクリル板の設置が 1 校，Web 講義の活用が 1 校であった．

(4) コロナ禍での着用品

聴講者と講義者のそれぞれの着用品について**図 4-18** に示す．マスクは全校で両者に装着を義務づけており，フェイスシールドはともに義務なし 22 校（私立 13，国公立 9），ともに装着 5 校（私立 2，国立 3），講義者のみ装着 2 校（私立 2）であった．

(5) 臨床系実習全般に関する指示

実習に関する指示内容（複数回答可）を**図 4-19** に示す．一度に行う人数の制限が 20 校と多く，座席指定が 12 校，一部もしくはすべてを録画ビデオに切り替えが 8 校，極力中止 2 校であった．その他の意見では，臨床推論の遠隔実習を実施し訪問診療実習を中継した 1 校，原則通常通り実施するために感染対策の徹底 1 校，三密回避と感染リスクへの配慮 1 校，アクリル板の設置 1 校，換気の遂行とパーテーション設置 1 校，アクリル板・フェイスシールド義務 1 校，実習中の私語を制限および口腔内診査相互実習を模型やチャート使用に変更 1 校，学生座席へのボード設置 1 校などの回答であった．

①ヒト生体試料（唾液など）を用いた実習について

ヒト生体試料を用いた実習は 11 校で実施されており，その実施方法を**表 4-18** に示す．その他の 4 校では，録画ビデオへの切り替え，唾液でのう蝕リスク検査実習を中止，感染状況に応じて中止・通常実施・代替品使用で対応したなどの回答であった．

②動物あるいは動物材料を用いた実習について

動物材料による実習は 12 校で実施され，その実施方法を**表 4-19** に示す．各実施大学では例年通りの実施（5 校），録画ビデオへの切り替え（3 校），人数を制限しての実施（4 校）の回答であった．

③医療面接系実習での対応方法（複数回答可）

医療面接対応を**図 4-20** に示す．実習と同様の対応がなされていた．その他では遮蔽板やパーテーション設置のほかに，防護ガウン，フェイスシールド，キャップ，アイシールド，エプロンの装着などがあり，三密回避と感染リスク配慮などの記載があった．

2）臨床系講義の 4 年間における新規「独創的な基礎・臨床の統合講義」について

コロナ禍のなか，新規に加えた独創的な基礎・臨床の統合講義の回答があった 8 校について**表 4-20** に示す．実施時期は 1，2 学年が各 1 校であり，4 学年 2 校，5 学年 4 校であった．1 学年にはプロフェッショナリズム系の意識改革にかかわる導入，2 学年には歯科医学の臨床学習を円滑かつ確実に遂行するための導入，4 学年では全人的な歯科医療を行うための知識と技能を目的とした導入と，診療参加型実習への準備的導入，5 学年では診療参加型実習を意識した，研究を含めた内容の新規導入であった．

表 4-20　臨床系講義の 4 年間における新規「独創的な基礎・臨床の統合講義」

機関名	独創的な基礎・臨床の統合講義	時期	学習形態・方法
東歯大	地域包括ケアと高齢者の歯科診療	4 学年後期	医学・歯科医学を統合的に理解して，全人的な歯科医療を行うために，健康寿命の延伸に向けて進められる地域包括ケアのなかで，高齢者を中心とした安全な歯科医療の展開と多職種連携について学び，医療人としての適切な態度のもと，統合された知識と基本的技能を身につけ，患者のライフステージおよび全身状態と患者や家族の心理・社会的な背景を踏まえて，科学的根拠に基づいた医療の実践について学ぶことができる．それにより，医学・歯科医学を統合的に理解して全人的な歯科医療を提供するために必要な基本的知識と技能を修得することができる．
日歯大	臨床につなげる基礎学と教養	2 学年前期	2 年次前期において，歯科医学の臨床学習を円滑かつ確実に遂行するため，一般教養・基礎科目と関連する臨床科目が 90 分間の講義を担当する．
昭和大	合同授業	5 学年 4 月	臨床科目と基礎科目の知識の統合を目的として，共通のテーマに実際の症例ベースで複数の基礎，臨床講座が解説を行う．Web でのオンデマンド形式で行っている．
神歯大	デンタルサイエンスマインド	5 学年後期	大学の研究や臨床についての最新情報を直接得る機会となることを目的として，講義形式を用いて行った．
朝日大	建学の精神と社会生活	1 学年前学期	90 分授業を 15 コマ実施し，①本大学創立者の教育理念と設立の沿革を学ぶ，②本大学の所在地である岐阜県について学ぶ，③本大学「建学の精神」の三つの柱である「社会性」，「創造性」および「人間的知性」について，初等・中等教育において避けられてきた，あるいは十分に議論し尽くされなかった社会問題（いわゆる「正解のない問い」）を題材として，立場の全く異なる外部講師（著名な研究者や実務家など）の講演を聞き，学生が主体的に考える力を涵養する．④もって国際未来社会を切り開く人材としての素養を身につける．
大歯大	モデル・コア・カリキュラムに沿った講義・実習	4 学年後期	それまでに科目別に学習した内容を統合し，診療参加型臨床実習に必要な知識・技能・態度を養う．
広島大	（無記入）	5 学年前期（第 2 ターム）	基礎科目および臨床科目の内容を復習し，応用的かつ臨床実習に必要となる内容を教授することを目的として，展開科目（必修）を講義形態で行う予定（学年進行で 2023 年度より開始に向けて調整中）．
鹿児島大	臨床予備実習（教育内容の追加）	5 学年前期	診療参加型臨床実習の開始直前に基礎系科目の総復習を目的として，講義を行っている．

第4章 歯科医学教育プログラム（学士課程教育）

6. 社会歯学系教育

友藤　孝明

1）総合歯科診療・プライマリケア

(1) はじめに

近年，地域完結型医療を提供するうえで“かかりつけ歯科医”を育成する必要性がますます高まっている．日本歯科医師会は，かかりつけ歯科医を「安全・安心な歯科医療の提供のみならず医療・介護に係る幅広い知識と見識を備え，地域住民の生涯に亘る口腔機能の維持・向上をめざし，地域医療の一翼を担う者としてその責任を果たすことができる歯科医師」と定義している．そこで，全人的医療（総合歯科医療）やプライマリケアを提供することができ，かつ地域の健康問題に対応する歯科医師を育成するための教育は，学士課程教育において重要となっている．

このような状況下において，総合歯科診療・プライマリケアに関する教育の実態を調査することは大切である．前回白書2017年版の調査では，ほぼすべての歯科大学・大学歯学部で総合歯科診療・プライマリケアが教育されていることがわかった．また，講義時間，実習時間は大学間で大きな差があり，さらに一般目標，到達目標のシラバス記載が不十分な歯科大学・大学歯学部があるという問題点も明らかとなった．これらの総合歯科診療・プライマリケアに関する教育の実態は，時代の変化に伴い変わることが予想されるため，経時的に調査することが望まれる．そこで，今回の白書作成においても，総合歯科診療・プライマリケアの教育に関する調査を行ったので報告する．

(2) 担当部門の設置状況

29校中26校（89.7％）の歯科大学・大学歯学部が総合歯科診療・プライマリケアの担当部門を設置していた（表4-21）．担当部署は，総合診療もしくは総合歯科に関する分野・講座が多かった（19校）．また，担当部署の設置年度は，2000年度以降の回答が最も多かった（22校）．さらに，総合歯科診療・プライマリケアの教育を担当している専門教員の数は，1名から51名（中央値5名）と大学間でばらつきがあった．職位については，教授は21校，准教授は12校，講師は20校，そして助教は22校でそれぞれ配置されていた．

(3) 教育業務

総合歯科診療・プライマリケアを担当している部署の教育業務（複数回答可）は，卒前臨床実習22校（前回24校），歯科医師臨床研修25校（前回28校），総合歯科診療学などの講義19校（前回17校），総合歯科診療等の実習15校（前回15校），模擬患者の養成7校（前回10校）であった．その他の教育業務として，プロフェッショナリズム教育，コミュニケーション学，チーム医療学，Early Exposureを挙げる歯科大学・大学歯学部もあった．

(4) 診療業務の形態

総合歯科診療・プライマリケアを担当している部署の診療業務（複数回答可）は，教員の専門性を活かした診療19校（前回16校），学生，研修歯科医師の専門性を活かした診療指導16校（前回16校），一般歯科診療24校（前回27校），学生，研修歯科医師の一般歯科診療の指導26校（前回28校）であった．その他の教育業務として，学生の一般歯科診療（医療面接）の指導，周術期・口腔ケア診療，歯科衛生士の病院実習生の指導を挙げる歯科大学・大学歯学部もあった．また，既存の診療科との診療内容の違い（住み分け）について，23校から自由記載による回答が得られた（表4-21）．

(5) 卒前教育での総合歯科診療またはプライマリケア

卒前教育での総合歯科診療またはプライマリケアについて，複数回答可で，行っていない5校（前回6校），独立した科目になっている13校（前回10校），他科目のなかで行われている8校（前回9校），専任の教員が

ともふじ　たかあき
朝日大学歯学部口腔感染医療学講座社会口腔保健学分野
キーワード：総合歯科医療，プライマリケア，地域包括ケアシステム，災害時歯科医療教育，法歯学

表 4-21　総合歯科診療・プライマリケアに関する教育の担当部署，既存の診療科との診療内容の違いおよび具体的な教育内容

機関名	担当部署	既存の診療科との診療内容の違い（住み分け）	具体的な教育内容
北医療大	臨床教育管理運営学分野	住み分けは行っておらず，完全に融合されている．	開業歯科医院での学外臨床実習として実施している．
北海道大	口腔総合治療部	住み分けは行っていない．	総合診療計画立案に関する講義，演習．
東北大	総合歯科診療部	プライマリケアを中心とすることで他科と区分している．	「臨床実習・臨床講義」で臨床研修における総合歯科診療の講義と開業医による講義． 「総合歯科学」で授業の取りまとめと医療面接の実習実施．
明海大	社会健康科学講座 口腔保健予防歯科学分野	身近にあって何でも相談にのる総合的な歯科医療を必要とする患者に対しての治療を行っている．高度で専門的な治療を必要としない患者に，家庭医的な治療を中心に行う．また，治療だけでなく，第一次予防的なアプローチで，保健的な処置も行っている．	第1次～第3次予防を，1口腔1単位でライフステージに応じた歯科保健指導を含む内容で行っている．
日大松戸	歯科総合診療学講座	専門診療による分業制ではなく，主治医がすべての治療を担当する．	①より高度な「患者対応学」を教育の要とする． ②情報収集能力と総合的決断力を重視する． ③基本的な臨床能力の獲得を目指す． ④「医療行動科学」をベースとして，1年次から段階的にリフレクションしながら医療人を育成する．
医科歯科大	歯科総合診療科	—	与えられた患者医療情報を全人的･総合的に分析することにより，正しい診断，治療法の選択，治療計画の立案． 実際に地域で展開されている医療などを知り，地域住民のニーズに合致した医療や多職種連携（医科歯科連携を含む）を理解し，全人的医療を実現させる総合診療，地域包括ケア，そして地域共生社会の重要性を認識できるようにする．
日歯大	総合診療科	基本は一般歯科診療を行っており，保存系，補綴系で専門性が必要な症例については総合診療科内の診療チームが対応している．保存診療科や補綴診療科は当院にはない．	5年次に附属病院にて1年間診療参加型臨床実習を行い，臨床の総合歯科診療を学ぶ．
日大松戸	口腔内科学講座	口腔診断科では，来院された初診患者の診査・診断を担当している．	演習形式で行っている．
昭和大	歯科保存学講座総合診療歯科学部門	基本的にすべての患者さんに対して「一口腔単位の総合治療計画」を立案し，これに基づいて診療を行う．さらに生涯にわたる口腔内の健康維持のために患者の行動変容と定期的なメインテナンスを実施している．	総合歯科診療の総論に加え，各論としては口腔診断の一連の技法（医療面接～口腔診察～検査～診断）と総合治療計画立案に関する講義と演習を行っている．
鶴見大	総合歯科2（歯科医師臨床研修）	総合歯科2においては保存，補綴における診査，診療計画立案，基本治療を主として行い，以下の症例においては専門医への依頼をしている． 補綴系保存系：歯周・歯内外科処置など，審美修復，補綴：金属床，ブリッジの自費診療，口腔外科：埋伏歯抜歯　専門家依頼．	医療安全，研修ノート記載，相互実習（浸潤麻酔，ラバーダム装着，歯周基本検査），設計実習など．
神歯大	総合診療科，初診科	専門診療や連携診療は専門部署にて診療することとなっている．	初診から総合診療まで全般．
新潟大	歯科総合診療科	難易度の高い治療や患者さんの希望がある場合には専門診療科へご案内している．	学生を担当医の一人と位置づけて行う診療参加型臨床実習．
日歯大新潟	新潟病院総合診療科	総合診療科と各講座が混在して総合診療科フロアで診療を行っているが，診療内容は1患者担当制で，初診からメインテナンスまでを行う．症例によっては特殊外来（医員は総合診療科と各講座から選任されている）で専門治療を行う．	5年生で臨床実習を行っている．また，1年生と3年生で早期臨床実習として，総合診療科において病院体験実習を行っている．
松歯大	初診室（総合診断科・総合診療科）	一口腔単位の診療計画立案，実施．一般歯科診療を中心に行っている．	—
朝日大	口腔診断放射線科	口腔診断放射線科では，紹介状を持参していない患者の審査・診断を行い，適切な診療科への振り分けを行っている．	—
愛院大	附属病院歯科臨床研修センター	—	—
大歯大	総合診療科	初診患者を診察して専門診療科への振り分けを決定するとともに，単独型臨床研修施設として一口腔単位の総合歯科診療を行っている．	初診時医療面接と検査による主訴の確定，診療録への記載など，歯科疾患と診断，治療のための基本的な知識・技能・態度の修得． 歯科医師として今後の生涯研修に備えるため，その始まりとなる臨床研修制度に関する必要な知識，大阪歯科大学附属病院単独型臨床研修の仕組みについての知識ならびに診療見学時の態度を修得させている．
大阪大	口腔総合診療部	当該部署は，臨床研修・臨床実習の場とすることで，既存の診療科と住み分けている．	歯科医学・歯科医療の概説，歯科医療管理学，医療心理，コミュニケーション，行動科学など．
岡山大	総合歯科	特に住み分けを意識していないが，歯科診療の初心者である研修歯科医が総合的に担当できる診療内容であるので，高度な専門性を必要としない内容になる．専門診療科はやはり専門性の高い内容が主となる．	講義（21時間）は「総合歯科医療の基本」と「歯科診療における安全管理」の2科目担当しており，以下の内容である． 1）全人的歯科医療の実践，POS，EBM，NBMなどの総合歯科医療（口腔プライマリケア）についての基本的な知識の習得． 2）医療コミュニケーション，チーム医療，安全に配慮した歯科医療の実践についての基本的な知識の習得． 実習は，総合歯科教員は担当しておらず，専門診療科の教員が総合歯科診療室で担当する．「診療参加型臨床実習（臨床実習）」のなかで，1口腔1単位の総合歯科診療をしているため，1,200時間程度が総合歯科診療に該当する．
広島大	口腔総合診療部	研修医の教育を担当する．	臨床見学，周術期口腔ケア見学（6年次生）．
徳島大	総合歯科診療部	—	医療安全・医療コミュニケーション．
九歯大	クリニカルクラークシップ開発学分野	自験のための学生専用診療科である総合診療科で診療参加型臨床実習への協力が得られた患者を対象にプライマリケアを中心に診療を行っている．	総合診療科（プライマリケア）基盤の診療参加型臨床実習ならびにプライマリケアで高頻度に必要になる臨床技能の向上を目的としたスキルアップ実習を行っている．
九州大	口腔総合診療科（総合診療歯科学分野）	口腔総合診療科は研修歯科医の教育（指導）に軸足を置いている．したがって，研修歯科医が対応できる診療内容を担っており，高度な専門的治療を必要とする患者については，専門診療科が担当するようにしている．	医療における倫理的な考え方を基礎とし，患者中心医療や包括的歯科医療の概念を掌握することを目的とする．その目的に沿うべく，医療系統合教育と連動したカリキュラムのもとに，医療の基本であるコミュニケーション技法，医療面接やインフォームドコンセントの実際およびカルテの書き方などを修得する．さらに，医療安全管理や医療連携についても現医療制度をもとに学ぶ．本授業はモデルコアカリキュラム（平成28年改訂版）の項目「A　歯科医師として求められる基本的な資質・能力」の各項目に関して行い，5年生から始まる「歯科臨床実習」へ円滑に移行できるように行う．
福歯大	総合歯科学講座総合歯科学分野	初診業務および短期間で終了する一口腔単位の治療を総合歯科で担当．また，口臭クリニックも担当．	医療面接，歯科医師の責務，医療安全，感染対策，診療録，治験，インフォームドコンセント，口臭など．
長崎大	総合歯科臨床教育学，総合歯科診療部（総合歯科診療部は2020年度に口腔管理センターとして改組）	高い専門性の有無．	研修医診療室において介助を中心に一般診療に参加している．
鹿児島大	歯科医学教育実践学分野	専門的な内容に捉われない，領域横断的な総合歯科診療を実践している．	基本的診療能力，医療情報の取り扱い，推理推論能力，医療安全，スポーツ歯学．

行っている12校（前回のデータなし），外部の専門家に依頼している4校（前回のデータなし），関連の実習を行っている7校（前回のデータなし）であった．

講義および実習の累計時間数（約45分を1時間として算出）に対する回答は，最小値0時間，最大値5,000時間，中央値30時間となった．また，教育の具体的な内容に関する自由記載は23校から得られた（**表4-21**）．

(6) 総合歯科診療およびプライマリケアの講義，実習に関する一般目標，到達目標を記載したGIO/SBOsのあるシラバスなどの有無

総合歯科診療およびプライマリケアの講義，実習に関する一般目標，到達目標を記載したGIO/SBOsのあるシラバスなどについて，あると回答したのは20校（前回20校）であった．

(7) まとめ

歯科大学・大学歯学部における総合歯科診療・プライマリケアの教育の実態は，前回の調査時から大きな変化はなかった．すなわち，ほぼすべての歯科大学・大学歯学部で総合歯科診療・プライマリケアを担当する部門がある一方，教育体制・教育時間・教育内容などは大きな差があるままであった．また，総合歯科診療・プライマリケアを担当する部門は，卒前教育だけではなく歯科医師臨床研修の指導も担っていた．さらに，既存の診療科との診療内容の違い（住み分け）についても，専門性の高低，住み分けはないなど，大学間で考え方が大きく異なっていた．関係者の合意形成のもとに総合歯科診療・プライマリケアの教育内容の体系化をさらに進め，歯学教育のなかでの位置づけを明確にする必要があると考えられる．

2）地域包括ケアシステム

(1) はじめに

わが国は世界に類をみない速度で少子化と高齢化が進み，2020年の65歳以上の高齢者が総人口に占める割合は28.7%となっている．年齢階級別にみると，日本人の約20人に1人を占めている「団塊の世代」（1947～1949年生まれ）の人が，順次75歳以上の後期高齢者へと突入している状況である．

厚生労働省の発表によると，2019年の健康寿命（健康上の問題で日常生活が制限されることなく生活できる期間）は男性が72.68歳，女性が75.38歳である．そして，2025年には「団塊の世代」全員が75歳以上の後期高齢者になる．すなわち，2025年以降には医療と介護のさらなる需要があると見込まれる．このような状況に対応するため，わが国では，地域包括ケアシステムの構築が2025年を目途に推進されてきている．

地域包括ケアシステムとは，重度な要介護状態となっても住み慣れた地域で自分らしい暮らしを人生の最後まで続けることができるよう，住まい・医療・介護・予防・生活支援が一体的に提供される地域の体制のことである．地域包括ケアシステムにおける歯科の役割としては，在宅歯科診療，介護施設などでの口腔機能管理，地域ケア会議での協働，認知症の早期診断への支援などがある．学士課程における地域包括ケアシステムの教育の重要性は高いと考えられる．

今回の調査では，前回に引き続き，地域包括ケアシステムに関する教育の実態の把握を試みた．その結果を次の通り報告する．

(2) 教育の実施の有無

地域包括ケアシステムの教育は，前回の調査時と同様，すべての歯科大学・大学歯学部で実施されていた．

(3) 教育を担当する分野・講座

地域包括ケアシステムの教育担当として，口腔衛生学，予防歯科学もしくは社会歯科学に関する分野・講座名が最も多かった（20校）．そのほか，高齢者歯科学（11大学），摂食嚥下リハビリテーション学（4校），歯科補綴学（4校），総合診療科（2校）などが挙げられていた．また，多くの歯科大学・大学歯学部では，単独ではなく複数の分野・講座で地域包括ケアシステムの教育を担当していた（23校）．これらの傾向は，前回の調査時とほぼ同じである．

(4) 授業時間

講義は28校（前回28校），実習・見学（学内）は22校（前回16校），実習・見学（学外）は15校（前回23校）でそれぞれ実施されていた．そのうち8校（前回14校）が講義，実習・見学（学内）および実習・見学（学外）のすべてを実施していた．

地域包括ケアシステムに関する講義の総授業時間（45分を1時間に換算）は，最小値1時間，最大値67時間，中央値9時間となった．一方，実習・見学（学内）の総授業時間は，最小値2時間，最大値126時間，中央値9時間であった．また，実習・見学（学外）の総授業時間は，最小値1時間，最大値80時間，中央値12時間となった．さらに，講義，実習・見学（学内）および実習・見学（学外）のすべてを合わせた総授業時間は，最小値1時間（前回2時間），最大値126時間（前回442時間），中央値24時間（前回33時間）であった．

(5) 実施学年

講義が最も多く行われている学年は4年次の17校（前回17校）であり，次いで3年次の14校（前回16校），5年次の12校（前回11校）の順で多かった（**表4-22**）．実習・見学では，最も多く行われている学年は5年次の

表 4-22　地域包括ケアシステムに関する教育の実施学年

	講　義		実習・見学	
	2017 年	2021 年	2017 年	2021 年
1 年次	6	6	6	4
2 年次	4	6	5	4
3 年次	16	14	8	5
4 年次	17	17	3	6
5 年次	11	12	16	14
6 年次	8	11	10	10

（校）

2017 年は前回調査時，2021 年は今回調査時のデータを示す．

14 校（前回 16 校）で，次いで 6 年次の 10 校（前回 10 校），4 年次の 6 校（前回 3 校）となった．

講義に関しては，1 校（前回 1 校）が未実施，8 校（前回 11 校）が 1 つの学年で実施，20 校（前回 17 校）が複数の学年で実施していた．1 校は 5 つの学年で講義を実施していた（前回と同じ）．実習・見学に関しては，7 校（前回 5 校）が未実施，10 校（前回 6 校）が 1 つの学年で実施，12 校（前回 18 校）が複数の学年で実施していた．また，1 校は 5 つの学年で実習を行っていた（前回の最大は 4 学年）．

(6) 科目名

口腔衛生学，予防歯科学，もしくは社会歯科学に関する科目名が最も多かった（16 校）．次いで，高齢者歯科に関する科目名が多かった（8 校）．臨床実習と回答した歯科大学・大学歯学部も 5 校あった．また，多くの歯科大学・大学歯学部では，単独ではなく複数の科目で地域包括ケアシステムを教育していた（26 校）．これらの傾向は，前回の調査時とほぼ同様である．

(7) 教　員

地域包括ケアシステムに関する教育に参画する教員について，職種別には，大学教員ではない歯科医師 18 校（前回 16 校），歯科衛生士 17 校（前回 18 校），看護師・保健師 15 校（前回 16 校），医師 13 校（前回 17 校），管理栄養士・栄養士 13 校（前回 12 校）の順に多かった（**表 4-23**）．また，地域包括ケアシステムに関する教育に参画する職種数について，4 校（前回 3 校）がなし，3 校（前回 2 校）が 1 職種，22 校（前回 24 校）が複数と回答していた．1 校当たり最大で 13（前回 14）の職種が地域包括ケアシステムの教育に携わっていた．なお，職種の数の中央値は 4（前回 4）であった．

(8) 大学附属病院以外の施設など

地域包括ケアシステムに関する教育場所について，介護保険施設が 15 校（前回 21 校）と最も多く，次いで障害児・者施設 11 校（前回 8 校），歯科標榜のない病院 10 校（前回 8 校）となった（**表 4-24**）．その他の自由記載には，一般居宅（患者宅），緩和ケア病棟の回答があった．

表 4-23　地域包括ケアシステムに関する教育に参画した専門職

専門職	2017 年	2021 年
大学教員でない歯科医師	16	18
医　師	17	13
薬剤師	4	6
看護師・保健師	16	15
言語聴覚士	5	5
理学療法士・作業療法士	10	7
救急救命士	2	2
歯科衛生士	18	17
歯科技工士	4	4
社会福祉士・介護福祉士・精神保健福祉士	12	11
管理栄養士・栄養士	12	13
介護支援専門員	8	6
ホームヘルパー・訪問介護員など	6	4
民生委員	0	0
地域包括支援センター職員	6	5
行政職員	5	3

（校）

2017 年は前回調査時，2021 年は今回調査時のデータを示す．

表 4-24　地域包括ケアシステムに関する教育に参画した施設など

施設	2017 年	2021 年
病院（歯科標榜あり）	11	7
病院（歯科標榜なし）	8	10
医科診療所	2	2
歯科診療所	10	6
介護保険施設	21	15
地域包括支援センター	1	2
行政（市役所，消防署，保健所・保健センター）	3	3
社会福祉協議会	1	1
障害児・者施設など	8	11
緩和ケア病棟	2	2

（校）

2017 年は前回調査時，2021 年は今回調査時のデータを示す．

地域包括ケアシステムの教育に参画している施設などの種類の数は，10 校（前回 4 校）がなし，3 校（前回 8 校）が 1 種，8 校（前回 1 校）が 3 種，4 校（前回 3 校）が 4 種，2 校（前回 1 校）が 5 種，1 校（前回 2 校）が 6 種，1 校が 8 種（前回は 1 校が 9 種）であった．また，コロナ禍のため実習は中止していると回答した歯科大学・大学歯学部が複数あった．

(9) ユニークな教育手法

大学独自に実践しているユニークな教育手法について，自由記載で得られた回答は 15 校から得られた（**表 4-25**）．そのうち，多くの歯科大学・大学歯学部では，学生を在宅歯科医療などに同行させていた．この傾向は前回の調査時と同じである．

表 4-25　地域包括ケアシステムに関して，大学独自に実施しているユニークな教育手法

機関名	ユニークな教育手法
北医療大	本学では訪問歯科診療を臨床実習の一部に組み入れており，最低 3 日間の訪問歯科診療実習を行っている．一般居宅，福祉施設などが訪問対象であり，診療そのものだけではなく，マネジメントなどの学修も行える．
北海道大	特養のデイサービス利用者に対して，口腔機能を高めるようなゲームを事前につくり，一緒に参加する．高齢者の疑似体験（浦島太郎パートⅡ装着）．
東北大	介護保険施設における歯科訪問診療に同行させ，多職種からなる施設職員と歯科医師の協働の機会を体験させている． 認知症疾患医療センターのセンター長を務める医師を非常勤講師として招き，地域包括ケアシステムの枠組みで認知症高齢者をどう支えるのかや，歯科医療職の関与のあり方を講じてもらっている．
日歯大	在宅歯科医療に同行させている． また，常勤の多職種がおり，歯科医師・歯科衛生士・医師・言語聴覚士・管理栄養士・医療ソーシャルワーカーによる多職種協働を体験できる．
昭和大	医学部・薬学部・保健医療学部とのチームによる連携実習，在宅歯科医療に同行，在宅医療に同行（選択）
新潟大	グループワーク（ロールプレイ）として，事例（シナリオ）に基づき，模擬サービス担当者会議を開催し，居宅介護支援計画（ケアプラン）を作成している．
日歯大新潟	訪問歯科診療実習を必修としている． 急性期病院などにおける退院時カンファレンスの見学を行っている．
松歯大	在宅歯科医療，障がい者施設などに同行させる．
朝日大	地域医療ニーズを考慮し，訪問歯科診療や摂食嚥下リハビリテーションについて学ぶ地域歯科医療学を開設． 地域医療に関して 1～4 年次まで系統的に学ぶ，統合型スパイラル教育科目として地域社会と歯科医療を開設している．
大歯大	高齢者体験スーツを用いて車いすからの移乗に関する相互実習を行っている．
岡山大	地域の歯科医師が行う在宅歯科医療に同行させている． 地域の保健所所属の歯科医師とともに，歯科衛生活動を行っている．
九歯大	現在，コロナ禍で中断しているが，2019 年度までは，北九州市消防局の協力のもと，半日，市内の消防署に学生を派遣し，実際の救急車の出動時に救急車に同乗する臨地実習を行っていた．
福歯大	歯科標榜のない急性期病院（地域包括ケアシステムの中心となる病院）への訪問診療に同行させ，多職種連携を体験させる（現在はコロナ対策にて中断中）．
長崎大	医学部，歯学部，薬学部，保健学科 4 科で合同症例検討会が行われている． 在宅医療および在宅歯科医療に同行させる． 行政職員とともに長寿介護課の業務としての介護認定に同行させる．
鹿児島大	鹿児島市近郊の開業歯科医の診療の体験 鹿児島市近郊の開業歯科医の在宅診療への同行 離島地域の開業歯科医の診療への同行 無歯科医離島への巡回歯科診療への同行

(10) まとめ

地域包括ケアシステムでは，他職種との連携が肝要である．前回と今回の調査から，地域包括ケアシステムの教育に 13 以上の専門職，10 以上の施設が携わっていることが明らかとなった．地域包括ケアシステムを教育するうえで，他職種との連携を学ぶ環境は十分に整っていると考えられる．しかし，地域包括ケアシステムに関する教育時間は前回の調査時と比べて短くなっていた．今回の調査は 2021 年度を対象としており，コロナ禍のため実習は中止していると回答した歯科大学・大学歯学部が複数あった．コロナ禍が教育時間の減少に影響を与えた可能性がある．また，地域包括ケアシステムの教育体制と教育内容は前回の調査時から大きな変化はなかった．すなわち，教育体制と教育内容は大学間で大きな違いがあるままであった．これらの点については，関係者の合意形成をもとに情報収集を行うことで解決方法を引き続き探ることが望まれる．

3）災害時歯科医療教育・法歯学教育

(1) はじめに

歯科医師は，災害時において医療救護，個人識別を行う医療職である．医療救護では，トリアージ，救急救命処置の補助を行う．個人識別では，ご遺体の歯科検査，生前歯科情報の整理や管理などを行う．さらに，被災者に対する口腔のケアや歯科相談も行う．このように，災害時において歯科医師が果たす役割は大きく，その役割を円滑に果たす意味でも法歯学に関する教育は重要となる．

平成 28 年度改訂版の歯学教育モデル・コア・カリキュラムには，“A-7-1）⑤災害医療（災害時保健医療，医療救護班，災害派遣医療チーム（Disaster Medical Assistance Team），災害拠点病院，トリアージ，post-traumatic stress disorder, ストレスなど）を説明できる”が学習目標に掲げられている．理論的には，すべての歯

科大学・大学歯学部で災害時歯科医療教育・法歯学教育が行われていると推測される．しかし，各歯科大学・大学歯学部における災害時歯科医療教育・法歯学の実態に関する情報は少ない．そこで，今回初めて災害時歯科医療教育・法歯学教育に関する調査を行ったので現状を報告する．

(2) 担当部門の設置状況

災害時歯科医療教育・法歯学教育は，29校中20校（69.0％）の歯科大学・大学歯学部で行われていた．担当部署の名称としては，法医学（法歯学）に関連した名称が最も多く（10校），災害歯科に関する名称は2校でみられた．また，担当部署の設置年度について，1964年2校，2004年1校，2013年5校，2014年1校，2015年1校，2016年1校，2017年4校，2019年1校，2021年1校，無回答3校の回答があった．また，災害時歯科医療教育・法歯学教育を担当している専門教員の数は1名11校，2名1校，3名3校，4名2校，5名1校，8名1校，不明1校と大学間でばらつきがあった．職位は，教授11校，講師8校，准教授7校，助教6校の順に設けられていた．なお，今後災害時歯科医療教育または法歯学教育を担当する講座，診療科などを設置する予定のある歯科大学・大学歯学部は0校であり，その理由は教員の確保が困難，兼担教員で対応ができている，教員のポストが用意できないなどであった．

(3) 教育業務

災害時歯科医療教育・法歯学教育を担当している部署の教育業務（複数回答可）は，卒前講義19校，卒前基礎実習6校，卒前臨床実習3校，歯科医師臨床研修2校，卒業生を対象としたリカレント教育2校であった．その他の教育業務として，大学院教育を挙げる歯科大学・大学歯学部もあった．

(4) 学生教育の時間数と具体的な講義内容

災害時歯科医療教育・法歯学教育を担当している部署の学生教育（講義または基礎実習）は，1年次6校，2年次2校，3年次10校，4年次11校，5年次8校および6年次8校でそれぞれ行われていた．時間数（45分を1時間に換算）の最大値は，1年次30時間，2年次29時間，3年次34時間，4年次30時間，5年次30時間および6年次52時間であった．一方，最小値は，1年次2時間，2年次3時間，3年次3.2時間，4年次4時間，5年次1.4時間および6年次2時間であった．また，中央値は1年次2時間，2年次3時間，3年次18時間，4年次9時間，5年次4時間および6年次6時間となった．さらに，学生に対する具体的な教育内容について，20校から回答が得られた（**表4-26**）．

(5) 学生に対する基礎実習の内容

学生に対する基礎実習の内容は，デンタルチャートを作成する11校，トリアージを体験する4校，口腔アセスメントシートの作成（OHATなど）を体験する1校，災害時避難所を想定した口腔ケア（口腔衛生活動）を体験する1校，災害時の即時義歯作製を体験する0校であった．その他の基礎実習内容として，生前の診療録を想定した模擬カルテを使って身元確認のための異同識別を行う演習，死亡診断書の作成を挙げる歯科大学・大学歯学部もあった．

(6) まとめ

災害時歯科医療教育・法歯学教育は，69.0％の歯科大学・大学歯学部でしか実施されていなかった．また，今後災害時歯科医療教育または法歯学教育を担当する講座，診療科などを設置する予定のある歯科大学・大学歯学部はなかった．これらのことから，災害時歯科医療教育・法歯学教育を提供する体制は大学間で大きな差が生じていると考えられる．すべての歯科大学・大学歯学部で適切な教育が受けられるよう，災害時歯科，法歯学の専門性をもつ教員の育成，もしくは兼担も含めた教育体制づくりが早急に求められる．

また，総合歯科診療・プライマリケア，地域包括ケアシステムに関する教育と同様に，教育時間・教育内容などは大学間で大きな差があった．災害時歯科医療教育・法歯学教育が不十分と感じている歯科大学・大学歯学部においては，他大学の例を参考に，実施可能なところから教育を充実させることが期待される．

文献

1) 日本歯科医師会．かかりつけ歯科医について―日本歯科医師会の考え方―．https://www.mhlw.go.jp/file/05-Shingikai-10801000-Iseikyoku-Soumuka/0000180629.pdf（最終アクセス日：2022年11月1日）

表 4-26　災害時歯科医療教育・法歯学教育の内容

機関名	授業科目名	学年	具体的な教育内容
北医療大	歯学概論	1	災害時に歯科医療が担う責務
	歯科医療福祉論	5	災害時に歯科医療が担う責務
岩医大	社会と歯学	3	県歯科医師会災害担当歯科医師の講義
	先進歯科医療	4	災害医療関連法規，法歯学，身元確認システム
東北大	社会歯科学	4	法医学・歯科法医学
	災害歯科医学	5	災害歯科学
奥羽大	災害歯科医学	3	災害時の医療体制・歯科的個人鑑別など，災害発生時の歯科医師の役割を学ぶ.
	災害歯科医学	6	災害時の医療体制・歯科的個人鑑別など，災害発生時の歯科医師の役割を学ぶ.
明海大	歯科医学概論	1	歯科と個人識別
	歯科法医学（実習含む）	5	死体解剖，死体現象，個人識別，身元確認
医科歯科大	社会と環境	2	災害時の歯科保健医療の必要性を説明できる.
	予防と健康管理	3	災害時の歯科保健医療の必要性と歯科医師の役割を説明できる.
	歯科法医学	3	大規模災害時での歯科医師による身元確認作業の重要性について説明できる.
東歯大	法歯学	4	歯科医学の知識を応用し，裁判上必要な歯科領域の証拠を検査し，正当な評価をすることを学ぶ.
日歯大	歯科法医学	2	—
	歯科法医学	5	—
	歯科法医学	6	—
日大	【歯科学統合演習Ⅴ】歯科学統合演習Ⅴ	4	法医学領域の基礎的知識
	【社会歯科学】医事法学	6	医療法，歯科医師法，医療事故，医療過誤，医療事故調査制度
	【専門歯科学】法医学演習	6	性別判定，年齢推定，血液型判定，個人識別，死後所見の歯科記録作成，歯科所見の比較・照合検査
昭和大	法医学・医事法学	4	東日本大震災を中心とした歯科所見による身元確認の実際
鶴見大	歯科医師の基本的な資質 2	1	災害時の歯科医師の活動
	歯科法医学	3	法医学・歯科法医学・災害歯科医学
	総合歯科医学Ⅳ	4	法医学・歯科法医学・災害歯科医学
	総合歯科医学Ⅴ	5	法医学・歯科法医学・災害歯科医学
	総合歯科医学Ⅵ	6	法医学・歯科法医学・災害歯科医学
神歯大	災害歯科医学	1	法律・口腔ケア・即時義歯・デンタルチャート・トリアージなど
朝日大	歯科法医学	4	「死の概念・定義」と「生物学的な個体の死」，「死体解剖と死因究明制度」，「死後変化」，「個人識別・身元確認」，さらに「歯科的個人識別による身元確認」について学修する.
愛院大	歯学入門セミナーⅣ	1	大規模災害時に歯科医師が行う責務について講義している．具体的には歯科所見による身元確認業務に関すること．災害時の口腔ケアの重要性に関することなど.
	講義：病因・病態・診断	3	大規模災害時の歯科所見による身元確認業務に関して，また，平時の子ども虐待の早期発見につながる歯科法医学的知識について.
	補講（学生からの要望があり実施）	4	共用試験に向けた教育として，法医学，歯科法医学，災害歯科医療学など幅広く講義している.
	補講（学生からの要望があり実施）	5	歯科医師国家試験に向けた教育として，法医学，歯科法医学，災害歯科医療学など幅広く講義している.
	補講（学生からの要望があり実施）	6	歯科医師国家試験に向けた教育として，法医学，歯科法医学，災害歯科医療学など幅広く講義している.
大歯大	法医学・法歯学	3	大規模災害における歯科医師の活動・役割
	法医学・法歯学	5	大規模災害における歯科医師の活動・役割
	法医学・法歯学	6	大規模災害における歯科医師の活動・役割
岡山大	歯科法医学	4	歯科法医学（災害医療含む）にかかわる講義・実習
広島大	特別科目	3	歯科法医学
	災害医療・歯科法医学	4	災害医療，歯科法医学
福歯大	医・口腔医学概論	1	医療人としての自覚と口腔医学の概念を学ぶ.
	地域医療・災害口腔医学	3	地域包括ケアシステムにおいて，医療チームの一員として地域医療・災害時医療・災害時の身元確認に貢献できる歯科医療の実践のために，必要な知識・技能・態度を修得する.
	基礎・臨床統合演習	4	基礎・社会・臨床の領域の各科目について，領域内の科目間ならびに領域にまたがる科目間の知識を統合し，臨床で遭遇する代表的な基本場面に対応する能力の修得を目指す.
長崎大	歯科法医学	3	検案・解剖，死体現象，法医学的知識など
	臨床実習	5～6	検死の実際
鹿児島大	災害医療・法歯学	3	災害医療，歯科的身元確認

第4章　歯科医学教育プログラム（学士課程教育）

7. プロフェッショナリズム教育（倫理・態度を含む）

木尾　哲朗

1）はじめに

プロフェッショナリズムという用語は，平成26年版の歯科医師国家試験出題基準の「医の倫理と歯科医師のプロフェッショナリズム」に掲載され，平成28年度版歯学教育モデル・コア・カリキュラムには「A．歯科医師として求められる基本的な資質・能力」の1番目に記載された．これらの時点で歯科医師臨床研修の到達目標にプロフェッショナリズムは収載されていなかったが，卒前卒後教育のシームレスな歯科医師養成を考慮して，令和4年度改訂版では新たに「A．歯科医師の基本的価値観」として社会的使命と公衆衛生への寄与，利他的な態度，人間性の尊重，みずからを高める姿勢の4項目がプロフェッショナリズムとして掲げられた．このような点からプロフェッショナリズム教育は歯科医師養成課程において重要性を増していることがわかる．

本項では，2022年6月時点においての各大学におけるプロフェッショナリズム教育の内容について取りまとめた結果に前回調査時(2017年)の結果[1]を加えて述べる．

2）臨床実習開始前後の実施状況，方略，評価について

プロフェッショナリズム教育の実施状況を**表4-27**に示す．臨床実習開始前に実施していない大学は前回調査時の2校から0校となり，すべての大学でプロフェッショナリズム教育を実施していた．一方，臨床実習中に実施している大学数は，前回調査時の16校より18校に増加しているものの，未実施校は10校であった．

臨床実習開始前後の教育方法と評価方法を**表4-28**に示す．臨床実習開始前の教育方法は前回と同様に講義，SGD，実習の順で多かった．評価方法では前回と同様にレポート，筆記試験，出席，態度の4項目が多く，発表内容，観察記録の回答数が増加した．また，臨床実習中の教育方法でも前回と同様に講義，SGD，実習で多かった．評価方法では前回は出席，態度，筆記試験の順で多かったが，今回は態度，レポート，筆記試験の回答数が増加した．臨床実習開始前後を比較すると，教育方法では臨床実習中は実習前より実習と見学の割合が増加しSGDの割合が減少しており，評価方法では臨床実習中

表4-27　臨床実習前後の授業実施校

		2017年	2021年
臨床実習前	実施している	27	29
	実施を検討している	1	0
	実施していない	1	0
臨床実習中	実施している	16	18
	実施を検討している	12	1
	実施していない	1	10

(n＝29)

表4-28　臨床実習開始前後の教育方法と評価方法

		2017年		2021年	
		臨床実習前 (n=26)	臨床実習中 (n=16)	臨床実習前 (n=29)	臨床実習中 (n=18)
教育方法	講義	26	16	27	18
	SGD	16	4	16	6
	実習	8	7	9	6
	見学	3	3	6	5
	TBL	4	1	2	1
評価方法	筆記試験	20	8	22	10
	レポート	21	7	22	11
	出席	18	10	15	8
	態度	17	9	18	13
	発表内容	4	3	10	3
	観察記録	7	5	11	8
	ポートフォリオ	4	6	6	4
	学生相互評価	2	1	2	1
	その他	6	2	6	2

このお　てつろう
九州歯科大学口腔機能学講座総合診療学分野
キーワード：プロフェッショナリズム教育，医療倫理教育，行動科学

表 4-29　プロフェッショナリズム教育の内容

	2017年	2021年
医療倫理	25	27
態度	24	24
社会的使命	22	25
インフォームドコンセント	25	27
プロフェッショナリズム	22	25
患者−医師関係	25	27
法規・法律	20	25
生命倫理	21	23
医療安全	22	24
死生学	11	18
医療コミュニケーション	23	26
倫理	21	24
患者の権利	26	27
医療・保険制度	18	22
医療の質	15	22
薬害	17	20
ターミナルケア	10	16
医学研究・臨床研究	15	19
人権論	10	14
患者心理	20	24
行動科学	14	16
医事紛争	15	18
虐待	11	14

(n＝29)

は実習前より筆記試験やレポートの割合が減少し，態度と観察記録の割合が増加した．

3）プロフェッショナリズム教育の授業の内容について

授業内容の回答を**表 4-29** に示す．今回調査では前回より死生学，医療の質，ターミナルケア，法規・法律，医療・保険制度，医学研究・臨床研究，患者心理を教育する大学が増加した．また7割を超える大学（21校）が実施している内容は，前回の11項目から15項目へと増加した．1大学当たりの項目数は，前回調査では14.9項目から17.5項目に増加した．これらの結果からプロフェッショナリズム教育を幅広く教育する大学が増えていることが推察できる．

4）本学会の作成した教育方略の活用状況について

新しいアンケート項目として，本学会が作成したプロフェッショナリズム教育の物的資源の冊子と動画の活用状況を**表 4-30** に示す．冊子「プロフェッション・ワークブック」の活用校数は6校，動画「入れ歯はひとつ」の活用校数は7校，動画「落とし物はヒトの歯」の活用校数は2校であった．これらの教育物的資源はコロナ禍において活用の幅は広いと思われるので，今後さらに活用されることを期待したい．

表 4-30　プロフェッショナリズム教育の方略活用状況

	活用している	活用していない
冊子：プロフェッション・ワークブック	6	20
動画：入れ歯はひとつ	7	19
動画：落とし物はヒトの歯	2	24

(n＝26)

5）おわりに

本学会は教育方略委員会（旧倫理・プロフェッショナリズム教育委員会）の活動として，第37回日本歯科医学教育学会学術大会（2018年7月27，28日，郡山市）では「歯科におけるプロフェッショナリズム教育〜その方略と展望〜(シンポジウムⅡ)」を，第39回学術大会(2020年9月25日〜10月24日，Web開催)「倫理・プロフェッショナリズムの方略新時代（シンポジウムⅢ)」を，第41回学術大会（2022年7月23日〜8月20日，Web開催）では「倫理・プロフェッショナリズム教育を再考する〜コンピテンシー評価・360度評価を踏まえて〜（教育講演Ⅰ)」「倫理・プロフェッショナリズム教育の現状（シンポジウムⅡ)」など，継続的に倫理・プロフェッショナリズム教育に取り組んできた．この間にいくつかの調査研究を行いつつ，最後の調査項目にあるプロフェッショナリズム教育の物的資源の開発を行ってきたところである．

文頭にも述べたシームレスな歯学教育の実践において，プロフェッショナリズム教育のもつ重要性は増しており，わが国の歯科医学教育を正しく推進する倫理・プロフェッショナリズム教育プログラムと教育資源のさらなる開発および各大学におけるこれらの活用を期待したい．

文献

1）木尾哲朗．第4章　7．プロフェッショナリズム教育（倫理・態度を含む)．日本歯科医学教育学会白書作成委員会編．歯科医学教育白書2017年版．東京：日本歯科医学教育学会；2019．47-8頁．

第4章 歯科医学教育プログラム（学士課程教育）

8. リサーチマインド教育

阿部　伸一

1）はじめに

リサーチマインド教育の到達目標は，歯科医学教育のなかで「常に新しい科学的・歯科医学的知識を身に付けようとする姿勢」を学生自身に修得させることにある．たとえば，一つの症例に取り組み，合理的に症状や所見を分析して診断を行い，エビデンスに基づいて治療方針を考え，疑問点や不明な点を文献検索から調査を行い，そのうえで解決できない点に関し，みずから研究して解明したいという気持ちをもたせる教育が理想となる．この一連の過程のなかでは，ステップごとに合理的な判断を行い，さらに客観性が担保されているかについて，常に確認させることが重要となる．

そこで本項では，全国29歯科大学・大学歯学部における研究体験実習の実施状況について調査結果に基づき報告する．

2）研究体験実習の実施状況

(1) 実習実施時期と実施学年

「学生が自身の研究テーマをもち，研究活動を行う実習」がカリキュラムに存在するのは，29大学中23校であった（**図4-21**）．実施している大学での実施期間について，単年度で実施している大学は15校，2年以上のカリキュラムにまたがり実施している大学は8校であった（**図4-22**）．そして複数年度における内訳は，2年間が4校，3年間が1校，4年間が1校，5年間が2校であった．実習期間については，「5週未満」が4校，「5～9週」が5校，「10～19週」が6校，「20～29週」が4校であった．また「30週以上」と回答した大学が4校あり，1年間での実習が2校（2年，3年），2年間の実習が1校（4～5年），5年間の実習が1校（1～5年）であった（**図4-23**）．実習が実施される学年（延べ）は，

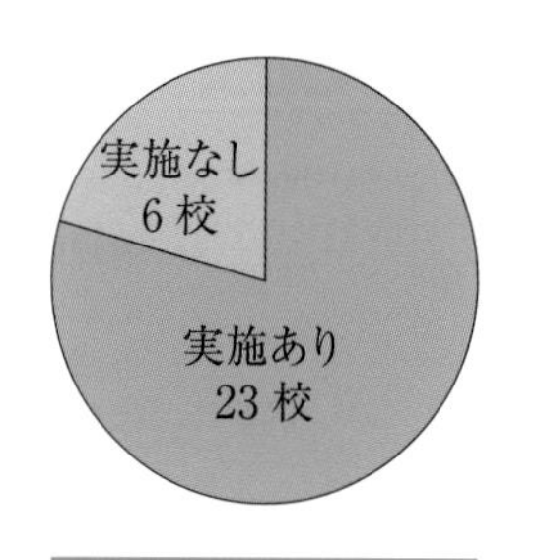

図4-21　実施状況

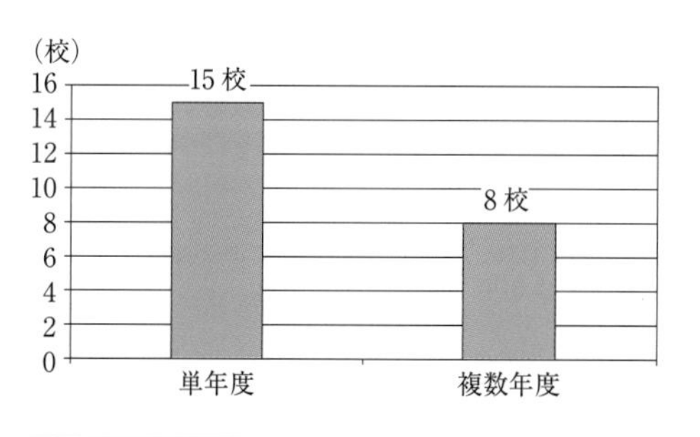

図4-22　実習期間（年度）

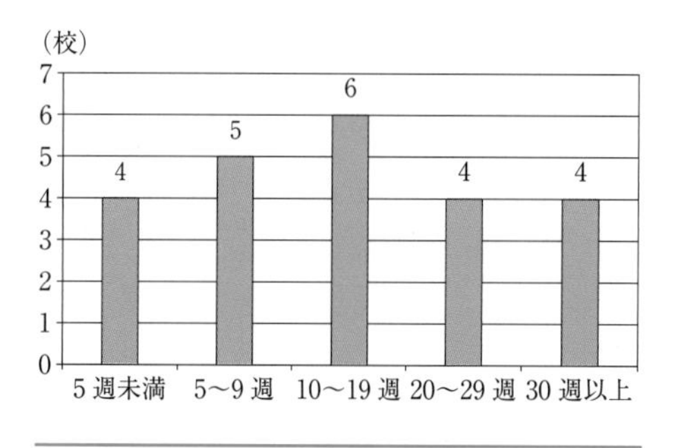

図4-23　実習期間（週）

あべ　しんいち
東京歯科大学解剖学講座
キーワード：リサーチマインド，科学的思考力，研究体験実習

3年次が15校と最も多く，次いで2年次が10校，4年次と5年次が6校，1年次が3校，そして6年次が1校であった（**図4-24**）．現在，同様の実習を実施していない6校において，今後導入する予定がある大学はなかった．

(2) 教育目標

各大学の研究体験実習の教育目標について**表4-31**に示す．各大学とも，学生がリサーチマインドを身に付けることを教育目標として掲げている．またいくつかの大

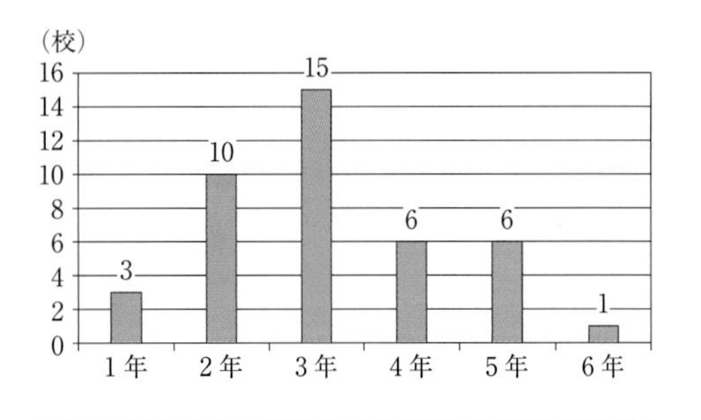

図4-24　実施学年

表4-31　教育目標

機関名	実施学年	実施期間	教育目標
北医療大	1～5年	30週	現象をつぶさに観察して客観的に捉える能力，論理的に思考する能力，問題を解決して目標を達成する能力，研究成果を適切にまとめわかりやすく発表する能力を養う．
北海道大	2, 3, 5年	24週	倫理観・医療安全，チーム医療，地域包括ケアシステム，健康長寿社会などの多様なニーズに対応できる歯科医師として求められる基本的な資質・能力などを理解する．
岩医大	3年	6週	各講座が推進している歯科基礎医学研究について触れ，いかなる点に注目してどのように考えれば新たな歯科医療の発展につながるかについて，各研究成果を根拠としたプレゼンテーションができるようになる．
東北大	5年	10週	研究の実践を通して，リサーチマインドの涵養を目指す．
奥羽大	1～4年	2週	リサーチマインドをもって生涯学修・研修を続け，潜在能力を開発・飛躍できるよう自己研鑽する．
明海大	2年	15週	リサーチマインドの概要を理解し，みずからが主体的に考え問題点を解明してゆく探求心を養う．
医科歯科大	4年	8週	医療の進歩に不可欠な医歯学研究を自主的に実践することで，問題解決の方法を習得するとともに科学的検証の重要性を理解し，歯学研究に貢献できる歯科医師としての技能と意識を涵養する．
日歯大	2年	14週	生涯にわたって歯科医学の発展と歯科医療の質の向上に寄与するために，興味ある研究・調査に参画することによって科学的根拠の必要性を認識し，具現化に必要な基本的態度・技能・知識を身につける．
日大	3年	15週	歯科医学に関する新たな知見を得るための科学的創造精神と柔軟な思考を身につけることができる．
昭和大	2, 3年	1.5週	本実習は，ディプロマ・ポリシーの科学的探究心に基づいて医療・歯学にかかわる問題を発見し，客観的・批判的に整理した情報を活用して解決するための能力を養うことを目標としている．
新潟大	2年	32週	研究活動を体験することを通じて，研究マインドを涵養すること，また，歯科医学・医療・科学技術の進歩に留意して，歯科医師としてのキャリアを継続させる生涯学習者としての能力を身に付けることを目的とする．
松歯大	2, 3年	15週	未来の歯科医療を拓く歯科医師としてのリサーチマインドを身につけ，自分の将来像を形成する．
朝日大	3年	4週	歯科医学研究の一端を経験することで，歯科医師として備えなければならない研究者としての気質を養う．
大歯大	3年	14週	支援教員とともに，研究の進め方を学び，研究テーマを選択し，研究方法を列挙して，立案した研究計画を発表する．
大阪大	3年	20週	歯科医療の未来を拓く研究者の養成を目指すとともに，歯科臨床にも応用できるリサーチマインドの育成を目標とする．
岡山大	3年	8週	問題解決能力，総合的応用判断能力を養う．また研究プロセスを通じ研究発表能力や科学的視点を身につける．
広島大	4, 5年	48週	ギャップタームを含む約1年間における集中的な研究体験により，研究マインドを養う．
徳島大	3年	5週	科学的探究
九歯大	2年	20週	①九州歯科大学の研究室で実施されている研究に参加し，実験・調査・論文抄読および演習などを通して研究の意義を理解し，実験・研究の方法，データの解析方法，考察の仕方およびプレゼンテーションなどについて学ぶことができる． ②世界的規模で，歯科学生による研究成果の実践発表（スチューデント・クリニシャン・リサーチ・プログラム，SCRP）が行われているが，このプログラムへの参加も視野に入れて研究を行うことができる． ③最新の生命科学研究の現状を理解し，リサーチマインドを育み，レポートの書き方を学ぶ．
九州大	4, 5年	22週	基礎・臨床の各分野で行われている研究に参加し，リサーチマインドを涵養する．
福歯大	3年	1週	基礎研究室において，研究の基本を体験するとともに，生命科学や医療技術の成果を学び，病因，病態を解明するなどの研究マインドを育成する．
長崎大	3年	30週	リサーチマインドの育成
鹿児島大	2～6年	7.5週	歯学研究の意義について理解する．基本的な実験手技について理解する．

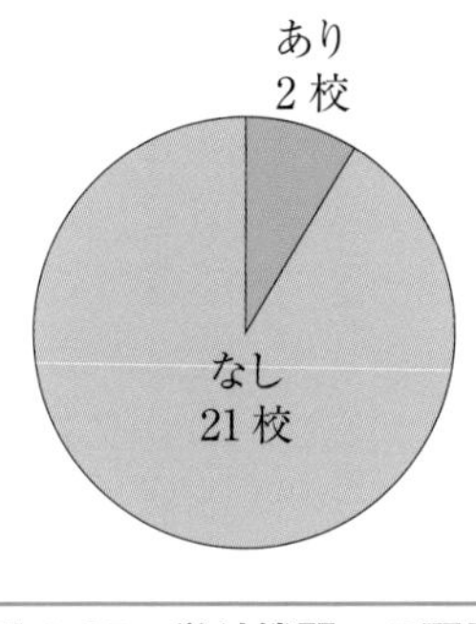

図 4-25　学外機関への配属

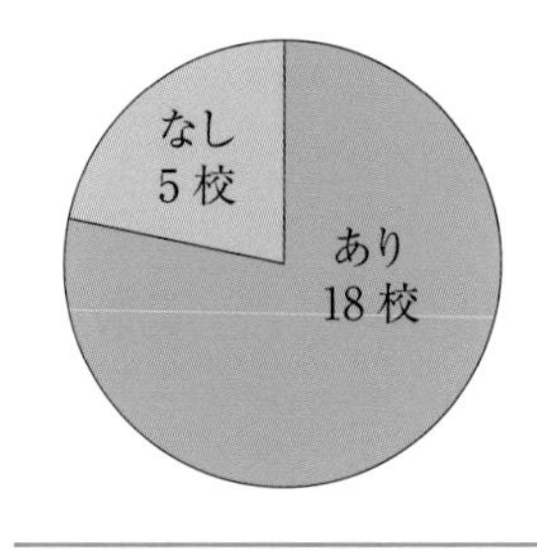

図 4-26　成果発表会の実施

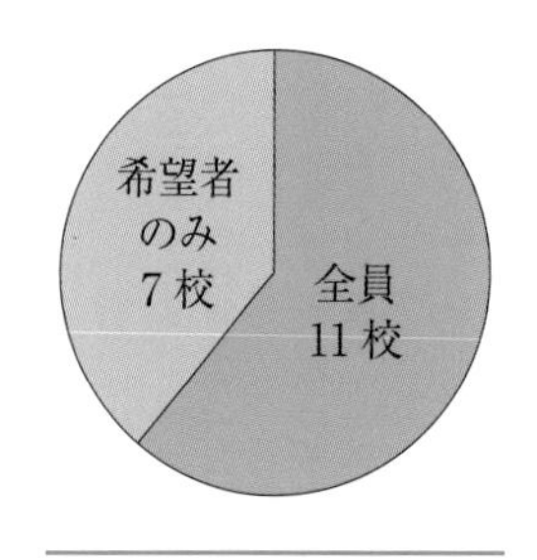

図 4-27　発表会参加者

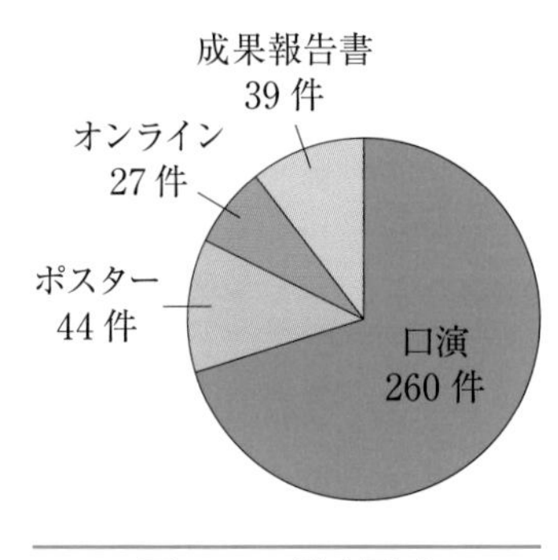

図 4-28　発表形式

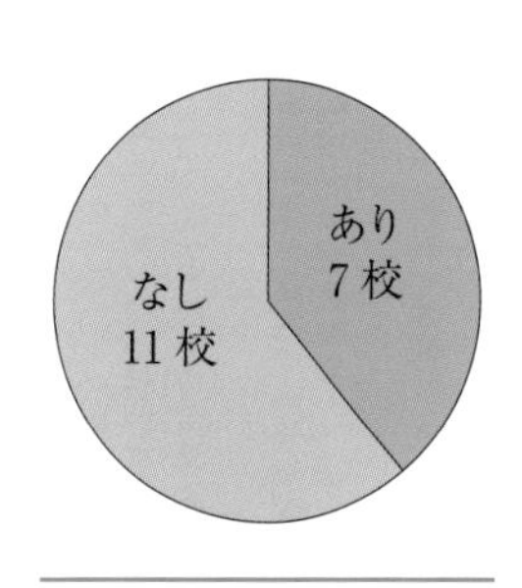

図 4-29　審査による賞

学では，卒後もリサーチマインドを生涯にわたってもち続け，歯科医療を行っていくことの重要性を含んだ教育目標を提示していた．

(3) 実習形式

各大学における実習形式については**表 4-32** に示す．各大学の形式では，学生自身が希望する研究室を選ぶなど共通する内容も多い．また配属先としては，基礎系講座を中心に教養系，臨床系研究室など学内の研究室となっている（**図 4-25**）．しかし東京医科歯科大学，岡山大学のように学外機関への配属も実施している大学もある（**表 4-33**）．

(4) 成果発表

実習を通じて得られた研究成果について，研究成果発表をする大学は 23 校中 18 校であった（**図 4-26**）．発表会参加者は，履修者全員（11 校）が希望者のみ（7 校）より多かった（**図 4-27**）．発表形式としては，口演が 260 件，ポスターが 44 件（3 大学），オンラインプレゼンテーションが 27 件（1 大学），成果報告書の提出が 39 件（1 大学）であった（**図 4-28**）．また研究成果発表を行った 18 校中 7 校が発表内容について審査を行い，賞を与えていた（**図 4-29**）．

(5) 評価対象

各大学における評価対象を**表 4-34** に示す．出席や実習態度などの日常評定，レポート，学内発表など多岐にわたっていた．また実際に行った研究成果に関する評価を行っている大学もあった．

(6) 実施体制

各大学における実習の実施体制を**表 4-35** に示す．教務部委員会が中心となって評価が行われている大学が多い結果であった．そのほか，配属講座や研究担当教員による評価など，その実施体制は多岐にわたっていた．

(7) 実習において評価すべき点・改善すべき点

実習において評価すべき点・改善すべき点について，各大学の回答を**表 4-36** に示す．このアンケート結果から，多くの大学で「学生の研究への関心を高めた」との回答がある一方，関心の低い学生への対応を問題点として挙げる大学もあった．

3）まとめ

歯学部における歯科医学教育の過程で「リサーチマインド教育」を行うにあたり，これまで最も有効な方略とされてきた「学生を希望する研究室に配属し，教員の指導下で実際に研究活動を行う」という点が再認識され，多くの大学において実践されている．その一方で教授する側の教員の負担，モチベーションの低い学生に対する対応など，まだまだ課題が多いことも今回の調査で明らかとなった．実習内容，成果発表，評価など，多くの点で大学ごとの工夫があり，本調査結果を参考に，各大学が新たな取り組みの構築とさらなる教育効果の向上を期待したい．

表 4-32　実習形式

機関名	実習形式
北医療大	年間 54 時間，学生が 4～5 名のグループを作り，希望する研究室で研究テーマを設定し，研究計画を作成して研究に取り組んでいる．研究成果は，学内発表会，学内学会，SCRP，歯科医学関連の専門学会にて発表している．
北海道大	2 年生でリサーチマインドの基礎をアクティブラーニング形式で学び，3 年次で多様性のある科目のなかで研究の重要性を説く，また，プロフェッショナリズム教育やコミュニケーション教育を経て生命倫理や基本的コミュニケーション能力を身につけ，リサーチマインドを熟成させる．5 年次では一部研究実習も実施する．また，希望者は早くから基礎系教室での研究機会を設けている．
岩医大	基礎講座での研究実習を伴う配属学習を実施して，リサーチマインドを涵養する．本演習では，各基礎講座で進行している最先端の研究紹介をした後で配属先アンケート調査を実施し，学生の希望に合った学習内容となるように配慮をして実施している．実習最終日には学会形式の研究発表会を実施して，互いの興味や理解を深めている．また本科目を通じて，大学院歯学研究科への進学に対するモチベーションの昂揚を図る．
東北大	プレ大学院授業として学生を少人数で基礎系分野に配属し，研究実践を体験させる授業．また，研究実習に先立ち，一般財団法人公正研究推進協会（APRIN）による研究倫理プログラムの受講を必修とし，研究倫理の基本を理解させる．5 年次の 9 月から 11 月まで，授業時間約 220 時間を利用し，研究立案から研究実施そして研究発表までを経験させる．この授業を契機に研究への関心を深め，卒業後に大学院進学を志向する学生も多い．
奥羽大	出向した分野・科目においてテーマや目標を考えながら生涯学習を継続できるよう個人または少人数グループ指導体制の形態で行われる．
明海大	問題解決や理解を深めるために実験や観察，解析を行い，グループディスカッションなどを通してその背景にある科学的な考え方や原理，原則を学ぶ．また，調べたことや実験，観察で得られた成果をレポートやパワーポイントなどにまとめ口頭でわかりやすく論理的に説明できるプレゼンテーション能力を養う．
医科歯科大	授業目的の達成のために，研究イントロダクション，統計，バイオセーフティー，動物実験，ポスター作成などに関する基礎講義を受講したのち，約 2 カ月間（夏季休暇含め 3 カ月間），研究室に配属し研究活動を実践し，成果を報告書としてまとめ，研究実習発表会で発表する実習である．配属先については，学内・学外（海外）の選択が可能である． A コース：大学内研究室（医/歯/難治研/生材研他）配属コース，B コース：学外研究機関配属コース．B コースは，基本的には希望者自身で先方との交渉一切を行い，関連する交通費，滞在費，保険料（保険に加入することが義務づけられるため）などは個人で負担． B コース海外派遣については，英語能力に一定のレベルを持っていることが前提条件となる．
日歯大	各研究室の研究テーマ紹介後，希望調査を経てマッチングし，学生 6～7 名の小グループで各研究室に配属する．半年間，毎週の活動日に担当教員指導のもとで研究を遂行し，最終ユニットまでに成果をまとめて全グループで口頭発表を行う．発表後，グループごとに成果報告書を作成して成果をまとめ，各自でも所感をレポートにまとめ評価を受ける．
日大	教養と基礎医学教室の助教以上の教員と数名の学生で，研究計画の立て方，研究の遂行，結果の提示と評価，考察などの基礎研究過程を体験したり，基礎研究では欠かせない書籍や文献検索，それらの要旨をまとめることなどを体験してもらう．その過程で，成果報告書を作成してもらう．
昭和大	本科目は希望者のみの選択科目（基礎系科目）とする．配属講座から与えられたテーマに基づき，講義，実習およびグループ討論を行い，日誌の提出と期間終了時にレポート提出し，評価を行う．
新潟大	本実習の前に行われる別演習において，複数分野の教員から研究分野や研究者としてのライフマネジメントなどの紹介が行われる．それをもとに学生から研究内容の希望を募り，マネジメント教員が各分野への配属を行う．実習は時間の制限はあるが，各分野の裁量のもとに行われる．開講期間の最後に研究成果についてエントリー方式にて発表会を行い，各分野の教員や大学院生向けに公開される．必要に応じて期間後も研究を継続できる．
松歯大	受け入れ教員と話し合って，研究テーマを決定し，研究計画を立案し，それに基づいて自由研究を行う．また，研究成果をまとめて発表する．
朝日大	1 グループあたり 8 名程度を各分野研究室に配属し，与えられたテーマに基づき，研究活動に従事し，得られた成果を冊子にまとめる．また優秀なグループは，岐阜歯科学会において発表の機会を与えている．
大歯大	対象学生は，2 年時の本試験で不合格科目数が 0 科目の学生のみである（約 50～70 名）．学生は，あらかじめ各講座から提出された研究内容を参考に直接各講座を訪問して，学生が希望する講座を決定する．担当教員の指導のもと，1 グループ 1～4 名で，研究計画の立案までの過程を口頭発表することを必須としている（時間に余裕があれば実験を行う）．
大阪大	すべての基礎科目が終了する 3 年次の 11～12 月に，それらの科目の総仕上げとして行われる．すべての学生を歯学部基礎科目を担当する 9 教室に分属させて基礎研究を体験させ，研究内容は学生が自由に選択可能なプログラムを提供する．
岡山大	各研究分野において学生がみずから実験研究に参画する．すなわち研究テーマの選択，研究目的とその意義の確認，実験方法の設定，得られた実験データの分析と考察などを行う．なお本演習は必ずしも研究のオリジナリティや独創的な成果には固執せず，研究のプロセスにおいていかに能力を発揮したかに主眼をおいている．
広島大	歯学科の全講座からの学生による選択配属（1 研究室に少なくとも 1 名の学生は配属する）により，すべての研究室において歯学研究実習を担当する．研究課題は研究室の活動状況に応じて学生主体にテーマを考える．5 年生の第 2 タームには研究や留学体験発表会（ギャップタームを利用した留学を含む）を開催し，成績評価の一助とする．
徳島大	研究室に配属し，研究等を行う．研究成果を学内の研究会（四国歯学会）で発表を行う．
九歯大	2 年次生の研究室配属は必須科目になっている．分野ごとに事前に本授業における研究テーマを提示して，学生の希望を考慮したうえで配属分野ならびに研究テーマを決定している．本授業では各人が研究テーマに沿って研究を行うことと併せて，第一線で活躍されている研究者の話を聴く機会設定するなど，本授業を通してリサーチマインドの涵養を図っている．最終的には研究成果を研究発表会で発表して，優秀な研究内容に対して表彰を行っている．
九州大	4 年次の学生を，基礎，臨床の各分野に 2～4 名配属し，分野の定めた指導教員の指導に従って研究を実施する．すべての学生に研究計画書および研究成果報告書を提出させている．また，研究成果報告書を学務委員会で評価し，SCRP 発表者の選出を行っている．
福歯大	研究室配属により，興味ある口腔医学テーマについて研究するために必要な基本的事項を体験する．
長崎大	基礎および臨床系分野配属とその成果発表
鹿児島大	基礎系コース，臨床系コースそれぞれに所属する各分野に配属され，分野が示す授業計画書（研究計画）を参照しながら研究実践を行う．

表 4-33　学外研修先

医科歯科大	海外協定校
岡山大	国立感染症研究所

表 4-34　実習評価対象

機関名	実習評価対象
北医療大	日常評定，学内外での発表，論文発表
北海道大	グループ討議の参加度・態度，発表およびポートフォリオ
岩医大	日常評定，レポート，学内発表
東北大	分野内発表，レポートなど
奥羽大	日常評定
明海大	日常評定，レポート，学内発表，試験
医科歯科大	配属先教員による評価シート，研究活動報告書の評価
日歯大	配属先研究室での態度評価，学内発表会，レポート評価
日大	日常評定＋成果報告書
昭和大	研究日誌，研究レポート
新潟大	日常評定および学内発表
松歯大	日常評定および学内発表
朝日大	レポート，実習態度
大歯大	口頭発表での目的，方法，構成から評価する.
大阪大	日常評定，学内発表
岡山大	配属先の指導教員により，研究への取り組み状況・姿勢を重視し，評価される.
広島大	日常評定，レポート，学内発表，論文発表など
徳島大	日常評定
九歯大	レポート評価，研究ノート評価，日常評定
九州大	日常評定，レポート（研究計画書，研究成果報告書）
福歯大	レポート，日常評定
長崎大	英語によるプレゼンテーション
鹿児島大	研究活動の取り組む姿勢，実験ノートの内容，研究成果

表 4-35　実習体制

機関名	実習体制
北医療大	学生が希望する教員・研究室を選択し，教員の指導のもとで研究に取り組む.
北海道大	基礎系（3 人）・臨床系（2 人）に分けて教室配属での研究活動を行う.
岩医大	コーディネーターとしての代表教員が中心となり，各基礎講座で進行している最先端の研究紹介をした後で配属先アンケート調査を実施し，学生の希望に合った学習内容となるように配慮をして実施している.
東北大	学部教務委員会が中心となり，学生の配属希望に基づき，担当教務委員が各研究室との連絡調整を行っている.
奥羽大	学生が 21 のアクションプランのなかから興味あるものを選択して定員を超えた場合は科目責任者が調整する.
明海大	科目責任者および事務局が中心となり，各研究室との連絡調整を行い，学生を配属する.
医科歯科大	科目担当教員による運営
日歯大	教務・学生部主導で配属先調整を行い，学生を派遣する．各研究室では事前に担当者登録した教員 2～3 名が指導にあたる.
日大	学生の希望を聞き，教科担当者が各教員との連絡調整を行い，学生を配属する.
昭和大	ユニット担当講座が中心となり，希望学生の講座配属と総括連絡を行う.
新潟大	マネジメント教員が中心となり，各研究室との連絡調整を行い，学生を配属する.
松歯大	研究を希望する学生が，担当教員と話し合って実施する.
朝日大	研究入門部会が中心となって，研究テーマの取りまとめ，学生配属について検討する.
大歯大	教務部委員会
大阪大	教務委員会が中心となり，各教室との連絡調整および学生の配属を決定する.
岡山大	歯学部教務委員会の主導で，各研究室の受け入れ体制と学生からの希望に基づき学生を配属する.
広島大	歯学部長室会議が中心となり，各研究室との連絡調整を行い，学生を配属する.
徳島大	学生の希望をもとに教務委員会で配属先を決定し，各研究室との連絡調整を行う.
九歯大	学務組織のなかに研究室配属部会を組織化して，当部会が中心となり学生の配属の決定，発表会，最終的な成績評価を含めて運営管理を行っている.
九州大	歯学学生係が学生の希望を収集し，学務委員長が各教室と調整したうえで配属先を最終決定する.
福歯大	基礎医歯学部門長が中心となり，各研究室との連絡調整を行い，学生を配属する.
長崎大	教育委員会メンバーによる採点
鹿児島大	教育委員会が中心となり，各研究室との連絡調整を行い，学生を配属する.

表 4-36　実習において評価すべき点・改善すべき点/特記事項

機関名	実習において評価すべき点・改善すべき点
北医療大	日本歯科医学会主催 Student Clinician Research Program にて，過去に優勝，準優勝，入賞を果たしている．日本歯科基礎医学会の学生発表部門でも優秀学生ポスター賞を受賞している．
北海道大	研究の実践により感化された学生において，研究マインドを育成できた．みずからの研究能力について自己評価する機会となった．
岩医大	学生アンケート調査では，配属実習の時間数を多くしてほしいとの要望が複数あることから，カリキュラム編成時にこの点を考慮したく，準備を進めている．
東北大	学生の研究への関心を惹起して，大学院への進学の動機付けになっている．
奥羽大	評価すべき成果としては学内学会，日本歯科医学会専門分科会，ステューデント・クリニシャン・リサーチ・プログラムなどで積極的に学生発表するようになった．改善すべき点は選択するテーマが臨床に偏る傾向にあることから基礎科目もより魅力あるテーマを提供するよう努める必要がある．
医科歯科大	長期にわたる研究室配属により，学生個人個人が，研究のあり方，環境などを経験することができる点は評価できる．また，学外派遣についても，毎年，英国・米国などの欧米への研究配属が継続して実施されている点は，国際的な研究活動を学生時代より経験すること，また，その成果を，学年全体で共有できることは評価できる．
日歯大	修了後に配属先研究室で研究活動を継続する学生もおり，学生の研究志向を高めるのに貢献していると感じている．SCRP での研究発表にいたるケースも多く，上位入賞の実績もある．卒後，配属先研究室の大学院に入学して学位研究を進める学生も増えている．一方，研究分野間での学生の実働負担に幅があり均質な課題提供が難しい点が課題として挙げられる．
日大	授業ではわからない，各講座の研究内容に触れるので，リサーチマインド教育になっている．時間の制約で，仮説を立て，計画を立案し，実験を行い，仮説を証明するところまでいたる課題は少ないので，授業外でも研究ができる学生の時間的余裕が必要．
昭和大	下級学年で歯科医学（特に基礎歯科）の専門性の高い研究に直接触れ，実験方法と実験結果について議論を行うこと，将来，大学院へ進むときの研究意欲と視野が広がる．
新潟大	低学年のうちから研究に興味をもつことで，その後の系統教育における理解が高まっていることが想定されるが，評価は行っていない．改善点として，発表に対するフィードバックが限られた分野の教員となるため，複数分野，特に基礎臨床が連携して行う研究が望まれる．
松歯大	選択科目であるため，希望する学生が少ない．
朝日大	積極的に取り組む学生にとっては，モチベーションの維持，向上が認められるが，学生間の取り組み方に格差が生じないよう指導することが今後の改善点となる．
大歯大	多くの学生のリサーチマインドが育成された．グループ内で積極的に取り組む学生と関心の乏しい学生との差が激しく，その方策を考えること．
大阪大	卒業後に，基礎配属実習にて研究を体験した教室に大学院生として入学し，研究者を目指す学生がいることから，リサーチマインドをもった歯科医師の養成に寄与している点は大きい．しかし，学生によっては実習への取り組み意欲に差があり，十分な学習効果の得られていない場合がある．
岡山大	自由研究演習を契機に研究に興味を持ち，その後研究者への道を選ぶ学生も少なくない．また優れた成果を得た者が学会発表を行い賞を得たり，一流国際専門雑誌の論文著者に名を連ねた事例もある．しかし実施年次として3年次が適切か否かの検証はなされていない．
徳島大	研究期間の終了後に全体での発表会などが必要と考える．
九歯大	研究室配属における研究成果により，世界的規模で歯科学生による研究成果の実践発表の場であるスチューデント・クリニシャン・リサーチ・プログラム（SCRP）に参加し，表彰される学生が出ている．また研究の継続を希望する学生のために3，4年次における選択科目の Student research projects を開講して研究意欲の高い学生をフォローできる体制を構築している．
九州大	一部の学生は，この実習を機に配属された研究室での研究を続け，卒前に学会発表や論文発表を行ったり，その後，大学院へ進学している．
福歯大	学生が意欲を持って取り組んでおり，実習に対する評価が高い．
鹿児島大	一部のモチベーションの高い学生には研究マインドの醸成に効果を上げた．一方でやる気のない学生には単なる時間潰しにしかならない面もある．教員の負担はたいへん大きく，今後の実施方法についてはしばしば議論に挙がっている．

機関名	特記事項
北医療大	自由選択科目「歯科医学研究Ⅰ～Ⅴ」を開講し，学生の研究への取り組みを推奨，促進している．
北海道大	研究マインドを刺激された学生は，大学院での研究を希望する傾向がみられる．
東北大	5年次前期に開講している英文論文の抄読を学ぶ演習授業「歯学基礎演習」と接続して5年次後期に「基礎研究実習」を開講することで，研究情報収集，研究立案から研究実施そして研究発表までを経験できる一貫した「プレ大学院」授業を構築している．
医科歯科大	より長期的な配属を可能とするプログラムを開発している．
日大	審査により賞を与えていることについては，研究者の目線ではなく，一般の方（図書館司書の方など）の目線で評価を行っている．優秀な3～4課題を学内 Web 上，図書館で公開を行っている．
大歯大	2021年度の発表会は，コロナ感染防止の観点から中止としたので，演題数については記載しなかったが，例年10題～20題口頭発表させている．
岡山大	学生の研究意欲を開眼させることがあり，また学生と教員の距離感をなくし親近感の醸成にもつながる．臨床系分野には若干負担が大きい．

第4章　歯科医学教育プログラム（学士課程教育）

9．臨床技能教育

古地　美佳

学士課程教育における歯科医学教育プログラムとしての臨床技能教育（臨床実習の時期に技能向上のために行う基礎実習，登院実習中に行う登院実習の課題を除く）の現況を把握する目的で，29大学に対してアンケート調査を行った．

1）卒業時の臨床技能

卒業時の学生の臨床技能をどう評価するかという問いに対して，「たいへんよい」から「許容範囲である」までの回答の合計は，2017年度と2021年度ともに90％を超えているものの，「たいへんよい」と「おおむねよい」の合計に限ると，その割合は2021年度では減少している（**図4-30**）．一方で臨床実習期間中に臨床技能は向上したかという問いに対して「はい」という回答は2017年度，2021年度ともに96％みられたことから（**図4-31**），程度の差はあるものの，一定の技能の向上は認められたと考えられる．

2）臨床技能教育の実施状況

臨床技能教育を実施している大学数は2017年度に比較して2021年度のほうが多かった．2021年度の実施方法としては，対面とWebの混合で実施したと回答した大学が22校中8校あり，コロナ禍で対面教育が困難な状況のなか，臨床技能教育にもWebを導入する動きがみられた（**表4-37**）．

臨床技能教育を行う際の1回当たりの学生の人数については，その比率は2017年度，2021年度で大きな違いは認められず，4〜10人と31人以上のグループを対象として行われることが多いことが示された（**図4-32**）．臨床技能教育に携わる教員数は大学間で大きく異なっていたが，全体としては2021年度が2017年度と比較してやや減少したことが示された（**図4-33**）．

保存，補綴，口腔外科系の代表的な項目ごとに，臨床技能教育の主な実施方法について回答を得た（**図4-34**）．多くの項目は多数の大学で実施されており，実施方法としては模型実習が多かった．項目によっては模型実習の比率が低く，模型実習での教育が難しい項目についてはその他の方法で工夫して教育していると考えられた．

臨床技能教育における課題として，劣っていると思う教育内容とその対策を2017年度の卒業生の臨床技能がやや不足していると回答した2校に尋ねたところ，**表4-38**に示す内容が挙げられた．

3）臨床技能教育の評価

各大学で実施している臨床技能教育の評価の対象は知識，技能，態度にわたっていた．評価方法もポートフォリオ，ルーブリック，実地試験，観察記録など多岐にわたっていた（**表4-39**）．

4）臨床実習期間終了後の臨床技能教育

臨床実習の期間が終了した後に臨床技能教育を実施しているかという問いに「実施あり」と回答したのは4校で（**図4-35**），その実施時期は臨床実習終了後半年以内が多いが，1年以降に実施している例もみられた（**表4-40**）．対象者としては全員と希望者に実施している大学がみられ（**表4-41**），教育の内容としては技能の訓練と診療に大別された（**表4-42**）．

ふるち　みか
日本大学歯学部総合歯科学分野
キーワード：臨床技能，臨床実習，模型実習，技能の評価

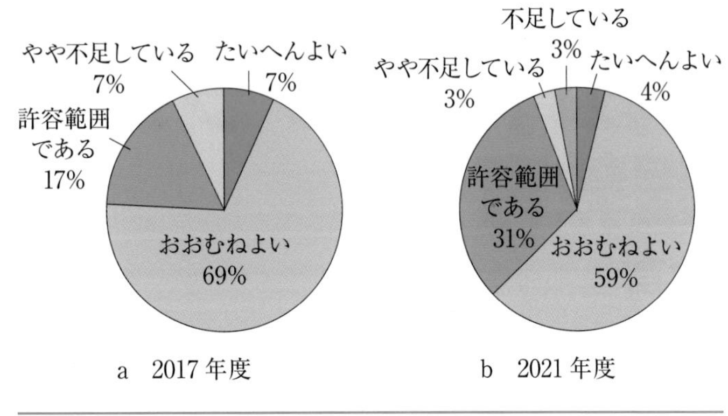

図 4-30　卒業時の臨床技能

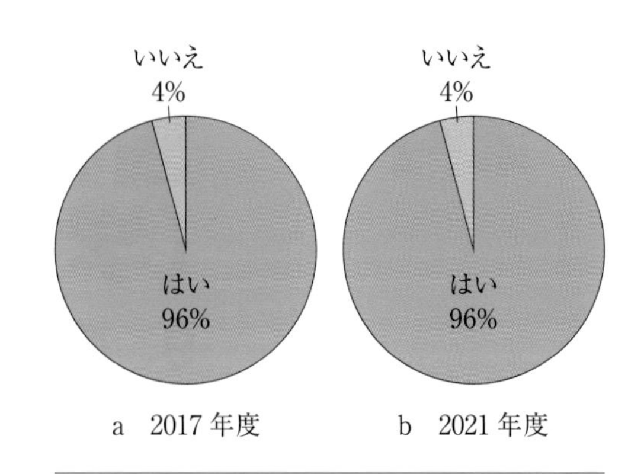

図 4-31　臨床実習期間中の技能向上

表 4-37　臨床技能教育の実施状況

	2017 年度	2021 年度
行っている	21	22
対面のみ		14
対面と Web の混合		8
行っていない	7	6
行うことを検討している	1	1

（校）

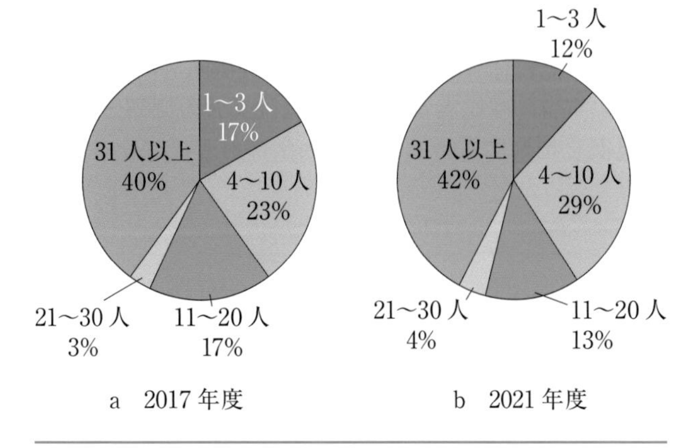

図 4-32　臨床技能教育実施時の学生数（複数回答）

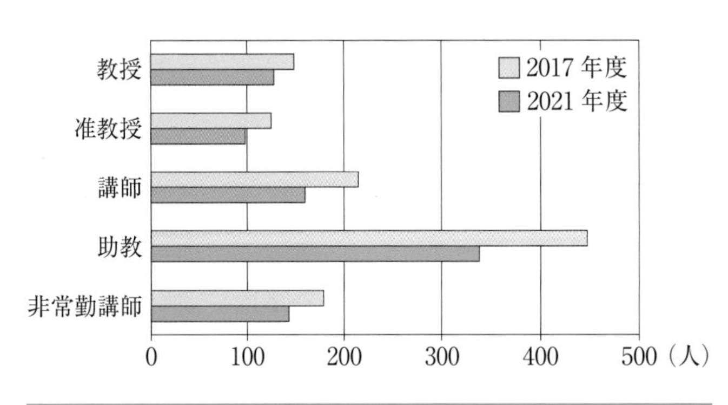

図 4-33　臨床技能教育に携わる教員数

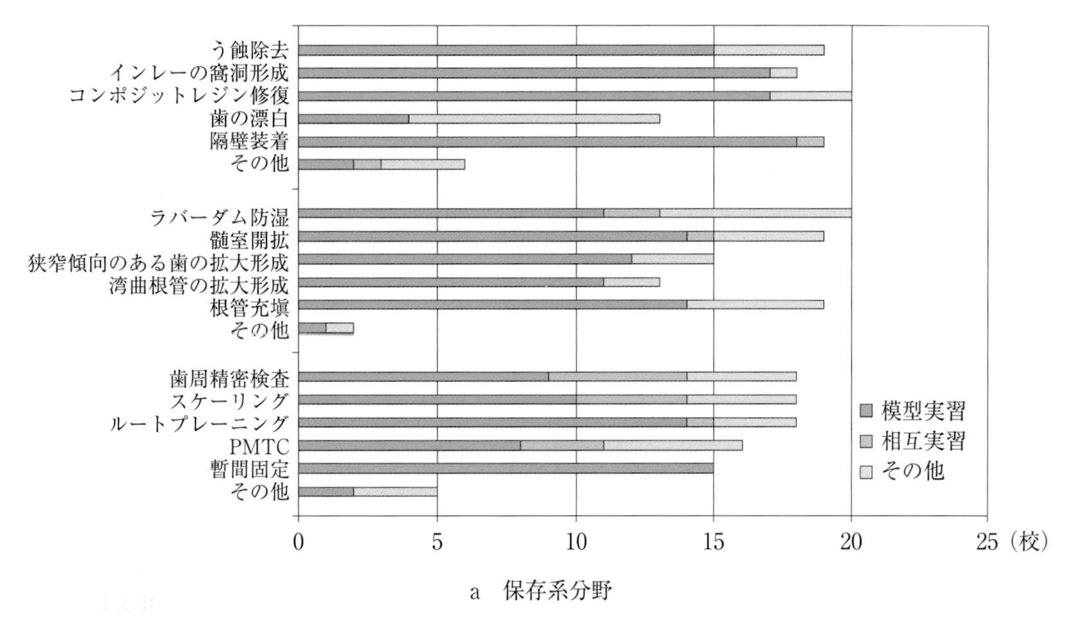

a 保存系分野

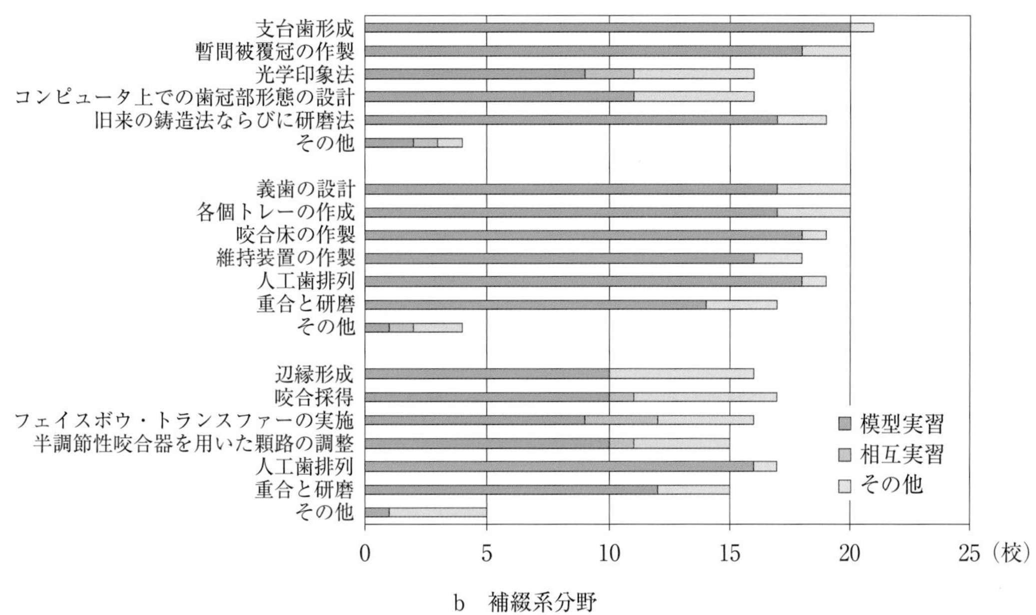

b 補綴系分野

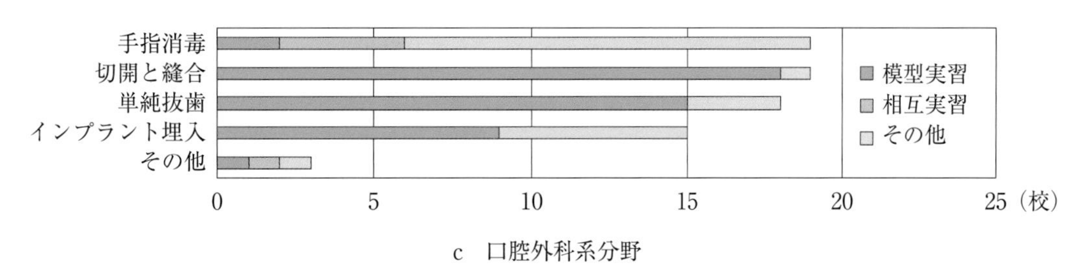

c 口腔外科系分野

図 4-34 臨床技能教育の内容と実施方法

表 4-38　臨床技能教育で劣っている内容とその対策

う蝕除去	本来のう蝕の感触は人工歯では再現できないため，後続の臨床実習にて可能なかぎりう蝕に触れるように指導している． 抜去歯を使用しにくくなっているため十分数の経験ができない．
インレーの窩洞形成	インレー窩洞の応用型（アンレー形態を含む）の指導は卒後に行っている．
その他	天然歯の切削感に近い人工歯の開発が望まれる．
歯内療法学系全般	抜去歯を使用しにくくなっているため十分数の経験ができない．
狭窄傾向のある歯の根管拡大形成	狭窄根管を再現した模型歯がないため，一律な教育，評価ができない． 模型歯の開発が望まれる．
ルートプレーニング	担当患者により実施する歯種が異なるので，難易度が違うため，模型実習で均一的に実技の補塡をする．
光学印象法，コンピュータ上での歯冠部形態の設計	臨床実習の診療室における設備の問題
口腔外科学系全般	実践的な臨床実習と6年時の一定期間を臨床技能教育に当てること． 6年時において，臨床所見ならびに各種画像や病理所見に基づいた口腔外科疾患に対する診断能力の向上を見据えた教育カリキュラムを組み込むこと．

表 4-39　臨床技能教育の評価方法

- 客観試験，論述試験，筆記試験，レポート，口頭試験
- 態度評価（受講態度，遅刻・欠席を含む）
- プロダクトの形成的評価
- 実地試験，観察記録
- ミニマムリクワイアメント・ルーブリック・CLP・CSX・ポートフォリオ
- 電子ポートフォリオ上で自己評価をさせた後に，教員がフィードバックを行って形成的な評価を行っている．
- 各科担当教員による中間評価を行った後，教授審査により最終評価している．

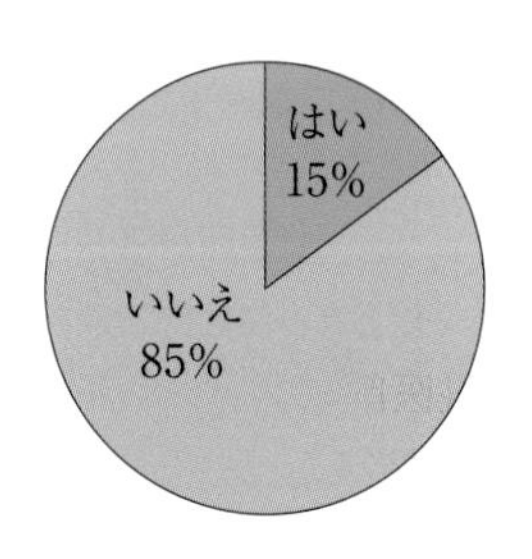

図 4-35　臨床実習期間終了後の技能教育の実施状況

表 4-40　臨床実習期間終了後の技能教育の実施時期

臨床実習終了後半年以内	4
臨床実習終了後半年以降1年以内	1
臨床実習終了後1年以降	1

（複数回答，校）

表 4-41　臨床実習期間終了後の技能教育の対象者

全員	3
希望者	2

（複数回答，校）

表 4-42　臨床実習期間終了後の技能教育の概要

- 病院見学，切削技能に関するシミュレーター教育など
- 実技の反復練習を行っている
- 診療科を学生が選択し，配属された担当教員の指導のもとで診療を行う
- いわゆる配当実習とローテーション実習を組み合わせた形での臨床実習を実施しており，1人の患者を継続して体験することによって，初診から検査，診断，治療計画立案，治療およびメインテナンスの各ステップを体験できるプログラムとしている

第4章　歯科医学教育プログラム（学士課程教育）

10. 歯科における医学教育

白井　肇

1）はじめに

少子高齢化に伴う人口構造の変化，他疾患併存患者の増加，多死社会，口腔の健康格差，増大する国民医療費，新興・再興感染症や自然災害に対するリスクの増大などさまざまな問題に直面し，これまで外来中心に歯科医療を提供してきた歯科医師にも社会から新たな役割が求められている．日本学術会議歯学委員会・歯学教育分科会は歯学の使命の1項目として「社会のニーズへの対応」を挙げている[1)]．

わが国の高齢化は他国に類例をみない早さで進行しており，2021年10月1日現在の総人口に占める65歳以上人口の割合（高齢化率）は世界で最も高く28.9%となっており，今後も40年以上わが国の高齢化率は上昇を続けると推計されている[2)]．

高齢者の増加は慢性の全身疾患をもつ歯科患者を増やし，歯科医療における安全の確保の重要性は日増しに高まっている．医科，薬科などの医療系他分野との連携教育をさらに推進し，患者の全身状態を的確に把握し，全身状態や服用薬剤と歯科医療の相互的かかわりを十分に考慮したうえで，安全・安心な歯科医療を行いうる歯科医師の養成が急務である[1)]．

歯学学士課程教育における，歯科医師の職業教育としての具体的な学習目標や教育については，「歯学教育モデル・コア・カリキュラム」および「歯科医師国家試験出題基準」に規定されている．

令和4年度改訂版（案）の歯学教育モデル・コア・カリキュラムにおいては，旧版（平成28年度改訂版）の学修目標の一つであった「歯科医師として求められる基本的な資質・能力」は，「医療人が具備すべき資質・能力」に改訂されている．その改訂背景として「変化し続ける未来の社会や地域を見据え，多様な場や人をつなぎ活躍できる医療人の養成を目指し，医学・歯学・薬学教育の3領域で統一したキャッチフレーズを採用した」と付記されており[3)]，歯科医師も医療人としての資質・能力が求められている．

歯科における医学教育の内容は，この歯学教育モデル・コア・カリキュラムのなかの「医師と連携するために必要な医学的知識」の項目のなかで，「歯科治療を行う上で問題となる代表的な全身疾患を理解している」「代表的な全身疾患に関する服用薬剤等を理解している」「医科疾患合併症患者の歯科治療時の注意点を理解している」の3項目が学修項目として定められている．なお，学修すべき代表的な全身疾患については別表として示されている[3)]．

また，令和5年版歯科医師国家試験出題基準においては，「必修の基本的事項」ならびに「歯科医学各論における配慮が必要な高齢者・有病者・障害者などに関連した疾患・病態・予防ならびに歯科診療」の項目のなかに「全身に関連する疾患の病態・診断・治療」として項目立てされている[4)]．

従来，医学と歯学はそれぞれ独立して考えられていたが，歯学は，広義の医学の一分野であり，両者は不可分である．高齢化の進行により，高齢者は診療所完結型から，地域で診ていくという考え方が出てきてから，歯科医師には地域包括ケアシステムの一翼を担う医療人としての役割も求められている．このように歯科医師は社会から歯学に限定されず，医療人としての資質・能力を保有することが求められているようになってきている．

これらの観点から歯科における医学教育は，年々その重要性を増すばかりであり，患者の全身状態や服用薬剤を的確に把握し，全身状態や服用薬剤と歯科治療の相互的かかわりを十分に考慮したうえで，安全で安心な歯科治療を行いうる歯科医師の養成が急務である．

しらい　はじめ
岡山大学病院歯科（総合歯科部門）
キーワード：医学教育，全身疾患，歯科

表 4-43　医学教育の総時間数

総時間数	大学数（校）	割合（%）
100 時間以下	5	17
101～200 時間	16	55
201～300 時間	5	17
301 時間以上	3	10
合計	29	

最小値：24 時間，最大値：522 時間，平均値：175 時間

表 4-45　歯科における医学教育を担当する教員

医師の割合	歯科医師の割合	医師・歯科医師以外の割合
81%	12%	7%

表 4-44　実施する学年と平均時間

	1 年次	2 年次	3 年次	4 年次	5 年次	6 年次
実施大学数（校）	2	3	20	19	17	9
実施大学の割合（%）	7	10	69	66	59	31
平均時間数（時間）	31	75	89	93	62	20

2）歯科における医学教育の具体的な内容

歯科医学における医学教育については，多職種連携能力やチーム医療に関する学修項目と重複している．これらの項目に関してはコミュニケーション能力に関するものであり，同章内の別項に譲ることとする．

歯学教育モデル・コア・カリキュラムには，歯科治療を行ううえで問題となる代表的な全身疾患として，下記のような疾患が挙げられている[3]．

間質性肺炎，誤嚥性肺炎，慢性閉塞性肺疾患（COPD），喘息といった呼吸器系疾患，心筋梗塞，狭心症といった虚血性心疾患，不整脈，高血圧症，深部静脈血栓症，肺血栓塞栓症，心不全，感染性心内膜炎，心臓弁膜症，心筋症，先天性心疾患といった循環器系疾患，消化性潰瘍，急性・慢性肝炎，ウイルス性肝炎，肝硬変といった消化器系疾患，貧血，白血病，出血性素因といった血液・造血器・リンパ系の疾患，糖尿病，脂質異常症，甲状腺疾患，骨粗鬆症といった内分泌・代謝系の疾患，後天性免疫不全症候群（AIDS）などの免疫不全，全身性エリトマトーデス（SLE），関節リウマチといった膠原病，アナフィラキシーや金属アレルギー，移植片対宿主病（GVHD），IgA 血管炎（アレルギー性紫斑病）などの免疫・アレルギーの疾患，重症筋無力症，筋ジストロフィー症といった筋・骨系の疾患，皮膚ウイルス感染症といった皮膚系の疾患，慢性腎臓病（CKD），急性腎障害，腎不全といった腎・尿路系の疾患，ウイルス感染症，細菌感染症，真菌感染症といった感染症，認知症，脳血管障害，Parkinson 病，てんかん，脳性麻痺といった神経系疾患，統合失調症，うつ病，パニック障害，PTSD といった精神系疾患，自閉スペクトラム症（ASD），注意欠如・多動症（ADHD），限局性学習症（SLD）といった発達障害，そのほか，アルコール依存症，廃用症候群などである．

これらの疾患の病態と治療法（和漢薬を含む服用薬剤）ならびに歯科治療時の注意事項については，6 年間の一貫教育のなかでいずれかの学年において知識として学修しなければならない．そこで今回のアンケートでは，歯科における医学教育を実施している学年と時間数ならびに授業を担当する教員について調査を行った．その結果，医学教育にかけられている総時間数の平均値は 175 時間であり，最大値は 522 時間，最小値は 24 時間であった（**表 4-43**）．

また，医学教育を実施する学年は，多くの大学では主として，3 年次から 5 年次に行われていた（**表 4-44**）．各大学へのアンケート調査結果をさらに詳細にみると，医学教育が 3，4 年次に集中して行われている大学が 29 校中 10 校．医学教育を 5，6 年次においても行う大学が 29 校中 19 校あった．さらに 6 年次に医学教育が組み込まれている大学が 9 校あり，そのなかでも 5，6 年次に行う時間数が，3，4 年次に行う時間数よりも多い大学が 4 校あった．以上のように，医学教育を実施する学年は各大学によって異なっていた．

医学教育を担当しているのは，医師が 81%，歯科医師が 12%，医師・歯科医師以外の教員が 7% であった（**表 4-45**）．また，歯学部の医学教育を医学部の教員が 100 % 担っている大学が 29 校中 5 校あった．5 校はすべて国立大学であった．

歯学部の医学教育を医学部の教員が 100% 担っている大学においても，がん患者における周術期口腔機能管理や歯周疾患と糖尿病との関係といった口腔疾患と全身疾患の関係については，各専門診療科において歯科医師によって講義が行われている．しかしながら，本アンケート結果には医学教育の時間数としては報告されていないようであった．

3）歯科における医学教育の将来像

高齢化などによる疾病構造の変化に伴い，社会から求められている歯科医師の役割は刻々と変化している．歯科医師も，医療人として，地域包括ケアシステムにおいて医師，薬剤師などと連携することが社会から求められている．したがって，歯科治療を行ううえで問題となる全身疾患を理解しておくことに加えて，代表的な全身疾患に関する服用薬剤を含めた医学的基本知識を学生のうちに身につけておくことが必要となってくる[5]．特に，緩和医療における癌性疼痛と麻薬性鎮痛薬への知識，和漢薬を含む薬物療法の種類と特徴に関する知識，経腸栄養や経静脈栄養といった栄養療法への知識，自律訓練法，行動療法，認知行動療法といった精神療法への知識などが今後さらに求められてくることが予測される．

文献

1) 日本学術会議．報告　大学教育の分野別質保証のための教育課程編成上の参照基準　歯学分野．https://www.scj.go.jp/ja/info/kohyo/pdf/kohyo-23-h170929-8.pdf（最終アクセス：2022年11月1日）
2) 内閣府．令和4年版高齢社会白書．https://www8.cao.go.jp/kourei/whitepaper/w-2022/zenbun/04pdf_index.html（最終アクセス：2022年11月1日）
3) 文部科学省．歯学教育モデル・コア・カリキュラム　令和4年度改訂版（案）．https://public-comment.e-gov.go.jp/servlet/PcmFileDownload?seqNo=0000238725（最終アクセス：2022年11月1日）
4) 厚生労働省．歯科医師国家試験出題基準　令和5年版．https://www.mhlw.go.jp/content/10803000/000920679.pdf（最終アクセス：2022年11月1日）
5) 日本学術会議．報告　歯学分野の展望．https://www.scj.go.jp/ja/info/kohyo/pdf/kohyo-21-h-2-8.pdf（最終アクセス：2022年11月1日）

第4章　歯科医学教育プログラム（学士課程教育）

11．多職種連携教育

片岡　竜太

1）多職種連携とは何か

世界的に保健，医療，福祉，介護の現場で保健医療・地域包括ケアの専門職が不足しているなかで，英国で起こったブリストル王立小児病院事件，ヴィクトリア・クリンビエ虐待死事件など患者安全の検討を通じて専門職種間の連携が不可欠であることが認識されはじめた．英国政府は9つある専門機関を包括するCHRE（Council for Healthcare Regulatory Excellence）を設立し，多職種連携を推進した[1]．

世界保健機関（WHO）は，保健医療における多職種連携について，「異なった職業的背景を持った複数の人々が患者やその家族，サービス提供者や地域と一緒になってそれぞれの枠組みを超えて最高のサービスを包括的に提供するところに存在するものである」と述べ，世界的に多職種連携を推奨している[2]．

2）多職種連携教育の定義

多職種連携教育（Interprofessional Education：IPE）は「2種類または2種類以上の職種が，連携とケアの質を改善するために，ともに学び，相互の職種から学び，相互の職種について学ぶこと」と英国専門職連携教育推進センター（Centre for the Advancement of Interprofessional Education：CAIPE）によって定義されている[3]．

一方，多職種連携学修（Interprofessional Learning：IPL）とは「2つかそれ以上の専門職のメンバー（あるいは学生）が，職場あるいは学修環境において，専門職連携の成果でもあるいは自発的に起こるものでも，相互交流することからの学修」とされている[4]．この教育は「専門性と専門性の間の関係性を考える学際性教育」とも呼び，養成すべき専門職の態度目標として以下の4項目が挙げられている[5]．

1）「誰のためのチーム」なのかについてきちんと合意がなされている．

2）他の専門性を理解することで自分の専門性を客観視することができる．

3）チーム全体の目標と動きの中で自分の役割と専門性を位置づけることができる．

4）他の専門職に対してリスペクト（尊敬）の視点を持つことができる．

したがって，多職種連携教育は「卒前」と「卒後」に継続的に行われるが，「卒前」の場合，「相互交流を中心とする学際性教育」であるIPLと「協働とケアの質を改善」するためのIPEがある．これらは学修目的に応じて使い分ける．

3）歯学部および臨床研修における多職種連携教育

多職種連携・チーム医療に関しては，歯学教育モデル・コア・カリキュラム（平成22年度改訂版）から基本事項に組み込まれ，平成28年度改訂版[6]では，さらに超高齢社会への対応として多職種連携・多職種協働やチーム医療を具体的にイメージできるカリキュラムが求められている．

今後，地域医療において歯科医師は訪問歯科診療に関する基本的知識と技術を有するとともに，医師，看護師をはじめとした保健，医療，福祉，介護専門職と協働した地域包括ケアの一員として歯科保健医療を実践できることが求められる[7]．

令和4年度改訂に向けて，社会ニーズを踏まえた学修目標「超高齢社会に向けた対応」において強化すべき項

かたおか　りゅうた
昭和大学統括教育推進室歯学部歯学教育学講座
キーワード：多職種連携，全国調査，歯学部

目として，「多職種協働」が抽出された．この多職種協働のなかで，口腔機能の専門家として高齢者医療における役割を理解するための学修目標の見直しがなされている．また，超高齢社会においてチーム医療・多職種協働の重要性が強調され，医歯薬で同じ方向を目指すために医学教育・歯学教育・薬学教育のモデル・コア・カリキュラムの一部共有化が進められている[8]．

そこで，歯学部における保健，医療，福祉，介護などの分野と連携した多職種連携教育の実態を把握し，情報を共有し，各大学の多職種連携教育の推進や改善・充実に役立てる目的で，2017年3月に全国29歯科大学，歯学部を対象にアンケート調査を実施し，その結果と取組事例の紹介を行った[9]．今回は2022年4月の調査結果について，以下にまとめる．

4）2022年4月の調査結果

(1) 実施形態について

29校中26校（89.7%）で多職種連携教育が実施されており，2校（6.9%）で実施予定であった．必修で「臨床実習」「実習（シミュレーター）」「演習（PBLなど）」を実施している大学は22校（75.9%）であった．このうち，多職種連携教育を歯科関連学科のみと行っているのは7校（31.8%），歯科以外（医学，薬学，看護学など）と行っているのは15校（68.2%）（**表4-46**），医学を含んでいるのは11校（50.0%）であった．

多職種連携教育を低学年（1〜3年）と臨床実習（4〜6年）の両方で実施しているのは10校（45.5%）で，臨床実習のみで実施が9校（40.9%），低学年のみで実施が3校（13.6%）であった（**表4-47**）．

「実習（シミュレーター）」「演習（PBLなど）」のみを行っているのは5校（22.7%），また，2017年以降に多職種連携教育を導入したのは9校（40.9%）で，近年導入が進んでいることがわかる．

(2) 臨床実習実施施設について

必修で臨床実習を実施している施設は，大学附属病院が18校と最も多く，施設・居住系サービス11校，訪問診療10校などが多かった（**表4-48**）．

(3) 臨床実習に参加している資格保持者

臨床実習に参加している資格保持者は，歯科衛生士，歯科技工士が21校と最も多く，看護師や大学教員以外の医師・歯科医師も50%前後みられた（**表4-49**）．

(4) 具体的な目標について

具体的な目標として，要介護高齢者施設における歯科医師の職務遂行と誤嚥性肺炎などの感染症予防を目的とした口腔ケアの遂行が19校，病院病棟における周術期

表4-46　連携教育を行う学生の学部（学科）

	歯科関連学科のみ	歯科以外（医学，薬学，看護学など）を含む
大学数（校）	7	15
割合	31.8%	68.2%

表4-47　学部教育における多職種連携教育の実施学年

	低学年(1〜3年)と臨床実習（4〜6年)両方で実施	臨床実習(4〜6年)のみ	低学年(1〜3年)のみ
大学数（校）	10	9	3
割合	45.5%	40.9%	13.6%

表4-48　臨床実習実施施設（複数回答可）

臨床実習を実施した大学：19校中での割合

実施施設	
大学附属病院	18(94.7%)
施設・居住系サービス*	11(57.9%)
訪問診療	10(52.6%)
在宅系サービス**	5(26.3%)
回復期・慢性期病院	2(10.5%)
サービス付き高齢者向け住宅	1 (5.3%)
地域包括支援センター	1 (5.3%)
NPO，老人クラブ，自治会，ボランティア団体	0 (0.0%)
その他	4(21.1%)

＊施設・居住系サービス：介護老人福祉施設，介護老人保健施設，認知症対応型共同生活介護，特定施設入居者生活介護など

＊＊在宅系サービス：訪問介護，訪問看護，通所介護，老人短期入所生活介護など

表4-49　臨床実習の参加資格保持者（複数回答可）

資格保持者	
歯科衛生士，歯科技工士	21(80.8%)
看護師，保健師，助産師，准看護師	13(50.0%)
大学教員以外の医師・歯科医師	12(46.2%)
管理栄養士，栄養士	10(38.5%)
薬剤師	9(34.6%)
理学療法士，作業療法士，言語聴覚士，視能訓練士	9(34.6%)
社会福祉士，介護福祉士，精神保健福祉士	6(23.1%)
診療放射線技師，臨床検査（衛生）技師	5(19.2%)
その他	2 (7.7%)

(n＝26)

表4-50　多職種連携教育の具体的な目標（複数回答可）

具体的な目標	
要介護高齢者施設における歯科医師の職務（咀嚼と栄養状態の維持改善，感染予防）遂行	19(73.1%)
誤嚥性肺炎などの感染症予防を目的とした口腔ケアの遂行	19(73.1%)
病院病棟における周術期口腔管理	14(53.8%)
NSTにおける歯科医師の職務遂行	9(34.6%)

(n＝26)

口腔管理が半数以上にみられた（**表 4-50**）.

(5) 実施に関する問題点

実施に関する問題点として，「他学部とのスケジュール調整が難しく，連携先の確保が難しい」「実習内容の均質化が難しい」「時間と場所および教員の確保が困難」などの意見が挙げられた.

文献

1) Low H. Impact of policy and practice on the development of Interprofessional education in the UK. 保健医療福祉連携 2009；1：56-7.
2) WHO. Framework for Action on Interprofessional Education & Collaborative Practice. 2010.
3) The Centre for the Advancement of Interprofessional Education（CAIPE）. What is CAIPE?（CAIPE defining Inter-professional Education）. https://www.caipe.org/about-us（最終アクセス日：2022 年 8 月 12 日）
4) Barr H ed. Glossary Effective Interprofessional Education Development, Delivery & Evaluation Series. Blackwell Publishing；2005. 高橋榮明監修. 役に立つ専門職連携教育―開発・提供・評価―. 新潟：新潟医療福祉大学；2011.
5) 大嶋伸雄編著. ラーニングシリーズ IP（インタープロフェッショナル）保健・医療・福祉専門職の連携教育・実践 ③はじめての IP 連携をまなびはじめる人のための IP 入門. 東京：協同医書；2018. 2-8 頁.
6) 文部科学省. 歯学教育モデル・コア・カリキュラム（平成 28 年度改訂版）. https://www.mext.go.jp/component/b_menu/shingi/toushin/__icsFiles/afieldfile/2017/12/26/1383961_02_3.pdf（最終アクセス日：2022 年 11 月 1 日）
7) 日本学術会議. 報告 大学教育の分野別質保証のための教育課程編成上の参照基準 歯学分野. https://www.scj.go.jp/ja/info/kohyo/pdf/kohyo-23-h170929-8.pdf（最終アクセス日：2022 年 11 月 1 日）
8) 日本歯科医学教育学会. 令和 3 年度 大学における医療人養成の在り方に関する調査研究委託事業. 歯学教育モデル・コア・カリキュラムの次期改訂に向けた調査・研究 報告書. https://www.mext.go.jp/content/20220422-mxt_igaku-000015481_00007.pdf（最終アクセス日：2022 年 11 月 1 日）
9) 片岡竜太，角 忠輝，澤瀨 隆，窪木拓男，工藤義之，他. 特集：歯学部における多職種連携教育の現状と取組事例の紹介. 日歯教誌 2019；35：11-34.

第4章　歯科医学教育プログラム（学士課程教育）

12. 災害時歯科医療教育

槻木　恵一

1）はじめに

日本では，地震災害や気象災害などが頻発したことから，近年災害時の医療のなかで歯科の役割の重要性は認識されてきた[1]．歴史的には，災害時の歯科の役割が注目されたのは，日航機墜落事故での身元確認での貢献からである．その後，阪神淡路大震災でも身元確認作業で歯科医師は活躍したが，この災害から身元確認以外での歯科の必要性も認識し始められる．特に災害関連死の予防に口腔ケアの重要性が示され，現在では，災害時のステージに応じて歯科的なニーズに応えられるように体制の整備が進んでいる．

そのような状況のなかで，歯科医師国家試験出題基準や歯学教育モデル・コア・カリキュラムにも，災害時の歯科についての記載が登場しており，この教育をどのように進めるべきかが課題となっている．

本項では，災害時の歯科医療教育状況を紹介するとともに課題を抽出した．なお，ここでは災害時の歯科法医学以外の教育について述べる．

2）アンケート結果の概要

「貴大学（附属病院を含む）では，災害時歯科医療教育を担当する講座，診療科等は設置されていますか」の質問に対して，19校が設置，10校が設置を行っていないと回答している．この19校でも災害を主に扱う独立した分野を設置しているのは私立1校であり，その他は，主に歯科法医学系の分野を設置している歯学部が，災害時の歯科医療の教育も担当し具体的な講義を行っている．

さらに，設置を行っていない10校のうち今後災害時の歯科医療教育を担当する講座や診療科を設置する予定がある歯学部は1校もなかった．その原因としては教員の確保の困難性を挙げていた．また，国立系1校で「災害口腔医学」を科目横断的に2022年度より開講しているようで興味深い取り組みである．しかし，その他の9校での災害時歯科医療教育の具体的な展開については記載がなかった．

3）アンケートからみた具体的な教育内容

講義内容としては，災害時の歯科医療の必要性や役割，口腔ケア，災害時の医療体制を主な教育項目として例示されている．しかし，歯科法医学に関連する項目のみを挙げている歯学部もあることから，災害時の歯科医療教育の実施状況はさらに詳細な調査が必要である．

4）課題

(1) 歯学部のどの部署が災害時の歯科医療教育を担うか

医学教育や看護教育では，専門学会や教科書などの整備がされているが，残念ながら災害時の歯科医療は，学問として確立されたものではなく，歯学では未整備な点が多いことからも，災害時歯科医療に特化した分野の設置が1校にとどまっている．そのため現状では，災害時歯科医療教育は，主に歯科法医学系の分野教員が担っていることがうかがえる．また，人員の配置が困難な歯学部も多く，災害時歯科医療教育を担う独立した分野の設置は増えない可能性が高い．

一方，災害時の歯科医療の実施は，平時の歯科医療の延長線上にあることから，通常の歯学部で教育されたことを災害時に適時応用することで基本的には対応可能である．すなわち新たな人員確保が困難でも，既存の教員

つきのき　けいいち
神奈川歯科大学病理・組織形態学講座分子口腔組織学分野・環境病理学分野
キーワード：災害歯科医学，災害歯科医療教育，卒前教育

に協力を求め，分野横断的に災害歯科についての科目を設置すれば，具体的な教育を展開できると考えられる．

(2) 災害時歯科医療教育で何を教えるか

教育内容については，令和5年版歯科医師国家試験出題基準と歯学教育モデル・コア・カリキュラム令和4年度改訂版（案）を基本に据えることはいうまでもなく，基本となる重要な項目が含まれている（**表4-51, 4-52**）．特に，災害時に歯科医療の必要性の理解は重要である．その理解があれば，災害時に歯科医師として災害医療に参加しやすいはずである．

さらに，災害時の歯科医療で，非常に重要なのは，コミュニケーション能力や医科歯科連携への理解，チーム医療での対応がある．これらは主に歯科医師会を中心とした研修会で教育が行われているが，歯科医師会と連携しながら歯学部でも卒後教育の検討が必要であろう．

5) まとめ

災害はいつ来るともわからない事象ではあるが，いつ来るかわからないからこそ，継続して意識付けが必要であり，災害教育を歯学部が担うことは，将来を見据えた社会貢献といえる．日本歯科医学教育学会でも継続して災害時歯科医療教育の充実に取り組んでいただくことを期待したい．

表4-51　令和5年版歯科医師国家試験出題基準での災害関連の項目

総論Ⅰ	保健・医療と健康増進
大項目	1　健康の保持・増進と社会保障
中項目	オ　地域の保健・医療
小項目	h　救急・災害時等の歯科保健医療

表4-52　歯学教育モデル・コア・カリキュラム令和4年度改訂版（案）での災害関連の項目

第1章	歯科医師として求められる基本的な資質・能力
SO	社会における医療の役割の理解（Medicine in Society）
SO-06	災害時における歯科医師の役割を理解している．
第2章	学習目標
C	社会と歯学
C-4-3	保健・医療・福祉・介護の制度
C-4-3-7	地域における災害医療，在宅医療及びへき地医療の体制を理解している．
C-4-3-8	災害時の歯科医療の必要性を理解している．

文献

1) 槻木恵一，中久木康一．災害歯科医学．東京：医歯薬出版；2018.

第4章 歯科医学教育プログラム（学士課程教育）

13. 法歯学教育

櫻田 宏一

1）これまでの経緯

わが国における歯科法医学の登場は1890年代に遡るが，法医学が歯学教育において必修ではなかったこともあり，大学に専門の講座が設置されることはなかった．しかし，個人識別（身元確認）における歯科所見の重要性が徐々に認識されるようになり，1964年4月に東京歯科大学に初めて歯科法医学研究室（現 法歯学・法人類学講座）が設置され，その後少しずつ関連講座が大学に増設されるようになった．そして，歯科医学教授要綱2007年改訂版の社会系歯科医学領域のなかに歯科法医学分野が新たに設置され，2014年の歯科医師国家試験出題基準では「歯科法医学」として関連問題が初めて出題された．さらに，歯学教育モデル・コア・カリキュラム平成28年度改訂版には歯学教育の場における歯科法医学の必要性が明記された．

一方，死因または身元が明らかでないご遺体についての法整備として，2012年9月に「死因究明等の推進に関する法律（2年間の時限立法）」，2013年4月には「警察等が取り扱う死体の死因又は身元の調査等に関する法律」とした死因究明二法が施行された．これら法律の特記すべき点は，歯科医師の役割が初めて明記されたことである．さらに，2020年4月に死因究明等推進基本法が施行され，その基本的施策のなかには，「死因究明等に関する専門的教育を有する人材を確保することができるように，医師，歯科医師等の養成課程における死因究明等に関する教育の充実（第10条）」や「大学等における死因究明等に関する教育研究施設の整備及び充実（第11条）」など，大学における歯科法医学教育の推進が不可欠であることが明らかとなった．

2）大学における歯科法医学教育の現状

歯科大学・歯学部29大学に対して歯科法医学教育に関するアンケート調査（10項目）が実施された．最初の質問である「貴大学に法歯学教育を担当する講座等は設置されているか」に対して，16大学が「はい」と回答し，続く質問項目に対する回答の一部を**表4-53**に示した．設置時期をみると法整備が伴った2013年以降増大している．選任教員の数は半数の8大学で1名であった．業務内容の中心は講義であるが，9大学でデンタルチャート作成実習などが行われていた．最初の質問で，「いいえ」と回答した13大学では，ほかの講座等の専任教員あるいは非常勤講師による教育が実施されていたが，「今後設置する予定はあるか」との質問に対して，「はい」と回答した大学は1校であり，「いいえ」と回答した理由のなかには，「現状，他分野の教員で対応できる」「教員の確保が困難」「講座を設置する余裕がない」などの記載がみられた．

本調査により，歯科法医学教育に対する各大学の取り組み状況の概略が明らかとなった．歯科法医学の社会的役割を考えたときに，大学に求められる歯科法医学教育のあり方には今後も注視していく必要があり，まずは現状の報告にとどめたい．

さくらだ こういち
東京医科歯科大学大学院医歯学総合研究科法歯学分野
キーワード：死因究明，歯科法医学，身元確認

表 4-53　歯科法医学教育を担当する講座等が設置されている大学と現状

大学名	講座等の名称	設置年度	専任教員数	卒前教育業務	時間数
岩医大	法歯学・災害口腔医学分野	2017	1	講義・実習	4 年次：22
東北大	歯科法医情報学分野	2013	2	講義・実習	4 年次：8，5 年次：30
明海大	歯科法医学分野	2013	3	講義・実習	1 年次：2，5 年次：14
医科歯科大	法歯学分野	2000	3	講義・実習	1 年次：2，3 年次：16，6 年次：2
東歯大	法歯学・法人類学講座	1964	3	講義・実習	4 年次：26
日歯大	歯科法医学講座	1998	1	講義・実習	2 年次：29，5 年次：2，6 年次：10
日大	法医学講座	1964	3	講義・実習	5 年次：2，6 年次：52
鶴見大	法医歯学研究室	2004	1	講義・実習	3 年次：30，4 年次：2，5 年次：2，6 年次：4
神歯大	歯科法医学分野	1968	3	講義・実習	1 年次：8，4 年次：30
朝日大	歯科法医学教室	2013	1	講義	4 年次：30
愛院大	口腔病理学・歯科法医学講座	2021	5	講義	1 年次：2，3 年次：4，4 年次：4，5 年次：4，6 年次：6
大歯大	歯科法医学室	2013	1	講義	1 年次：2，3 年次：22，5 年次：8，6 年次：18
岡山大	応用情報歯学	2017	1	講義	4 年次：21
広島大	死因究明教育研究センター法歯学部門	2017	1	講義	3 年次：6，4 年次：16
長崎大	歯科法医学分野	2015	1	講義・実習	3 年次：10，5 年次：4，6 年次：4
鹿児島大	解剖法歯学分野	2016	1	講義	3 年次：16

第4章　歯科医学教育プログラム（学士課程教育）

14．コロナ禍における学士教育

佐藤　聡

2020年のはじめに国内で感染者が報告されて以来，新型コロナウイルスの感染拡大は，各教育現場において教育の形態を大きく変化させた．多くの教育機関では，感染リスクを低減させる目的で，これまでの対面の講義・演習・実習から情報通信技術（Information and Communication Technology：ICT）を活用した遠隔の講義・演習・実習へその一部を，または全体を移行させ対応した．ICTを活用したWeb授業は，知識の伝達において対面授業と同等，もしくは効果的との報告もみられたが，歯科医学教育において必要な技能，または態度に関する実習では，対面と比較して同等以上の効果を得るのは困難と考えられた．

コロナ禍における歯科医学教育の方略では，基礎歯科医学教育と臨床歯科医学教育ともに講義・演習については，対面にWeb授業を取り入れたハイブリッド方式，または遠隔のみで対応したのに対して，実習では，学生数の制限，感染対策下での実施，さらに録画ビデオの応用などで対応した教育機関が多く，ICTの応用はほぼみられなかった．

コロナ禍における学士教育の感染対策では，基礎歯科医学教育と臨床歯科医学教育ともにすべての大学でマスクの着用を義務づけ，さらにほとんどの大学で座席指定としていた．

また，基礎歯科医学教育と臨床歯科医学教育の実習では，マスク着用の義務に加えてアクリル板の設置，換気の徹底などの対応が取られていた．さらに臨床歯科医学教育のなかでも特に医療面接に関連した実習では，アクリル板の設置に加えて，防護ガウン，フェイスシールド，キャップ，アイシールド，エプロンの装着など，より高度の感染対策下で実施されていた．

コロナ禍における基礎歯科医学教育と臨床歯科医学教育を通じた学士教育では，おおむね同じ場面でICTが利用されていた．一方，歯科医学教育において必要な技能，または態度に関する実習では，感染対策の徹底により対面形式で行う大学がほとんどであった．基礎歯科医学教育と臨床歯科医学教育のそれぞれの詳細については，各項を参照されたい．

さとう　そう
日本歯科大学新潟生命歯学部歯周病学講座
キーワード：コロナ禍，歯科医学教育，学士教育

第5章 共用試験

1. CBTとその現況

斎藤　隆史

共用試験は，歯学教育モデル・コア・カリキュラムの学修成果を確認するための全国統一試験であり，臨床実習開始前の共用試験は，臨床実習で，指導医のもとで許された範囲の医療行為を行うことを許可してよいかどうかを判定する試験である[1]．2002年に第1回トライアルを開始し，4回のトライアルを経て，2005年12月より第1回正式実施が開始された．トライアルから正式実施第12回試験（2017年度試験）までの状況については,「歯科医学教育白書2008年版，2011年版，2014年版，2017年版」に報告されている[2-5]．

共用試験CBTは，臨床実習前に修得しておくべき基本的知識の習得度を総合的にコンピュータを用いて確認する試験である．CBTの出題範囲は，歯学教育モデル・コア・カリキュラムに準拠しているが，ここでは，2017年12月から行われた第13回試験（2018年度試験）以降の実施状況と，29歯科大学・歯学部からのアンケート調査の回答から得られた結果に基づき共用試験CBTの歯学教育に対する影響について報告する．

1）歯学系CBTの実施状況

(1) 歯学系CBT試験ブロックの構成

全6ブロック，各ブロック1時間，合計6時間の試験で，各ブロック間は10分以上の休憩時間が設定される．ブロック1～4は，五選択肢択一問題（タイプA）がそれぞれ60設問，ブロック5は，多選択肢順次解答2連問（タイプL）および順次解答2連問（タイプW）がそれぞれ10セット20設問，計40設問，ブロック6は，順次解答4連問（タイプQ）が10セット40設問，合計320設問が出題される．そのうち，採点対象のプール問題と採点対象外の試行問題はそれぞれ7：3あるいは8：2の割合で出題される．

(2) 基本統計量の推移

第13～16回の4年間の基本統計量を**表5-1**に示す．受験者数は，2,424～2,577名とほぼ一定である．最高点，平均点，中央値（IRT標準スコア）は上昇傾向である．標準偏差については，93～99とほぼ一定である．歯学教育モデル・コア・カリキュラム平成22年度改訂版に準拠した出題がなされたが，第17回（2022年度）試験からは平成28年度改訂版に準拠した出題がなされていることから，今後，結果の推移を分析する必要がある．

(3) 歯学教育モデル・コア・カリキュラム（平成22年度改訂版）大項目別・問題形式別成績の推移

モデル・コア・カリキュラム大項目別・問題形式別成績の推移を**表5-2**に示す．いずれの項目・問題形式もIRT標準スコア506以上を示し，テスト得点（素点）でも73点以上となっている（素点の詳細データは示さない）．さらに第13～16回試験において，項目間，問題形式間で同様の成績の傾向を示しており，いずれの項目・問題形式も成績が上昇傾向にある．第16回（2021年度）試験では，項目別では，コアカリB，C，Eが542～557と高値を示し，コアカリA，Dは518と低値を示している．問題形式別では，五選択肢択一（タイプA）問題が560とほかの形式に比べ高値を示している．

(4) 再試験受験率

再試験受験率は，第13回（2018年度）24.0％，第14回（2019年度）20.7％，第15回（2020年度）23.6％，第16回（2021年度）23.1％と高値を示しており，第16回（2021年度）試験におけるIRT標準スコアの累積相対度数分布（**図5-1**）から，全国で平均480～490を合格基準に設定していることが推測された．再試験受験者数の増加は，各大学が診療参加型臨床実習を推進するうえで，その重要性を考慮して合格基準を上げていることが要因であると考えられる．

さいとう　たかし
医療系大学間共用試験実施評価機構歯学系CBT実施管理委員会
北海道医療大学歯学部う蝕制御治療学分野
キーワード：共用試験，CBT，評価

表 5-1　歯学系 CBT（IRT 標準スコア）[6-9]

	第 13 回（2018 年度）	第 14 回（2019 年度）	第 15 回（2020 年度）	第 16 回（2021 年度）
受験者数	2,494	2,577	2,424	2,455
最高点	870	891	887	904
最低点	253	231	235	236
平均点	539	554	554	558
標準偏差	93	94	93	99
中央値	534	550	551	555

医療系大学間共用試験実施評価機構発表資料改変

表 5-2　歯学教育モデル・コア・カリキュラム（平成 22 年度改訂版）大項目別・問題形式別成績の推移（IRT 標準スコア）[6-9]

	第 13 回（2018 年度）	第 14 回（2019 年度）	第 15 回（2020 年度）	第 16 回（2021 年度）
A	515	520	517	518
B	529	538	536	542
C	533	552	554	557
D	506	513	518	518
E	536	545	548	548
五選択肢択一（タイプ A）	541	556	557	560
多選択肢 2 連問（タイプ L）	515	521	522	522
順次解答 2 連問（タイプ W）	515	523	523	526
順次解答 4 連問（タイプ Q）	519	526	523	526

医療系大学間共用試験実施評価機構発表資料改変

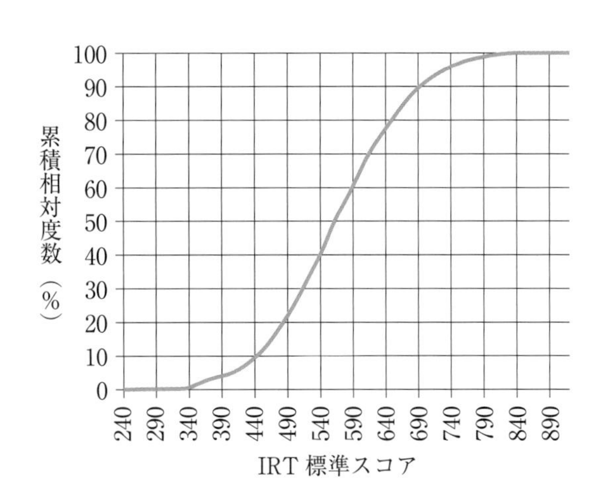

図 5-1　IRT 標準スコアの累積相対度数分布（2021 年度歯学系 CBT）[9]
（医療系大学間共用試験実施評価機構発表資料改変）

2）CBT と歯学教育

アンケート調査では，共用試験に合わせたカリキュラム改訂について，共用試験 CBT の合格基準，大学独自の客観試験の実施について，共用試験 CBT が歯学教育に及ぼした影響について回答を得たので報告する．

①歯学教育モデル・コア・カリキュラム平成 28 年度改訂版に準拠した共用試験の実施に合わせてカリキュラムを改訂した大学は 29 大学中 24 大学で，前回（2017 年）の報告（27 大学）より減少していた．しかし，5 大学のなかには「改訂済みであった」「従来のカリキュラムで対応可能であった」など，歯学教育モデル・コア・カリキュラム改訂に対して前もってすでに対応していた大学がみられた．

②共用試験 CBT の合否基準を Student Dentist 認定運営協議会が推奨する IRT 標準スコア 400 あるいは 400 相当のテスト得点（素点）に設定している大学は 2 大学のみで，ほかは 400 より高い基準に設定していた．これは前述した要因が考えられる．また，IRT 標準スコア単独（9 大学）あるいは IRT 標準スコアと素点の併用（11

大学）によりCBT合否判定を行っている大学が合わせて20大学であり，素点のみで合否判定を行っている大学が9大学であった.「素点よりもIRT標準スコアのほうが学生の学力を客観的に評価できる」「IRT標準スコアのほうが公平，合理的である」という意見がある一方で，「学生および保護者へのIRT標準スコアの説明が困難である」「素点のほうが学生および保護者に理解されやすい」「IRT標準スコアのみでは学生の合格目標が不明瞭である」「IRT標準スコアを利用するためには学則変更が必要」などの意見があり，IRT標準スコアの普及には，学生，保護者に対するIRT標準スコアのわかりやすい説明が必要であるといえる.

③進級判定に大学独自の客観試験を実施しているのは16大学で，学年別にみると，第1学年9大学，第2学年12大学，第3学年12大学，第4学年6大学，第5学年14大学，第6学年15大学が客観試験を実施しており，第5学年，第6学年で実施する大学が多いことがわかった．第4学年での共用試験CBT受験に続き，その後も知識習得度の評価を客観試験で行う傾向があることがわかった.

④共用試験CBTが歯学教育に及ぼした影響については以下のような回答が得られた.

・視覚素材から情報を読み取って考えさせる教育が進んだ.
・試験成績が客観的に示されるため，学生への学修指導を行いやすくなった.
・教員の作問能力が向上し，学生教育へも活かされるようになった.
・学習者のマイルストーンとして定着し，必要な学修項目の理解が進み，結果としてシームレスな臨床歯学教育につながっている.
・各大学で教育効果を確認するために，カリキュラムの妥当性を考察する指標となりうる.
・CBTを基点とした学部教育の構築過程に影響を及ぼした.
・臨床実習の充実につながる．学生の学力向上とともに臨床実習へのモチベーション向上に役立っている.
・基礎歯科医学に対する学修意欲が増した.
・知識が断片的で理解が浅くなる傾向がみられる.
・学生の臨床実習開始時の知識レベルが高くなり，より安全な実習の実施と教育効果の増大をもたらした.
・早期での知識の整理が必要になり，1〜4学年までの教育が充実した.
・学生および教員にとって，到達すべき目標設定が明確になった.
・歯学教育モデル・コア・カリキュラムの理解が促進された.
・分野の垣根を超えた教員間の連携,交流が促進された.

このように，共用試験CBTは各大学の教育や試験方法に影響を与えたといえる．したがって，共用試験導入によって歯学教育改革が大きく進んだものと考えられるが，今後，共用試験CBTが歯学教育モデル・コア・カリキュラムとその改訂，臨床実習の充実，歯科医師国家試験の出題などに与えた影響についても詳しく解析する必要がある.

令和6年4月から改正歯科医師法が施行され，令和6年度からの新共用試験に合格した歯学生が診療参加型臨床実習に進み医業を行うことができるようになり，令和8年度からの歯科医師国家試験の受験要件に新共用試験合格が加わることとなった．共用試験の公的化によってCBTの歯学教育に及ぼす影響について今後さらに分析が必要である.

文献

1) 俣木志朗，荒木孝二：3. 共用試験としてのCBT, OSCE. 日本歯科医学教育学会歯科医学教育白書作成委員会編．歯科医学教育白書2005年版．東京：日本歯科医学教育学会；2006. 105-10頁.
2) 荒木孝二：4. 共用試験CBT. 日本歯科医学教育学会白書作成委員会編．歯科医学教育白書2008年版．東京：日本歯科医学教育学会；2009. 56-8頁.
3) 河田英司：第6章　共用試験　2. CBTとその現況．日本歯科医学教育学会白書作成委員会編．歯科医学教育白書2011年版．東京：日本歯科医学教育学会；2012. 64-6頁.
4) 嶋田昌彦：第5章　共用試験　2. CBTとその現況．日本歯科医学教育学会白書作成委員会編．歯科医学教育白書2014年版．東京：日本歯科医学教育学会；2015. 60-2頁.
5) 嶋田昌彦：第5章　共用試験　2. CBTとその現況．日本歯科医学教育学会白書作成委員会編．歯科医学教育白書2017年版．東京：日本歯科医学教育学会；2018. 64-6頁.
6) 臨床実習開始前の「共用試験」第17版（令和元年）．医療系大学間共用試験実施評価機構．2019.
7) 共用試験ガイドブック 第18版（令和2年）．医療系大学間共用試験実施評価機構．2020.
8) 共用試験ガイドブック 第19版（令和3年）．医療系大学間共用試験実施評価機構．2021.
9) 共用試験ガイドブック 第20版（令和4年）．医療系大学間共用試験実施評価機構．2022.

第5章 共用試験

2. OSCEとその現況

葛西　一貴

診療参加型臨床実習開始前に実施される歯学系OSCEは，2006年1月から正式実施されている．2018～2021年度の共用試験歯学系OSCEでは「2-4　エックス線写真の取り扱いと読影」が削除され，全課題数29課題から6課題が出題されるようになった．

本項ではこのたび実施された本学会のアンケート調査の結果を参考にして，共用試験歯学系OSCEの実施状況と歯科医学教育についてその現況を概説する．

なお，第204回国会（令和3年常会）で歯学生が臨床実習において行う歯科医業の法的位置づけの明確化と歯科医師国家試験の受験資格における共用試験（CBT＋Pre-OSCE）合格の要件化を明示した歯科医師法が一部改正された．2024年度の歯学系OSCE公的化に向け2021年度から「OSCEの在り方・評価者養成に係る調査・実証事業」が開始されたが，その内容については事業継続中のため本項では触れないこととする．

1）OSCEの実施状況

(1) 共用試験歯学系OSCEの課題

2017年度までは，全30課題から6課題が出題されていた．2018年度からは「2. 基本的診察および検査能力」の「2-4　エックス線写真の取り扱いと読影」が廃止となり，全29課題から6課題が出題されている（**表5-3**）．

2020年度および2021年度はCOVID-19感染の蔓延に伴い，公益社団法人医療系大学間共用試験実施評価機構（以下，CATOとする）から発出された「COVID-19特例措置」にて実施した．課題変更などの特例措置を実施した大学もあったが，全大学が6課題で実施した．

OSCE課題の成績評価については，大学ごとに出題される課題が異なること，また年度ごとに評価基準が若干変更されることなどから，成績の年度推移を解釈する場

表5-3　共用試験歯学系OSCE課題一覧[4)]

1. 初診面接
    - 1-1　初診患者の医療面接（急性症状）
    - 1-2　初診患者の医療面接（慢性症状）
2. 基本的診察および検査能力（1課題）
    - 2-1　口腔内状態の記録
    - 2-2　バイタルサイン
    - 2-3　頭頸部（顎・顔面・頸部）の診察
3. 基本的技能（1課題）
    - 3-1　浸潤麻酔
    - 3-2　手洗いと滅菌グローブ装着
    - 3-3　ラバーダム防湿
    - 3-4　概形印象採得
    - 3-5　心肺蘇生
4. 説明・指導（1課題）
    - 4-1　歯周病の病状の説明
    - 4-2　ブラッシング指導
    - 4-3　欠損補綴の治療方針の説明
    - 4-4　保護者へのブラッシング指導
    - 4-5　保隙装置の説明
    - 4-6　矯正装置の説明
    - 4-7　エックス線撮影の説明
5. 基本的臨床技能（2課題）
    - 5-1　コンポジットレジン修復
    - 5-2　根管治療
    - 5-3　支台歯形成
    - 5-4　プロビジョナルレストレーションの製作
    - 5-5　普通抜歯
    - 5-6　フッ化物塗布
    - 5-7　予防填塞
    - 5-8　縫合
    - 5-9　スケーリング・ルートプレーニング
    - 5-10　修復用隔壁の装着
    - 5-11　う蝕象牙質の除去
    - 5-12　レストシートの形成

かさい　かずたか
医療系大学間共用試験実施評価機構歯学系OSCE実施管理委員会
日本大学松戸歯学部歯科矯正学講座
キーワード：OSCE，評価者養成WS，医療面接

表 5-4　2018〜2021 年度　歯学系 OSCE 全国成績の概要[1-4]

	年度			
	2018	2019	2020	2021
1. 初診時医療面接（%）	83.2	84.0	84.1	82.9
2. 基本的診察および検査能力（%）	85.8	87.0	84.7	85.4
3. 基本的技能（%）	86.4	87.3	87.1	84.6
4. 説明・指導（%）	84.7	85.9	88.6	86.8
5. 基本的臨床技能（%）	84.8	85.1	85.1	84.6
総得点（%）	84.9	85.7	85.8	84.8
概略評定（満点 6 点）	4.61	4.66	4.65	4.65
分析対象者数（名）	2,471	2,563	2,273	2,433

表 5-5　共用試験歯学系 OSCE 評価者養成ワークショップの概要

開催日	種類	テーマ（課題）	担当大学	修了者数
（2018 年）				
5/12，13	WSⅡ	保存系	日歯大	56
6/9，10	WSⅡ	外科系	朝日大	56
11/24，25	WSⅠ	技能系	東北大	58
12/15，16	WSⅠ	説明・指導系	九歯大	58
（2019 年）				
5/18，19	WSⅡ	面接系	徳島大	29
6/15，16	WSⅡ	補綴・小児育成系	大阪大	58
11/9，10	WSⅠ	技能系	北医療大	58
11/30,12/1	WSⅠ	技能系	日大松戸	58
（2020 年）	WSⅠ，WSⅡともにCOVID-19 蔓延により中止			
（2021 年）	WSⅠは COVID-19 蔓延により中止			
11/20	WSⅡ	外科系	愛院大	57
12/11，12	WSⅡ	保存系	広島大	57

合は注意を要する．初診時医療面接は若干低い傾向を示すが各領域の得点率はおおむね 85%前後である．初診時医療面接においては近年得点率の上昇傾向が続いており，各大学におけるコミュニケーション教育の成果と推測される．概略評定（6 点満点）については，4.6 点台が継続している（**表 5-4**）．

(2) 内部評価者養成について

CATO では，実施大学の歯学系 OSCE 内部評価者の養成を目的として，内部評価者養成講習会をワークショップ（WS）形式で実施している．通称 WSⅠと呼ばれている．WSⅠの参加要件は，自大学の内部評価者を原則 2 回以上経験した者とされている．WSⅠでは，適切な OSCE を実施するために，評価マニュアルの解釈の補足および適切な評価に必要な試験環境を整備する能力を修得する．WSⅠの修了は後述の外部評価者養成講習会（WSⅡ）への参加要件の一つとなっている．2020 年度および 2021 年度は COVID-19 感染の蔓延に伴い WSⅠは中止となった．

(3) 外部評価者養成について

2010 年度から外部評価者を課題ごとに 1 名配置することから，実施大学に 6 名の外部評価者が CATO から派遣される方式となった．外部評価者は各課題に 1 名配置されるが，複数列で実施する大学では公平性の担保から列間を移動して評価を実施している．

外部評価者は専門性を考慮した系統別の評価者を配置するため，専門領域別，系統別（外科系，保存系，補綴・育成系，医療面接系）の外部評価者養成講習会を WS 形式で年 2 回開催している．通称 WSⅡと呼ばれている．WSⅡへの参加要件は，WSⅠ修了者で WSⅠ受講後に内部評価者を 1 回以上経験した者としている．WSⅡ修了者は CATO から外部評価者（任期 2 年間）として委嘱され，実施大学に原則として年間 1 回派遣される．

2020 年度外部評価者養成講習会（WSⅡ）はコロナの影響で中止としたが，2021 年度の評価者養成 WSⅡについては，令和 3 年 11 月に愛知学院大学歯学部（外科系課題）で，令和 3 年 12 月に広島大学歯学部（保存系課題）で実施した（**表 5-5**）．

2）OSCE と歯科医学教育

本学会が実施したアンケートのうち，共用試験歯学系 OSCE に関連する質問項目についてその集計結果を示す．

(1) 共用試験による授業の変化

歯学系 OSCE 導入により「授業に変化があった」と回答したのは 24 大学であり，「変化なし」は 5 大学であった．具体的な変化としては，知識のみならず技能と態度教育に重点をおいた教育，実習の評価に科目によっては OSCE 形式の試験を実施，模擬患者を用いた医療面接授業や，総合顎模型を使用したシミュレーション実習が増えた，感染対策や医療安全に関する診療科間での認識のばらつきが整理され教育に反映されたなどが挙げられている．

(2) 模擬 OSCE 等の実施

模擬 OSCE の実施については，「実施している」12 大学（前回 13 大学），「実施していない」16 大学（前回 16 大学）であった．この結果は前回とほぼ同様で，直接的な OSCE 対策となる「模擬 OSCE」は行わない方向が維持され，技能・態度教育の実践が定着しつつあることを示していると思われる．

(3) 共用試験 OSCE の結果の利用

共用試験歯学系 OSCE の成績を進級の要件としてど

のように利用しているかについて，「CBT・OSCE と従来法の併用」28 大学，その他 1 大学であり，ほぼ全大学で共用試験 OSCE の結果が進級要件として利用されていることが明らかになった．

(4) 医療面接の授業について

医療面接の授業の担当者について，「専任者が担当」16 大学，「全科（関連科目）が合同で」6 大学，「各科ごとに」6 大学，その他「責任者・分野に加えて各科でも行っている」1 大学であった．約半数の大学では専任者が担当している．授業開始学年は，「2 年次」2 大学，「3 年次」3 大学，「4 年次」12 大学，「5 年次」1 大学で臨床科目の学修に合わせて実施されている．また模擬患者を導入した授業を「行っていない」が 11 大学で，模擬患者を導入した授業は 18 大学で行われ，その養成については「模擬患者を独自に養成している」が 17 大学（前回と同数）であった．模擬患者を活用した医療面接の授業は学修方略として定着しつつあると思われる．

(5) 歯科診療設備

設備（チェアー・ユニット）の使用法はいつ・どのように教えていますか（複数選択可）については，「共用試験実施前」20 大学，「臨床予備実習時」10 大学，「臨床実習時」8 大学であった．受験者が共用試験歯学系 OSCE を安心して受験できるようにするために，より早期から学修する機会を設けることが望まれる．

(6) 共用試験 OSCE の歯学教育へ及ぼした影響について（自由記載欄から抜粋）

①肯定的コメント

- 臨床実習開始前までに修得すべき最低限の技能・態度が全国的に統一されたことで，臨床歯科医学教育に対する国民の理解が得られやすくなったと思われる．
- 臨床実習前に必要な臨床技能を標準化かつ明示できたことは，全国歯学部，歯科大学での歯学教育レベルの維持に貢献できている．
- 臨床実習前に共用試験 OSCE を実施することにより，歯科医師としての心構えなどの自覚が得られるようになった．
- 臨床実習前の臨床技能実習の内容の改編につながったとともに，医療面接課題の導入により，教員の医療コミュニケーションに対する意識が向上し，臨床実習の教育の場となっている附属病院において教員を含む医療従事者の医療面接の向上によい影響を与えた．
- 臨床実習前に培った講義・実習での知識を駆使し，実際の診療行為の場でシミュレーションとして，客観的に評価する共用試験 OSCE の存在の意義は大きい．
- ミニマムリクワイアメントの教育内容が徹底し，教員側が認識するようになった．
- 学生は最低限必要な知識，技能，態度が修得されてきた．
- 臨床実習に入る前に，OSCE を通じてより緊張感を持って臨めるとともに，OSCE に合格することで歯学部教育の最終段階への節目となる．
- 大学教職員の協力体制が養われた．
- 教員の教育手法の改善，学生のコミュニケーション能力が向上した．
- 歯学教育モデル・コア・カリキュラムで求められている基本的臨床能力の理解が進んだ．
- 診療参加型臨床実習を実施するうえでの臨床手技のトレーニングが進んだ．
- 学生の臨床能力に対する学習意欲が向上した．

②否定的コメント

- OSCE のために進級できない学生はこれまでおらず，座学的な学力のみが卒業時のアウトカムとして評価されてしまうことが明白となった．
- 最低限しか修得していないようで，より突出した学生，それを目指す学生が減少してきたように感じる．
- 臨床実習前に必要な知識，技能，態度について客観的な基準で評価する機会として共用試験が設けられ，結果として臨床前教育の中心がこの試験で成績を上げることに主眼が向いている．ともすれば，学生側にも共用試験出題以外の教育内容に対する興味，関心が低下したように思われる．
- 学生が試験合格のためにマニュアル化しすぎているのではないかという指摘もある．
- 共用試験 OSCE 実施のために教員が割かねばならない時間が多く，そのために学生と接する時間が制約を受けてしまう部分がある．
- 学生が診療参加型臨床実習に進むにあたり，事前に修得すべき態度・技能が明示されたため，標準的な教育を実施しやすくなった．一方，OSCE 課題にひきずられ，アドバンスな内容を実施しづらくなった．
- 診療参加型臨床実習を開始するにあたり，最低限の知識，態度を確認することができるようになった．しかしながら臨床技能を測るものにはなっていないと考える．

文献

1) 臨床実習開始前の「共用試験」第 17 版（令和元年）．医療系大学間共用試験実施評価機構．2019.
2) 共用試験ガイドブック 第 18 版（令和 2 年）．医療系大学間共用試験実施評価機構．2020.
3) 共用試験ガイドブック 第 19 版（令和 3 年）．医療系大学間共用試験実施評価機構．2021.
4) 共用試験ガイドブック 第 20 版（令和 4 年）．医療系大学間共用試験実施評価機構．2022.

第5章　共用試験

3. 歯学系診療参加型臨床実習後客観的臨床能力試験（Post-Clinical Clerkship Performance Examination（Post-CC PX））の概要

藤井　規孝

1）導入までの経緯

現行の歯科医師法において歯科医師国家試験は「歯科医師として具有すべき知識及び技能について，これを行う」と定められているのに対し，現在の歯科医師国家試験では知識の確認のみが行われている．これに対して2016年3月にまとめられた歯学教育の改善・充実に関する調査研究協力者会議の報告書[1)]（文部科学省）や歯科医師の需給問題に関するワーキンググループによる歯科医師国家試験制度改善検討部会の報告書[2)]（厚生労働省）では臨床実習後の歯学生の臨床能力を評価することの必要性に言及している．一方，各大学において診療参加型臨床実習の改善に関する取り組みが進んでおり，歯科医師臨床研修制度も定着している．なにより，多くの侵襲的な医行為の担い手として信頼される歯科医師の育成が確実に行われていることを示すことは歯科大学・歯学部にとって重要なことと思われる．

このような背景のもと，（公社）医療系大学間共用試験実施評価機構では2015年度に臨床実習終了時OSCE準備検討委員会歯学系ワーキンググループを設置して臨床実習後の歯学生の能力を評価するための検討を始めており，2020年度からの正式実施を目指して2017年度から3年間のトライアルを開始した．また，トライアル開始にあたり歯学系における臨床実習後試験の名称を「臨床能力試験」と定め，臨床能力試験は診療に参加する歯学生を現場で評価する「臨床実地試験」と歯学生が臨床実習によって身につけた診療技能を評価する「一斉技能試験」のパッケージで構成されることとした．その後，各種説明会やワークショップ等を開催し，2018年に東南アジア歯科医学教育学会（SEAADE），2019年には本会学術大会において臨床能力試験に関する報告[3)]を行って概要の周知に努めた．その結果，期間内に臨床実地試験，一斉技能試験をそれぞれ最低1回以上実施することを求めて行ったトライアルには多くの大学の協力を得ることができ（**表5-6**），2020年度よりすべての歯科大学・歯学部が参加して正式実施へ移行している[4-6)]．

表5-6　臨床能力試験トライアル実施大学数の推移

	臨床実地試験のみ実施	一斉技能試験のみ実施	パッケージ実施
2017年度	4大学	6大学	5大学
2018年度	7	13	11
2019年度	5	1	24

2）Post-CC PXの内容

Post-CC PXは，歯学生が診療参加型臨床実習を通じて身につけた臨床能力を測り，歯科医師としての基本的な資質を備えていることを確認するために行う．

歯科治療には各種機器や材料を使用すること，患者に与える侵襲の程度が低くない処置が含まれることなどの特徴があるため，各大学が工夫して実施している診療参加型臨床実習の形態はさまざまである．また，それぞれの疾患に対して高度に専門・分化している医科同様，歯科にもいくつかの専門領域があり，臨床実習中の歯学生はそれぞれの領域を専門とする教員の指導を受けながら実地に歯科医療を学んでいる．しかし，どのような処置内容であっても歯科治療を行う際に必要とされる要件は本質的に変わらないと考えられる．すなわち，常に患者への配慮を念頭におき，その処置の必要性を理解したうえで正しく器材を扱いながら治療を実践することや，自分に足りない点を確実に認識し，治療中の状況を適切に患者や指導教員に説明・報告することなどが挙げられ

ふじい　のりたか
医療系大学間共用試験実施評価機構歯学系PX実施管理委員会
新潟大学大学院医歯学総合研究科歯科臨床教育学分野
新潟大学医歯学総合病院歯科総合診療科
キーワード：Post-CC PX，CPX，CSX

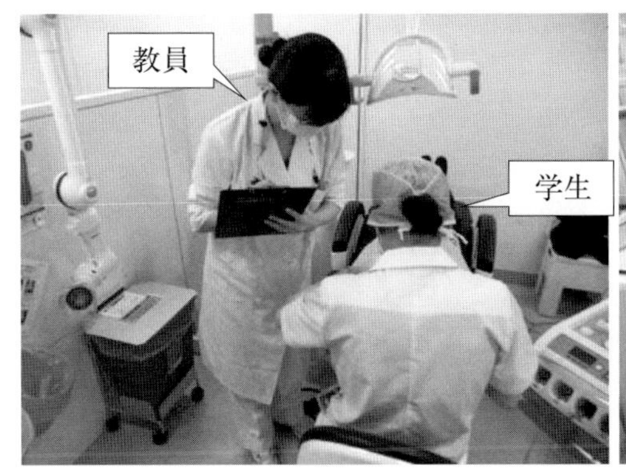

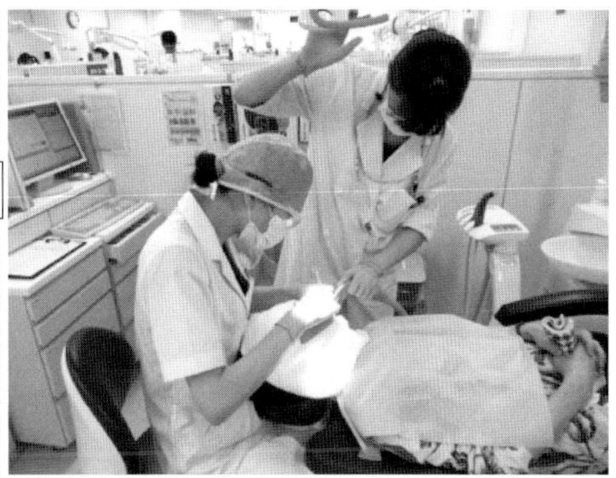

図 5-2　CPX の実施イメージ

る．さらに，歯科では鋭利な器具を使用し，診療中に体液や血液に触れることが少なくないため，医療安全や感染対策に対する理解と配慮も必要不可欠となる．

Post-CC PX は「歯学教育モデル・コア・カリキュラム（平成 28 年度改訂版）」[7]において，「G 臨床実習」の別表「臨床実習の内容と分類」に提示された「3．基本的臨床技能」のうち「Ⅰ．指導者のもと実践する」「Ⅱ．指導者のもとでの実践が望まれる」に含まれるものを中心に，この試験の目的を果たすと考えられるすべての処置から課題を抽出して行われ，臨床実地試験と一斉技能試験をパッケージとして実施されている．

(1) 臨床実地試験（CPX：Clinical Practice Examination）

Workplace Based Assessment（WBA）の一種に相当すると考えられる．主に態度面を中心に，担当医の一人として診療に参加する学生のパフォーマンスを評価することによって，診療参加型臨床実習を通じて歯科医師に求められる基本的な資質を備えていることを確認する．

下記の 6 つの項目（それぞれに 3 つの小項目を設定）に関する全国共通のチェックリスト・評価基準を用いて「十分」「許容範囲内」「不十分」の三段階で評価し，臨床実習期間内に「不十分」が一つもなくなることを合格条件とする（**図 5-2**）．評価項目，基準のすべてはあらかじめ学生に開示されており，受験回数には制限を設けていない．臨床実地試験の実施時期は各大学が定める臨床実習期間の 1/4 経過以降とし，それまでの経験によって準備ができた学生の自己申告に応じて個別に試験を実施する．また，2021 年度以降，CPX の目的を果たすために，評価は診療に関する一連の流れのなかですべてを行うことを原則としている．その後，各診療科ローテーション形式で臨床実習期間内に同一診療科での臨床実習を再度行わない場合には，ローテートの最初に回った診療科で CPX を受験する際に臨床実習期間の 1/4 を経過していない可能性がある，臨床実習期間全体の 1/4 未満でローテーションを担当する診療科では CPX の受験が認められないなど，ローテートの順番による不公平が生じることが判明したため，2022 年現在，上記形式でのローテーション実習においては，2 課題以上を設定し，試験開始は各診療科担当期間の 1/4 経過以降としている（2 課題の終了は最短で臨床実習期間の 1/4 経過以降となるように日程を設定することとしている）．

【CPX の評価項目】
①治療に際して患者に配慮する
②当日の治療に必要な器材を確実に準備する
③必要時に指導教員に報告する
④処置中に器材を正しく取り扱う
⑤当該疾患に対して必要な処置およびその内容を説明し，自らが行った治療を正しく自己評価する
⑥処置中，後片付け時に医療安全・感染対策に配慮する

(2) 一斉技能試験（CSX：Clinical Skill Examination）

複数の疾患を再現した統合型共通模型に対して行った 4 課題（下記①～④）の治療結果を評価することによって，学生が診療参加型臨床実習を通じて身につけた基本的な歯科治療に関する技能を評価するシミュレーションテストである．

【CSX の課題】
①手用スケーラーを用いた歯石除去
②直接コンポジットレジン修復を想定したう蝕除去
③抜髄後の根管拡大・形成
④全部金属冠を想定した支台歯形成

学生は決められた時間のなかで模型を装着したマネキンを仮想患者として治療を行う．学生が行った治療の結果は，それぞれの課題に設けた 3～5 の評価項目（合計 15）について，臨床実習終了時の技能レベルとして「2＝十分」「1＝許容範囲内」「0＝不十分」の三段階で機構

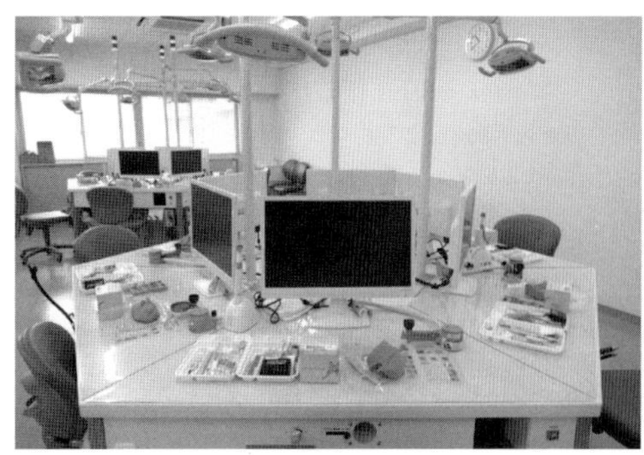

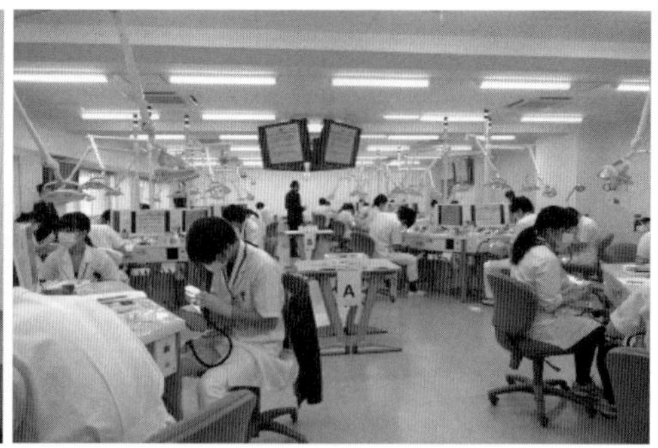

図 5-3　CSX の実施風景

委員会が策定した統一評価基準に基づいて評価される．①～④の評価項目には 1 つずつ重要評価項目（合計 4）が設定されており，合否決定は全評価項目中および 4 つの重要評価項目中に占める「0」判定の割合を勘案して行われる．一斉技能試験の実施期間は原則として臨床実習終了 4 カ月前から終了 2 カ月後までの間とし，大学が定めた試験日に実習室等ですべての学生が同時に受験する（**図 5-3**）．

いずれの試験もそれぞれの大学において実行責任者の資格をもつ教員が，機構が定めた実施要項をもとに準備し，試験は機構から派遣される監督者のもとで実施される．現在，機構委員会では Post-CC PX の全国標準化を目指して作業を進めており，近い将来，試験の評価は機構認定評価者のみが行う体制を整備するために各種認定講習会を開催している．

文献

1) 文部科学省．歯学教育の改善・充実に関する調査研究協力者会議第 1 次報告（平成 21 年 1 月）を踏まえた第 3 回フォローアップ調査まとめ．https://www.mext.go.jp/component/b_menu/shingi/toushin/__icsFiles/afieldfile/2016/04/13/1369444_01_5.pdf（最終アクセス日：2022 年 11 月 1 日）
2) 厚生労働省．歯科医師国家試験制度改善検討部会報告書．https://www.mhlw.go.jp/stf/shingi2/0000118156.html（最終アクセス日：2022 年 11 月 1 日）
3) 藤井規孝．診療参加型臨床実習後客観的臨床能力試験について．第 38 回日本歯科医学教育学会・学術大会．2019.
4) 共用試験ガイドブック 第 18 版（令和 2 年）．医療系大学間共用試験実施評価機構．2020.
5) 共用試験ガイドブック 第 19 版（令和 3 年）．医療系大学間共用試験実施評価機構．2021.
6) 共用試験ガイドブック 第 20 版（令和 4 年）．医療系大学間共用試験実施評価機構．2022.
7) 文部科学省．歯学教育モデル・コア・カリキュラム　平成 28 年度改訂版．https://www.mext.go.jp/component/b_menu/shingi/toushin/__icsFiles/afieldfile/2017/12/26/1383961_02_3.pdf（最終アクセス日：2022 年 11 月 1 日）

第6章

臨床実習

1．臨床実習の目標

奈良陽一郎

新型コロナウイルスの感染者が最初に発症したとされる中国・湖北省武漢の報告は，2019年12月8日となっている．この日を境に，年齢・性別・国境を越え，全世界の生活様式は変化し始めた．わが国では，新型コロナウイルス対策のための「特別措置法」が2020年3月13日に成立した．政府は，同年4月7日に，東京・神奈川・埼玉・千葉・大阪・兵庫・福岡の7都府県に対し「緊急事態宣言」を発出し，4月16日にはその対象を全国に拡大した．これを受け，全国の歯科大学・大学歯学部29校においても，在校生はじめ教職員に対し，在宅による学習と勤務を主体とする方針が示され，同時に，コロナ禍における制約ある学習環境下においてさまざまな検討と対応がなされることになった．

一方，いかなる環境にあっても，次世代の歯科医療を担う人材育成に際し，診療参加型臨床実習を見据えた講義や基礎実習は，臨床において必須となる基本的な知識，態度・習慣，技能を効率的に修得できるようカリキュラム策定され，提供されることが求められている．また，将来，患者・国民の期待に応えながら活躍する医療人の養成を目指し，実際の臨床現場に学習者の身を置かせつつ，基本的かつ実践的な態度・習慣や技能について，自験・介助・見学することによって体得を図る学習機会は，欠くことのできない「学習方略」といえる．この観点において，歯学生にとっての臨床実習は，実践的かつ貴重な臨床課題の宝庫であり，これからの歯科医療を支える若き人材の臨床能力を育む重要かつ有益な学習機会といえる．

そこで本項では，日本歯科医学教育学会の歯科医学教育白書作成部会が実施したアンケート調査結果に基づき，今般のコロナ禍前後の変化を含め，わが国の歯科大学・大学歯学部29校における臨床実習の現状，特に「臨床実習の目標」について報告する．

なら　よういちろう
日本歯科大学生命歯学部接着歯科学講座
キーワード：目標設定，学生・教員への周知，臨床実習開始時セレモニー，コロナ禍

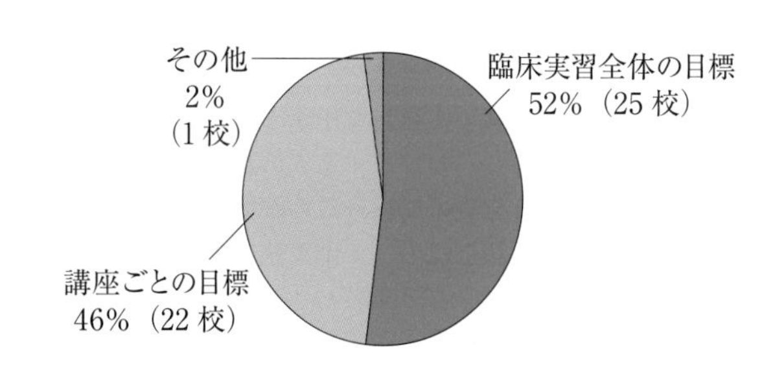

図6-1　臨床実習の目標設定（複数回答可）

1）臨床実習の目標

(1) 目標設定

白書作成部会によるアンケート設問“臨床実習に関して独自の目標を設定していますか？”に対し，29校すべてが「はい」と回答している．これを受け，設問“具体的にはどのような目標ですか？（複数回答可：総回答48校）”に対し，25校（52%）から「臨床実習全体の目標」，22校（46%）から「講座ごとの目標」，1校（2%）から「その他」という回答を得た（**図6-1**）．以上から，わが国の29校は，内容は異なるものの目標設定を図って臨床実習を実施していることが確認できた．

(2) 学生・教員への周知

白書作成部会によるアンケート設問“臨床実習の目標を学生および教員へどのように周知していますか？（複数回答可：総回答56校）”に対し，「実習開始時のオリエンテーション」が26校（46%），「実習帳へ記載」が28校（50%），「その他」が2校（4%）という回答を得た（**図6-2**）．以上から，わが国の29校は，口頭・スライド・資料・インターネットなどを媒体として活用し，“臨床実習の目標”について，学生および教員に対し周知を図っていることが確認できた．

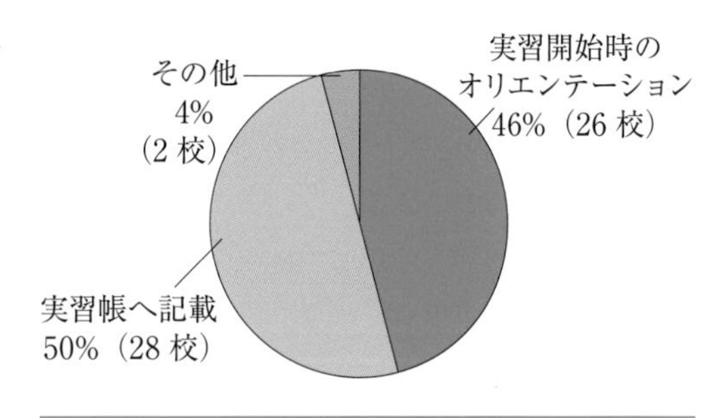

図 6-2　学生および教員への臨床実習目標の周知（複数回答可）

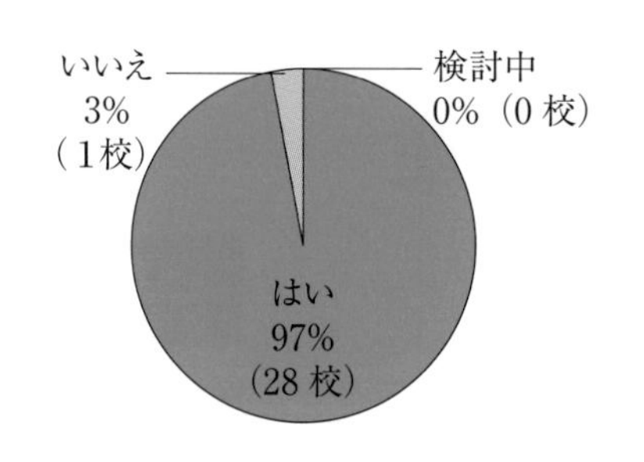

図 6-3　臨床実習開始時のセレモニー開催状況

表 6-1　設問“コロナ禍でセレモニーの実施に変化がありましたか？”において「はい」を回答した大学の具体的内容

- 校歌斉唱など声を発する行為を中止
- 登院式自体を短縮し，挨拶をする人の数を制限した．
- 白衣授与式で全員を集めて行うことができなかった．オリエンテーションをオンラインで実施した．
- クラスター発生予防のために一部実施規模縮小
- 2020 年度はオンラインで実施
- 感染拡大防止対策，登院式の簡略化，来賓のリモートでの挨拶
- 参列の人数を減らすなど簡略化して実施
- 登院式などでのセレモニーでは，学生に臨床実習に対する誓いを宣誓させるが，病院長からの Student Dentist 証授与式を簡略化し，臨床実習オリエンテーションのみとした．
- 時間短縮
- 登院式を縮小して開催した．
- 参加者の数・時間の短縮
- 会場変更（大講堂），指導教員の参加制限，式の簡略化
- 登院式（White Coat Ceremony）として，実習開始直前に実施し，白衣の授与を行っている．コロナ禍以前では，4 学年学生を同席させて見学させていたが，収容人数の関係から，5 学年学生および親族 1 名までとした．
- 出席する教員の数を制限した．
- 担当講座ごとに分けて行った．
- 出席者の間隔を空ける・マスク着用
- 登院式の内容を短縮し，縮小版での実施となった．
- スチューデントデンティスト認定証と白衣の授与について，本来は学部長が一人ひとりに授与するはずであったが，コロナ禍の影響で代表者のみに授与せざるをえなかった．
- 参加する教職員の数を減らした．
- 宣誓文の合唱をなくし，代表者が読み上げ，ほかの学生は黙読とした．
- 入学式・卒業式の中止

(3) 臨床実習開始時セレモニー

設問“臨床実習開始時に，セレモニー（登院式など）を行っていますか？”に対し，「はい」が 28 校（97%），「いいえ」が 1 校（3%），「検討中」が 0 校（0%）という回答を得た（**図 6-3**）．

また，設問“コロナ禍でセレモニーの実施に変化がありましたか？”に対し，「はい」が 21 校（72%），「いいえ」が 8 校（28%）という回答を得た．加えて，「はい」と回答した大学による“具体的な内容”には，「校歌斉唱など声を発する行為を中止」「登院式自体を短縮し，挨拶をする人の数を制限した」「白衣授与式で全員を集めて行うことができなかった」などを含めた事例が確認できた（**表 6-1**）．

以上から，新型コロナウイルス感染症の拡大という一大局面を経験しながらも，感染予防の徹底を図りながら，許容範囲内における最大限の対応をもって取り組む 29 校の実態が確認できた．

第6章 臨床実習

2. 診療参加型臨床実習の実施状況

奈良陽一郎

「診療参加型臨床実習」は，わが国における今後の歯科医療の担い手となる歯学生にとって，基本的な技能，医療人としての態度・習慣，忘れてはならない知識を身に付けることが叶うかけがえのない実践的な学習機会である．この「診療参加型臨床実習」は，名称に示されているように，学習者である歯学生が，指導医による適切な指導のもとで，能動的かつ積極的に臨床実習に参加する環境が必要条件となる．しかし，2019年12月が最初の発症とされている新型コロナウイルス感染症の拡大を受け，全国29校の歯科大学・大学歯学部では，厳重な感染防止対策を図った制限ある環境下における「診療参加型臨床実習」の実施対応が求められた．

そこで本項では，日本歯科医学教育学会の歯科医学教育白書作成部会が実施したアンケート調査結果に基づき，今般のコロナ禍前後の変化を含め，わが国29校における臨床実習のうち，特に「診療参加型臨床実習の実施状況」について報告する．

1）診療参加型臨床実習の実施状況

(1) 臨床実習の開始学年・実施期間・時間・担当教員・施設

白書作成部会によるアンケート設問“臨床実習の実施状況”に対する“2018・2019年度平均（コロナ禍前）”と“2020・2021年度のコロナ禍での平均（コロナ禍）”に関する29校からの回答概要を述べる．「臨床実習の開始学年」としては，コロナ禍前からコロナ禍の変化として，第4学年1校→0校，第5学年28校→29校を示し，ほぼ変化を認めなかった．

また，「実施期間」については，6カ月0校→1校，10カ月1校→1校，11カ月1校→4校，12カ月12校→8校，13カ月8校→8校，14カ月1校→2校，15カ月1校→0校，16カ月2校→2校，18カ月3校→3校という状況であった．

さらに，「実施時間（60分1時間換算）」については，1,000時間以下が6校→7校，1,001時間以上1,500時間以下が12校→16校，1,501時間以上2,000時間以下が9校→4校，2,001時間以上2,500時間以下が1校→1校，2,501時間以上（7,000時間から3,500時間）が1校→1校であった．

したがって，コロナ禍前後の実施期間・時間については，短縮化傾向がうかがえた．

加えて，「学生数」については，41～147名から38～134名とほぼ変化は認められず，臨床実習を担当する常勤・非常勤教員数は8～321名から8～299名であり，各大学の“常勤・非常勤教員一人当たりの学生数”は0.34～6.25名から0.35～6.63名を示し，コロナ禍前後において同様であった．

さらに，「臨床実習専用治療室のチェアー数」については0台が11校→11校，1～9台が4校→5校，10～19台が5校→6校，20～29台が5校→4校，30～39台が2校→1校，40台以上（60台）1校→1校，無回答1校→1校であった．

さらに，「臨床研修との関連性」については，「有」が11校→12校で，「無」が17校→16校，無回答1校→1校であり，コロナ禍による変化は軽微であった．

以上から，次世代の歯科医療を担う臨床実習生の教育に際し，未曾有のコロナ禍を経験したものの，感染予防対策を図りながら各大学による熟考を経た実施期間・時期・時間によって，限りある担当教員・施設を活用しながら，明日の歯科医療を担っていく人材育成に取り組んでいることが確認できた．

(2) 臨床実習の実施方法

白書作成部会によるアンケート設問“臨床実習の実施方法（2018・2019年度の平均）”〈1校2回答〉に対し，

なら　よういちろう
日本歯科大学生命歯学部接着歯科学講座
キーワード：期間・方法，設備，取り組み，コロナ禍

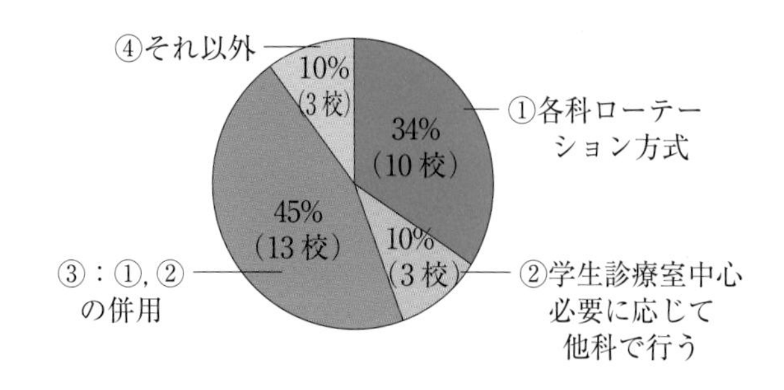

図 6-4　臨床実習の実施方法（2018・2019 年度の平均）

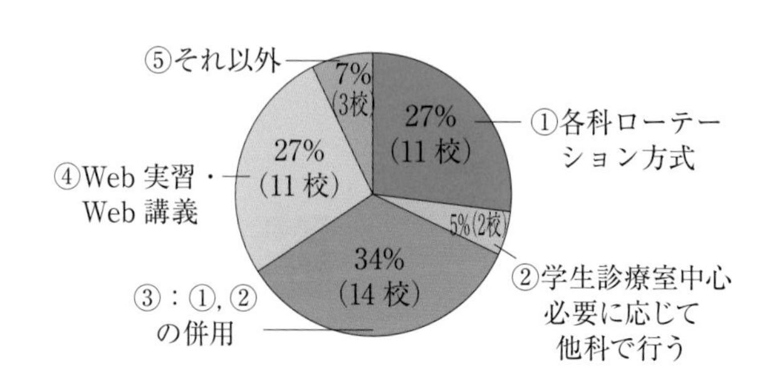

図 6-5　臨床実習の実施方法（2020・2021 年度のコロナ禍における平均）〈複数回答可〉

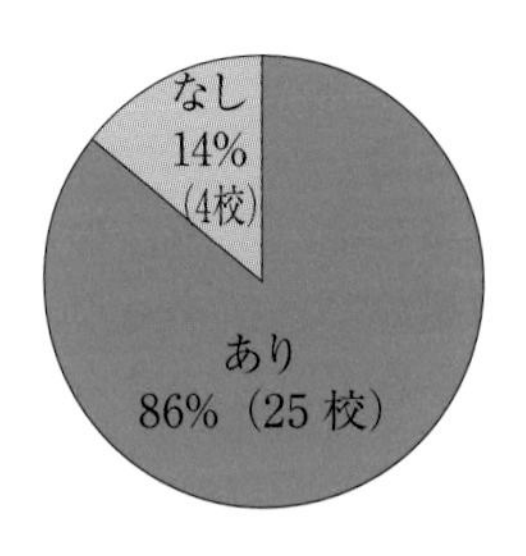

図 6-6　学生のニーズに応じた臨床能力トレーニング設備

「①各科ローテーション方式」が 10 校（34%），「②学生診療室中心に実習を行い，必要に応じて他科で実習を行う」が 3 校（10%），「③上記①，②の併用」が 13 校（45%），「それ以外」が 3 校（10%）という回答を得た（**図 6-4**）．併せて，設問“臨床実習の実施方法（2020・2021 年度のコロナ禍における平均）”〈複数回答可〉に対しては，「①各科ローテーション方式」が 11 校（27%），「②学生診療室中心に実習を行い，必要に応じて他科で実習を行う」が 2 校（5%），「③上記①，②の併用」が 14 校（34%），「Web 実習・Web 講義」が 11 校（27%），「それ以外」が 3 校（7%）との回答を得た（**図 6-5**）．

コロナ禍に陥ったことにより，診療現場に身を置くことが難しい状況となり，感染予防を最優先とした苦肉の策ともいえる新たな学習方略「Web 実習・Web 講義」を回答選択肢に加えた結果，“コロナ禍における平均”においては，全体の 27%を占めるにいたっていた．また，ほかの回答選択項目における“コロナ禍前の平均”から“コロナ禍における平均”への変化は，「①各科ローテーション方式」が 34%から 27%へ，「②学生診療室中心に実習を行い，必要に応じて他科で実習を行う」が 10%から 5%へ，「③上記①，②の併用」が 45%から 34%へ，「それ以外」が 10%から 7%へとそれぞれ減少していた．

これらコロナ禍前後による回答結果について注視すると，全国 29 校の 66%は，厳しい制約が課された臨床実習環境下においても，必要な感染対策を図りながら「①各科ローテーション方式」「②学生診療室中心に実習を行い，必要に応じて他科で実習を行う」「③上記①，②の併用」の方略によって，「診療参加型臨床実習」の具現化に努めた取り組みが確認できる．

(3) 臨床能力トレーニング設備

白書作成部会によるアンケート設問“学生のニーズに応じて，自由に臨床能力をトレーニングする設備はありますか？”に対し，「有」が 25 校（86%），「無」が 4 校（14%）という回答を得た（**図 6-6**）．したがって，わが国の多くの大学では，臨床実習生が望む「診療参加型臨床実習」中のスキル向上を養うことができるスキルズルームなどの設備を提供していることが確認できた．

(4) 診療参加型臨床実習の取り組み

白書作成部会では診療参加型臨床実習の取り組み状況を明らかにすることを目的に，“診療参加型臨床実習の割合は全体の何割ですか？”との設問を図っている．“2018・2019 年度の平均”においては，「0～20%」が 1 校（3%），「21～40%」が 8 校（27%），「41～60%」が 5 校（17%），「61～80%」が 7 校（24%），「81～100%」が 8 校(28%)という回答(**図 6-7**)を得た．したがって，「診療参加型臨床実習」を「0～20%」とする大学はほぼなく，全国 29 校中 15 校（52%）は「61～100%」の割合をもって，診療参加型の臨床実習を実践したことが確認できた．一方，“コロナ禍における平均”においては，「0～20%」が 2 校（7%），「21～40%」が 10 校（34%），

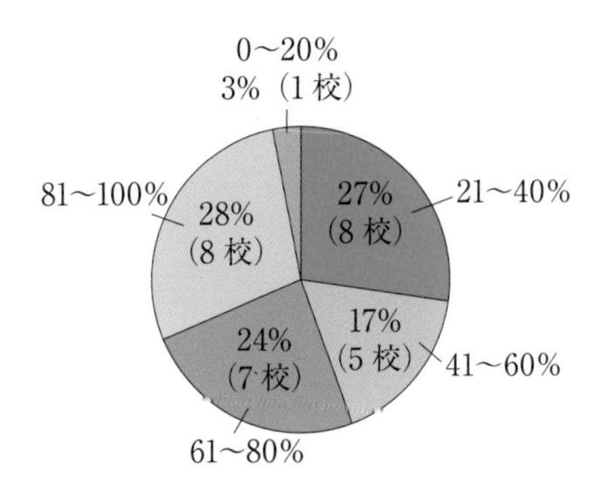

図 6-7　診療参加型臨床実習が占める割合（2018・2019 年度の平均）

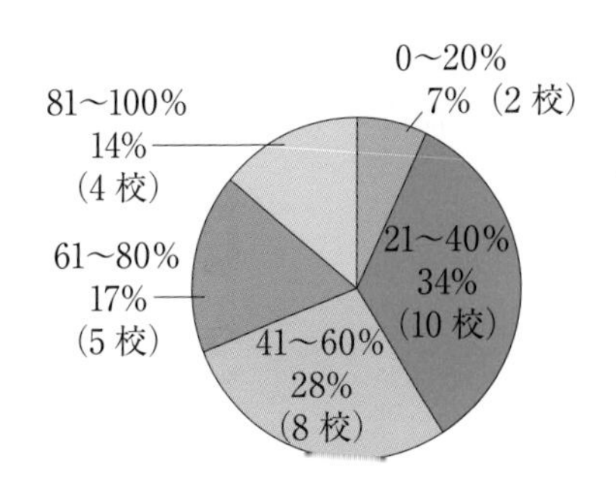

図 6-8　診療参加型臨床実習が占める割合（2020・2021 年度のコロナ禍における平均）

「41～60%」が 8 校（28%),「61～80%」が 5 校（17%),「81～100%」が 4 校（14%）という回答（**図 6-8**）を得た.

したがって，感染予防対策の順守が求められる「診療参加型臨床実習」は，コロナ禍による影響を受け，その“占める割合”は低下傾向を認めた．しかし，全国 29 校中 17 校（59%）は，この厳しい環境下にあっても「41～100%」の割合をもって「診療参加型臨床実習」の実施に取り組んだことが確認できた.

第6章

臨床実習

3. 臨床能力の評価

山本　松男

臨床能力は歯学部歯学科において将来歯科医師になる学生が身につける最も本質的な能力の一つであり，臨床能力の評価は臨床実習の到達度を測るうえできわめて重要である．公平性や普遍性を期待される一方で，各診療科目の特性，教育病院のある地域性や学生一人ひとりの事情などを反映し，各大学ともさまざまな工夫のうえに臨床実習を実施している．臨床実習における臨床能力の評価は，客観的臨床能力試験，実技試験，シミュレーション実習，観察記録自験症例やそのレポートなどさまざまな評価方法の組み合わせで行われている．**図6-9**に示す臨床能力における評価の割合では，自験症例数が19.2%，見学を含めた参加数が10.4%，観察記録が12.2%，臨床能力試験が13.8%，それ以外は各科での評価44.6%となっている．前回の調査結果に対して，見学を含めた参加数や観察記録の割合が低下した一方で，臨床能力試験や各科での評価の割合が増加している．

臨床能力試験の評価の時期については，「定期」が19校，「不定期」が10校であった（**図6-10**）．「不定期」は，その都度の実施であると思われ，これらの割合は前回調査と同様であった．また，評価結果のフィードバックのタイミングについては「していない」「実習終了時」はそれぞれ3校，12校で変わらなかったが，「実習終了時」でも半数以上は「診療ごと」もしくは「診療科ごと」も併用していた（**図6-11**）．評価の時期ならびにフィードバックの時期については2017年度調査とほぼ同様であると思われる．

2020年度本格実施となった診療参加型臨床実習後客観的臨床能力試験（Post-CC PX）と臨床実習評価との関連性については「関係あり」が24校，「なし」が5校であった（**図6-12**）．「関係あり」と回答した24校のなかで，臨床実習修了要件か進級（卒業）要件もしくはなんらかのかたちで成績評価に含めると回答したのは21校であった．

臨床実習を直接管理する会議の開催頻度については，定期的が25校，必要に応じてが4校であった（**図6-13**）．また臨床実習担当教員に対する指導法に関するオリエンテーションプログラムの有無については，「あり」が10校，「なし」が19校で前回と同様であった（**図6-14**）．教員の教育活動に関する客観的な評価システムについては，「あり」が14校，「なし」が15校であり，システムの整備がやや進んだと思われる（**図6-15**）．

また，臨床実習の実施における患者の同意取得について，学生の見学について取得して「いる」のは28校（**図6-16**），学生の診療参加についてでは29校であった（**図6-17**）．同意書はどのような形態で取っているかについて，初診時のみが11校であり，2回以上の取得機会があるのは15校であった（複数回答可）．処置時に取得するのは14校で前回調査時よりも増加している（**図6-18**）．患者からのフィードバックをどのような方法で得るのかについては，「アンケート」が6校，「インタビュー」が9校，「得ていない」が14校であった（**図6-19**）．

歯科医師養成課程の要である診療参加型臨床実習をより充実させ，発展的に卒後研修につなげていくためにPost-CC PXが2020年度より正式実施された．一方で各大学ともそれぞれの長い歴史のなかで培った独自の教育システムをもち，臨床能力の評価のなかでのPost-CC PXと臨床評価との関係性においては，社会の期待に応える歯科医師の養成という理念のなかでさまざまな創意工夫があるものと思われる．共用試験OSCE，CBTの充実化，Post-CC PXの正式実施に合わせ，各校での臨床実習のあり方や臨床能力の評価方法のますますの発展が期待される．

やまもと　まつお
昭和大学歯学部歯周病学講座
キーワード：臨床実習，能力評価，技能評価

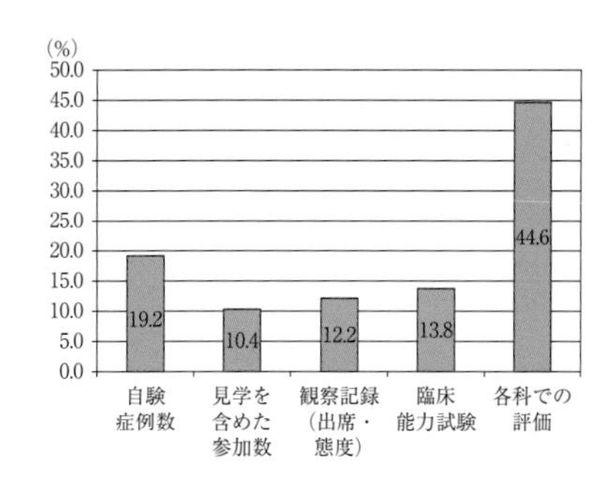

図 6-9　臨床実習の評価法，最終到達目標における各項目の割合

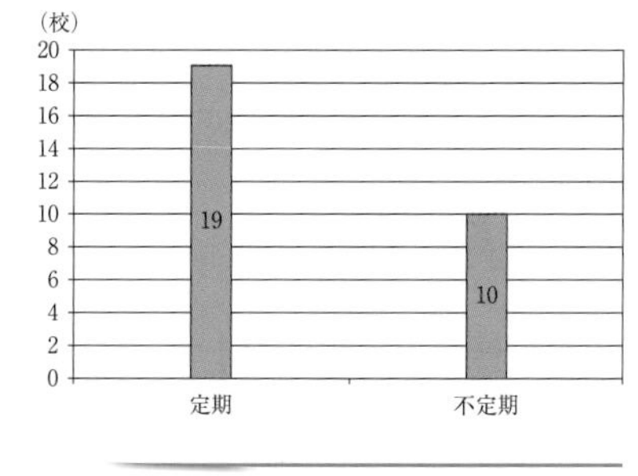

図 6-10　臨床実習の評価の時期

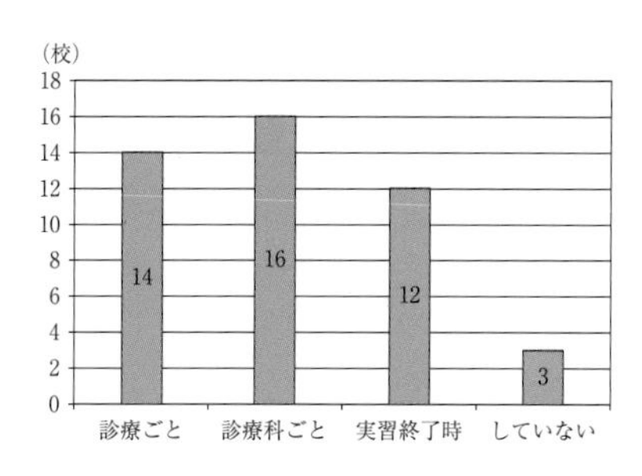

図 6-11　評価のフィードバックを行う時期

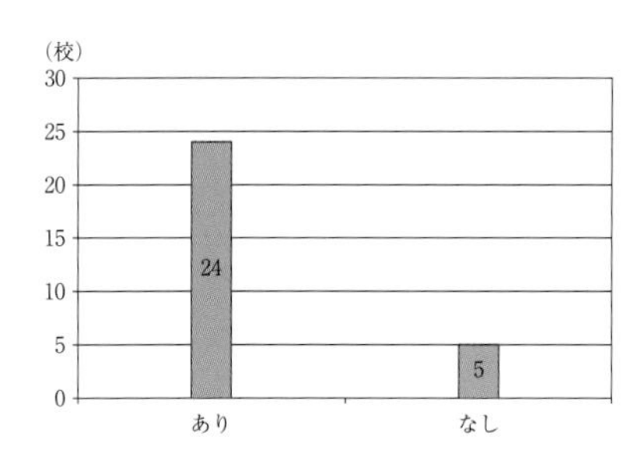

図 6-12　Post-CC PX と臨床実習評価の関係性

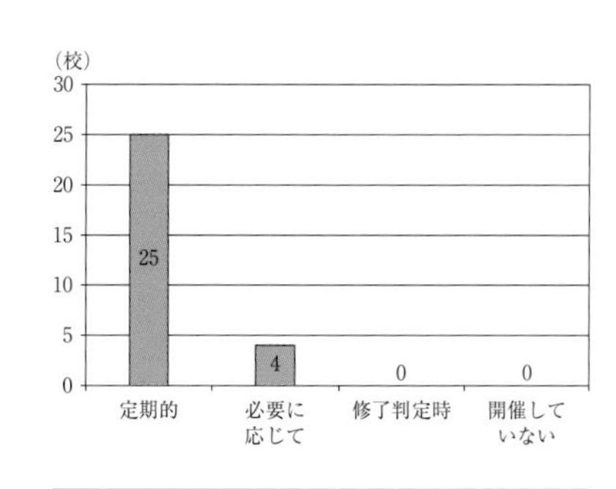

図 6-13　臨床実習を直接管理する会議の開催頻度

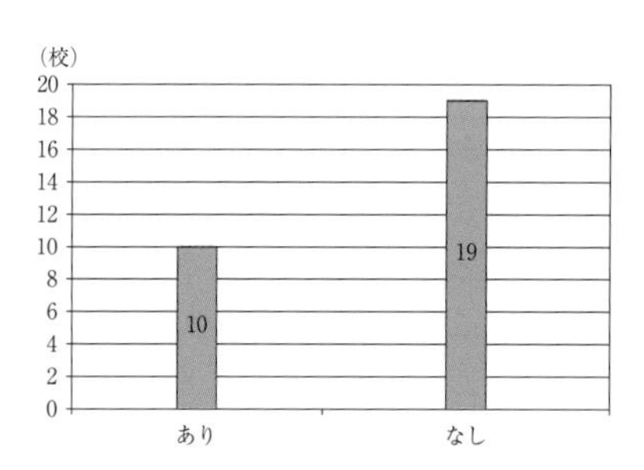

図 6-14　臨床実習担当教員に対する指導法に関するオリエンテーションプログラム

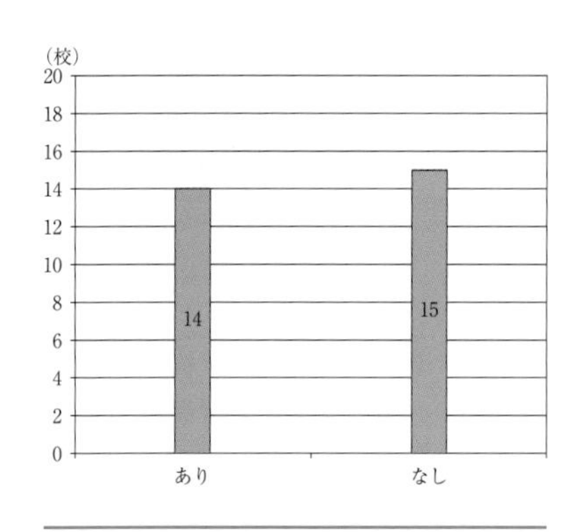

図 6-15　教員の教育活動に関する客観的な評価システム

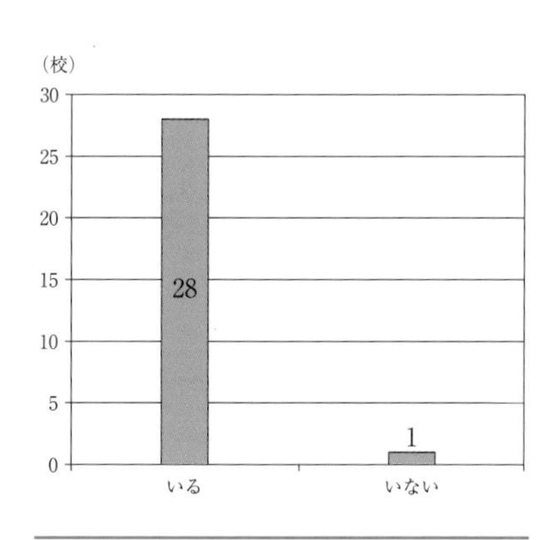

図 6-16　学生の見学について患者から同意を取っているか

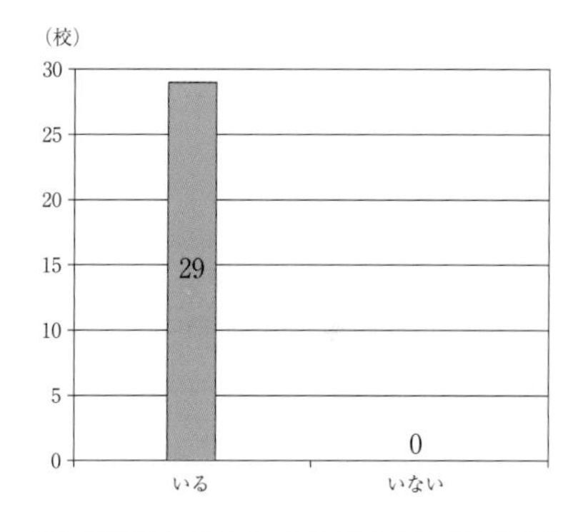

図 6-17　学生の診療参加について患者から同意を取っているか

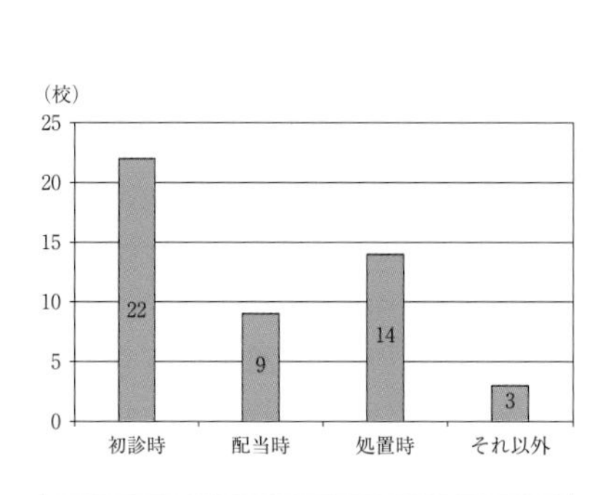

図 6-18　同意書はどのような形態で取っているか

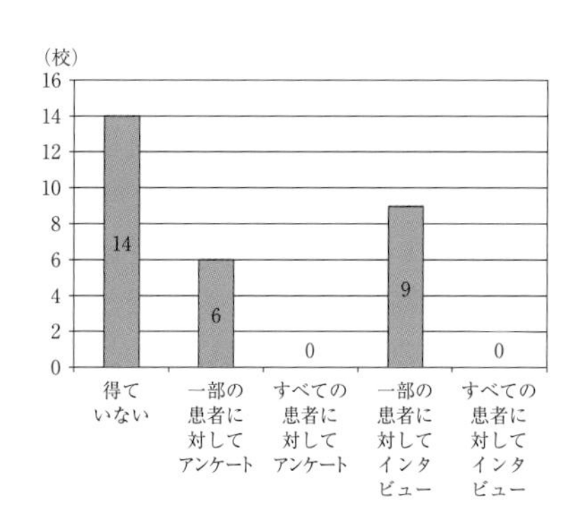

図 6-19　患者からのフィードバックをどのような方法で得ているか

第6章

臨床実習

4. コロナ禍における臨床実習

山本　一世

2019年12月に中国の武漢で確認されたCOVID-19は瞬く間に全世界へと拡大し，教育現場にも多大な影響を及ぼした．新規陽性者数が急激に増える感染のヤマは「波」と表現され，わが国では2020年に第1波と第2波，2021年には第3〜5波，2022年に入ってからも第6波が襲来し，本原稿を執筆している8月においても第7波の感染拡大が続いている．歯科医学教育白書では，これまで5回にわたり全国の歯科大学・大学歯学部における卒前臨床実習の実施状況や評価などについてアンケートによる調査が実施されてきたが，今回の調査ではコロナ禍が臨床実習に及ぼした影響についての項目が追加された．ここでは全29大学のアンケートの回答から得られた結果に基づいて，臨床実習に対するコロナ禍の影響について報告する．

1）臨床実習の実施に対するコロナ禍の影響

コロナ禍（2020・2021年度）において臨床実習の開始学年を変更した大学はなかったものの，実施期間を短縮した大学が5校あり，そのうち4校は1カ月程度の軽微な短縮であったが，12カ月から6カ月へと半減した大学が1校あった．なお実施時間（1年間合計時間）については，実施期間を半減した1校で5割，その他13校で1〜3割程度の減少が認められたが，13校はコロナ禍前（2018・2019年度）と変化なし，2校が増加していた．また臨床実習開始時にセレモニー（登院式など）を行っている28大学のうち，21校がコロナ禍でセレモニーの実施に変化があったと回答した．主な変更点としてはセレモニー中止や参加人数の制限，時間短縮など規模の縮小，オンラインへの変更が多く，さらに実施に際して感染対策に配慮していることが示された．

表6-2　診療参加型実習の割合

	2018〜2019	2020〜2021
0〜20%	1	2
21〜40%	8	10
41〜60%	5	8
61〜80%	7	5
81〜100%	8	4

（校）

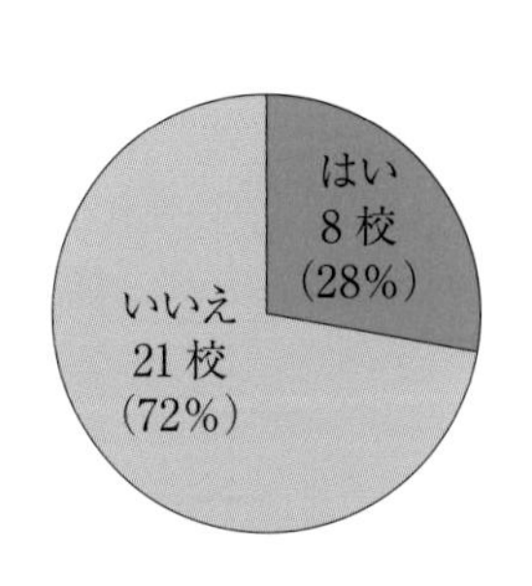

図6-20　コロナ禍で臨床実習の評価の割合が大幅に変化したか

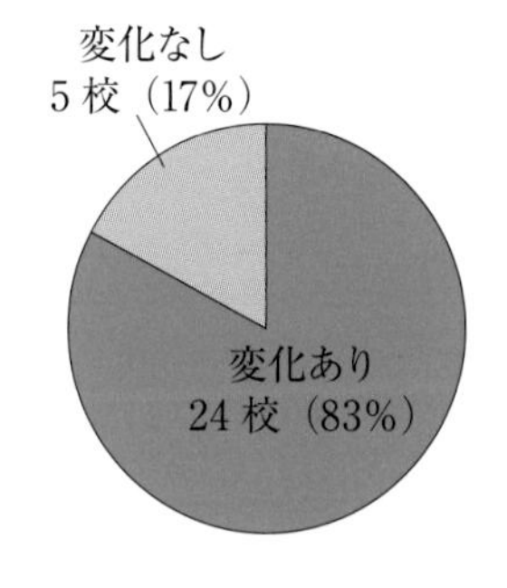

図6-21　コロナ禍による臨床実習患者数の変化

コロナ禍における臨床実習の実施方法について，コロナ禍前との比較（複数回答可）では「各科ローテーション方式」が10校から11校，「学生診療室中心に実習を行い，必要に応じて他科で実習を行う」が3校から2校，「上記2方式の併用」が13校から14校，「それ以外」が4校から3校と大きな変化はなかった．なおコロナ禍においては「Web実習・Web講義」が11校（国公立6，私立5）で採用されていた．

診療参加型実習の割合をコロナ禍前と比較すると，0〜20%が1校から2校，21〜40%が8校から10校，41〜60%が5校から8校，61〜80%が7校から5校，81〜100%が8校から4校であり，診療参加の割合にはやや減少傾向が認められた（**表6-2**）．またコロナ禍におい

やまもと　かずよ
大阪歯科大学歯学部歯科保存学講座
キーワード：コロナ禍，臨床実習，実施状況

表 6-3　コロナ禍により苦慮した点や工夫した点

・PCR 検査で陰性を確認してから実習を実施.
・2020 年の学年は 3 月から 9 月まで臨床実習が中止となり，その代替の方策で苦慮した.
・実習の停止・再開を繰り返したため，スケジュール変更を余儀なくされた.
・クラスター発生予防のための PPE 強化.
・2020 年度は見学中心としたため臨床能力到達度が低かった.
・口腔外バキューム・ユニット間の遮蔽板の導入，総合診療時において器具出し役の学生の導入，一部各科実習のリモートによる授業.
・ローテーションの組み直し，Web 講義のコンテンツの充実化.
・2020 年度の前学期は 5 年全員が，2020 年度の後学期および 2021 年度の前学期は学年を半分に分割し，半数の学生をオンライン講義で対応しそれを入れ替えながら実施した．複数回，同様の講義内容を実施する場合もあったため，講義負担と講義者が異なったときの講義の質の違いが出ないように，各診療科の教育担当委員に配慮してもらった.
・学生の集団感染（クラスター）を予防する目的で（昼食など）マスクを外して会話する可能性のある状況を極力排除した.
・正しい PPE の装着法を徹底指導した．エアロゾルが発生する診療は自験を停止し，見学とした.
・病院全体で歯科診療が制限されたときの運営や評価に苦労した.
・体調不良時の迅速な対応（電話連絡と状況確認，検査および医療機関受診の支援）.
・PPE の調達が遅れたりして確保するのがたいへんだった.
・本学の大学病院では，コロナ患者を受け入れているため，大学病院での 5 学年臨床実習が中止となり医科歯科医療センターでの代替え実習となった.
・エアロゾルを伴う自験は口腔外バキューム使用を必須とした．また相互実習は原則中止し，シミュレーションなどによる代替手段に変更した.
・控室としてより広い部屋を確保するとともに，専用の食事場所を設定した.
・陽性者の急増などにより急に実習を中止することが続き，学生のモチベーションを維持するのが難しかった.
・N95 マスクやフェイスシールドの確保．学生の県外移動などの行動記録を把握．学生の体調管理とチェック.
・コロナ禍で 2020 年度の最初の段階で一時的に附属病院での登院ができない時期や，学外の臨地実習が実施できない時期があったが，ICT を活用して動画を配信するなどの代替実習で対応を行った．また附属病院の各診療科で学生を分散させるなどの工夫を行い，診療参加型臨床実習を実施し，最終的には例年に近い自験ケースなどの取得が可能となった.
・2020，2021 年度は歯科での診療制限や臨床実習の中断があり，実習内容の完遂を危惧したが，各診療科の尽力でミニマムリクワイヤメントなどをクリアできた.
・補講や遠隔講義の準備．一度に診療に入る学生数を減らしたり，時間を分けることで密を避けるよう工夫した.
・登院禁止期間がすなわち実習停止期間となり，リモート実習や座学に置き換えざるをえなかった．PPE の入手が困難となりその準備に苦慮した.
・登院実習の断続的な中止に対しては，スライド，ビデオなどによる症例供覧で対応した．対面での供覧さえも中止となったときには，遠隔での症例供覧，それらに関する課題提示を行い，臨床にかかわる情報伝達が途切れることを防いだ.

て 8 校が自験症例数や臨床能力試験などの評価割合が大幅に変化したと回答した（**図 6-20**）．なお臨床実習専用治療室にチェアーを有すると回答した 17 校のうち，3 校でチェアー数が減少していた.

“コロナ禍で臨床実習患者数に変化はありましたか？”との設問に対しては，24 校が「はい」と回答した（**図 6-21**）．また具体的な対応策として「学生への配当患者数の削減」「学生本人の紹介を促す」「学生家族への受診協力のお願い」「リクワイアメント数の調整」「シミュレーションによる補塡」「Web 授業や代替実習」「感染防御対策の策定」といった回答が寄せられ，コロナ禍によって臨床実習協力患者の確保にさらなる苦労が加わったことがうかがえる.

2）コロナ禍における臨床実習に関する対応事例

アンケートの最後に“コロナ禍により苦慮した点や工夫した点について自由に記載してください”という項目を設定したところ，23 校から回答が得られた（**表 6-3**）.

これらの回答から，コロナ禍においても各大学で対面での臨床実習が実施されているものの，たび重なる感染の急拡大に応じて実習の中止や代替実習，見学，オンライン授業への切り替えなど，対応に苦慮してきたことが確認できる．また院内感染防止教育のさらなる強化や，昼食場所など診療室以外における感染予防対策にも取り組んでいること，さらにこのようなパンデミック下においては，PPE の供給不足が臨床実習に影響を与えることが示された.

第7章 特色ある教育・学修法

1. 地域基盤型教育

片岡　竜太

日本学術会議歯学教育分科会は歯学の使命の一つとして「地域医療への対応」を挙げている．近年の高齢化に伴い，疾病構造は急性期医療から回復期医療へと変化しており，従来の歯科医療の提供や口腔保健活動に加え，保健，医療，福祉，介護専門職と協働し，地域包括ケアの一員として周術期などにおける口腔機能管理，訪問歯科診療など歯科保健医療の実践が求められている[1]．歯科医師には，医師，薬剤師，看護師，社会福祉士，介護士など保健，医療，福祉，介護専門職と協働して，地域包括ケアの一員として，訪問歯科診療や在宅歯科診療などの歯科保健医療を実践できることが求められている．さらに，チーム医療の一員として，全身の病態への理解を深めたうえで多職種への適切な指示や，歯科医療に関する理解が広がるような実践が求められる．これらの社会のニーズに応えるためには，訪問歯科診療に関する基本的知識と技術を有するとともに，多職種と連携して歯科保健医療を実践できるような教育を行う必要がある[2]．

平成28年度改訂版の歯学教育モデル・コア・カリキュラムでは，「歯科医師として求められる基本的な資質・能力」として，「社会における医療の実践　地域医療への貢献」が加えられた．「かかりつけ歯科医等の役割や地域医療の基盤となるプライマリ・ケアの必要性を理解し，実践に必要な能力を身に付ける」「地域医療に積極的に参加・貢献する」が学修項目になっている（**表7-1**）[3]．

さらに平成28年度改訂版の医学教育モデル・コア・カリキュラムと歯学教育のそれを比較すると，「在宅医療」に関して，医学教育では「在宅医療のあり方，今後の必要性と課題を概説できる」「在宅医療における多職種連携教育の重要性を説明できる」「在宅における人生の最終段階における医療，看取りのあり方と課題を概説

表7-1　平成28年度改訂版歯学教育モデル・コア・カリキュラムの抜粋[3]

A-7-1）地域医療への貢献
ねらい：
地域医療・地域保健の在り方と現状及び課題を理解し，地域医療に貢献するための能力を身に付ける．
学修目標：
①地域社会（へき地・離島を含む）における歯科医療の現状を概説できる．
②医療計画（医療圏，基準病床数，地域医療支援病院，病院・診療所・薬局の連携等）及び地域医療構想を説明できる．
③地域包括ケアシステムの概念を理解し，地域における，保健（母子保健，学校保健，産業保健，成人・高齢者保健，地域保健，精神保健）・医療・福祉・介護の分野間及び多職種間（行政を含む）の連携の必要性を説明できる．
④かかりつけ歯科医等の役割や地域医療の基盤となるプライマリ・ケアの必要性を理解し，実践に必要な能力を身に付ける．
⑤地域における在宅医療（訪問歯科診療を含む），救急医療及び離島・へき地医療の体制を説明できる．
⑥災害医療（災害時保健医療，医療救護班，災害派遣医療チーム（Disaster Medical Assistance Team〈DMAT〉），災害拠点病院，トリアージ，Post Traumatic Stress Disorder（PTSD），ストレス等を説明できる．
⑦地域医療に積極的に参加・貢献する．

表7-2　必修で「臨床実習（見学あるいは体験）」における地域基盤型教育実施の有無

	実施している
大学数	23校（79.3%）

表7-3　地域基盤型教育の授業形態（科目単位，複数回答可）

	臨床実習	実習（シミュレーター）	演習型授業	講義	総計
科目数	65	2	26	170	263

かたおか　りゅうた
昭和大学統括教育推進室歯学部歯学教育学講座
キーワード：地域医療，地域保健，地域基盤型教育，多職種連携

表 7-4　地域基盤型教育に関連する臨床実習の実施学年と実習先（科目単位，複数回答可）

	①大学附属病院	②回復期・慢性期病院	③訪問診療	④在宅系サービス*	⑤施設・居住系サービス**	その他	総計
1年次	1				1		2
2年次				1	1		2
3年次						3	3
4年次		1			1		2
5年次	7	1	14	1	4	4	31
6年次	2		2			2	6
不明						1	1
総計	10	2	16	2	7	10	47

その他に記載の具体的な施設：国保診療所など
＊訪問介護，訪問看護，通所介護，老人短期入所生活介護など
＊＊介護老人福祉施設，介護老人保健施設，認知症対応型共同生活介護，特定施設入居者生活介護など

表 7-5　地域基盤型教育（実習）の指導教員（科目単位）

	常勤のみ	非常勤を含む	不明
科目数	31	15	1

表 7-6　歯科医師会との連携（科目単位）

	無	有	不明
科目数	39	6	2

できる」が学修目標となっており，今後は歯学教育でも学修目標となる可能性がある．このように歯科医師の地域医療への貢献が社会から求められており，今後さらに6年間の学士課程教育のなかで実践能力を身に付けるカリキュラムの充実が必要であると考えられる．

本項では，2017年版の白書に引き続き，「地域基盤型教育」の現状について記載する．

1）地域基盤型教育

地域基盤型教育の実施についての質問では，29校中，実施しているが26校（89.7%），実施していないが2校（6.9%），検討中が1校（3.4%）であった．臨床実習（見学あるいは体験）として実施しているのが23校（79.3%）であった（**表 7-2**）．臨床実習を複数学年で段階的に実施しているのは3校（10.3%）であった．

実施校での教育実施形態については，複数の科目を設置している大学もあるため，科目単位で記載する．授業形態は講義が1校当たり1～12科目で，総計170科目と最も多く，次に臨床実習が1校当たり1～8科目で総計65科目であった（**表 7-3**）．臨床実習の学年と実施先では，5，6年次の訪問診療が16科目と最も多く，大学附属病院が9科目，施設・居住系サービスが4科目であった（**表 7-4**）．実習の指導教員を「常勤のみ」と「非常勤を含む」で分けると，非常勤を含む実習が15科目であった（**表 7-5**）．訪問診療や施設・居住系サービスで実施する場合に非常勤教員を含んでいる場合が多くみられた．

地域基盤型教育（実習）を歯科医師会と連携して実施しているのは，6科目のみであった（**表 7-6**）．

2）地域基盤型教育に関する実習事例

平成28年度改訂版（歯学教育）では地域医療へ積極的に参加・貢献することが求められており，各大学の地域性や特徴を活かした教育が進められていると考えられる．そこで各大学の実習事例を紹介する（**表 7-7**）．

1，2年次ではEarly Exposureとして，施設・居住系，在宅系サービス，病院などを見学している大学が多く，5，6年次では臨床実習のなかで，訪問診療や在宅歯科医療を実施している大学が多くみられた．口腔ケアの観点から，歯科衛生士をはじめ多職種と連携して実習を行っている大学も多いが，コロナ禍で実習形態を余儀なく変更している様子もうかがえる．これらの情報を共有して，各地域で特徴的な資源を活用した効果の高い教育の充実を図ることが求められている．

文献

1）日本学術会議．提言　地域包括ケアシステム構築のために求められる歯科保健医療体制．https://www.scj.go.jp/ja/info/kohyo/pdf/kohyo-24-t289-5.pdf（最終アクセス：2022年11月1日）
2）日本学術会議．報告 大学教育の分野別質保証のための教育課程編成上の参照基準　歯学分野．https://www.scj.go.jp/ja/info/kohyo/pdf/kohyo-23-h170929-8.pdf（最終アクセス：2022年11月1日）
3）文部科学省．歯学教育モデル・コア・カリキュラム　平成28年度改訂版．https://www.mext.go.jp/component/b_menu/shingi/toushin/__icsFiles/afieldfile/2017/12/26/1383961_02_3.pdf（最終アクセス：2022年11月1日）

表 7-7　各大学の実習事例

学年	科目名	実習施設	教育内容	評価方法
1年次	医療人間学演習	⑤　施設・居住系サービス（介護老人福祉施設，介護老人保健施設，認知症対応型共同生活介護，特定施設入居者生活介護など）	福祉施設，歯科クリニック，大学病院での見学を行い，地域医療の現状を学ぶ．	授業や研修への取組姿勢・態度（60％），期末レポート（40％）
	医療人間学演習	①　大学附属病院	救急救命士から，救急時の対応について実習を通して学ぶ．	実習への取り組み姿勢，態度，レポート
2年次	プレポリクリ	④　在宅系サービス（訪問介護，訪問看護，通所介護，老人短期入所生活介護など）	グループごとに施設を訪問し，口腔衛生管理について体験	観察記録，レポート
	社会と歯科医療（実習）	⑤　施設・居住系サービス（介護老人福祉施設，介護老人保健施設，認知症対応型共同生活介護，特定施設入居者生活介護など）	要介護高齢者の高齢者の口腔健康管理	試験・レポート
3年次	地域連携歯科医療Ⅱ	⑨　その他	地域の歯科医院にて見学実習を行う．	ケースレポート，筆記試験
	地域医療学実習	⑨　その他	近郊の歯科診療所の歯科医師と行動をともにし，地域歯科医療実践の現場の見学を通じて，地域医療の役割について学習する．	最終日の全体発表とポートフォリオ，出席や態度を加味した総合点で評価する．
	地域連携歯科医療Ⅱ	⑨　その他		
4年次	高齢者歯科学・口腔リハビリテーション学	②　回復期・慢性期病院	診療介助	レポート提出
	口腔衛生学	⑨　その他	中学校に訪問し歯科学生が中学生に学校歯科保健指導を行う	レポート，アンケート，教員による評価
4，5年次	障害者歯科学	⑤　施設・居住系サービス（介護老人福祉施設，介護老人保健施設，認知症対応型共同生活介護，特定施設入居者生活介護など）	地域中核病院における障害者の歯科保健，治療	観察記録
5年次	地域医療体験実習	⑨　その他（国保診療所など）	地域における歯科医療の実情を認識できるようになる．	レポート，実習態度
	高齢者歯科	⑤　施設・居住系サービス（介護老人福祉施設，介護老人保健施設，認知症対応型共同生活介護，特定施設入居者生活介護など）	講座医局員による歯科訪問診療にリモート参加．歯科診療だけでなく，歯科衛生士によるケア・リハビリテーションにも遠隔参加する．	レポート，口頭試問，質疑応答
	全身管理高齢者歯科	③　訪問診療	高齢者施設における認知症などの入所者に対し，口腔ケアを行う．	ルーブリック評価・レポート
	地域歯科保健フィールド実習	④　在宅系サービス（訪問介護，訪問看護，通所介護，老人短期入所生活介護など）	地域口腔保健学で学んだ理論をもとに，地域における口腔保健活動の仕組みと計画的な手法を理解するために，対人サービスの現場に出向いて，必要な態度知識を身につける．	評価シート項目による
	加齢歯科学	②　回復期・慢性期病院	高齢者（要介護高齢者）および心因性疾患を持つ患者の，身体的，精神的および心理的特徴と歯科治療上の留意点を理解する．	実習態度，見学レポートなどから総合的に評定する．
	歯科臨床実習	③　訪問診療	訪問歯科実習に同行し，見学を行う．その後レポートを提出させる．	レポート評価
	臨床実習	⑤　施設・居住系サービス（介護老人福祉施設，介護老人保健施設，認知症対応型共同生活介護，特定施設入居者生活介護など）	居住者への口腔衛生管理を中心とした実習（コロナ対策期間は口腔機能低下症の相互実習に変更）．	観察記録
	臨床実習	⑨　その他	歯科のない急性期病院への訪問診療（コロナ対策期間は口腔機能低下症の相互実習に変更）．	観察記録
	臨床実習Ⅰ	①　大学附属病院	抗菌薬や抗炎症薬の特徴について学び，医薬品集などを用いて，処方箋を発行する．	ポートフォリオ
	臨床実習	③　訪問診療	在宅診療の状況や多職種連携の場を見学させる．VE 評価の実践，車いす介助実習	患者および家族からの態度評価とレポート提出
	臨床実習	①　大学附属病院	歯科医師会からの歯科医師派遣 地域医療における歯科医師の役割を理解するための見学	見学内容についての口答試問
	臨床実習Ⅰ（地域連携Ⅰ）	①　大学附属病院	高齢者介護実習を通して「生活モデル」を体験する．	課せられた課題とケース数の総合評価
	臨床実習Ⅰ	①　大学附属病院	与えられたケースに対して得られた知識について混成チームで話し合いを通して，多職種連携について学ぶ．	演習状況および提出物をもとに総合的に評価する．
	臨床実習	③　訪問診療	在宅歯科診療を通じ，多職種による医療・福祉・介護の連携の必要性を学ぶ．	患者および家族からの態度評価とレポート提出
	臨床実習	①　大学附属病院	地域医療における歯科医師の役割を理解するための見学	見学内容についての口答試問
	歯科臨床実習	③　訪問診療	訪問歯科実習に同行し，見学を行う．その後レポートを作成させる．	レポート評価

表 7-7　つづき

学年	科目名	実習施設	教育内容	評価方法
5年次	臨床実習Ⅰ（地域連携Ⅰ）	③　訪問診療	居宅・介護施設などにおける診療参加型実習（見学・介助・自験）	課せられた課題とケース数の総合評価
	訪問歯科診療実習	③　訪問診療	訪問歯科診療に同行し，訪問歯科診療の場の特性を学び，多職種連携を体験する．	レポート，小テストによる知識の確認，訪問先での態度を中心に評価する．
	クリニカルクラークシップⅡ	①　大学附属病院	総合診療科での診療参加型臨床実習を通じて，担当患者を持ち一口腔単位でプライマリケアを実践する．	自験ケースの取得状況を含めてほかの評価項目との総合評価を実施している．
	臨床実習	⑨　その他	福岡市内の保健センターで実施の乳幼児歯科健診に出向き，事前講義と健診の現場での実体験を通じて，知識と能力を身につける．	レポート
	学外研修	⑤　施設・居住系サービス（介護老人福祉施設，介護老人保健施設，認知症対応型共同生活介護，特定施設入居者生活介護など）	臨床実習の後半に，ローテーションで県内の高齢者施設，または障害者施設に教員とともに訪問して実習をする．	レポートの提出にて評価する．
	高齢者歯科	③　訪問診療	高齢者施設での訪問歯科診療の見学および診療補助	外部施設での臨床参加型実習における総合評価表を参考とし，総合判定を当分野で決定する．
	臨床実習	③　訪問診療	訪問歯科診療を通じ，地域歯科医療体制の特徴を学ぶ．	患者および家族からの態度評価とレポート提出．
	地域連携実習Ⅲ	③　訪問診療	歯科医師会の指導歯科医と地域の患者宅に訪問	レポート
	高齢者歯科	③　訪問診療	専門医（医局員）による訪問診療にリモート参加．	リモートによるリアルタイム質疑応答，課題，レポート
	訪問歯科	③　訪問診療	歯科医師会からの歯科医師派遣 訪問歯科の準備，やり方，連携の見学	見学内容についての口答試問
	クリニカルクラークシップⅠ（救急医療）	①　大学附属病院	北九州市消防署にて救急車同乗実習を実施している．	レポート評価でクリニカルクラークシップⅠの他の評価と一緒に総合評価を実施している．
5，6年次	包括臨床実習	③　訪問診療	訪問診療に同行し，地域での歯科医師の役割を理解する．	レポート
	在宅介護歯科医療実習	③　訪問診療	在宅訪問歯科診療に学生を派遣し，口腔ケア，誤嚥性肺炎予防，咀嚼機能回復，在宅栄養管理などを学ぶ．	派遣前の知識や技術，態度に関する準備状況の評価，臨床教授による口頭試問や実習評価．
	離島実習	⑨　その他	歯科医療の実際を体験する	レポート
	臨床実習	⑤　施設・居住系サービス（介護老人福祉施設，介護老人保健施設，認知症対応型共同生活介護，特定施設入居者生活介護など）	施設を訪問し，在宅歯科医療，口腔衛生管理などを体験	観察記録，レポート
6年次	臨床実習Ⅰ（地域連携Ⅱ）	①　大学附属病院	地域歯科医療機関において包括的な歯科医療を学ぶ	指定期間内に課題を行い，その総合成績をもって評価する．
	臨床実習	⑨　その他	保健福祉センターに半日の見学実習を行い，特に1歳6カ月児健康診査などに参加する．また，地域医療支援病院で1日の実習を行い，多職種連携と地域医療の仕組みを学習する．	事後レポートのフィードバックにて形成的評価を実施する．
	臨床実習	⑨　その他	地域医療支援病院で1日の実習を行い，多職種連携と地域医療の仕組みを学習する．	事後レポートのフィードバックにて形成的評価を実施する．
	クリニカルクラークシップⅢ	①　大学附属病院	総合診療科での診療参加型臨床実習を通じて，担当患者を持ち一口腔単位でプライマリケアを実践する．	自験ケースの取得状況を含めて他の評価項目との総合評価を実施している．
	在宅訪問診療	③　訪問診療	在宅・施設への訪問診療見学を1日行う	レポート
	臨床実習	③　訪問診療	老人福祉施設入所者に対する多職種連携に基づく歯科保健・医療の意義，提供体制などを，参加を通じて理解させる	知識・理解・態度をレポート・筆記試験などにより評価する．

第7章

特色ある教育・学修法

2. 問題基盤型教育（PBL）

影山　幾男

1）はじめに

増大する医学情報を従来型の講義で学生に伝えるには，いくら授業時間を増やしても追いつかない．教師も学生も疲れ果て，かつ学生の身につく知識量は，伝えた情報のほんの一握りであろう．最も重要な点は，知識がいくらあっても，それを実際の場で応用し問題を解決できなければ，その知識は何の役にも立たない．

それと対照的なのが問題基盤型教育である．「まず初めに問題ありき」である．わが国では，東京女子医大が，次いで岐阜大が先導的にそれに踏みきり，系統講義がなくなった．問題基盤型教育（以下，PBL = problem based learning とする）は学習者が事例をもとに問題を見つけ，発見した問題を自分の力で解決することにより学ぶ過程をいう．テュートリアル教育とはPBLを実践するための教育形態の一つであり，二つは違うことを認識すべきである．

2）PBLの事例に基づく問題発見

PBLの事例に基づく問題発見とは，実際の自然・社会現象，実験的観察，患者の疾患経過・心理などを出発点として問題点を見いだして学習を行うことである．すなわち投げかけられた事例から学習者が創出した疑問，興味，考えが問題点（Problem）なのである．学生はその事例を熟読し，グループで討論して，その事例から論点を抽出する．学生は事例について内在する問題，理解，解釈に不足する情報，事例の展開の予想などを発散的に考える．さらに，自分一人あるいはグループですでにもっている知識で解決できること，解決・理解・結論付けることができないことを明確にして問題とする．問題解決には，何がわかって何を知らないかを認識するプロセスが必要である．

3）学生がPBLで修得すること

PBLでは以下の項目を学生が修得することを目的としている[1]．

(1) 自己学習能力の育成

学生は能動的に何が問題なのか気づき，問題点を抽出し，それについて学習することができる．

(2) コミュニケーション能力の育成

患者とのコミュニケーションはもちろんのこと，医療従事者間でも対話は大切である．学生が少人数グループのなかでコミュニケーション能力を高めることができる．

(3) 問題発見・解決能力の育成

歯科医師は生涯にわたり，さまざまな問題に直面することになる．それらの問題を迅速かつスムーズに解決しなければならない．学生が問題点を抽出した後，いかにその問題点を解決するかということを学ぶことができる．

(4) 生涯学習実践のために必要な知識と活用技術の修得

昨今の歯科医療の進歩は目覚ましいものがある．常に，新しい情報を得なければならない．学び方を学ぶ方法を取り入れているので，学生が常に新しい歯科医療知識と活用技術を修得することができる．

(5) 情報収集能力の修得

現代は情報の渦に囲まれている．膨大な情報のなかから必要な情報を見極める能力が必要となる．多くの情報を吟味することで情報収集能力を高めることができる．

かげやま　いくお
日本歯科大学新潟生命歯学部解剖学第1講座
キーワード：問題基盤型教育（PBL），グループダイナミックス

4）PBL の導入状況と実施形態

今回，PBL を導入している歯学部は 29 校中 27 校（国公立 11 校，私立 16 校）であった（**図 7-1**）．1 校が実施を検討している．2015～2017 年の調査の際，24 校の歯学部が導入していたので，3 校増加した．

(1) 実施形態

実施形態としては，大学の状況に合わせて，単科科目や統合科目として導入していることが認められた（**表 7-8**）．

(2) 担当教員

教員勤務については常勤教員が担当しているのが多い．混成型や非常勤の教員が担当している大学も認められた（**表 7-8**）．

(3) 実施学年

実施対象学年は 1～6 年次にかけて行われていた．各大学のカリキュラム状況に合わせて，実施されていると思われる（**表 7-8**）．

(4) 教育時間

大学によってもばらつきがあり，多いところは 1,300 時間を超す大学もあった（**表 7-8**）．

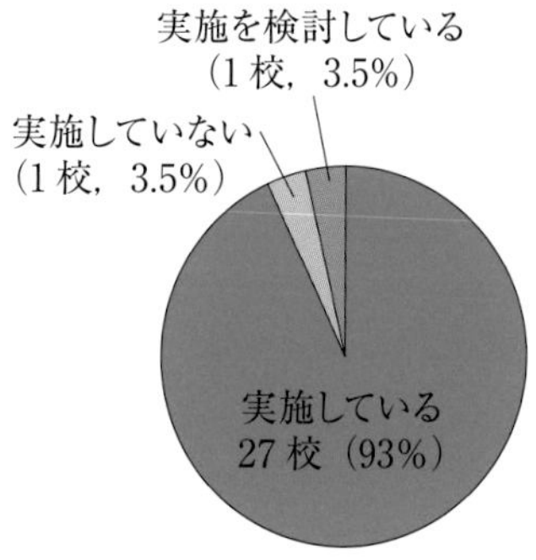

実施を検討している
（1 校，3.5%）
実施していない
（1 校，3.5%）
実施している
27 校（93%）

図 7-1　PBL の実施状況

5）教育項目と教育方法（方略）

以下，教育項目と方法について特徴があった事例を示す．

北医療大は 3 年次で，与えられた疾患を想定したシナリオを作成し，医療面接の問答を作成，学生同士で行う．模擬患者を活用した医療面接の実際を試みる．

岩医大では 4 学部合同セミナーで，あらかじめ設定された症例の患者を各学部（医・歯・薬・看）の学生が自身の学部視点でどのように介入するか，どのような治療方針を計画するかを考え，それぞれの意見を出し合い，最終的に方針を決定する．教育方法はテュートリアルとワークショップを用いている．

奥羽大は 1，2，3，5 年次で数々のテーマを設定し，歯科医師側と患者側から問題の状況を把握・解決しグループディスカッションさせている．

明海大は 1 年次に体験学習や対人関係能力の向上をさせるため，グループで発表・討議させている．

医科歯科大では，2 年次でサイエンス PBL と称して，具体的な問題点を抽出し，「正確な知識」と「知識を根拠とした正確な論理展開」によって問題点を解決する技術を習得させている．

東歯大では，3 年次でテイラード・コミュニケーション概論と称して，健康長寿社会の実現に貢献できる歯科医師を目指し，歯科学生として診療参加型臨床実習で適切な患者対応を行うために，コミュニケーションに関する知識，技能，態度を修得させている．

日大では，医療人間科学と称して，1，3，4，6 年次にて，問題基盤型教育を導入している．

昭和大では 1～4 年次を通じ，医学，歯学，薬学，保健医療学が連携してチーム医療などを習得するため，問題基盤型教育を導入している．

朝日大では 1～4 年次で，地域医療ニーズを考慮し，訪問歯科診療や摂食嚥下リハビリテーションについて 1～4 年次まで系統的に学ばせている．

愛院大では 1，5 年次で，大阪大では 5，6 年次，大歯大では 2 年次で，PBL を導入している．

徳島大では 5 年次，PBL をテュートリアル形式で導入している．

九歯大では 1，3，5 年次，九州大では 1，2，3，4，6 年次に，長崎大では 5 年次に基礎歯学，臨床歯学について，PBL を行っている．

福歯大は 1, 3, 4 年次に社会問題や医療倫理について，ディベートや発表をさせている．

6）評　価

PBL を実施している大学はおおむねグループ討論，出席，コアタイムの態度，参加意欲，学習プロダクト，知識確認試験，ポートフォリオ，レポート，合同発表，グループ討論などにより総合的に評価されていた．

昭和大ではグループプロダクト，提出物のルーブリック評価，説明会評価，ポートフォリオ評価で総合的に評価していた．

福歯大ではグループごとのディベートにおける個人単位の観察評価，ディベートにおけるグループ単位の観察評価と対戦評価などで評価していた．

表 7-8　PBL の実施状況

機関名	PBL を実施しているか	PBL について										
		科目名	種別	学年	臨床実習	時間数	形態	教員勤務	専門分野	教育内容	教育方法	評価方法
北医療大	している	医療コミュニケーション	基礎	3	前	30	統合	混成	衛生学，歯科保存学，歯科補綴学ほか多数	与えられた疾患を想定したシナリオを作成し，医療面接の問答を作成，学生同士で行う．模擬患者を活用した医療面接の実際を試みる．	PBL	行動観察
北海道大	していない											
岩医大	している	4 学部合同セミナー	臨床	6	後	10	統合	常勤	教養科目および全学部の臨床科目	あらかじめ設定された症例の患者を各学部（医・歯・薬・看）の学生が自身の学部視点でどのように介入するか，どのような治療方針を計画するかを考え，それぞれの意見を出し合い，最終的に方針を決定する．		
		多職種連携のためのアカデミックリテラシー	教養	1	前	32	統合	常勤	教養科目（11 分野），図書館	問題解決のための情報収集スキルを身につけ，主張・根拠・結論を文章としてまとめることができるようになる．そして，それをもとにチームで意見交換をすることができるようになる．		
		チーム医療リテラシー	臨床	3	前	24	統合	常勤	教養科目および全学部の臨床科目	医学・歯学・薬学・看護学のそれぞれの立場で，医療安全，災害医療，緩和ケアの問題を考え，全人的医療を実現する真の医療人として何をすべきか見定めることができる．		
		ケースプレゼンテーション（科目名：臨床実習）	臨床	5	中	10	統合	常勤	全臨床科目	ある症例の患者の治療方針をチームごとに立案し，それを発表する．他グループや教員から出た意見を集約し，最終的な治療方針を決定する．		
東北大	している	歯学臨床ゼミ	臨床	5	前	54	統合	常勤	臨床系分野	具体的で連続した臨床の場面で構成されたシナリオを用い，与えられた医療情報に基づいて診断や治療方針の立案に係る課題の解決に取り組む．シナリオは，小児・育成系，口腔外科系，保存・補綴系の 3 領域について，それぞれ 1 編を用意する．	学生を 1 グループ 8 名以内の小グループに分け，グループ討議とその記録，自己学習，成果報告の過程を繰り返すことで，問題解決能力の向上，他者との積極的交流を通じた学びの姿勢や態度の涵養を目指す．各グループに 1 名の教員（ファシリテータ）を当て，学習の促進と形成的評価を行う．	学生を 1 グループ 8 名以内の小グループに分け，グループ討議とその記録，自己学習，成果報告の過程を繰り返すことで，問題解決能力の向上，他者との積極的交流を通じた学びの姿勢や態度の涵養を目指す．各グループに 1 名の教員（ファシリテータ）を当て，学習の促進と形成的評価を行う．
奥羽大	している	総合演習 1D	基礎	1	前		統合	常勤	歯科麻酔学	ワールドカフェを行っている．	6 人 × 6 グループのワールドカフェを 2 回行っている．	レポート提出で評価している．
		臨床実習	臨床	5	中		統合	常勤	歯科麻酔学，歯科補綴学	PBL を行っている．	歯科麻酔学で PBL を 3 回，歯科補綴学で PBL を 3 回行っている．	必須ケースとして，臨床実習の評価に組み込まれている．
		歯科医療人間学 I	基礎	1	前		単科	混成	組織，心理，衛生，日本語	「歯科用語から」「なぜ歯科医療がいやがられるか」「インフォームドコンセント」「医療者の装身具」「ある医療事故から」をテーマに術者側と患者側からその状況を把握し，解決する方法を見いだす．	シナリオ，KJ 法による問題解決，二次元展開法，発表，グループディスカッション	KJ 法，二次展開法レポート，ディスカッションの積極性評価で形成的評価
		歯科医療人間学 II	基礎	2	前		単科	混成	矯正，臨床，組織，心理，衛生，日本語	建学の理念を実現するためにコミュニケーション能力やプロフェッショナリズム教育から歯科医師に求められる知識，技能，態度を修得する．	グループおよびペアによる能動的学修を行う．	ビデオ撮影や記述式試験により形成的評価を行う．
		歯科医療人間学 III	基礎	3	前		単科	混成	矯正，臨床，組織，心理，薬理，麻酔，衛生，日本語	建学の理念を実現するためにコミュニケーション能力やプロフェッショナリズム教育から歯科医師に求められる知識，技能，態度を修得する．	グループおよびペアによる能動的学修を行う．	ビデオ撮影や記述式試験により形成的評価を行う．
明海大	している	医療行動科学 I	教養	1	前	60	単科	非常勤	人間科学	医療従事者として，健康や病気をめぐる人間行動について行動科学的に理解を深め，医療者間の良好な人間関係構築について体験的に学ぶ．	コミュニケーション（カウンセリングおよびリスニングなど）の演習を通じた体験（アクティブ・ラーニング）	毎回の授業における体験学習や問題解決学習のための課題の提出および期末レポート課題により総合的に評価
		医療行動科学 II	教養	1	前	64	単科	非常勤	人間科学	健康と病の心理社会的な背景を理解し，ウェルビーイングを実現するかかわりや健康教育法を創造する力を養う．行動科学的アプローチを応用した健康行動支援プログラムを独自に制作する．	ダイアローグ，グループカウンセリング，オープンダイアローグの演習を通じた体験（アクティブ・ラーニング）	毎回の授業における体験学習や問題解決学習のための課題の提出および期末レポート課題により総合的に評価

表 7-8　つづき

機関名	PBL を実施しているか	科目名	種別	学年	臨床実習	時間数	形態	教員勤務	専門分野	教育内容	教育方法	評価方法
		PBL について										
明海大	している	コミュニケーション論	教養	1	前	120	単科	非常勤	コミュニケーション	社会的行為としてのコミュニケーションの概念を学習したうえで，大学での学習・研究活動に必要な「読む」「書く」「話す・聞く」能力を身につける．	グループディスカッションなどの演習を通じた体験（アクティブ・ラーニング）	授業内課題の提出，ディスカッションなどにおける貢献度および期末レポート課題により評価
		歯科行動科学	臨床	4	前	16	単科	混成	行動科学，総合臨床歯科学	健康と病気について，ストレス概念と心身反応の理解を深め，健康行動の実践や行動変容のための効果的な患者支援および医療面接のスキルを学ぶ．	ダイアローグ，シミュレーション教育の演習を通じた体験（アクティブ・ラーニング）	本験学習への積極的参加度および問題解決学習へのレポート課題により評価
日大松戸	している	臨床自習	臨床	5	中	5	統合	常勤	口腔外科，歯周，保存，補綴	配当された患者から，医療面接によって抽出し，問題解決に導く，治療計画の立案を行う．		
医科歯科大	している	サイエンスPBL	教養	2	前	30	統合	常勤	教養科目	具体的な問題点を抽出し，「正確な知識」と「知識を根拠とした正確な論理展開」によって問題点を解決する技術を習得する．学生間での話し合いと教員によるアドバイスによって，問題点を解決する方法と正解は必ずしも1つではないことを理解するのと同時に，自身の学習方法の欠点を理解し，改善する．加えて，簡潔かつわかりやすい言葉で説明する技術と建設的な話し合いを行ううえで必要なコミュニケーション技術を習得する．	6あるいは7名からなるグループによる学習で，配布資料（課題シートなど）から問題点を抽出し，自然科学の知識を活用して，問題点を解決することを試みる．	評価は，授業への参加度，グループによる話し合いへの参加，グループごとでの発表会での発表内容，発表会での質問・返答内容，ノートの記述内容による．
		病態科学演習	基礎	3	前	76	統合	常勤	解剖学，生理学，生化学，病理学，細菌学，免疫学，薬理学	解剖学，生理学，生化学，病理学，細菌学，免疫学，薬理学などの知識を，臨床歯科学における疾病の病態の解釈と理解に統合する．また，全身疾患を有する患者の歯科治療に関する基礎知識を養う．	全身および口腔領域における疾病について，講義，ケースシナリオ，演習を組み合わせた授業を通して統合的な学習を進める．各学習項目に対して6-7コマの学習時間とし，ミニレクチャー，グループディスカッション，ミドルセッション	プレテスト，学習内容のレジュメ，グループ別の討議報告内容，ポストテスト，ユニット試験および授業態度の総合成績により評価する．
		サイエンスPBL 入門	教養	1	前	25	統合	常勤	教養科目	問題抽出，論理的思考，コミュニケーション技術の向上，実験研究者になるための基礎づくり，医療に携わるうえでの基礎づくり	8名程度からなるグループによる学習で，配布資料（課題シートなど）から問題点を抽出し，自然科学の知識を活用して，問題点を解決することを試みる．	授業への参加度，グループによる話し合いへの参加，グループごとでの発表会での発表内容，発表会での質問・返答内容，レポートの記述内容による．
東歯大	している	コミュニケーション学「医療面接」	基礎	3	前	24	統合	混成	社会歯科学，歯科医学教育開発センター	テイラード・コミュニケーション概論（健康長寿社会の実現に貢献できる歯科医師を目指し，歯科学生として診療参加型臨床実習で適切な患者対応を行うために，コミュニケーションに関する知識，技能，態度を修得する）	講義，ディスカッション，相互実習，ロールプレイ実習	観察記録（実習における知識・技能・態度について，観察記録により総括的評価を行う），平常点評価（講義・実習時の提出物などを評価する）
		課題講義（コミュニケーション学）	基礎	4	前	12	統合	混成	社会歯科学，歯科医学教育開発センター	実践コミュニケーションと臨床倫理（歯科学生として診療参加型臨床実習で適切な患者対応を行うために必要なコミュニケーションについて，知識，技能，態度を修得する）	講義，ディスカッション，ロールプレイ実習	観察記録（実習における知識・技能・態度について，観察記録により総括的評価を行う），平常点評価（講義・実習時の提出物などを評価する）
		歯科医療管理（医療倫理）	基礎	4	前	16	統合	混成	社会歯科学，医療法学，法歯学・法人類学	実践コミュニケーションと臨床倫理（最善の歯科医療を提供するために，倫理的な選択を行うための技法に関する知識・技能・態度を身につける）	講義，PBL（SGD による問題解決学習）	観察記録（実習の取組状況を評価する），定期試験（実習内容（教科書該当部分含む）の理解度を論述試験および多肢選択式試験で評価する）
		課題講義（医療管理）	臨床	5	前	12	統合	常勤	補綴学，保存修復学，小児歯科学	臨床実習において医療事故を起こさないために，医療安全管理および院内感染予防の知識を習得する．	ディスカッションを活用した講義，ケーススタディーに基づくディスカッションを活用した課題解決型学修（講義・実習）	総合学力試験（総括的評価）：90% 講義内容
日歯大	している	話し合い基盤型問題解決演習	教養	1	前	4	単科	常勤	教養科目・基礎歯科医学・臨床歯科医学	自然科学，社会科学，歯学・医学などさまざまな内容を題材として，学習能力，課題抽出能力，問題解決能力，情報収集と解析能力，発想力，表現力，コミュニケーション能力などの向上を目的として実施している．	学生たちを主体とした小グループでの発表・傾聴・対話を通して，互いを尊重し合い向上し合う関係を構築していく過程を経験させる．これにより医療人に必要な能力を身につけられるように支援と指導を行っている．	コアタイム中の学習態度の観察記録と形成的評価，ノート記述内容の評価，提出物の評価，アンケート式小テストの評点を踏まえて，総合的に評価する．
日大	している	医療と社会	教養	1	前	30	単科	常勤	医療人間科学	歯科医療とは何かを，現在の歯科医療のおかれている状況を知ることから学ぶ．	基礎講義を行い，実際の医療現場を訪問して理解を深める．	定期試験（70%），事前・事後学修課題（15%），平常試験（15%）で評価する．
		医療と福祉	基礎	3	前	30	単科	常勤	医療人間科学	わが国と世界における社会保障制度の相違とその成り立ちを学び，現在の社会保障制度における医療提供と福祉提供の現状を知ることにより，これから加速する少子高齢化に対応する地域包括ケアシステムを理解する．	基礎講義を行い，実際の医療現場を訪問して理解を深める．	定期試験（60%）とレポート・平常試験・見学実習（40%）により評価する．

表 7-8　つづき

機関名	PBLを実施しているか	PBLについて										
		科目名	種別	学年	臨床実習	時間数	形態	教員勤務	専門分野	教育内容	教育方法	評価方法
日大	している	医療コミュニケーション	臨床	3	前	30	単科	常勤	医療人間科学	医療における患者との信頼関係を確立するために，コミュニケーションの重要性を理解し，その能力を身につける．	医療面接におけるインフォームドコンセントの意義，人間理解について演習を通して学び，患者との情報共有や情報提供のあり方を理解する．	定期試験（60%），平常試験･演習時の提出物･事前学習の状況・当教科のノートの内容・レポート等（40%）で評価する．
		医療面接	臨床	4	前	30	統合	常勤	医療人間科学・総合歯科学・口腔診断学	初診から診査・診断，治療計画立案，治療，継続的維持・管理までの医療場面における医療面接の理論的側面を深く理解し，演習を通じて実践し，診療参加型臨床実習にふさわしい知識・技能・態度を身につける．	臨床症例を課題とした演習を通じて実践し，患者本位の医療のあり方と診療参加型臨床実習にふさわしい知識・技能・態度を身につける．	定期試験（40%），平常試験（筆記）（40%），演習時の成果物・事前学習の状況・当教科のノートの内容・レポート・平常試験（技能）等（20%）で評価する．
		医療の情報化・国際化	教養	6	後	30	統合	常勤	医療人間科学・歯科放射線学・保存修復学	今日では保健医療は国境を越え国際協力分野の活動になっている．また医療情報は医療従事者と患者ともに共有される時代となってきた．本教科では医療の情報化・国際化時代における医療のあり方について理解を深める．	医療の国際化・情報化時代における国際協力，医療活動，医療教育・情報管理についてケース・スタディを通じて学び，保健医療活動の基本的考え方を身につける．	定期試験（80%）とレポートおよび各授業のプレテスト・ポストテスト（20%）によって評価する．
昭和大	している	チーム医療の基盤	教養	1		22	統合	常勤	医学，歯学，薬学，保健医療学	チーム医療の実践に必要な人間関係の基盤を築くために，6学科学生の視点からの討議をもとに，各職種の役割と連携を相互に理解し，協調しあいながら問題解決策を提示することのできる態度および技能を身につける．	将来チーム医療を実践するために，6学科の学生で構成された8～9名の小グループで，シナリオをもとに，学習項目をグループの総意として決定する．各自で自学自習を行い，学習内容の発表，話し合いを行う．	コアタイムにおける討議中の態度，着眼点，適切なリソースの使用，自学自習の内容など60%，発表会10%，グループワーク10%，ポートフォリオなどのその他の提出物20%で総合的に評価する．
		在宅医療を支えるNBMと倫理Ⅱ	臨床	2		8	統合	常勤	医学，歯学，薬学，保健医療学	在宅の高齢者の倫理的問題や患者・家族の思い（ナラティブ）を把握し，医療を実践する基盤を構築するために，倫理的問題や思いも抽出・共有し，患者・家族の立場に配慮した適切な対応策を提示する能力を修得する．	在宅の代表的な問題をテーマに，ビデオで提示された在宅の高齢者と家族について，患者・家族のナラティブや倫理性を検討し，生活と健康に関わる多様な課題をグループ討議でまとめ，最善の問題解決策を提案する．	参加態度，積極性　10%，提出物　30%，ポートフォリオ　50%，小テスト　10%で総合的に評価する．
		学部連携チーム医療PBL Ⅱ	臨床	3		13	統合	常勤	医学，歯学，薬学，保健医療学	将来，チーム医療を実践する基盤を構築するために，さまざまな視点から明らかになった患者の情報を共有し，医療チームとして患者に適した医療を提示する能力を修得する．	6学科連携で，シナリオについて，ファシリテータが加わった小グループ討議2回と自己主導型学修を行い，討議内容と治療ケアプランについて指導医に対する説明の後，患者・家族に対する説明を行う．	グループ討議のルーブリック評価（18%），グループプロダクト（15%），提出物のルーブリック評価（12%），説明会評価（25%），ポートフォリオ評価（30%）で総合的に評価する．
		学部連携チーム医療PBL Ⅲ	臨床	4		12	統合	常勤	医学，歯学，薬学，保健医療学	4学部6学科連携のPBLテュートリアルで，提示された代表的な症例について，ファシリテータが加わった小グループ討議（コアタイムとグループ学修）2回と自己主導型学修を行い，病状や心理社会的状況を解析して適切な治療やケアなどを提案する．各グループの討議内容と治療ケアプランについて指導スタッフに対する説明の後，患者・家族に対する説明を行う．	6学科連携で，シナリオについて，ファシリテータが加わった小グループ討議2回と自己主導型学修を行い，討議内容と治療ケアプランについて指導医に対する説明の後，患者・家族に対する説明を行う．	グループ討議のルーブリック評価（18%），グループプロダクト（15%），提出物のルーブリック評価（12%），説明会評価（25%），ポートフォリオ評価（30%）で総合的に評価する．
		在宅医療を支えるNBMと倫理Ⅱ	臨床	4		9	統合	常勤	医学，歯学，薬学，保健医療学	在宅の高齢者の倫理的問題や患者・家族の思い（ナラティブ）を把握し，医療を実践する基盤を構築するために，倫理的問題や思いも抽出・共有し，患者・家族の立場に配慮した適切な対応策を提示する能力を修得する．	ビデオとシナリオで提示された在宅の高齢者と家族について，患者・家族のナラティブや臨床における倫理上の問題を検討し，生活と健康に関わる多様な課題を小グループ討議でまとめ，最善の問題解決策を提案する．	参加態度，積極性　10%，提出物　30%，ポートフォリオ　50%，小テスト　10%で総合的に評価する．
鶴見大	している	臨床実習Ⅰ・Ⅱ	臨床	5	中	1,397	統合	常勤	保存修復学，歯内療法学，歯周治療学，クラウンブリッジ，小児歯科学，歯科矯正学，口腔外科学	医学知識を自発的に学ぶとともに，提示された症例に対してみずから問題点を発見し，臨床推論を含めた問題解決能力を身につける．	数名のグループに分かれ各グループごとに顔貌写真，口腔内写真，レントゲン画像，石膏模型などの患者資料を提示する．グループ内，教員とのディスカッションを行いながらプロブレムリストの作成，治療計画を立案する．最終的にグループごとに作成したプロダクトを発表し質疑応答を行う．	グループディスカッションへの積極性，質疑応答，発表，作成したプロダクトを評価する．
神歯大	している	PBL演習	教養	1	前	15	単科	常勤	法学，化学，物理，数学，英語	社会的な内容から免疫力，喫煙，SDGsなど歯科医療にかかわる内容	課題レポート，グループ発表	ポートフォリオ，課題レポートなどで評価
新潟大	している	PBL入門	教養	3	前	28	単科	常勤	口腔保健学	Problem-Based Learning（PBL）の学習方法を学ぶ．	講義とPBL	グループ学習の観察記録と口頭試問
		人体のしくみ	基礎	3	前	64	統合	常勤	口腔生理学，口腔解剖学，口腔生化学，微生物学，歯科材料学，口腔薬理学	それまでに学んだ基礎歯科医学の知識を統合するとともに，グループ学習によりコミュニケーション能力と問題解決能力を向上させる．	PBL	知識の習得を評価する筆記試験と問題解決能力を評価する改良版トリプルジャンプ

表 7-8　つづき

機関名	PBLを実施しているか	PBLについて										
		科目名	種別	学年	臨床実習	時間数	形態	教員勤務	専門分野	教育内容	教育方法	評価方法
新潟大	している	生涯にわたる歯と咬合	臨床	4	前	64	統合	常勤	予防歯科学，う蝕学，歯周病学，補綴学，歯科矯正学，小児歯科学	歯科医学の基本要素である歯と咬合の役割と機能について，臨床に即したケースをもとに，病態の把握，一口腔単位での診断と治療，さらに口腔健康維持の重要性を学ぶ．	PBL	知識の習得を評価する筆記試験と問題解決能力を評価する改良版トリプルジャンプ
		口腔と全身との関わり	臨床	5	前	64	統合	常勤	口腔外科学，歯科放射線学，歯科麻酔学，口腔病理学，摂食嚥下障害学	安全に配慮した歯科治療を行うために，患者情報の重要性および口腔疾患と全身疾患の関連性，ならびに全身状態を考慮した治療計画の重要性を学ぶ．	PBL	知識の習得を評価する筆記試験と問題解決能力を評価する改良版トリプルジャンプ
日歯大新潟	している	歯科医学入門演習		1	前	80	単科	常勤	一般教養，基礎系，臨床系	歯科医学の急速な進歩と社会のニーズに対応するために，基礎科学や歯科医学の専門用語を理解し，学び方，発想力，自己学習の習慣，問題解決能力，コミュニケーション技能・態度および生涯学習に対応できる能力を身につける．	PBL テュートリアル（問題基盤型少人数学習）	論述試験，レポートなど
		歯科症候学演習		3	前	80	単科	常勤	一般教養，基礎系，臨床系	歯科医学の急速な進歩と社会のニーズに対応するために，総合・実践的知識，自己・生涯学習の習慣，問題発見・解決能力，コミュニケーション技能・態度を身につける．	PBL テュートリアル（問題基盤型少人数学習）	論述試験，態度など
		TBL	臨床	5	中	90	統合	常勤	臨床系	歯科医学の急速な進歩と社会のニーズに対応するために，総合・実践的知識，自己・生涯学習の習慣，critical thinking 能力，コミュニケーション技能・態度を身につける．	TBL（チーム基盤型学修）	個人テスト，チームテスト，応用問題，ピア評価
松歯大	検討中											
朝日大	している	基礎ゼミ	基礎	1	前	30	統合	常勤	歯科理工学，口腔生化学，歯周病学，歯科矯正学ほか	身近な学生生活における諸問題をテーマに取り上げ，これら問題に取り組む過程において，知識のみならず，理解を深め学習を強化する生涯学習者としての資質を涵養することを目的としている．	座学，グループ討議	成果物，レポートにより総合的に評価
		地域社会と歯科医療Ⅰ	基礎	1	前	30	統合	常勤	社会口腔保健学・障害者歯科学・口腔外科学・包括支援歯科医療部	地域医療ニーズを考慮し，訪問歯科診療や摂食嚥下リハビリテーションについて1～4年次まで系統的に学ぶ．1年次は，地域と口腔の特徴を知って，私のクリニック（仮想）を立ち上げる．	講義，ディスカッション，ディベート，グループワーク，プレゼンテーション，実習など	個人に対する MCQ テスト（IRAT），凝縮ポートフォリオのルーブリック評価，体験シート，学習成果のサマリーなどの評価
		地域社会と歯科医療Ⅱ	臨床	2	前	32	統合	常勤	社会口腔保健学・障害者歯科学・口腔外科学・包括支援歯科医療部	社会福祉と歯科医療との連携の現状を知り，他職種の職内容を理解する．	TBL，ポートフォリオ，ルーブリック評価を導入する．地域の包括支援に関連する諸施設の内容と職種特徴をゲストティーチャーが講義する．	個人に対する MCQ テスト（多肢選択式），凝縮ポートフォリオのルーブリック評価，体験シート，学習成果のサマリー，振り返りシート，成長報告書（成長エントリーシート）の評価
		地域社会と歯科医療Ⅲ	臨床	3	前	32	統合	常勤	社会口腔保健学・障害者歯科学・口腔外科学・包括支援歯科医療部	Moodle を用いた e-Learning と TBL を中心に組み立てられており，これらを用いて高齢・有病者への対応を考察する．また，学会に参加し，学会活動と地域医療との関係についても理解する．	プレテスト（MCQ，FBQ）を行った後に，ビデオなどを参照し IRAT を施行する．次いで，教員による解説を行い，この解説と各自の IRAT 結果をもとに GRAT を行う．グループごとの討議を経て，各自の意見をレポートとして提出する．	各授業中に行うプレテストの受験やアンケート提出の有無，ポストテストの得点，および IRAT，凝縮ポートフォリオなどの提出物を総合的に評価する．
		地域社会と歯科医療Ⅳ	臨床	4	前	32	統合	常勤	社会口腔保健学・障害者歯科学・口腔外科学・包括支援歯科医療部	訪問診療に必要な在宅患者に多い疾病の概要を歯科医療との関連で学び，多職種チーム医療などを通して患者中心の地域医療・歯科医療を学ぶ．	TBL 方式で授業を行う．教育手法として TBL，ルーブリック評価を導入し，入院患者や在宅患者に多い疾病の概要と歯科医療対応の基本を Paper Patient および e-Learning を通して課題点の抽出を PBL の手法を通して学ぶ．特にチーム医療などの地域医療・歯科医療の具体的な連携内容と方法を学ぶ．	MCQ テスト，体験シート（ルーブリック評），実習態度にて評価
愛院大	している	歯学入門セミナーⅠ	臨床	1	前	18	統合	混成	すべての基礎，臨床講座の教員	う蝕，歯周病，歯列不正，禁煙，糖尿病を題材としたシナリオをもとに，グループ討論，自己学習，全体発表を行う．また，薬学部の同学年の学生と IPE を行っている．	PBL，IPE	筆記試験（シナリオを提示して，そこから仮説を立てて，欲しい情報を考え，学習項目を列挙する）
		臨床実習	臨床	5	中	8	統合	混成	臨床講座の教員	脳梗塞で入院した患者の退院後のケアについて考える．	PBL，IPE	プロダクト（感想文含む）評価
大歯大	している	問題解決基盤	基礎	2	前	22.4	統合	常勤	解剖，組織，生理，生化，口腔解剖，口腔組織，口腔生理，病理	日々の講義のなかで，疑問に思ったことをグループに分かれて議論し，1つの項目についてまとめ，全員の前で発表し討議する．	グループ討議，全体発表および全体討論	個々の参加（出席），グループでの発表に対する評価および質問事項に対する評価

表 7-8　つづき

機関名	PBL を実施しているか	PBL について									
		科目名	種別	学年	臨床実習	時間数	形態	教員勤務	専門分野	教育内容	教育方法	評価方法
大阪大	している	口腔総合医療学	臨床	5	前	20	単科	常勤	口腔総合医療学	総合診療計画の立案	グループ作業を行い，その結果を発表	観察記録と筆答試験を併用
		臨床実習	臨床	5，6	中		統合	混成	歯科補綴学，歯科保存学，口腔外科学，歯周病学	総合診療計画の立案	配当を受けた症例に対して，診察および検査を実施し，診療計画を立案する	観察記録，口頭試験
岡山大	している	介護施設を用いた PBL 演習	臨床	3	前	42.6	統合	常勤	医療教育センター，補綴科，スペシャルニーズ歯科センター	後期高齢者，要介護高齢者の介護現場の見学を通して，患者の問題点を抽出し，解決方法を見いだすための方策を考えさせる．	小グループにチュータが 1 名担当し，施設での見学および対象者の情報シートに基づいて，グループ内で問題点を抽出し，その問題解決のための自己学習を行い，グループ内で討論する．	小グループにチュータが 1 名担当し，施設での見学および対象者の情報シートに基づいて，グループ内で問題点を抽出し，その問題解決のための自己学習を行い，グループ内で討論する．
		チュートリアル	基礎	1	前	42.6	統合	常勤	口腔形態学／口腔機能解剖学／口腔生理学／口腔生化学／口腔病理学／歯科薬理学／生体材料学／歯周病態学／咬合・有床義歯学・歯科矯正学／顎口腔再建外科学／口腔顎顔面外科学／小児歯科学	チュートリアル教育の意義を理解し，自己学習能力，特に情報収集能力や収集した情報の批判的吟味能力を修得する．	グループにチュータが 1 名担当し，与えられた課題シートからみずから問題点を探し出し，その問題解決のための自己学習を行い，学習した内容をグループ内で討論する．	成績評価は，チュートリアル全回出席が前提である．点数評価は，プロセス評価シート（各班のチュータによる）とポートフォリオに基づき評価する．
広島大	している	教養ゼミ	教養	1		32	統合	常勤	全分野	歯科医療者に求められている能力を知り，さらに，みずからの学習スタイルを理解したうえで，事象を多面的かつ深く捉える自己主導型学習・問題解決型学習（PBL）を進めるための基本的な態度・技能・知識を修得し，それを将来のキャリアパスに活かす．	自己主導型学習，問題解決型学習（PBL），コミュニケーション，Bb9 を活用したオンライン授業	成績は授業態度，提出物（ポートフォリオ，学習成果，その他書類）を総合して評価する．
徳島大	している	チュートリアル	臨床	5	前	12	単科	常勤		少人数グループの学生全員が当事者意識をもち，学習法を学び使える知識を得る．	1 回目，2 回目はシナリオに基づいた討議，3 回目は学習内容の発表，4 回目はフィードバック	出席状況，議論への積極性，発言内容，小テスト，自己学習ノートの内容
九歯大	している	基礎教育セミナー	教養	1	前	30	単科	常勤	一般教育分野，歯学基礎分野，歯学臨床分野	大学での学びに必要なクリティカルシンキングおよびロジカルライティングについて本授業を通じて学び実践する．		
		臨床基礎応用分野	基礎	3	中	30	単科	常勤	歯学基礎分野，歯学/医学臨床分野	PBL を用いて，高度かつ科学的根拠に基づいた歯科医療の遂行に必要な基礎系科目で修得した知識の統合を目指す．		
		臨床推論学Ⅰ	臨床	5	中	30	単科	常勤	保存，補綴を含む総合歯科系臨床分野	臨床で遭遇した症例を通じて，症状，所見，検査などから診断をして治療を行うための思考パターンを修得する．		
		臨床推論学Ⅱ	臨床	5	中	30	単科	常勤	口腔内科学分野	歯科臨床の場で必要な臨床推論能力を養うため，医療面接，視診，触診，各種検査（血液検査，画像検査など）のポイントを挙げ，一般的に必要な治療前の患者の評価法を修得する．		
九州大	している	課題協学科目	教養	1	前	56	統合	常勤	文理すべての分野	文理混合した 150 名の学生のクラスごとにテーマを設定し，協学課題についてグループ学習を行う．	専門分野の異なる 3 名の教員の指導のもとでグループ学習を行う．	到達目標に対する達成度，目標に向かって努力する姿勢についてルーブリック評価する．
		歯学総論 2	基礎	2	前	24	統合	常勤	歯科医学教育学ほか	担当教員が特定のテーマに基づく課題を提示し，チーム基盤学習を行う．	チーム基盤学習：事前確認テストの後，特定のテーマに基づく課題についてグループ学習を行い，チームで課題解決する．	TBL 評価：事前確認テスト，グループワークのプロダクト，グループディスカッションへの貢献度などについて評価する．
		歯学総論 3	基礎	3	前	18	統合	常勤	歯科医学教育学ほか	担当教員が特定のテーマに基づく課題を提示し，チーム基盤学習を行う．	チーム基盤学習：事前確認テストの後，特定のテーマに基づく課題についてグループ学習を行い，チームで課題解決する．	TBL 評価：事前確認テスト，グループワークのプロダクト，グループディスカッションへの貢献度などについて評価する．
		歯学総論 4	臨床	4	前	18	統合	常勤	歯科医学教育学ほか	担当教員が特定のテーマに基づく課題を提示し，チーム基盤学習を行う．	チーム基盤学習：事前確認テストの後，特定のテーマに基づく課題についてグループ学習を行い，チームで課題解決する．	TBL 評価：事前確認テスト，グループワークのプロダクト，グループディスカッションへの貢献度などについて評価する．
		歯学総論 6	臨床	6	中	18	統合	常勤	歯科医学教育学ほか	担当教員が特定のテーマに基づく課題を提示し，チーム基盤学習を行う．	チーム基盤学習：事前確認テストの後，特定のテーマに基づく課題についてグループ学習を行い，チームで課題解決する．	TBL 評価：事前確認テスト，グループワークのプロダクト，グループディスカッションへの貢献度などについて評価する．
福歯大	している	課題解決演習Ⅰ	教養	1	前	30	単科	常勤		社会問題や医療倫理について考え，討論や発表を通じて，コミュニケーション能力を習得するとともに，歯科医師としての将来像と使命感を醸成する．	1 グループ 8～10 名のグループ討論	グループごとのディベートにおける個人単位の観察評価，ディベートにおけるグループ単位の観察評価と対戦評価など

表 7-8　つづき

機関名	PBLを実施しているか	PBLについて										
		科目名	種別	学年	臨床実習	時間数	形態	教員勤務	専門分野	教育内容	教育方法	評価方法
福歯大	している	課題解決演習Ⅱ	教養	3	前	16	単科	常勤	訪問歯科センター，口腔保健学，冠橋義歯学	みずから考え，実践を積み，それをフィードバックし，知識・実践知を系統立てて整理するために必要な基本的能力を育む．異なった専門的背景をもつ職種間で，共有した目標に向けて協働するために必要な基本的能力を育む．	相互実習，ディスカッション，実験など	授業態度，授業達成度など
		課題解決演習Ⅲ	教養	4	前	16	単科	常勤	高齢者歯科学，歯科保存学，有床義歯学，歯周病学	みずから考え，実践を積み，それをフィードバックし，知識・実践知を系統立てて整理するために必要な基本的能力を育む．異なった専門的背景をもつ職種間で，共有した目標に向けて協働するために必要な基本的能力を育む．	提示された症例に対する診療情報提供書の作成，治療計画の立案など	授業態度，提出レポート，実習の達成度など
		課題解決演習Ⅳ	教養	4	前	28	単科	常勤	口腔インプラント学，成育小児歯科学，画像診断学，麻酔管理学，障害者歯科学	みずから考え，実践を積み，それをフィードバックし，知識・実践知を系統立てて整理するために必要な基本的能力を育む．異なった専門的背景をもつ職種間で，共有した目標に向けて協働するために必要な基本的能力を育む．	症例提示，グループ討論，発表，レポート提出など	グループワーク，実習試験，口頭試験，態度など
長崎大	している	口腔腫瘍学	臨床	5	前	36	単科	混成	口腔外科学	口腔顎顔面部領域に発生する腫瘍の概要を理解し，診断・治療の進め方を理解する．	口腔顎顔面部領域に発生する腫瘍の症例に関して，臨床像をより具体的に供覧し，コミュニケーションおよびプレゼンテーション能力を高めるようにする．	PBLでの討議および発表を評価60%，テスト（客観試験）40%
		口腔感染症および免疫学	臨床	5	前	28	単科	混成	口腔外科学	口腔領域に発生する感染症の概要，感染に対する生体の免疫システムの基本知識を理解し，習得する．口腔感染症の診断・治療の進め方を考え，感染防御に対する判断力を習得する．	シナリオに基づきグループごとに学生みずからが問題を発見し，解釈，解決する自学・自習を基本とした学習形態を整える．	発表，討論態度50%　レポート50%
		硬組織科学	臨床	5	前	16	統合	混成	生化学，口腔外科学	骨関連疾患の発症メカニズムと治療法についての理解を深め，自発的にその解決策を見つける力を養う．	2つのシナリオについて演習形式で学習する．	PBLは授業態度，討議内容を各ファシリテータが総合的に評価する（50点），講義に関しては試験を実施（50点），これらを総合評価する．
		成育歯学	臨床	5	前	30	統合	常勤	口腔保健学，小児歯科学，矯正歯科学	口腔保健学，歯科矯正学，小児歯科学などの基礎知識を学生みずから総合的に再構築し，成育歯学としてこどものライフサイクルに応じた口腔保健管理，咬合管理ができるように検査，診断，治療，メインテナンスについて総合的理解を深める．	PBLチュートリアル形式（15回）と講義形式（5回）	PBL形式授業は出席，態度，討議内容，自学自習の結果の発表などを各担当のファシリテータが総合的に評価．定期考査は，本試験，再試験とする．点数の配点は，時間数に応じてPBL評価と定期試験とで総合評価し60点以上を合格とする．
		臨床薬理学	臨床	5	前	14	統合	常勤	薬理学，歯科麻酔学	臨床で用いる薬剤に関する題材のなかで，問題点を見いだし，その解決策を見つける方法を身につける．	約8名のグループに分かれPBL方式をとる．シナリオを読み，それに対して討論を行いながら問題点を指摘し，仮説を設定する．その仮説に対して検証を行う．最後に救急処置についての講義がある．	ファシリテータによる学生の評価（50%）と定期テスト（50%）により判定する．定期テストは国家試験形式で薬理学全般から出題し，合計100点のうち60点以上を合格とする．
鹿児島大	している	歯科臨床早期体験実習	臨床	1		60	統合	常勤	臨床系全12分野	大学病院の歯科医療の現場を，専門知識をもたない学生に歯学部1年生の段階で体験し，将来の医療者が有するべき基本的な知識，態度を習得する．	実習初日と最終日は，ワークショップ形式による能動型学習，残りはすべて外来における見学を主体とした実習	観察記録，実習レポート，振り返り記録

7）おわりに

今回，前回の調査と比べPBLを導入している歯学部は29校中27校に増加した．これは各大学にて，PBLへの理解が深まったためだと理解している．PBL導入に際して，必ずしもテュータの確保や，シナリオを作成する必要はない．PBLの基本は学習者が事例をもとに問題を見つけ，発見した問題を自分の力で解決を行うことにより学ぶ過程である．そのために必要な方略は数限りなく存在するのである．今回の調査では，日本の歯学部全体が，PBLを理解し，学生にとってよりよい教育方法を導入しつつあることが理解できた．今後，従来型の教育方法でも良いところは残し，未来の学生にとってさらに良い教育方法を開発していければと考えている．そうすれば，グループダイナミックスにあふれたワクワクする講義となること，間違いなしである．ぜひ，日本の歯学部の若い先生方にはワクワクする講義の開発に携わり，世界の歯学部をリードしていただきたいと切望する次第である．

文献

1）日本医学教育学会医学医療教育用語辞典編集委員会．医学医療教育用語辞典．東京：照林社；2003．271-2頁．

第7章

特色ある教育・学修法

3. テュートリアル教育

影山　幾男

1）はじめに

テュートリアル教育は「テュータによる少人数教育の総称」である．テュータと呼ばれる教員が，一定期間継続して，少人数の学生を個別に指導する形式の教育ということができる．すなわち，テュートリアル教育は問題基盤型教育（PBL）の実践方法である．

ではテュータとは何であろうか．「テュータ（tutor）」とは，もともとは家庭教師あるいは個人教師という意味であるが，大学の教員の場合には個別指導教員ということになる．

このようにテュートリアルには，常に個々の学生に対する個別指導が内在している．たとえ１人の教師が，複数の学生を担当する場合でも，そのなかには一人ひとりの学生のあり方に応じた個別指導という要素が必要である．

個々の大学におけるテュートリアル教育の方式・内容は決して一様なものではない．むしろ各大学の教育目的やテュートリアル導入の理由に応じて変化すべきものでもある．演習（セミナー）は「教授の指導のもとに，学生がみずから研究し，発表・討論などを行う教育方法」であり，テュートリアルの一種である．

2）テュートリアル教育の導入

(1) 導入の目的

最も大切な目的は，グループ学習の形式をとっていても，本質的には学生一人ひとりの自己学習能力を高めることである．したがって，学生一人ひとりに注目し，テュータがその学生に必要な個別指導を行うことが重要である．テュートリアル教育とはPBLの過程で少人数グループ討論が行われる教育形態である．グループ討論にはテュータ（助言者＝個別指導教員）と呼ばれる，学習の支援者が参加する．すなわちテュートリアルとはPBLの実践方法である．

学習者は課題（事例）内容の専門家ではない．専門家でない学習者が個人学習のみに終始すると問題設定，情報分析・解析が間違っていたり，問題解決が不十分だったりする．万一，グループが間違った方向に向かおうとするときに助言を与えるのがテュータである．テュータは助言者・支援者であり，情報伝達者，学習方向の決定者ではない．PBLは自己主導学習が基本であるので，テュータが教えたり，学習項目を指示することはない．学習者が方向を間違ったり，結果を間違ったとき，アドバイスを行うのがテュータである．

テュートリアルのグループは討論しやすく，かつ各学生の考えを共有しやすい少人数で構成される．そのなかで，互いに評価し教え合いながら学びを深めることができる．グループが効果的に機能するためには相互評価と教育が重要である．テュートリアルには２つの意義があり，１つは学び方を学ぶこと，つまり学ぶプロセスを習得することである．もう１つの意義は相互教育である．教えることは最大の効果的な学習方法である．

テュートリアルでは共通の到達目標を設定し学生が自己学習をして結果を持ち寄る．そしてグループ討論で個人が学習した結果を教え合うことにより，自分の得た知識の確かさを確認し，かつ自分が目を向けなかった他者の情報・考えを自分の知識の上に重ねることができる．

以下，アンケートへの回答を文章にてまとめた．

(2) テュートリアル教育の導入状況

テュートリアル教育を導入している歯学部は29校中28校（国公立12校，私立16校）（図7-2）であった．

実施形態としては統合形態がほとんどだが単科形態もある．

かげやま　いくお
日本歯科大学新潟生命歯学部解剖学第１講座
キーワード：テュートリアル教育，テュータ，自己学習能力

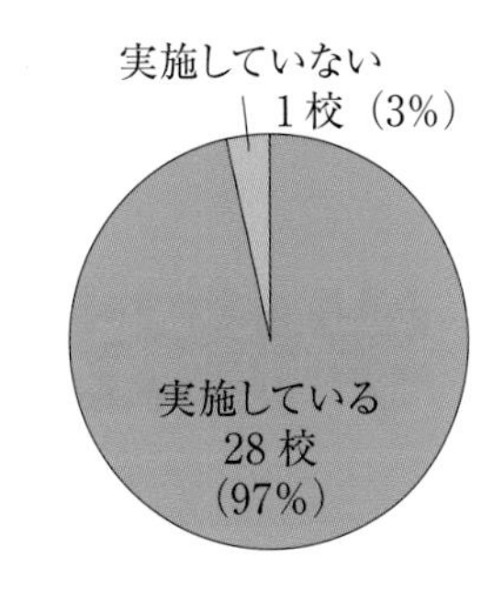

図7-2　テュートリアル教育導入状況

(3) 担当教員

担当教員については常勤教員が担当している大学が大半であった．常勤と非常勤教員が担当している大学も存在した．教員の専門分野は教養系，歯科基礎系，診療系であった．他にTeaching assistantや大学院生も含まれていた．

(4) 実施学年

実施対象学年は1～6年次にかけて行われていた．

(5) 教育時間

大学によってもばらつきがあるが，20コマ以内が一番多く認められた．最高で1,397コマ，最低で3コマであった．

(6) 教育項目と教育方法（方略）

北医療大は4年次で，SP模擬患者を前に，医療コミュニケーションを行い，医療情報を的確に把握させている．教育方法は10名のファシリテータのもと，テュートリアルを実施している．

北海道大ではアクティブラーニングと称し，基礎や臨床の歯科関連のテーマを写真で与えている．

岩医大は6年次で，4学部合同セミナーと称し，あらかじめ設定された症例の患者を各学部（医・歯・薬・看）の学生が自身の学部視点でどのように介入するか，どのような治療方針を計画するかを考え，それぞれの意見を出し合い，最終的に方針を決定させている．

奥羽大では5年次に歯科麻酔学・歯科補綴学に関する内容について，PBLを用いたテュートリアル教育を行っている．

明海大では2年次において，研究室で行われている研究活動の一端を知るため基礎系，臨床系研究室において研修を行っている．

日大松戸では5年次に配当された患者から，医療面接によって抽出し，問題解決に導く，治療計画の立案を行わせている．

東歯大では4年次に，矯正歯科臨床における治療学として，初診時から治療開始にいたる経過，成長変化を踏まえた矯正治療による生体の変化，また治療に使用される装置とその術式，不正咬合の予防について，隣接学科と矯正治療の関連を理解できるように履修させる．

日歯大では1年次に，自然科学，社会科学，歯学・医学などさまざまな内容を題材として，学習能力，課題抽出能力，問題解決能力，情報収集と解析能力，発想力，表現力，コミュニケーション能力の向上を目的として実施している．

日大では1～4年次に課題探求，臨床問題についてテュートリアル形式で実施している．

昭和大は1年次にはチーム医療の実践に必要な人間関係の内容，3年次には将来，チーム医療を実践する基盤を構築するために，さまざまな視点から明らかになった患者の情報を共有し，医療チームとして患者に適した医療を提示する能力を習得する．シナリオや視覚教材を中心として，テュートリアル形式で実施している．

神歯大では1年次に，社会的な内容から免疫力，喫煙，SDGsなど歯科医療にかかわる内容をテュートリアル教育で実施している．

鶴見大では1年次に医学知識を自発的に学ぶとともに，提示された症例に対してみずから問題点を発見し，臨床推論を含めた問題解決能力を身につける．また，高学年では臨床科目に関して，テュートリアルを実施している．

新潟大では3～5年次にPBL入門から臨床にいたるまでテュートリアルを実施している．

日歯大新潟では1，3，5年次に対して，3段階の累進型のテュートリアル教育を実施している．すなわち1年次には学び方を学ぶ学習項目発見型，3年次には基礎と臨床を統合させる関連領域学習型，5年次では診療問題の解決方法を学ぶTBL（チーム基盤型学習）である．

朝日大では1，2，3，4年次に基礎医学，臨床医学に関してテュートリアル形式で実施している．

愛院大では1，5年次に歯周病やう蝕などのテーマをテュートリアル形式で実施している．

大歯大においては基礎に関して，テュートリアルを導入している．

大阪大では主に4年次に，補綴学，保存学，歯周病学，口腔外科学の臨床事例に対して治療計画を検討させ，グループごとに発表させている．

岡山大ではグループにテュータが1名担当し，与えられた課題シートよりみずから問題点を探し出し，その問題解決のための自己学習を行い，学習した内容をグループ内で討論し，テュートリアルを1年次と3年次に実施している．

広島大では1年次に歯科医療者に求められる理想像についてテュートリアル教育を実施している．

九歯大は1，3年次において，学生を小グループに分け，基礎医学のシナリオから疑問点・問題点を抽出しグループ学習を通して自主的に学習させることにより，歯学部の学生としての自覚を高める．基礎医学のシナリオよりテュートリアルを実施している．また5年次でも臨床問題に関してテュートリアル教育を行っている．

徳島大では5年次に，各臨床科目の教育目標に対応した幅広い内容を含んだ臨床のシナリオを「課題シート」とし，6課題を学生に提示させている．

九州大では1，2，3，4，6年次にテュートリアルを実施している．

福歯大では1年次に医療人としての自覚と口腔医学の概念を小グループで発表させている．

長崎大は5年次に，接着歯学，口腔腫瘍学，口腔感染症および免疫学，硬組織科学，成育歯学，臨床薬理学，口腔顔面疼痛学，臨床検査学，睡眠障害と疾患において，PBLを導入し，問題基盤型学習に取り組ませている．

鹿児島大では1年次に歯科医学における研究の重要性を認識し，各種情報を正しく評価するとともに，論理的，批判的な思考に基づいて新たな情報を生み出す創造性に富む素養を身につけさせている．

3）評　価

テュートリアルを実施している大学はおおむね，各テュータが出席，コアタイムの態度，参加意欲，学習プロダクト，知識確認試験，ポートフォリオ，レポート，合同発表，プレゼンテーション技能，グループ討論などにより総合的に評価していた．長崎大，昭和大などでは出席，学習技能，推論技能，グループ技能，フィードバック技能の他項目にて評価するという手法をとっていた．

4）おわりに

テュートリアル教育導入の最も大切な目的は，グループ学習の形をとっていても，本質的には学生一人ひとりの自己学習能力を高めることである．さらに個々の大学におけるテュートリアル教育の方式・内容はさまざまである．すなわちテュートリアル教育は，各大学の教育目的やテュートリアル教育導入の理由に応じて変化してもよいといっても過言ではない．よってテュートリアル教育の方法は無限に存在すると思われる．共通の目的で学習するグループ内での相互評価・討論により適切な方向と結果に到達させるのがテュートリアル教育である．その点を考慮すると，セミナー（演習）もテュートリアル教育の一種なのである．セミナーは，教授の指導のもとに，学生がみずから研究し，発表・討論などを行う教育方法である．

セミナーなどを主催する場合，「優れたテュータは優れた学生を育てる」ということであり，最後まで学生の面倒をみていくことが肝要である．

第7章

特色ある教育・学修法

4. シミュレーション教育（模擬患者・バーチャルペーシェントを含む）

北島佳代子

2001年に歯学教育モデル・コア・カリキュラムが提示され，2012年に文部科学省「歯学教育の質向上のために実施すべき取組」の一つとして診療参加型臨床実習が盛り込まれて以来，臨床実習開始前の教育の向上が急務となり，CBTやOSCEなどさまざまな対策が整備されてきた．診療参加型臨床実習を充実させ，臨床の現場に適切に対応するための取り組みの一つにシミュレーション教育がある．本項では，ロボット，ITを利用した高次シミュレーション，バーチャルシミュレーション，模擬患者とロールプレイを活用したシミュレーション教育について，今期遭遇した新型コロナウイルス感染症による緊急事態宣言発出前（2018～2019年）後（2020～2021年）の状況を報告する（なお教育時間数は45分を1時間とみなす）．

1）ロボット，ITを利用した高次シミュレーション教育・実習

2018～2019年では教育課程においてロボットやITを利用した高次シミュレーション教育を実施している大学は29校中9校（31%，詳細無記入1校を含む）であり（**図7-3**），2017年度の調査結果[1]から増減はなかった．実施科目数は計13科目で，1科目が5校，2科目が1校，3科目が2校，無回答1校で，実施大学9校中，3校において高次シミュレーション教育が複数科目実施されていた（**図7-4**）．実施学年は3年から6年で，5年次が最も多く，複数年にわたり実施している大学が2校あった（**図7-5**）．実習時期は臨床実習前が4科目，実習中が6科目，実習前・実習中が1科目，実習後が1科目であった．各科目の教育時間数は1.3～30時間と幅があり，実施形態は単科4科目，複合9科目で，前回より複合が増

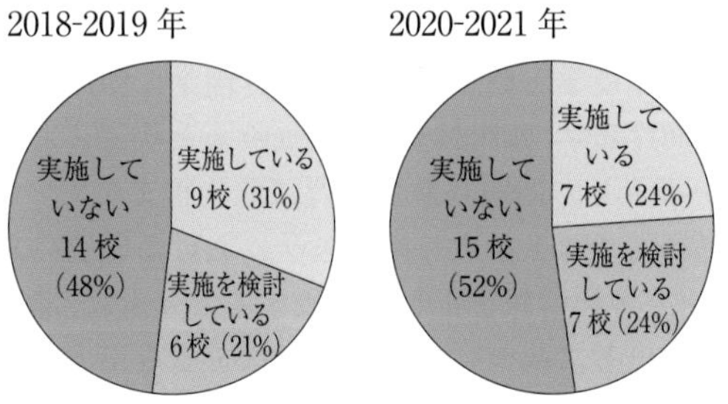

きたじま　かよこ
日本歯科大学新潟生命歯学部歯科保存学第1講座
キーワード：高次シミュレーション，バーチャルシミュレーション，模擬患者

2018-2019年
実施していない 14校（48%）
実施している 9校（31%）
実施を検討している 6校（21%）

2020-2021年
実施していない 15校（52%）
実施している 7校（24%）
実施を検討している 7校（24%）

図7-3　高次シミュレーション教育の実施状況

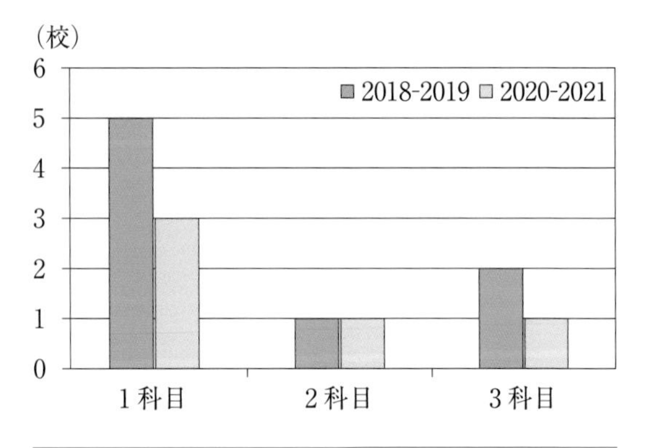

図7-4　高次シミュレーション教育の科目数別の実施大学数

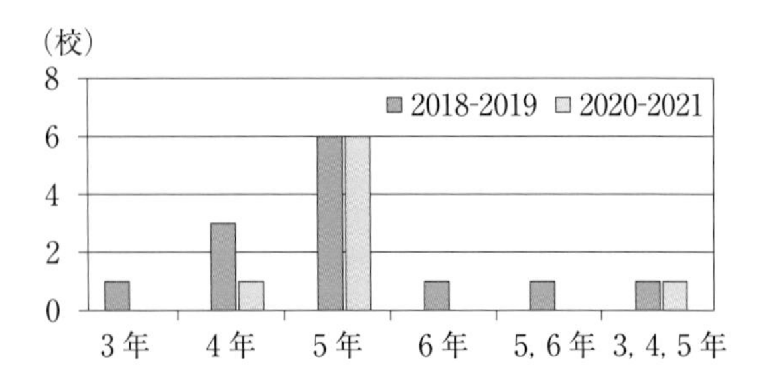

図7-5　高次シミュレーション教育の実施学年別の実施大学数

表 7-9 ロボット，IT を利用した高次シミュレーション教育・実習の実施事例（2018-2019 年）

	機関名	学年	教育時間	教育項目（内容）	教育方法（方略）	評価方法
国立大学法人	医科歯科大	4	15	パソコン上の仮想患者に対する歯科診療を疑似体験する．	コンピュータシミュレーション	症例実施数，実施時点数
	岡山大	5,6	10	要介護高齢者を模したシミュレーターを用いて，在宅の環境（部屋の配置，患者さんの姿勢，診療機器の配置など），患者の主訴，症状，臨床所見についてシナリオを設定したうえで実施し，介護資源を含めた最適の歯科治療について考え，実践する力を備えるための実習を行う．	専用に開発した要介護高齢者を模したシミュレーターを利用して実習する．	小テスト，出席，態度評価を含めて評価
		6	1.3	高齢者シミュレーターを用いた在宅歯科治療の実習	シミュレーターならびに在宅用歯科治療機器を用いて習得	小テスト
		4	2.7	ショックへの対応実技	シミュレーター（ロボット）を用いて習得	小テスト・出席を含めて評価
私立大学	北医療大	3	8	3 大学連携事業で開発した超高齢社会対応の IT 教材を使用した学習	IT 教材を活用した学習とロールプレイ型医療面接の実施	IT 教材内の課題により評価
		5	12	3 大学連携事業で開発した超高齢社会対応の IT 教材を使用した学習	IT 教材を活用した学習とロールプレイ型医療面接の実施	IT 教材内の課題により評価
		5	12	8 大学連携事業で開発した医歯学を統合した学習	ビデオ教材聴講による学習	多肢選択形式の試験
	岩医大	3,4,5	30	医療の仕組みと高齢者に多くみられる全身疾患，口腔症状および多職種連携チーム医療を理解し，口腔症状への対応の基本を身につける．	バーチャルペーシェント（e-Learning 三大学間連携 IT 教育システム）を活用した模擬医療面接等	レポートおよびポートフォリオ
	日歯大	4	4	ロボットを用いたシミュレーション実習	ロボットを用いてのコンポジットレジン修復	観察記録
	昭和大	5	3	①患者への挨拶②患者への自己紹介③診療内容の説明④診療のポジショニング⑤ブラケットへのアーチワイヤーの結紮⑥アーチワイヤーの撤去．以上について教育し，実践させる．また診療中の患者の表情，体動および状態変化などを観察して，適切な対応が取れるように訓練する．	講義，ロボット患者への実践，振り返り指導	実習態度を総合評価の一部として評価を行う．別途アンケートを回収する．
	神歯大	5	12	①患者さんに対する挨拶を身につける．②自己紹介と患者さんの確認を行う．③患者さんとの位置関係を身につける．	実習	独自のデジタル評価システムによる出来栄え評価．担当医による態度評価
	福歯大	5	6	患者型ロボットを用いて臨床中に発症した内科疾患への処置を習得する．	患者型ロボットによるシミュレーション実習	評価シートにて評価を行う．

加していた．13 科目中，未記入の 2 校を除く全科目で常勤教員が担当しており，その専門分野は保存，補綴，歯周，口腔外科，麻酔，衛生，病理，インプラント，摂食嚥下，口腔リハビリテーション，医科，歯学・医療教育など，多岐にわたっていた．実施事例の対象学年，教育時間，教育項目（内容），教育方法（方略），評価方法を**表 7-9** に示す．高齢者や要介護高齢者を模したシミュレーターを用いた在宅歯科医療や，超高齢社会対応の IT 教材を使用した学修などが行われており，その評価方法は，レポート，ポートフォリオ，観察記録，アンケート，テスト，態度評価，デジタル評価システムなどであった．緊急事態宣言発出後の 2020～2021 年は，詳細無記入 1 校を含む実施校数 7 校（**図 7-3**），全教育科目数 8 科目（**図 7-4**）と減少がみられ，実施時期は臨床実習前 1 科目，実習中 5 科目，実習前・実習中 1 科目，実習後 1 科目であった．実施した大学における教育内容や教育時間数には大きな変化はみられなかった．

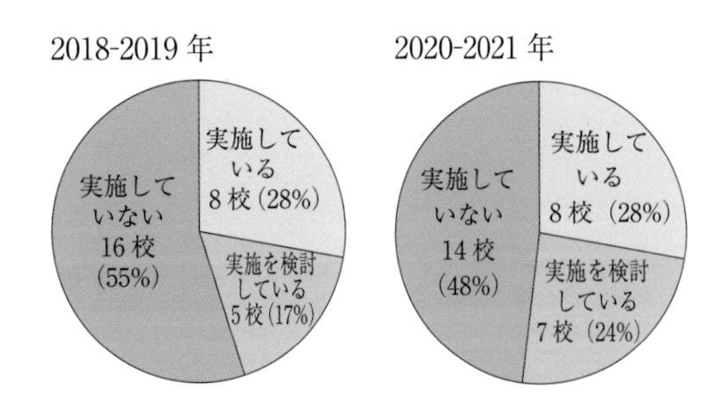

図 7-6　バーチャルシミュレーションを活用した教育の実施状況

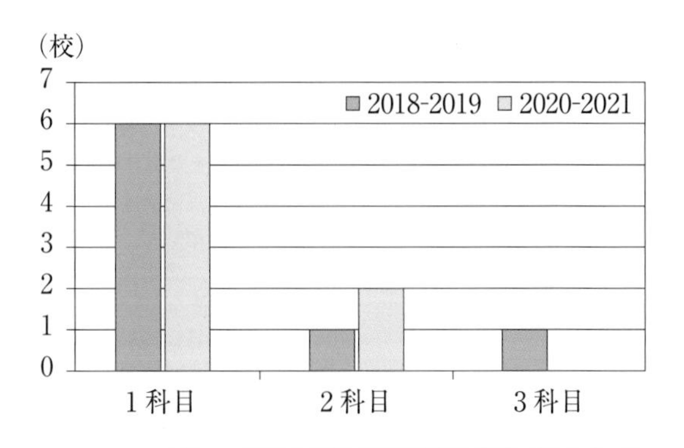

図 7-7　バーチャルシミュレーションを活用した教育の実施科目数別の実施大学数

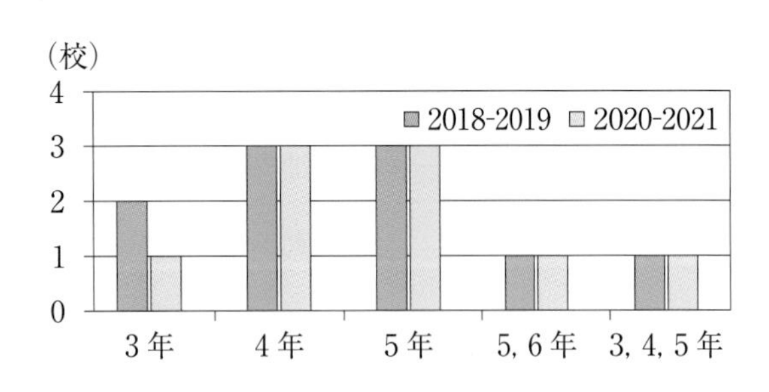

図 7-8　バーチャルシミュレーションを活用した教育の実施学年別の実施大学数

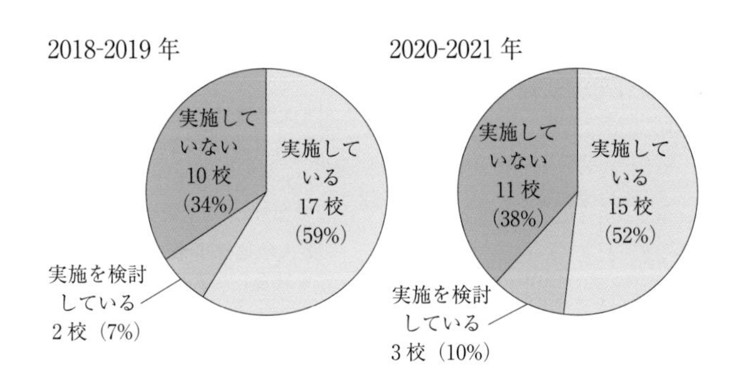

図 7-9　模擬患者を活用したシミュレーション教育の実施状況

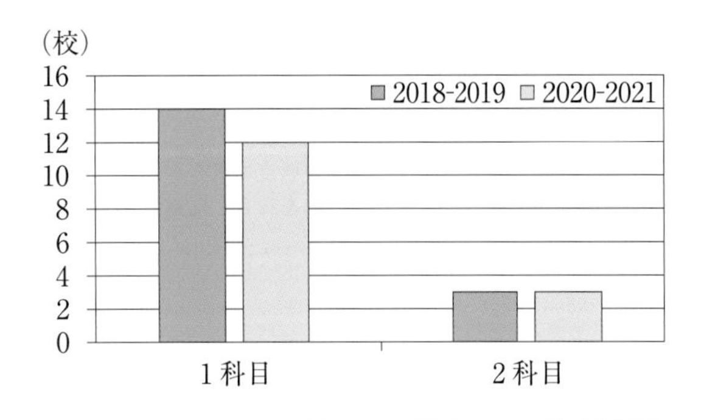

図 7-10　模擬患者を活用したシミュレーション教育の実施科目数別の実施大学数

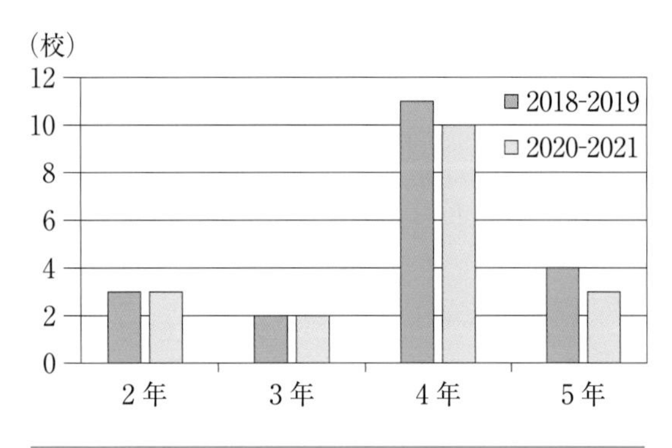

図 7-11　模擬患者を活用したシミュレーション教育の実施学年別の実施大学数

2) バーチャルシミュレーションを活用した教育・実習

2018～2019 年ではバーチャルシミュレーションを活用した教育は 29 校中 8 校（28%）で実施されており（**図 7-6**），2017 年度の調査結果[1]より 4 校減少していた．実施科目数は計 11 科目で，前回より 7 科目減少し，1 科目が 6 校，2 科目が 1 校，3 科目が 1 校と実施大学 8 校中 2 校で複数科目が実施されていた（**図 7-7**）．実施学年は 3～6 年で，4 年，5 年次が 3 校ずつで最も多く，2 年，3 年間の複数年を通して行っている大学が 1 校ずつあった（**図 7-8**）．

実施時期は臨床実習前が 5 科目，実習中が 4 科目，実習前・実習中が 1 科目，実習後が 1 科目であった．教育時間数は，1～48 時間で幅がみられた．

実施形態は，11 科目中，単科が 4 科目，統合が 7 科目であった．11 科目中 10 科目が常勤教員で，1 科目が常勤と非常勤の複合で行われていた．教員の専門分野は保存系，補綴系，口腔外科系，矯正，衛生，インプラント，摂食嚥下，口腔リハビリテーション，診断，歯学教育と多岐にわたっていた．

実施事例の対象学年，教育時間，教育項目（内容），

教育方法（方略），評価方法を**表7-10**に示す．バーチャルペーシェントシステムを用いた医療面接，バーチャルリアリティ歯科医療トレーニングシステムやシミュレーターを用いた実技教育が行われ，その評価方法は，レポート，ポートフォリオ，ルーブリック評価法を用いた自己評価と教員評価のほか，シミュレーターやシステム上で算出された評価システムが活用されていた．緊急事態宣言発出後の2020～2021年は，バーチャルペーシェントシステムを用いた医療面接の1科目が中止されたが，そのほかには大きな変化はなく，内容を変えての継続もみられた．

3）模擬患者を活用したシミュレーション教育

模擬患者を活用した教育を実施しているのは29校中17校（59%）（**図7-9**）で，2017年度[1]より4校減少した．実施科目数は，1科目が14校，2科目が3校であった（**図7-10**）．4年次を対象として実施している大学が最も多く（**図7-11**）．

実施時期は，臨床実習前19科目，実習後1科目であった．教育時間数は1校で432時間，その他の16校では2～32時間で幅があった．

実施形態は単科が6科目，複合が14科目で，無回答の1校を除く14校で常勤，そのほかの5校は常勤と非常勤の複合であった．教員の専門分野は歯科の各科に加え，総合歯科，医学，歯学教育学，医療教育，歯科医学教育実践学，医科歯科連携診療歯科，医療行動学，医療コミュニケーション学など多岐にわたるのが特徴的で，最多124名の教員が模擬患者を活用したシミュレーション教育に従事していた．

実施事例の対象学年，教育時間，教育項目（内容），教育方法（方略），評価方法を**表7-11**（2018～2019年），**7-12**（2020～2021年）に示す．教育内容は，コミュニケーション，インフォームドコンセントの体得，一口腔単位での診断を念頭においた医療面接であり，教育方法は，学内外の模擬患者や学生による，シナリオを用いたPBL，TBL，ロールプレイ相互実習などにより行われ，レポート，ポートフォリオ，観察記録，ルーブリック評価法などの複合的な評価がなされていた．緊急事態宣言発出後の2020～2021年は，3校，4科目が中止されていたが，オンラインへの切り替えや学生のロールプレイ相互実習による新たな参画が1校みられた（**表7-12**）．

①ロボット，ITを利用した高次シミュレーション教育・実習，②バーチャルシミュレーションを活用した教育・実習，③模擬患者を活用したシミュレーション教育を行っている大学は，前回2017年度の調査結果[1]と比較すると，増減がない（①）か，減少（②，③）しており，前回より増加したシミュレーション教育はなかった．また，緊急事態宣言発出前の2018～2019年と発出後の2020～2021年を比較すると，増減がない（②）か，減少（①，③）を示しており，総数が増加したシミュレーション教育はなかった．①，②の教育を発出前後を通して実施した大学において，教育内容を変更した大学はなく，教育時間も1校2科目で増加したのみであった．一方，③においては，総数では大学数，科目数ともに減少し，教育時間も1校で減少していたが，オンライン教育への切り替えや評価方法の変更による対応がみられ，発出後に新たに参画した大学もみられた．シミュレーション教育は2017年当時，新しく発展する可能性のある分野として期待されたが，初期経費や労力などから新たに導入するには時間が必要なことや，さらなる修正の可能性を残していることも推察される．

今回，新型コロナウイルス感染拡大による緊急事態を経験し，今後の危機管理や緊急事態時の教育のあり方を考究する必要性があることを提示されたとも考えられる．シミュレーション教育の特性を活かした教育方法のさらなる向上が望まれる．

文献

1）吉田登志子．第7章　特色ある教育・学修法　4．シミュレーション教育（模擬患者・バーチャルペーシェントを含む）．日本歯科医学教育学会白書作成委員会編．歯科医学教育白書2017年版．東京：日本歯科医学教育学会；2019．92-6頁．

表 7-10　バーチャルシミュレーションを活用した教育・実習（2018-2019 年）

	機関名	学年	教育時間	教育項目（内容）	教育方法（方略）	評価方法
国立大学法人	東北大	5	48	統合型実習模型とシナリオを用いて，基本的な歯科治療における診査，診断，外科的処置を含め，保存的治療，補綴的治療にいたるまでの一連の治療の流れを習得する．	分野で扱う病態を付与した統合型実習模型とシナリオを用いて，実際の臨床現場と同様に基本的な歯科治療における診査，診断，治療計画の立案および一連の治療をマネキン上で行う．各分野のライターは技能指導はせず，学生の技能成果を評価し，改善点を指導する．	ルーブリック評価表を用いた自己評価および教員評価
	医科歯科大	4	15	PC 上の仮想患者に対する歯科診療を疑似体験する．	コンピュータシミュレーション	症例実施数，実施時点数
	新潟大	3	2	完全バーチャルリアリティ歯科医療トレーニングシステム Simodont（6 台現有）を使用．このシステムでは切削トレーニングの客観的評価が可能であるため，本科目では実技の客観的評価に用いている．	保存修復学実習の最後に行われる実技試験直前に本実習を設定．それまでのファントム実習により切削の基本手技は獲得済み．プレインストールされたトレーニングプログラムのうち鏡視下でのみ切削可能のモデルを使用．	各パネルパソコンの部分には，切削の様子のほかに，切削ターゲット（赤色）とその周囲（緑色）さらにその周囲（ベージュ色）の切削量がパーセントで示されるため，その数値がそのまま評価となる．
		2	1	歯科臨床科目の学習に先立ち，基礎系科目の聴講と歯科診療見学・実習を交互に行うことでそれらの結びつきを発見し歯科医学に対する理解を深める．	基礎系科目の聴講の後に，実際に体験実習としてファントムでの支台歯形成実習とバーチャルリアリティ歯科医療トレーニングシステム Simodont での支台歯形成を体験させる．学生は Simodont の画面上で形成歯の歯軸や形成量についてフィードバックを受けることができる．	クラウンブリッジの模型実習前の体験実習であり，技能の評価は行っていない．事後のレポートで態度と知識について評価を行っている．
	九州大	5,6	10 時間ずつ	診療参加型臨床実習の補完として窩洞形成，支台歯形成実習を実施	シミュレーターを用いた実習	シミュレーターの評価システムを利用
公立	九歯大	5	2	支台歯形成のシミュレーショントレーニング	デジタル歯科用シミュレーションシステム SimEx を用いて，支台歯形成のトレーニングならびに評価を行っている．	デジタル歯科用シミュレーション SimEX によって自動的に算出されるスコアに基づき評価を行っている．
私立大学	北医療大	5	12	3 大学連携事業で開発した超高齢社会対応の IT 教材を使用した学習	バーチャルペーシェントを活用したロールプレイ型医療面接の実施	IT 教材内の課題により評価
	岩医大	3,4,5	30	医療の仕組みと高齢者に多くみられる全身疾患，口腔症状および多職種連携チーム医療を理解し，口腔症状への対応の基本を身につける．	バーチャルペーシェント（e-Learning 三大学間連携 IT 教育システム）を活用した模擬医療面接等	レポートおよびポートフォリオ
	昭和大	3	1	バーチャルペーシェントシステムを用いて，部分床義歯実習で行う欠損形態の症例の医療面接を行い，口腔内の診察と検査法を選択し診断および治療法の選択を行う．	各自の自宅でバーチャルペーシェントシステムにログインして，システムの指示に従って進める．各ステップごとにフィードバックが表示されるので，それをもとに学習する．	システム上で算出された結果を基に実習の評価に組み込む．
		4	1	バーチャルペーシェントシステムを用いて，冠橋義歯実習で行う同一部位の症例の医療面接を行い，口腔内の診察と検査法を選択し診断および治療法の選択を行う．	各自の自宅でバーチャルペーシェントシステムにログインして，システムの指示に従って進める．各ステップごとにフィードバックが表示されるので，それをもとに学習する．	システム上で算出された結果を基に実習の評価に組み込む．
		4		模擬患者を用いた医療面接実習の予習と復習を行う．	模擬患者による医療面接の前後でバーチャルペーシェントシステム上で医療面接を行い，質問事項の確認を行う．	評価には利用しない．

表 7-11　模擬患者を活用したシミュレーション教育（2018-2019 年）

	機関名	学年	教育時間	教育項目（内容）	教育方法（方略）	評価方法
国立大学法人	東北大	5	3	無記入	無記入	無記入
	医科歯科大	2	3	模擬患者に対する医療面接の実施	模擬患者に対する医療面接の実施と模擬患者からのフィードバック	筆記試験
	新潟大	4	5	歯とその機能である咬合に関連し臨床に即した3つのシナリオについて，分野横断型問題解決型学習（PBL）により統合的観点から一口腔単位での診断を行うことで生涯にわたる口腔健康維持の重要性を学習し議論する．	3つのシナリオについて，PBL，グループごとの全体発表を行う．また，最後にシナリオの状況を再現した場面において，学生は歯科医師として模擬患者である教員を相手にロールプレイを行い，学習内容を実行する．	グループ発表内容についてルーブリックを用いて評価，また筆記試験の結果．
	岡山大	3	32	患者との良好な人間関係の構築，患者の問題点の抽出および患者援助のために，医療面接の実施，患者指導・援助の実施，ならびに医療安全確保に必要な基本的態度，および対人コミュニケーションの知識と技術を修得する．	エクササイズ，グループディスカッション，模擬患者参加型実習，ビデオ分析，TBLなどと講義を組み合わせて実施している．模擬患者参加型実習は代表者のみが模擬患者とのロールプレイを実施している．	出席，演習態度，クイズ結果，レポートおよび総合試験を対象とする．
		5	24	初診時，説明時の面接に必要な基本的態度，知識および技術を修得する．	10名～12名のグループごとに模擬患者参加型実習を実施し，全員が少なくとも1回は模擬患者さんとのロールプレイを行っている．	出席
	徳島大	4	3	信頼関係を確立するためにコミュニケーションの重要性を理解し，その能力を身につける．	SPに参加してもらい，対面で医療面接実習を行った．	医療面接風景をビデオ録画し内容について教員がフィードバックを行う．
	九州大	4	20	インフォームドコンセントを多職種連携で実施	実習（ロールプレイ）	出席，観察記録，ポートフォリオ
	長崎大	5	28	歯科疾患を抱える患者を全身的・全人的に捉える態度および問題解決志向に対する理解を深める．また，信頼関係を確立するためのコミュニケーションの重要性を理解し，その能力を身に付ける．これらを通して，歯科医師としての人格を涵養することの重要性を理解しなければならない．	医療面接に関する基礎知識とコミュニケーションの基本的技法を講義により学習する．次いで，小グループ実習と模擬患者を用いたロールプレイ実習を行い，形成的評価を繰返し受けることによって医療面接についての基本的態度，技能および知識を修得する．さらに，医療に携わる者としての人格の涵養に望ましい姿勢と態度を考える．	医療行動科学は授業中に筆記試験で評価する．医療面接実習は，学生の相互評価，模擬患者の評価および観察記録によって評価する．これらの平均点60点以上を合格とする．
	鹿児島大	2	6	①病院内の場面，②初診患者の医療面接を想定したSP演習	講義，ロールプレイビデオ学習，SP演習	定期試験，レポート，ポートフォリオ
		5	12	医療面接演習（急性・慢性・患者説明）	ロールプレイ相互実習，SP演習，演習後レクチャー	レポート，振り返り記録，観察記録
公立	九歯大	4	2	無記入	無記入	無記入
私立大学	北医療大	4	8	シナリオに沿った医療面接の実施	フィッシュボール，SGD等を利用した医療面接の実施	行動観察とレポート
	岩医大	3	4	医療面接実習	学生が模擬患者となり，相互に医療面接実施時の技術・態度を修得する．	実習試験（指定時間内での初診時医療面接）により評価する．
	明海大	4	16	歯科医療従事者として健康行動の実践や行動変容のための効果的な患者支援を学ぶ．さらに，模擬患者参加によるシミュレーション教育により，良好な医療コミュニケーションと医療面接のスキルを身につける．	講義　ダイアローグ　体験学習　演習　シミュレーション学習　創造学習	1）授業における体験学習への積極的参加度（講義内での発言やフィードバックシートによる評価）2）問題解決学習でのレポート課題上記により総合的に評価する．
	日歯大	4	6	初診時医療面接，患者への説明（小児，矯正，放射線など）	模擬患者を用いて医療面接，患者への説明を実施する	指導医による観察評価，および同じ班の同級生からの形成的評価
	日大	4	30	第3学年で学修した知識と技能を実践的に応用し，診療参加型臨床実習で必要となる知識・技能・態度を身につける．	基礎的な知識については講義，実践的内容については講義とディスカッションを主体に演習・SPセッションを行う．	平常試験（各授業内容に関連する課題）30％・平常試験（技能課題としてSP）20％・定期試験50％
	昭和大	2	12	歯科医療場面のビデオをみて，歯科医療コミュニケーションについて考える．	ビデオ視聴後，問題点・改善点について検討し，改善策を活かした医療面接を模擬患者と行う．	実習態度（50％），ポートフォリオ（50％）で総合的に評価する．
		4	12	模擬患者とそのカルテや問診票を用い，医療面接により患者の有する歯科的問題点のみではなく，全身に関連する問題点も把握する医療面接実習を行う．	各自医療面接の様子を撮影したビデオを実習後にみて，医療面接内容の書き出しを行い，どのような医療面接を行うべきだったかを振り返る．	教員と模擬患者による評価（70％），e-ラーニング（10％），ポートフォリオ（20％）により総合的に評価する．
	朝日大	4	432	医療面接に必要な基本的態度，知識，技能について理解させるため，演習形式で授業を実施する際，模擬患者を使用する．	グループに分けた学生のなかで，歯科医師役，記録役，評価者役に分け，模擬患者に対しシナリオに基づいた医療面接を実施し，その内容を学生相互に評価させる．	出席，提出物，授業態度（積極的参加の度合い，意見発表など含む）等により総合的に判定する．
	愛院大	4	6	初診時医療面接	SP（学外一般市民ボランティア）シミュレーション	チェックリストのSPからのフィードバック

表 7-12　模擬患者を活用したシミュレーション教育（2020-2021 年）

	機関名	学年	教育時間	教育項目（内容）	教育方法（方略）	評価方法
国立大学法人	東北大	5	3	医療面接，治療方針の説明	あらかじめ用意した患者設定のもと，医療面接や各種治療方針の説明を学生同士が患者役・歯科医師役に分かれて行う．	各種評価項目を定め，教員により主観的に評価する．
	医科歯科大	2	3	模擬患者に対する医療面接の実施（Zoom での実施）	模擬患者に対する医療面接の実施と模擬患者からのフィードバック	筆記試験
	新潟大	4	5	歯とその機能である咬合に関連し臨床に即した3つのシナリオについて，分野横断型問題解決型学習（PBL）により統合的観点から一口腔単位での診断を行うことで生涯にわたる口腔健康維持の重要性を学習し議論する．	3つのシナリオについて，PBL，グループごとの全体発表を行う．また，最後にシナリオの状況を再現した場面において，学生は歯科医師として模擬患者である教員を相手にロールプレイを行い，学習内容を実行する．	グループ発表内容についてルーブリックを用いて評価，また筆記試験の結果
	徳島大	4	2	信頼関係を確立するためにコミュニケーションの重要性を理解し，その能力を身につける．	SP を用いてオンラインで医療面接実習を行った．	医療面接風景をビデオ録画し内容について教員がフィードバックを行う．
	九州大	4	20	インフォームドコンセントを多職種連携で実施	実習（ロールプレイ）	出席，観察記録，ポートフォリオ
	長崎大	5	28	歯科疾患を抱える患者を全身的・全人的に捉える態度および問題解決志向に対する理解を深める．また，信頼関係を確立するためのコミュニケーションの重要性を理解し，その能力を身に付ける．これらを通して，歯科医師としての人格を涵養することの重要性を理解しなければならない．	医療面接に関する基礎知識とコミュニケーションの基本的技法を講義により学習する．次いで，小グループ実習と模擬患者を用いたロールプレイ実習を行い，形成的評価を繰返し受けることによって医療面接についての基本的態度，技能および知識を修得する．さらに，医療に携わる者としての人格の涵養に望ましい姿勢と態度を考える．	医療行動科学は授業中に筆記試験で評価する．医療面接実習は，学生の相互評価，模擬患者の評価および観察記録によって評価する．これらの平均点 60 点以上を合格とする．
	鹿児島大	2	6	①病院内の場面，②初診患者の医療面接を想定した SP 演習	講義，ロールプレイビデオ学習，SP 演習	定期試験，レポート，ポートフォリオ
		5	12	医療面接演習（急性・慢性・患者説明）	ロールプレイ相互実習，SP 演習，演習後レクチャー	レポート，振り返り記録，観察記録
公立	九歯大	3	2	実践形式の演習を主体に医療面接に必要な技能．態度を学ぶ．	演習ではロールプレイや模擬患者を活用した医療面接を行い，自分のもつコミュニケーションスキルを向上させ，省察（振り返り）の姿勢を育成する．	確認テスト，事前学習課題，事後学修課題で総合的に評価している．
		4	4	実践形式の演習を主体に医療面接に必要な技能．態度を学ぶ．	模擬患者と医療面接を行い，省察する．模擬患者を用いた医療面接を行うことで，医療面接の流れ，内容，配慮を臨床に即した状態を学ぶ．	振り返りレポート他，確認試験，事前学修課題，事後テストで総合的に評価している．
私立大学	北医療大	4	8	シナリオに沿った医療面接の実施	フィッシュボール，SGD などを利用した医療面接の実施	行動観察とレポート
	岩医大	3	4	医療面接実習	学生が模擬患者となり，相互に医療面接実施時の技術・態度を修得する．	実習試験（指定時間内での初診時医療面接）により評価する．
	日大	4	30	第 3 学年で学修した知識と技能を実践的に応用し，診療参加型臨床実習で必要となる知識・技能・態度を身につける．	基礎的な知識については講義，実践的内容については視聴覚教材を題材にしたディスカッションを主体に演習を行う．	平常試験（各授業内容に関連する課題）30%・平常試験（SP を視聴覚教材に基づく課題）20%・定期試験 50%
	昭和大	2	12	歯科医療場面のビデオをみて，歯科医療コミュニケーションについて考える．	ビデオ視聴後，問題点・改善点について検討し，改善策を活かした医療面接を模擬患者と行う．	実習態度（50%），ポートフォリオ（50%）で総合的に評価する．
		4	12	模擬患者とそのカルテや問診票を用い，医療面接により患者の有する歯科的問題点のみではなく，全身に関連する問題点も把握する医療面接実習を行う．	各自医療面接の様子を撮影したビデオを実習後にみて，医療面接内容の書き出しを行い，どのような医療面接を行うべきだったかを振り返る．	教員と模擬患者による評価（70%），e-Learning（10%），ポートフォリオ（20%）により総合的に評価する．
	神歯大	4	16	①患者さんに対する挨拶を身につける．②自己紹介と患者さんの確認を行う．③患者さんとの位置関係を身につける．④初診患者に対しての主訴，現病歴，全身的既往歴，局所的既往歴，家族歴の問診を聴取する．⑤身だしなみを身につける．	講義，ロールプレイ相互実習	実技試験
	朝日大	4	432	医療面接に必要な基本的態度，知識，技能について理解させるため，演習形式で授業を実施する際，模擬患者を使用する．	グループに分けた学生のなかで，歯科医師役，記録役，評価者役に分け，模擬患者に対しシナリオに基づいた医療面接を実施し，その内容を学生相互が評価する．	出席，提出物，授業態度（積極的参加の度合い，意見発表など含む）等により総合的に判定する．
	愛院大	4	6	初診時医療面接	SP（学外一般市民ボランティア）シミュレーション	チェックリストの SP からのフィードバック

第7章 特色ある教育・学修法

5. 医療コミュニケーション教育

鈴木　一吉

1) はじめに

歯学教育モデル・コア・カリキュラムでは，歯科医師として求められる基本的な資質・能力の項にコミュニケーション能力が明記されている．また，共用試験OSCEには，初診時医療面接や説明指導にかかわる課題が設定されている．これらを背景として医療コミュニケーション教育は医療者教育に必須となっている．

今回の2021年版では，全国の歯学部を対象に前回2017年版[1]の調査項目に加え，科目の単位認定にかかわる総括的評価の有無，教科書の使用状況についても調査を行った．

2) 医療コミュニケーション教育の実施状況，学習方略

臨床実習開始前の「医療コミュニケーション教育」は，すべての大学で実施されるようになった（**表7-13**）．「大学ごとの授業科目数」は，5科目が5校になるなど前回調査に比べて複数科目での教育割合が増えた（**表7-14**）．「内容がコミュニケーション関連（コミュニケーション・対人コミュニケーション・ヘルスコミュニケーション・医療コミュニケーション）に特化した科目」を1科目以上開講している大学は19校であった（**表7-15**）．「実施学年」は，前回調査よりも3～5年次が微増した（**表7-16**）．「授業時間数」は，1～6年次の合計時間（45分を1時間）が30時間以上の大学が全体の約7割近くとなった（**表7-17**）．「授業形式」は，前回調査では講義のみが5校であったが，今回は1校に減った

表7-13　臨床実習前の授業実施校

	2011年	2014年	2017年	2021年
実施している	26	26	28	29
実施を検討している	—	3	1	0
実施していない	3	0	0	0

（校，n＝29）

表7-14　臨床実習前の大学ごとの授業科目数

	2017年	2021年
1科目のみ	11	8
2科目	9	10
3科目	6	5
4科目	1	1
5科目	1	5
なし	1	0

（校，n＝29）

表7-15　内容がコミュニケーション関連に特化した科目

1科目以上開講	19
開講していない	10

（校，n＝29）

表7-16　臨床実習前の授業実施学年

	2014年	2017年	2021年
1年	6	9	8
2年	7	8	5
3年	12	15	16
4年	16	18	19
5年	10	6	8
なし	3	1	0

複数回答あり　（校）

（**表7-18**）．臨床実習前の「学習方略」は，ロールプレイを取り入れている大学が26校，スモールグループディスカッション23校，ビデオ16校，模擬患者（SP）の利用15校と，講義以外の方略が広まっていることがわかる（**表7-19**）．

すずき　かずよし
愛知学院大学短期大学部
愛知学院大学歯学部歯内治療学講座
キーワード：医療コミュニケーション，医療面接，教科書

表 7-17　臨床実習前の授業実施時間数

	2017 年	2021 年
0〜5 時間	2	2
6〜9 時間	0	1
10〜19 時間	3	2
20〜29 時間	4	4
30 時間以上	18	20
なし，回答なし	2	0

（校，n＝29）

表 7-18　臨床実習前の授業形式

	2017 年	2021 年
講義のみ	5	1
講義と実習*	21	28
なし，回答なし	3	0

（校，n＝29）

*講義以外のシミュレーション，スモールグループ討論など

表 7-19　臨床実習前後の学習方略

	臨床実習前（n=29）	臨床実習以降（n=10）
講義	27	4
見学実習	6	4
ビデオ放映	16	0
録音した音源	4	0
早期体験実習	2	0
社会歯科医学実習	1	0
臨床実習（患者）	0	10
シミュレーション（紙）	5	2
シミュレーション(模擬患者(SP))	15	0
シミュレーション（模型実習）	3	0
ロールプレイ	26	1
スモールグループディスカッション	23	3
TBL（Team Based Learning）	2	0
反転授業	1	0
カンファレンス	2	1
ケーススタディ	5	1
自習	3	0
e-Learning	4	0
研究発表	1	1
グループワーク	1	0
無回答	1	—

複数回答あり

表 7-20　教科書の使用状況

書籍（専門書）	16
自前の資料のみ	8
なし	1*
無回答	4

（校，n＝29）

*教科書の使用なしと回答した大学では，参考書として書籍（専門書）の提示がされていた．

表 7-21　教科書として採用している書籍

「歯科医療面接アートとサイエンス」第 3 版（砂書房）(5)
「はじめての医療面接」（医学書院）(3)
「おまかせしない医療」（慶應義塾大学出版会）(1)
「歯科矯正学」第 6 版（医歯薬出版）(1)
「歯内治療学」第 5 版（医歯薬出版）(1)
「新版 歯科医療管理 安全・安心・信頼の歯科医療を提供するために」（医歯薬出版）(1)
「スタンダード社会歯科学」第 7 版（学建書院）(1)
「第 5 版　SIMPLE TEXT 口腔外科の疾患と治療」（永末書店）(1)
「見逃しケースのなぜを解く！　歯科診断スキルアップ実践ガイド」（クインテッセンス出版）(1)

書籍名の回答があったもの
（ ）の数字は採用している大学数

3）教科書の使用状況

「教科書の使用状況」は，出版されている書籍を使用している大学は 16 校，自前の資料のみを使用している大学が 8 校であった（**表 7-20**）．書籍は，歯科医療コミュニケーションの専門書や，歯科医療コミュニケーション以外の歯科医学の専門書，歯科以外の医療コミュニケーションの専門書などがあった（**図 7-12**）．このうち歯科医療コミュニケーションの専門書のみを使用している大学は 7 校，歯科以外の医療コミュニケーションの専門書のみを使用している大学は 1 校，両方を使用している大学が 3 校あった．教科書として書籍名の回答があったものを別に示す（**表 7-21**）．

4）教育内容

「教育内容」は，初診時医療面接，コミュニケーション・対人コミュニケーション，インフォームドコンセント，患者教育（行動変容），治療前の説明，再診時医療面接，診査・治療時(中)の声かけなどが多くの大学で行われ，歯科診療全般にわたって医療コミュニケーション教育が行われていることがわかる（**表 7-22**）．臨床実習で教育を行っていると回答のあったすべての大学で，初診時医療面接の教育を行っていた（**表 7-22**）．

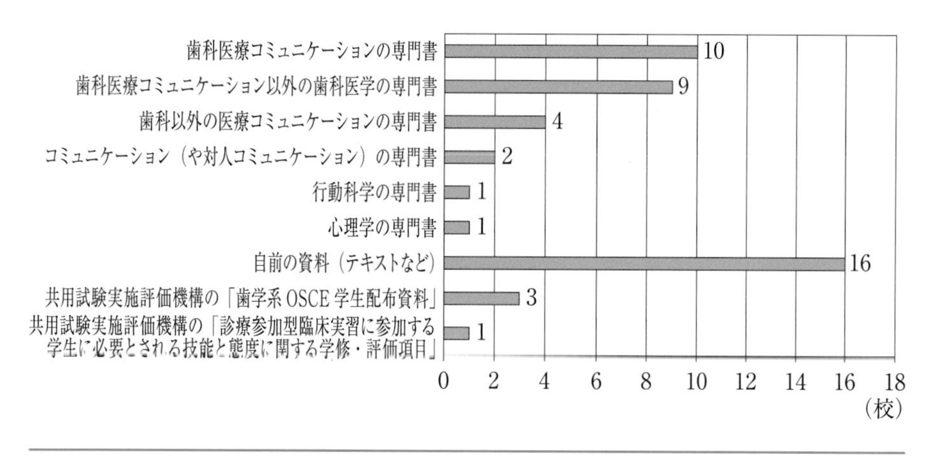

図7-12　教科書として用いているもの（複数回答）(n=29)

表7-22　臨床実習前後の教育内容

	臨床実習前 (n=29)	臨床実習以降 (n=10)
日本語・敬語	18	4
心理学	10	4
行動科学	14	6
コミュニケーション・対人コミュニケーション	29	8
初診時医療面接	28	10
再診時医療面接	20	6
臨床推論	15	8
治療前の説明	23	7
治療後の説明	15	5
インフォームドコンセント	26	9
口腔衛生・保健指導	6	5
患者教育（行動変容）	23	7
診査・治療時（中）の声かけ	19	8
チーム・多職種連携医療	11	5
認知症患者とその家族とのコミュニケーション	2	0
患者家族とのコミュニケーション	1	0
接遇	1	0
POSに基づく診療録記載	1	0
診療情報提供（紹介状）	1	0
英語（英会話）	2	0

複数回答あり　（校）

表7-23　臨床実習前後の評価方法

	臨床実習前 (n=29)	臨床実習以降 (n=10)
筆記（論述）試験	18	0
筆記（客観）試験	17	1
実技試験（臨床実習）	0	4
実技試験（患者からの評価）	1	2
実技試験（シミュレーション）	9	0
小テスト	9	0
レポート・提出物	20	6
DVD評価	1	0
出席	19	3
態度	23	5
ピア評価	6	2
観察記録	8	2
ポートフォリオ	5	4
SP（模擬患者）による評価	3	0
e-Learning	1	0
グループ内の発表	1	0
無回答	1	2

複数回答あり　（校）

表7-24　総括的評価

総括的評価の科目	
あり	27
なし	2

（校，n=29）

5）評　価

「評価」は，筆記試験，実技試験，レポート・提出物，出席，態度，SP（模擬患者）や患者からの評価などがあった（**表7-23**）．科目としての評価は，単位認定にかかわる総括的評価を行う科目がある大学が27校，形成的評価の科目のみの大学が2校あった（**表7-24**）．

6）おわりに

2011年版[2]の本白書で初めて医療コミュニケーション教育が取り上げられてから10年が経過した．2014年版[3]，2017年版[1]を経て，4回目の調査である今回までの推移をみることで医療コミュニケーション教育は定着してきたということができる．特に単位にかかわる科目としての設定が多数の大学でみられたことは，医療コミュニケーション教育の重要性が認識されていることがうかがえる．また，臨床実習前の授業形式（**表 7-18**）で，29 校中 28 校が実習・演習を取り入れており，知識だけではなく，態度・技能の教育が普及している．これは，医療コミュニケーションを教育できる教員が増えてきていることが一因ではないかと想像される．

教科書についての調査では，歯科医療または医療のコミュニケーションの専門書を採用している大学は半数に届かず，自前で作成した資料だけを用いている大学があった．歯科医学における日本の医療コミュニケーション教育の質の維持・向上には，全国の教員・学生が共通して使用できる歯科医療コミュニケーションの専門書のさらなる普及がまたれる．

今回の調査で臨床実習を医療コミュニケーションの教育を行っている科目として挙げた大学は 10 校であった．診療参加型臨床実習では，患者やその家族，医療スタッフとのコミュニケーションは日常的であり，教育の場として活用できると思われる．実際にはすべての大学の臨床現場で指導を行っていると思われるが，カリキュラムとして明確化されていないことが 10 校にとどまった理由なのかもしれない．令和 6 年の共用試験の公的化や，令和 4 年の歯学教育モデル・コア・カリキュラム改訂で，これまで以上に臨床実習の充実が求められるようになる．今後，臨床実習のなかでも医療コミュニケーション教育の拡充・確立を期待したい．

文献

1) 木尾哲朗，伊藤孝訓．第 7 章　特色ある教育･学修法　5．医療コミュニケーション教育．日本歯科医学教育学会白書作成委員会編．歯科医学教育白書 2017 年版．東京：日本歯科医学教育学会；2019．97-9 頁．
2) 小川哲次．第 8 章　特色ある教育・学修法　5．医療コミュニケーション教育．日本歯科医学教育学会白書作成委員会編．歯科医学教育白書 2011 年版．東京：日本歯科医学教育学会；2012．91-4 頁．
3) 木尾哲朗．第 7 章　特色ある教育・学修法　5．医療コミュニケーション教育．日本歯科医学教育学会白書作成委員会編．歯科医学教育白書 2014 年版．東京：日本歯科医学教育学会；2015．87-8 頁．

第7章 特色ある教育・学修法

6. 汎用的能力教育

鶴田　潤

1）高等教育における汎用的能力（技能）教育

「汎用」（はんよう）の意味は，“いろいろな方面に広く用いること”から，汎用的能力教育の意味は，幅広く応用可能な能力の教育というものとなる．この汎用的能力教育に関しては，2011年1月に中央教育審議会答申が示したキャリア教育の新たな定義や方向性のなかで，「基礎的・汎用的能力」として述べられているものとなる[1)]．現在，高等教育における「汎用的能力」については，大学生が卒業後に社会で活躍するために十分な能力を修得しているかという大学教育の質保証の観点で注目される点となっている．2008年12月に示された中央教育審議会による答申「学士課程教育の構築に向けて」では，知的活動でも職業生活や社会生活でも必要な「汎用的技能」として5つの能力が示されている[2)]．

(1) 汎用的技能

①コミュニケーション・スキル

日本語と特定の外国語を用いて，読み，書き，聞き，話すことができる．

②数量的スキル

自然や社会的事象について，シンボルを活用して分析し，理解し，表現することができる．

③情報リテラシー

情報通信技術（ICT）を用いて，多様な情報を収集・分析して適正に判断し，モラルに則って効果的に活用することができる．

④論理的思考力

情報や知識を複眼的，論理的に分析し，表現できる．

⑤問題解決力

問題を発見し，解決に必要な情報を収集・分析・整理し，その問題を確実に解決できる（中央教育審議会「学士課程教育の構築に向けて」（答申）p.12より引用）．

5つの能力については，特定の専門領域における教育で修得される能力ではなく，大学卒業時，学士として，広く一般的に，自律した社会人として生活を送るために必要な能力として理解することができる．この教育に関しては，授業，科目などの単位での教育機会で学生が修得できる能力というよりも，大学在学期間において，複数・長期的な教育機会の提供により学修が可能な領域であり，同時に複数回の評価機会の提供により，その修得状況を確認できる能力であると考えられる．その教育機会としては，教養教育，情報教育などの教育内容，問題基盤型学習（PBL：Problem Based Learning）などのアクティブ・ラーニングを用いた高次の知識活用の場を与える教育方略の活用などが考えられる．

一方，経済産業省でも，2006年に，多様な人々と仕事をしていくうえで必要な，社会人としての基礎能力として，「社会人基礎力」を提唱し，「前に踏み出す力」「考え抜く力」「チームで働く力」の3つの能力を掲げている[3)]．それぞれの能力について，「主体性」「働きかけ力」「実行力」「課題発見力」「計画力」「創造力」「発信力」「傾聴力」「柔軟性」「状況把握力」「規律性」「ストレスコントロール力」の12の能力要素が挙げられている．2018年には，人生100年時代の社会人基礎力として，「新・社会人基礎力」が「これまで以上に長くなる個人の企業・組織・社会との関わりの中で，ライフステージの各段階で活躍し続けるために求められる力」として再定義され，能力を発揮しみずからキャリアを切り開いていくために，どう活躍するか（目的），何を学ぶか（学び），どう学ぶか（組合せ），という考え方が付加されている．これら能力の修得の教育方略としては課題実践型学習（PBL：Project Based Learning）が用いられることが多い．

社会人を輩出する高等教育機関には，これら「汎用的技能」「新・社会人基礎力」についての教育機会を提供し，

つるた　じゅん
東京医科歯科大学統合教育機構
キーワード：高等教育，汎用的技能，社会人基礎力

卒業時に十分な能力を修得した学生を送り出すことが，わが国の社会から求められている．専門的な能力とは別に，社会人として必要な大学で修得すべき基礎的な能力として掲げられているこれらの教育機会について，入学時にその専門性が限定されている歯科大学・歯学部におけるそれぞれのカリキュラムでどのように扱うかについては，専門範囲内での汎用的能力教育とは別に意識すべきものと考える．

2）歯学における汎用的能力教育

「汎用的能力教育」は幅広く応用可能な能力の教育を意味するところ，前述の通り，大学教育には，自立した社会人としての汎用的技能，能力の教育が求められている．歯科大学・歯学部については，高等教育機関であるとともに，高度専門的職業人の育成の責務があることから，その教育では，歯科医師の専門性を前提とした教育が求められる．教育内容としては，歯学教育モデル・コア・カリキュラム（以下，コアカリとする）を基軸としたカリキュラム策定が求められており，最新版は平成28年度改訂版となる[4]．コアカリは，全国歯科大学・歯学部における学生の学修時間数の6割を構成する内容として提示されているものであり，平成28年度改訂版は，A～Gの項目からなる．特に項目Aでは，「歯科医師として求められる基本的な資質・能力」として「プロフェッショナリズム，医学知識と問題対応能力，診療技能と患者ケア，コミュニケーション能力，チーム医療の実践，医療の質と安全の管理，社会における医療の実践，科学的探究，生涯にわたって共に学ぶ姿勢」の9つの資質・能力が掲げられている．これらの資質・能力は，卒業時，すべての学生にその修得が期待されるものであり，プロフェッショナルである「歯科医師」として，その専門性・業務の特性に鑑みた際の歯科界における汎用的能力といえよう．これらの教育の詳細については，本書別項での扱いがあることから，そちらを参照いただきたい．

文献

1）国立教育政策研究所．キャリア発達にかかわる諸能力の育成に関する調査研究報告書．https://www.nier.go.jp/shido/centerhp/22career_shiryou/pdf/career_hattatsu_all.pdf（最終アクセス日：2022年11月1日）
2）文部科学省．中央教育審議会「学士課程教育の構築に向けて」（答申）．https://www.mext.go.jp/component/b_menu/shingi/toushin/__icsFiles/afieldfile/2008/12/26/1217067_001.pdf（最終アクセス日：2022年11月1日）
3）経済産業省．社会人基礎力．https://www.meti.go.jp/policy/kisoryoku/（最終アクセス日：2022年11月1日）
4）文部科学省．歯学教育モデル・コア・カリキュラム．平成28年度改訂版．https://www.mext.go.jp/component/a_menu/education/detail/__icsFiles/afieldfile/2018/06/15/1325989_29_02.pdf（最終アクセス日：2022年11月1日）

第7章 特色ある教育・学修法

7. ICTを活用した教育

長島　正

大学ICT推進協議会（AXIES）が2017年に全国の782大学を対象として行った調査[1]では，4年制大学のおよそ69.2％においてなんらかのかたちで学習管理システム（Learning Management System，以下，LMSとする）が導入されており，全学レベルでLMSが導入されている割合は，国立大学が88.8％，公立大学が39.1％，私立大学が68.1％となっている．ただし，本調査の結果ではLMSの導入は進んでいるものの，それを活用している科目の割合は2〜3割にとどまっており，十分には活用されていない状況が浮き彫りとなっている．特にオンライン授業に関しては，リアルタイム型（同時双方向）は行っていないとする大学が約70％と過半数を占め，実施している大学においてもその科目数は25％以下の施設が多い．一方，オンデマンド型についても，行っていないとする大学が約50％という結果が示されており，ICTを活用した教育を実施できる環境は整ってはいるものの，それを活用する教員に対する財政的，時間的，人的支援が十分でないなどの理由で十分に活用できていない現状がうかがえる．

一方，2020年1月にわが国で最初の新型コロナウイルスへの感染が確認されたあと，同感染症は急激な拡大をみせ，同年4月には緊急事態宣言が発出される状況となった．感染が拡大するなか，各教育機関においても緊急の対応が求められ，全国のほぼすべての大学において，オンライン授業を実施せざるをえない状況となった．

このような状況のなか，歯科医学教育においてもオンライン授業の実施に伴ってICTの導入が着実に進行していると思われるが，その実情を客観的に把握するために，わが国で歯科医学教育に携わっている29大学に対して，前回と同様の項目にてアンケート調査を実施し，ICTを活用した教育の実情について比較した．

ながしま　ただし
大阪大学歯学部附属歯学教育開発センター
キーワード：ICTの活用，導入状況，実施状況

1）授業へのICTの活用状況に関する調査

アンケート調査の結果によると，「授業において，ICT活用教育を現在導入している」と回答した大学は27大学，導入を検討していると回答した大学が1大学，無回答が1大学であった（**図7-13**）．その対象となる分野は学部教育が約30％，国家試験対策が約20％，大学院教育が約20％，教職員・病院職員教育が20％であり，前回[2]の調査ではみられなかった教職員・病院職員教育が大きく増えている（**図7-14**）．これは，それまで対面にて実施することが普通であった教職員対象のFD・SD講演会について，コロナ禍の影響で対面での実施に代わりオンラインでの開催が提案され，時間的・場所的な制約を受けずに受講できるオンライン開催のメリットが理解されるようになったことが影響しているものと考えられる．教育に用いるコンテンツの作成については，教職員が個人的に対応している割合が約50％，大学・学部の委員会などが対応している割合が約35％，外部への委託が約10％であり，前回調査と比較して同様の傾向が確認された（**図7-15**）．

授業におけるICTの活用法は，**図7-16**に示したとおり，前々回[3]，前回[2]の調査と比較して各項目にほぼ同様の分布が確認された．授業においてICTを活用するメリット，デメリットについても**図7-17，7-18**に示したとおり，各項目の占める割合は前々回，前回調査時とほぼ同じ割合を示しており，コロナ禍によりオンライン授業が増えているにもかかわらず教員側の意識としては大きな変化が表れていない結果となった．

次に，このような状況のなか，ICTを活用して教育効果を高めるための工夫としては，授業のシナリオづくりを工夫する，PowerPointなどの教材を簡素化することで学生にメモを義務づける，情報技術を平易に使える統合環境を整備する，モバイル端末などで小テストを行い，成績評価に加点する，記録された学習履歴をもとにイン

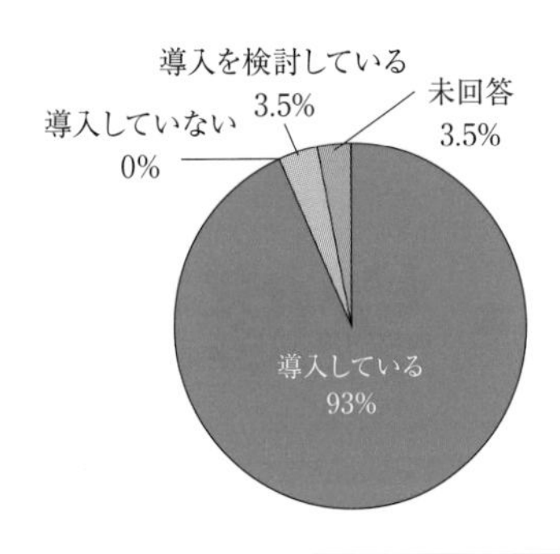

図 7-13　ICT 活用教育の導入状況

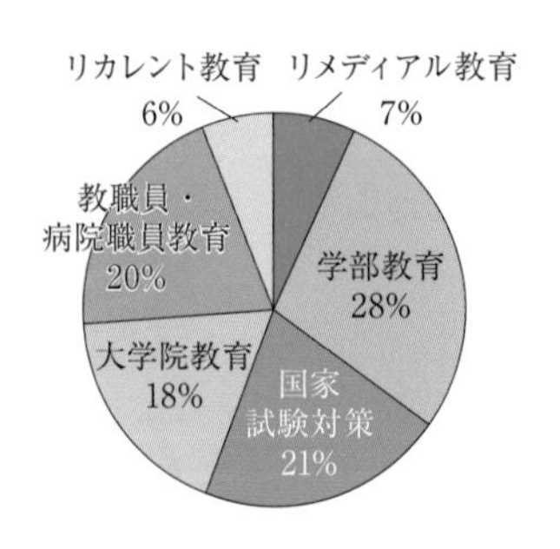

図 7-14　ICT 活用教育の導入対象

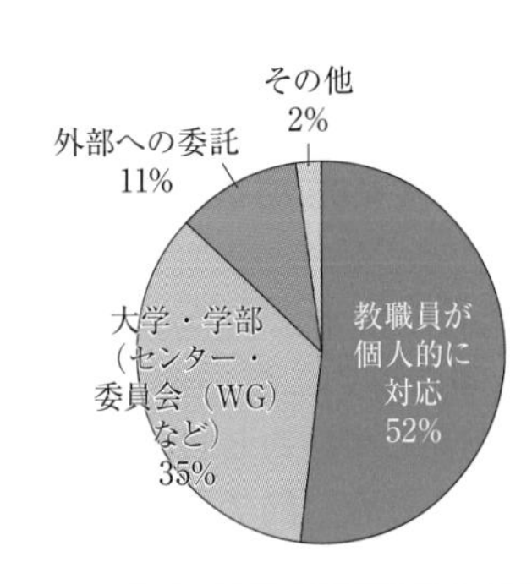

図 7-15　ICT 活用教育で用いるコンテンツの作成

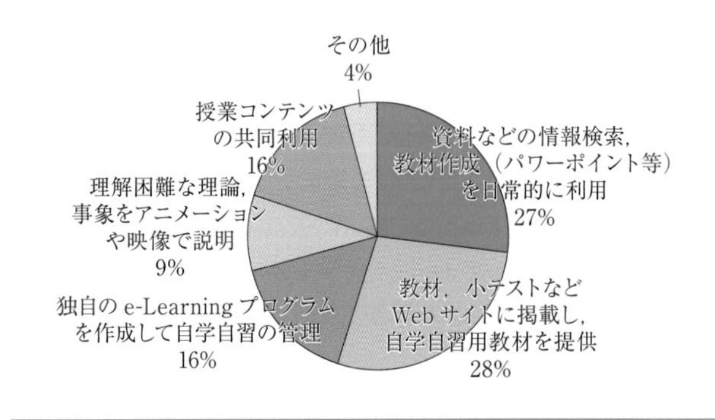

図 7-16　授業における ICT の活用方法

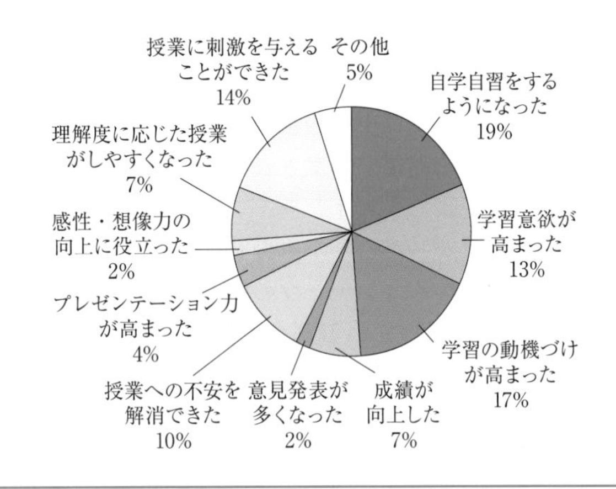

図 7-17　授業において ICT を活用するメリット

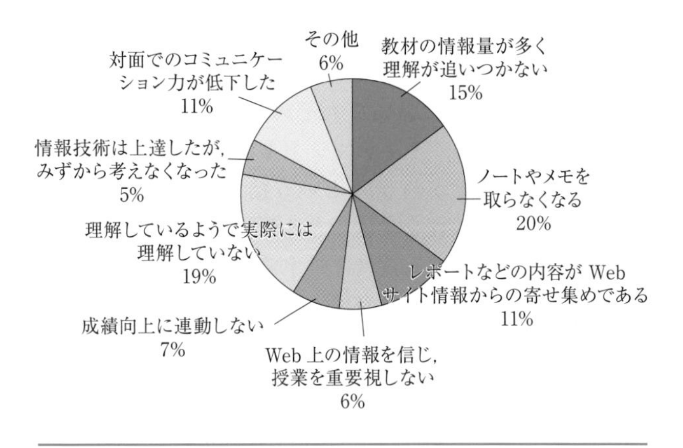

図 7-18　授業において ICT を活用するデメリット

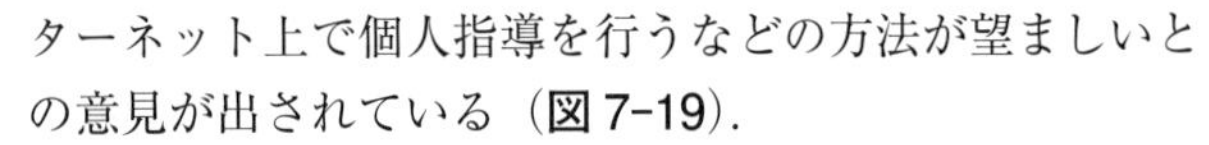

ターネット上で個人指導を行うなどの方法が望ましいとの意見が出されている（**図 7-19**）．

学生が授業にて使用している端末は，ノート型パソコン，タブレット型端末，携帯電話，デスクトップ型パソコンの順に多く，これらの端末で全体の約 99% を占めており（**図 7-20**），前回調査時[2] と比較すると，デスクトップ型パソコンの割合が減少し，ノート型パソコンおよびタブレット端末の割合が増加していた．

各端末の利点，欠点と考えられる事項として記載されていた項目を**表 7-25** に示す．デスクトップ型パソコンは画面が大きく据え置き型であり，有線 LAN 接続で安定しているという利点があるものの，使用する場所が限られる，購入・保守に費用と労力が必要，端末の確保が難しいなどの欠点がある．一方で，ノート型パソコンでは学生持参のパソコンを活用することで大学が負担する経費は軽減できるが，各個人によって設定が異なるので指導に苦労する，学生自身が所有するパソコンなので試験には使えない，ノート型パソコンを拡げるスペースを机上に確保することが難しいなどの意見がみられた．各大学において Wi-Fi 環境の整備が進んでいることから，ノート型パソコンに加えタブレット端末や携帯電話の利用も増えている一方で，携帯型端末では授業の目的外で

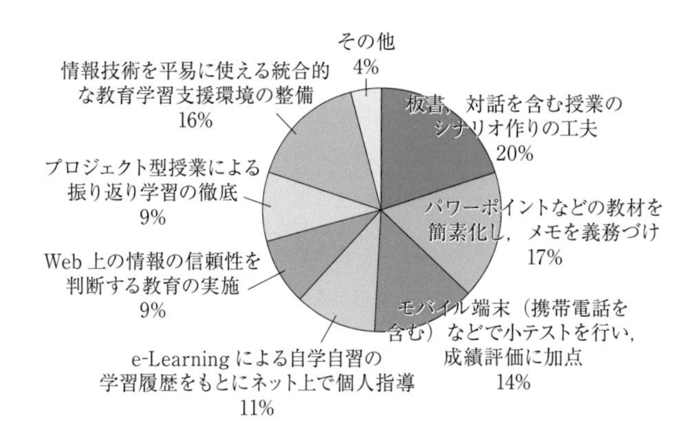

図 7-19　授業において，ICT を活用して教育効果を高めるための今後の改善策

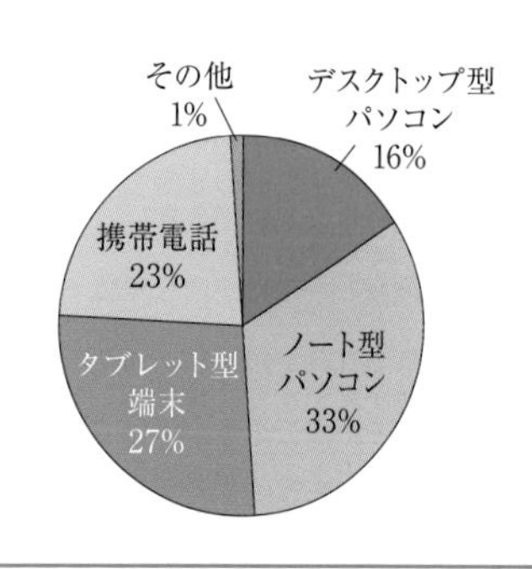

図 7-20　授業で学生が利用する端末

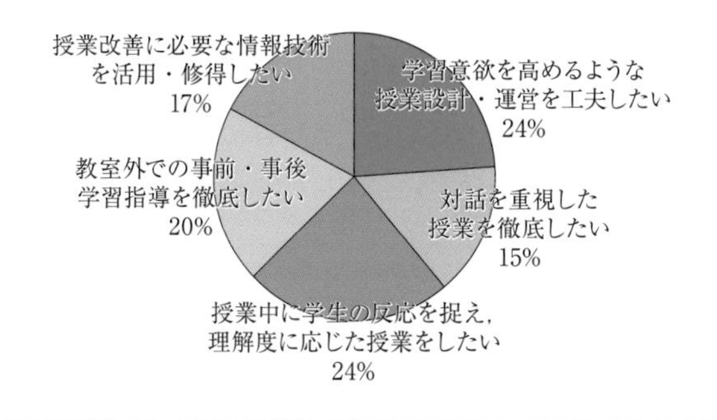

図 7-21　授業改善に向けて課題と考えていること

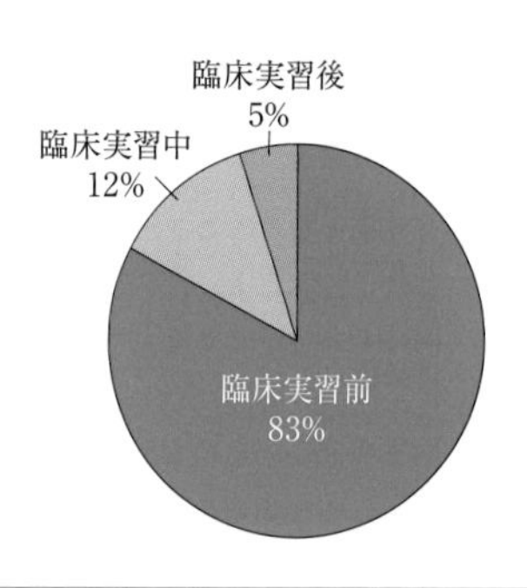

図 7-22　ICT を活用した教育の実施時期

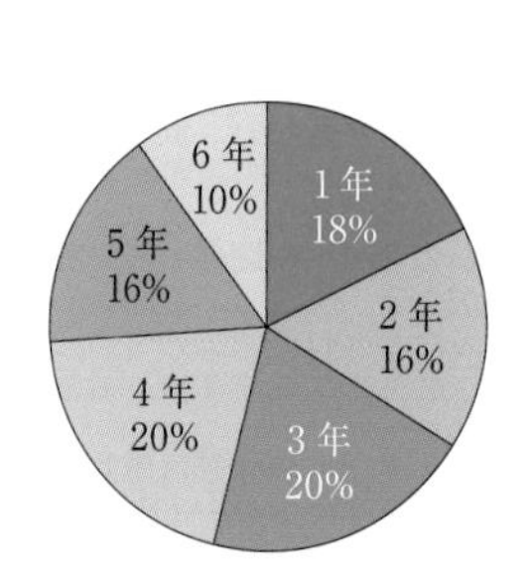

図 7-23　ICT を活用した授業の実施学年

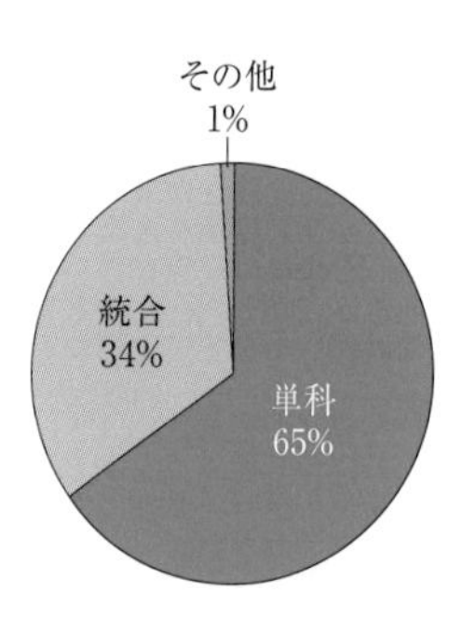

図 7-24　ICT を活用した授業の実施形態

の使用が判断しづらいなどの声が複数寄せられていることを考えると，それぞれの大学において，それぞれの端末の特徴を活かした活用が検討されていることが示された．

授業改善に向けて課題と考えていることについては，**図 7-21** に示したとおりの回答となっており，前回調査時[2)]と比較して，ほぼ同じ比率であることが示された．

2）ICT を活用した教育に関する調査

ICT を活用した教育の実施状況について調査した．それぞれの科目の実施時期は**図 7-22** に示したとおり，臨床実習前が 83%，臨床実習中が 12%，臨床実習後が 5%と，多くの科目が臨床実習前に実施されている状況は前回調査時[2)] とほぼ同様の傾向であった．各科目の実施学年は，**図 7-23** のような分布を示し，低学年ほど科目数が多い傾向が認められた前回調査とは異なり，4，5 年次での実施割合が増えているが，これはコロナ禍によ

表 7-25　授業で学生が利用する端末とその利点および欠点（アンケート結果）

	利点	欠点
デスクトップ型パソコン	・画面が大きく，視覚素材が見やすい．また作業がしやすい． ・機能が多い． ・大学に備え付けてあるためパソコンを持ち込む必要がない．LAN接続なので安定している． ・情報リテラシーの基礎を身につけるための授業において，教育効果を高めることができる． ・何にでも対応できる． ・試験などを全員が同じ環境下で実施できる．トラブルが比較的少ない． ・複数の資料を同時に見通せる． ・画面が見やすく，作業がしやすい． ・試験の際に公正さが担保できる．	・特定の場所でしか使用できない． ・携帯性が悪い． ・机の上が狭く多くの資料や記録用のノートなどを置くことが困難である． ・教室利用が限られている． ・自宅では家族と共有していることが多い． ・部局で整備するにはコストがかかりすぎる． ・持ち運びができない． ・設備導入・維持に費用が生じる．
ノート型パソコン	・画面が大きく，視覚素材が見やすい．また作業がしやすい．使用場所を比較的選ばない． ・画面が大きく使いやすい． ・持ち運びが可能である． ・機能が多い．携帯性がよい． ・DVD ドライブ，無線 LAN 機能を備え持ち運び可能な B5 サイズで自学自習の用途すべてに対応できる． ・ハードウェアキーボードがついており，タイピングが楽．タブレットよりも使用できるソフト･アプリケーションが多い．汎用性が高い． ・場所を選ばず，課題提出がすぐに行える． ・各自が学習環境を占有して利用できる． ・画像の利用，保存，管理が容易である． ・TBL およびプレゼンテーションなどを実施する授業において，教育効果を高めることができる． ・講義だけでなく，実習にも活用できる．情報量が多くても整理しやすい．他教科の教材もその場で確認できる． ・何にでも対応できる． ・携帯性に優れる． ・場所を問わない ・画面が大きいため見やすい．Office365 を使用して課題等提出しやすい． ・学生はパソコン必携のため，ネットワーク環境が整った場所で利用が可能． ・持ち運び容易． ・大学が管理する共有端末が設置されており，指導が行いやすい．	・端末によっては，電源の確保を気にする必要がある． ・全学部共有の教場であるためパソコンを常設できない． ・タブレットと比べて場所を取る．授業中，教科書，ノート，ノート型パソコンを拡げるスペースを机上に確保することが難しい． ・バッテリー不足だと電源確保が必要である． ・各自で学習環境が異なる（ソフトウェアなど）． ・故障，修理で使用できない学生が存在する． ・高価． ・移動時の落下などにより破損しやすい． ・目的外使用の場合，判断しづらい． ・たとえ軽量化されたものでも大学に持参するには負担． ・部局として用意はなく，個人所有のみのため，格差が生じる． ・持ち運びがタブレット型端末や携帯電話に比べしにくい． ・学生所有のパソコンでは試験の際に公正さが担保できない． ・定期的な端末の更新時に，莫大な費用負担が発生する．
タブレット型端末	・画面がそれなりに大きく，視覚素材が見やすい．使用場所を比較的選ばない． ・持ち運びやすい． ・携帯性がよい． ・持ち歩きがしやすい．場所を取らない．起動に時間がかからない． ・携帯性と操作性が楽である． ・各自が学習環境を占有して利用できる． ・Wi-Fi 環境の充実に伴い，スムーズな情報の共有と双方向授業の可能性が広がる．e-ポートフォリオへの発展展開中． ・講義だけでなく，実習にも活用できる．データ共有，移行がスムーズ． ・持ち運びが容易． ・手軽に持ち運ぶことができる． ・携帯性に優れ，簡便である． ・場所を問わない． ・ノート型パソコンに比べ持ち運びがしやすい． ・情報を受け取る分については特に問題ない．また，最近の機種では書き込みもできる． ・持ち運び容易．	・多くの文字を入力するのには効率が悪い． ・ノート型パソコン，携帯電話と比較すると欠点は少ないと思う． ・安価．パソコンと同じ作業ができない． ・有線 LAN に接続しにくい．ソフトウェアキーボードで入力に慣れるまでが難しい．汎用性が低い． ・Word，PowerPoint での課題提出には向いていない． ・各自で学習環境が異なる（ソフトウェアなど）． ・学生がほかのサイトや関係のないことを行う可能性があるため規制が必要． ・紙媒体にしたときに，過去のものと最新のものが混ざることがあり，混乱が生じやすい．目的外使用の場合，判断しづらい． ・レポートの作成などの作業は難しい． ・必要なアプリをダウンロードしていない場合，教材の一部が利用できない． ・課題などの作成がノート型パソコンよりしづらい． ・課題を実施し，提出させるには機能が不十分である．
携帯電話	・使用場所を選ばない．Wi-Fi が整備されていないところでもインターネットを使用できる． ・最も持ち運びやすい． ・携帯性がよい． ・持ち運びが楽である． ・端末はスマートフォンに限定． ・Wi-Fi 環境の充実に伴い，スムーズな情報の共有と双方向授業の可能性が広がる．出席管理ができる． ・簡便に使用できる．常に携帯しているため，授業時に端末を忘れることが少ない． ・ほぼ全員が持っている． ・大学として端末を準備する必要がない． ・私物として，ほぼ全員が所有している．簡単なアンケートなどには有用． ・場所を問わない． ・持ち運びがしやすく，どこでも使用できる．携帯に慣れている人はレポートの作成がしやすい． ・Web 上での出席確認，簡単な小テストを実施することができる． ・持ち運び容易．	・多くの文字を入力するのには効率が悪い．画面が小さく，視覚素材が見づらい．端末の機種，OS のばらつきが大きく，アプリケーションの安定性が悪い． ・ゲームなど講義以外のことに使用する（講義に集中できなくなる）． ・画面が小さい．パソコンと同じ作業ができない． ・表示文字数に制限がある． ・学生がほかのサイトや関係のないことを行う可能性があるため規制が必要． ・講義中に講義以外の目的で使用していても判断しづらい，画面が小さいため，画像などの情報が読み取りにくい，携帯しか見ない． ・画面が小さく，一度に表示できる情報量が少ない． ・学習をしているのか，ゲームなどをしているのか区別がつきにくい． ・資料の閲覧には難がある． ・画面が小さく見づらい． ・情報量が限られるため，通常の授業に用いることはできない． ・授業中に使用すると，授業を受けているのか，遊んでいるのかの区別がつかない．
その他 端末名：クリッカー	・講義中に，プレ・ポストテストなどの学生の解答を確認できる． ・全員が同じ環境で使用できる．	

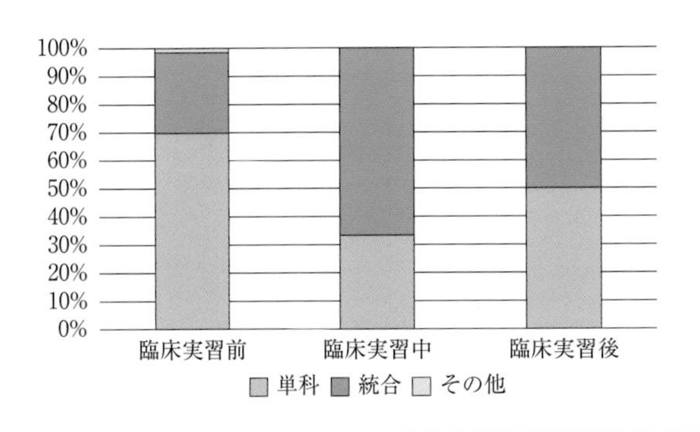

図 7-25　ICT を活用した授業の実施時期と実施形態

るオンライン授業が全学年を対象として実施された影響によるものであると考えられる．一方，科目ごとの実施形態では，単科科目が約 65%，統合科目が約 34%であり（**図 7-24**），前回調査と比較すると単価科目の割合が増加していた．実施時期ごとに分析すると，臨床実習前では単科科目，臨床実習中は統合科目として実施されているものが多かった（**図 7-25**）．それぞれの科目名，実施学年，担当教員，教育内容，教育方法，評価方法を**表 7-26** に示す．実施科目名が多岐に及んでおり，必ずしも各大学に対して共通の基準でのアンケート調査にはなっていないこと，コロナ禍において緊急避難的に実施されたオンライン授業を含めて報告している大学も多数含まれていることから，それらを考慮して分析する必要があるが，特に 1，2 年次の低学年において歯科医療情報学実習，情報科学，情報科学基礎など，情報関連技術を習得し，積極的に情報を活用することを目指した授業が実施されていることから，各大学において低学年での情報リテラシー教育が重要視されているといえる．

3）まとめ

コロナ禍において，歯科医学教育においても多くのオンライン授業が実施されたことを踏まえ，各大学における ICT を活用した教育について，コロナ禍前の 2014 年，2017 年調査時との比較を行った．その結果，これまでは低学年ほど ICT を活用した授業が多く実施されていたが，今回の調査では 4，5 年次において実施される授業の割合が増加していることに加え，これまではほとんど観察できなかった教職員・病院職員教育での利用が急増していることが確認できたものの，授業への ICT の活用状況には大きな差は確認されなかった．

これまで環境としては整えられてきたものの十分に活用できなかったオンライン授業を実施し，改めて学生個々の反応を確認しながら授業できる対面授業の利点が明らかになるとともに，学生個々が自分のペースで繰り返し学習できるオンデマンド授業の利点についても改めて気づかされたことも確かである．今回の調査ではコロナ禍の影響を受けた教育方法の劇的な変化をみることはできなかったが，今後は対面授業とオンライン授業のそれぞれの利点を活かせる新たな教育方法の報告を期待したい．

文献

1）大学 ICT 推進協議会（AXIES）ICT 利活用調査部会．高等教育機関における ICT の利活用に関する調査研究結果報告書（第 2 版）．https://axies.jp/_media/2020/03/2019_axies_ict_survey_v2.1.pdf（最終アクセス日：2022 年 11 月 18 日）
2）長島　正．第 7 章　特色ある教育・学修法．7. ICT を活用した教育．日本歯科医学教育学会白書作成委員会編．歯科医学教育白書 2017 年版．東京：日本歯科医学教育学会；2019．104-8 頁．
3）長島　正．第 7 章　特色ある教育・学修法．7. ICT を活用した教育．日本歯科医学教育学会白書作成委員会編．歯科医学教育白書 2014 年版．東京：日本歯科医学教育学会；2015．93-8 頁．

表7-26　ICTを活用した教育の実施状況

科目名	時期		教員勤務	教育内容	教育方法	評価方法
	学年	臨床実習				
多職種連携入門	1	臨床実習前	常勤	医療系総合大学として本学が掲げる「新医療人」に求められる個人差に応じた健康科学および多職種連携の理念と方法，その具体的実践について理解するため，全学部学科の学生がともに学ぶ.	授業資料の配布は，専用ホームページおよびGoogle Driveを利用する．学習課題の提示や提出は，Google DriveやGoogle Formsを利用する．グループにおける意見交換は，クラウド上のGoogle Jamboardなどを活用する.	授業における積極的な取り組み70%，レポート30%とする．レポートはネット上で指定されたGoogle Formsで期限までに提出する.
生化学・口腔生化学	2	臨床実習前	常勤	人体の構造と機能は，目に見えない生体分子の生化学反応によって営まれており，あらゆる病気の背景には，分子レベルの異常が存在する．生化学の学習を通して，歯科医療の分子基盤を理解する.	事後課題はGoogle Classroomでの提出とフィードバックを行う．実習プレゼンテーションを行う.	前期：講義（90%），事後課題（10%） 後期：講義（90%），事後課題（実習レポート，実習プレゼンテーションを含む）（10%）
薬理学・歯科薬理学	3	臨床実習前	常勤	薬は生体にどのような作用（薬理作用）を引き起こすか，薬はどのようなメカニズム（作用機序）で薬理作用を発現するのか，さらに，薬は生体内でどのような動きや変化（薬物動態）を示すのかを学習する.	薬物投与の実習はシミュレーションソフトを用いて，薬物投与後の変化を記録する．実習内容はレポートとしてまとめ，最後にグループで結果と考察について，プレゼンテーションを行う.	前期：定期試験（80%），受講態度・小テスト・講義レポート（10%），実習態度・実習レポート（10%） 後期：定期試験（80%），受講態度・小テスト・講義レポート（10%），実習態度・実習レポート（5%），薬物名小テスト（5%）
歯周治療学	4	臨床実習前	常勤	歯の喪失原因である歯周疾患について，歯周組織の基礎をもとに，病態と治療法の概念について理解する．さらに全身とのかかわりを理解し，歯周疾患の予防法と治療法について学習する.	講義終了後に，Google Formsを用いた小テストを行う．実習終了後には，Google Formsを用いた振り返りレポートを提出する．レポートはAIによりテキストマイニングを行い，講義・実習で学生が注目したキーワードに関してフィードバックを行う.	前後期講義：定期試験（100%） 前後期実習：実習到達度（80%）実習前小テスト（20%）
臨床実習Ⅰ	5	臨床実習中	常勤	臨床基礎実習で修得した基本的診療についての知識，技術，態度を基盤として，各科ごとの医療行為を実践するための知識，技術，態度を修得する.	診療参加型臨床実習では外来での実習を行うたびに電子ポートフォリオを作成し，診療の振り返りとコアカリキュラムに記載されたG領域ならびに水準1・2の項目について自己評価を行う.	電子ポートフォリオは指導医によって評価・添削され，指導医に完了を認められるまで修正を繰り返す．完了となったポートフォリオは印刷して指導医の口頭試問を受ける．口頭試問に合格するとポートフォリオは指導医によって承認され，臨床実習のケースとしてカウントされる.
アクティブラーニング科目Ⅰ～Ⅵ	2 3 4 5	臨床実習前	常勤	将来有能な歯科医師・歯科医学研究者および教育者を目指す者が基本的に備えるべき，科学的概念とその手法の正当性について理解し，みずからが問題を発見し，解決する能力を涵養する.		
社会と歯科医療・チーム医療（大学間連携IT教育）	3 4 5	臨床実習前	常勤	医療の仕組みと高齢者に多くみられる全身疾患，口腔症状および多職種連携チーム医療を理解し，口腔症状への対応の基本を身につける.		
イノベイティブ歯学	4	臨床実習前	混成	健康長寿を育むためのあらゆるライフステージに対応した全人的歯科医療について理解する.	5大学連携事業である課題解決型高度医療人材養成プログラム「健康長寿を育む歯学教育コンソーシアム」のコア科目を中心に講義を行う.	レポートなどから総合的に判断
基礎研究実習	5	臨床実習前	常勤	研究倫理教育プログラムAPRINの受講	研究倫理教育プログラムAPRINを学生がコンピューター室で自習する.	研究倫理教育プログラムAPRINに付属する小テスト
情報リテラシーⅠ	1	臨床実習前	常勤	ネット社会における適切な情報の取り扱い方法，ワードプロセッサによる文章の作成，表計算ソフトによる表とグラフの作成，プレゼンテーションソフトによるスライド作成，画像処理ソフトによる画像加工を習得する.	コンピュータの基本操作，ネット接続，ソフトウェアの操作を実際にコンピュータを使用して学習する.	リクワイアメントで評価する.
情報リテラシーⅡ	2	臨床実習前	常勤	学習効率を向上させるためにテュートリアル教育の要素も取り入れた環境下で学生個人がコンピュータを用いて，歯学基礎系科目の問題作成を行う.	コンピュータを用いて，出された課題について学生個人で問題を作成し，その問題に対するブラッシュアップを行う．学生により選択された問題ファイルは「学習支援システム」にアップロードする．各セッション最終回で学生により選択されたブラッシュアップ問題に対して教員から解説を行う.	3コマごとにテストを行い合計が65点以上を合格とする.
基本，全科目				シラバスを参照してください．(https://www.tmd.ac.jp/campuslife/syllabus1/)	シラバスを参照してください．(https://www.tmd.ac.jp/campuslife/syllabus1/)	シラバスを参照してください．(https://www.tmd.ac.jp/campuslife/syllabus1/)
情報科学入門	1	臨床実習前	常勤	歯科学生に必要な情報処理，情報収集能力およびコミュニケーション能力を得るために，基本的な情報技術（コンピュータ操作）を理解し，講義・実習および社会生活に必要な情報の収集，データ加工技術，ルールを習得する.	1）演習，2）講義，3）プレゼンテーション実習	1）講義内に行う試験（総括的評価）50%，平常点（総括的評価）30%，課題，レポート（総括的評価）20%

表 7-26　つづき

科目名	時期		教員勤務	教育内容	教育方法	評価方法
	学年	臨床実習				
病理学実習	3	臨床実習前	混成	退行性病変，細胞反応性増殖，循環障害，炎症およびその関連疾患の原因，病態，経過，転帰について概説できる．	実習	1）中間試験および定期試験（総括的評価）90～100%，2）平常点評価（総括的評価）0～10%
総合講義	6	臨床実習後	常勤	歯科医学総論，各論全般	講義，演習，グループ学修	多肢選択式試験 100%
歯科医療情報学実習	1	臨床実習前	常勤	生涯にわたって良質の歯科医療を提供するために，ICT（Information and Communication Technology）を活用して最新の医療情報を収集・分析・評価する方法，およびモラルに則って効果的に利用する技術や表現方法を含む能力を修得する．	対面実習	各回のタスク，課題，CBT，タッチタイプ試験
基礎化学	1	臨床実習前	常勤	生化学，歯科理工学，薬理学，保存学などの歯科の専門領域習得に必要な化学的な基礎知識を身につけ，各領域への応用力を養う．	対面講義	筆記試験
2年生におけるすべての講義	2	臨床実習前	常勤	新型コロナ感染拡大予防のため，すべての講義は Google Classroom によるオンデマンド講義と Google Meet によるライブ配信講義を行った．		
オーラルフィジシャンの基盤 I	2	臨床実習前	混成	Web や図書館（蔵書検索システム（OPAC））を活用して必要な情報を収集し，学修課題は電子ポートフォリオシステムにて提出し評価する．		
在宅チーム医療と倫理 TBL II	2	臨床実習前	常勤	PBL テュートリアルによる問題基盤型学修とその課題提出は電子ポートフォリオシステムにて提出し評価する．		
3年生におけるすべての講義	3	臨床実習前	常勤	新型コロナ感染拡大予防のため，すべての講義は Google Classroom によるオンデマンド講義と Google Meet によるライブ配信講義を行った．		
オーラルフィジシャンの基盤 II	3	臨床実習前	常勤	Web や図書館（蔵書検索システム（OPAC））を活用して必要な情報を収集し，学修課題は電子ポートフォリオシステムにて提出し評価する．		
チーム医療の実践 I	3	臨床実習前	常勤	PBL テュートリアルによる問題基盤型学修とその課題提出は電子ポートフォリオシステムにて提出し評価する．		
4年生におけるすべての講義	4	臨床実習前	常勤	新型コロナ感染拡大予防のため，すべての講義は Google Classroom によるオンデマンド講義と Google Meet によるライブ配信講義を行った．		
在宅チーム医療と倫理 TBL III	4	臨床実習前	常勤	PBL テュートリアルによる問題基盤型学修とその課題提出は電子ポートフォリオシステムにて提出し評価する．		
口腔医学とチーム医療 II	4	臨床実習前	常勤	e-Learning 問題を事前学習し講義に臨み理解度の習熟を図る．またバーチャルペーシェント（VR）を用いた仮想患者の診断技法を学ぶ．		
口腔科学の基礎と展開	4	臨床実習前	常勤	e-Learning 問題を事前学習し講義に臨み理解度の習熟を増す．新型コロナ感染拡大予防のため，すべての講義は Google Classroom によるオンデマンド講義と Google Meet によるライブ配信講義を行った．		
歯科臨床と口腔科学	5	臨床実習前	常勤	新型コロナ感染拡大予防のため，すべての講義は Google Classroom によるオンデマンド講義と Google Meet によるライブ配信講義を行った．		
4学部連携チーム医療 III	5	臨床実習中	常勤			
一般歯科臨床	5	臨床実習中	常勤			
総括演習 I～III	6	臨床実習後	常勤	新型コロナ感染拡大予防のため，講義は Google Classroom によるオンデマンド講義と Google Meet によるライブ配信講義を行った．		

表 7-26　つづき

科目名	時期		教員勤務	教育内容	教育方法	評価方法
	学年	臨床実習				
歯学スタディスキルズ	1	臨床実習前	常勤	問題発見解決能力と ICT 利用のための基本スキル習得		
歯学スタディスキルズII	2	臨床実習前	常勤	問題発見解決能力と論理的思考の習得		
歯科臨床推論	6	臨床実習中	常勤	実際の症例に即した治療方針立案		
情報科学の実習	1	臨床実習前	常勤	診療・研究で使用されるコンピュータ技術とネットワークの基礎を理解するために，種々の情報を的確に整理し，コンピュータを使用した解析方法を習得する.	実習	提出ファイル，学習態度，出席状況
病理診断学実習	3	臨床実習前	常勤	歯科医師として必要な口腔・顎顔面領域に発現する疾患の病態・病理を理解する.	実習，示説	客観試験，レポートなど
情報リテラシー	1	臨床実習前	常勤	パソコンの基本操作，ソフトの使い方の習得，インターネットを通じて情報を検索，収集する能力，情報倫理に関する知識を身につける.	講義，実習，発表	課題の評価，出席，受講態度，発表
組織学・口腔組織学実習	2	臨床実習前	常勤	人体を構成する組織および口腔組織の構造について，顕微鏡を観察して学ぶ.	講義，実習，スケッチ，Power Point 作成	試験，課題の評価，出席，受講態度
病理診断学実習	3	臨床実習前	常勤	口腔・顎顔面領域の疾患を診断するために，病理組織学的所見について学ぶ.	講義，実習，スケッチ	試験，課題の評価，出席，受講態度
組織学 I	1	臨床実習前	常勤	人体を構成する細胞・組織・器官（臓器）の正常な構造の特に総論的内容について顕微鏡レベルで学修し，人体の微細構造と機能の理解を深める.	講義とバーチャルスライドシステムを利用したスケッチ実習に加え，Moodle などの ICT 教育支援ツールを活用して，学生の学修に対する意欲・態度・知識の獲得状況を振り返って学修行動の改善・向上を促す.	組織標本のスケッチの評定，学習態度，定期試験の成績による.
組織学 II	2	臨床実習前	常勤	各臓器の各論的な微細構造の学修とともに，並走して学修する肉眼レベルの「解剖学」および「口腔解剖学」「生理学」などの講義・実習と連携して，人体構造と機能の内容を理解するうえでの必要な基盤的知識を培う.	講義とバーチャルスライドシステムを利用したスケッチ実習に加え，Moodle などの ICT 教育支援ツールを活用して，学生の学修に対する意欲・態度・知識の獲得状況を振り返って学修行動の改善・向上を促す.	組織標本のスケッチの評定，学習態度，定期試験の成績による.
病理学 I	3	臨床実習前	常勤	病理学総論で学んだ全身疾病の原因，発症機転，経過や転帰の現象を踏まえ，顎顔面・口腔領域に生じる炎症性疾患，免疫異常，硬組織疾患と歯周疾患，腫瘍の原因，発症機転，経過ならびに転帰について学ぶ.	講義とディスカッション・ディベートを取り入れた症例を用いた演習を IT 技術を用いたアクティブラーニングと TBL 方式による演習	学期途中で実施する確認テストを定期試験受験資格とし，定期試験を評価対象とする.
病理学 II	3	臨床実習前	常勤	病理学総論で学んだ全身疾病の原因，発症機転，経過や転帰の現象を踏まえ，顎顔面・口腔領域に生じる炎症性疾患，免疫異常，硬組織疾患と歯周疾患，腫瘍の原因，発症機転，経過ならびに転帰について学ぶ.	講義とディスカッション・ディベートを取り入れた症例を用いた演習を IT 技術を用いたアクティブラーニングと TBL 方式による演習	学期途中で実施する確認テストを定期試験受験資格とし，定期試験を評価対象とする.
情報の科学	1	臨床実習前	常勤	ICT 活用における基本的倫理をまず修得させる. 基本的統計リテラシー，放射線画像の取り扱いの基本を修得後，プログラミングの基礎と AI の基本について学ぶ.	パソコンと iPad により情報を共有させ，コンピュータ上において実習に近い形で統計解析，画像処理を行う. また電子回路の組み立てならびプログラムのソースコードを記述しパソコン上での動作を修得させる.	筆記試験（ソースコードの動作をパソコン上でさせる）
生体と薬物	3	臨床実習前	混成	薬理学（薬力学および薬物動態学）についての総論と，歯科および医科で用いる薬物について講義している.	事前に講義資料を配り，それをもとに Power Point などを用いて講義する. また，理解度を確認するために，当講座で作成した講義用ドリルにある問題を解いてもらう. さらに，Teams で講義録画をしたものを復習に役立ててもらう.	定期試験にて評価する.
小児の歯科治療（1）	3	臨床実習前	混成	成長発達期の医療に限定した歯科学であり，また，基礎医学，社会医学の基盤に成り立つ臨床医学の一分野である小児歯科学について教育.	Power Point を使用しての講義	マークシート方式による試験
小児の歯科治療（2）	4	臨床実習前	混成	成長発達期の医療に限定した歯科学であり，また，基礎医学，社会医学の基盤に成り立つ臨床医学の一分野である小児歯科学について教育.	Power Point を使用しての講義，実習室にて行う基礎実習	マークシート方式による試験

表 7-26　つづき

科目名	時期		教員勤務	教育内容	教育方法	評価方法
	学年	臨床実習				
障害者の歯科治療	4	臨床実習前	混成	障害者基本法が定める障害者を中心としたスペシャルニーズのある方を対象とした歯科領域を扱う学問について教育.	Power Point を使用しての講義	マークシート方式による試験
臨床実習	5	臨床実習中	混成	小児歯科，障害者歯科分野の座学の復習，病院実習にて見学，自験または，相互実習を行う.	座学は Power Point を使用しての講義，病院実習での見学，自験，相互実習ケースのフィードバック.	実習中の態度，技能について評価，知識については試験を行い評価
顎顔面部の成長発育と不正咬合	3	臨床実習前	常勤	顎顔面頭蓋の成長発育とそれに伴う咬合の育成，ならびに不正咬合の成因，身体への影響を探求し，不正咬合の予防と改善について考究する.	視聴覚器材を用いた講義形式．Google Forms を用いて講義中に学生の理解度の確認を行い講義中にフィードバックを行う.	筆記による試験（100%）で評価，授業態度を考慮することがある.
不正咬合の診断と治療	4	臨床実習前	常勤	不正咬合の予防と改善を考究するうえで必要となる診断，治療方針・方法の策定ならびに治療の実際について学習する.	視聴覚器材を用いた講義形式．Google Forms を用いて講義中に学生の理解度の確認を行い講義中にフィードバックを行う.	筆記による試験（100%）で評価，授業態度を考慮することがある.
実習：不正咬合の診断と治療	4	臨床実習前	混成	セファロ分析と矯正診断を修得する. 一般歯科臨床医が多用する矯正装置の適応症と製作法，また実際の動きを体得する.	セファロ分析，不正咬合診断ならびに矯正装置の使用方法や作成実習を5名に1名の教員を配置し少人数制にて解説指導を行っている．また，実習中に Google Forms を用い学生の理解度の確認をしている.	実習試験や口頭試問を行い評価する．また，実習に対する意欲や遅刻などの実習態度についても考慮することがある.
臨床実習：歯科矯正学	5	臨床実習中	混成	模型分析，セファロ分析と矯正診断を修得する．一般歯科臨床医が多用する矯正装置の適応症と製作法，また実際の動きを体得する.	模型やセファロを分析し，シミュレーション実習により不正咬合の診断・治療方針立案を行っている．また，Google Forms を用い国家試験問題を解答させ，学生の理解度の確認を行いフィードバックを行っている.	実習試験や口頭試問を行い評価する．また，実習に対する意欲や遅刻などの実習態度についても考慮することがある.
総合示説・特別講義・最終講義：歯科矯正学	6	臨床実習後	常勤	5年生までに学習した歯科矯正学の知識の定着と向上を図る.	視聴覚器材を用いた講義と，Google Forms にて国家試験問題を解答させ，学生の理解度の確認を行いフィードバックを行っている.	筆記による試験（100%）で評価，授業態度を考慮することがある.
情報科学	1	臨床実習前	混成	情報倫理および AI，情報リテラシー，グループワークによるプレゼンテーション，Python を使ったプログラミングについて学修する.	情報処理演習室において，インターネットにつながった各自1台のデスクトップ型パソコンを利用した講義と演習を行う.	提出課題およびプレゼンテーションの評価の積み上げ（100%）による.
臨床歯科医学情報科学	3	臨床実習前	常勤	歯科医療の現場で必要となる，倫理，ネットワーク，セキュリティー，データ処理について学修する.	情報処理演習室において，インターネットにつながった各自1台のデスクトップ型パソコンを利用した講義と演習を行う.	試験 70%，口頭試問とレポート 15%，受講態度 15%
情報科学基礎	1	臨床実習前	常勤	高度情報化社会の構成員として大学生にふさわしい情報社会の原理・本質・価値・限界・可能性などを理解し，これを使いこなす対応力を修得することを目的とした情報リテラシー科目	奇数回に開講する同期型の対面授業（全8回）と偶数回に開講する非同期型のメディア授業（全7回）から構成	期末試験および提出課題により評価
臨床実習	5 6	臨床実習中	常勤	臨床実習での経験症例数の把握	e-Logbook を使用して，学生は経験症例数を入力. 教員は入力された情報を確認・承認 実習の進捗をリアルタイムにて把握して学生は振り返りとして活用し，教員は指導に活かす.	実習中の観察記録にて評価する.
臨床基礎歯科学	6	臨床実習中	常勤	歯科医療と倫理，EBM，NBM，患者の権利と義務，インフォームドコンセント，コンプライアンス，診療契約，医療安全，医療面接，医療情報など.	学生全員にクリッカーを貸与して国家試験の形式に準じた問題を解かせ，その結果に応じて解説を加える.	クリッカーにより収集した成績
病理学実習	3	臨床実習前	常勤	口腔病変および病理解剖標本を観察し，病理組織像の理解を深める.	バーチャルスライドシステムを利用した e-Learning による実習	出席は必須；レポート・実習態度・テストによって総合評価
放射線の発生と撮影機器	4	臨床実習前	常勤	放射線の医療利用に関する基礎的知識に加え，頻用する撮影法について解説する.	LMS を利用し，事前の資料配布，出席管理，小テスト，課題提出を行う.	規定の出席回数を満たしたものを対象に試験を行い，講義中の小テストの成績を含めた総合評価とする.
口腔顎顔面領域の画像検査	4	臨床実習前	常勤	特殊画像検査の原理，画像所見について解説する．また，近年急速に進歩している画像の管理，配信，閲覧システムなどについて解説する.	LMS を利用し，事前の資料配布，出席管理，小テスト，課題提出を行う.	規定の出席回数を満たしたものを対象に試験を行い，講義中の小テストの成績を含めた総合評価とする.
歯科法医学	4	臨床実習前	常勤	歯科法医学の定義を解説し，その対象および学問領域を示す．歯科医師に必要な法規，個人識別の知識や創傷，画像を用いた鑑定について解説する.	LMS を利用し，事前の資料配布，出席管理，小テスト，課題提出を行う.	規定の出席回数を満たしたものを対象に試験を行い，講義中の小テストの成績を含めた総合評価とする.

表 7-26　つづき

科目名	時期		教員勤務	教育内容	教育方法	評価方法
	学年	臨床実習				
講義シリーズ 1（生活習慣病と口腔）	4	臨床実習前	常勤	生活習慣病に関して幅広い知識を身につけるとともに，そのヘルスプロモーションにおいて，チーム医療の一員として歯科医師が果たすべき役割について理解し，実践できるようにする．	e-Learning ビデオ教材と電子小テストからなるオープンコースウェアを用いた授業	出席，電子小テストの成績評価
講義シリーズ 2（急性期医療）	5	臨床実習前	常勤	周術期口腔機能管理，がん口腔支持療法など，急性期医療における「口腔・全身健康学」についての知識を養うとともにチーム医療の重要性を理解し，実践できるようにする．	e-Learning ビデオ教材と電子小テストからなるオープンコースウェアを用いた授業	出席，電子小テストの成績評価
講義シリーズ 3（在宅介護医療）	5	臨床実習前	常勤	医療人として必要な哲学観，倫理観とともに，在宅医療の需要に応える歯科医療を実践できる知識を養うための講義を行う．健康長寿社会の実現のために歯科医療がどうあるべきかを考え，貢献する歯科医師マインドの醸成につなげる．	e-Learning ビデオ教材と電子小テストからなるオープンコースウェアを用いた授業	出席，電子小テストの成績評価
死生学・認知症	5	臨床実習前	常勤	医療人として必要な哲学観，倫理観に基づき，患者の病床，終末期に寄り添うための知識を養うための講義を行う．	e-Learning ビデオ教材と電子小テストからなるオープンコースウェアを用いた授業	出席，電子小テストの成績評価
医療情報処理学	1	臨床実習前	常勤	情報処理・医療情報の目的，情報セキュリティの必要性，コンピュータの活用，コンピュータの医療分野における利用法を述べる．	実習では各学生にコンピュータ実習（インターネット活用，ワープロ，表計算，統計処理）を行う．また，歯科臨床の場で活用しているコンピュータの事例について紹介する．	出席状況，レポート課題を総合的に評定
情報リテラシーⅠ	1	臨床実習前	常勤	コンピュータを使ったデータ解析やレポートの作成，検索，プレゼンテーションなどでの活用について学ぶ．	実際にコンピュータ演習室のパソコンを使用して情報検索，収集，プレゼンテーションソフトの利用，ワードプロセッサーの利用，表計算ソフトの利用などについて実践する．	プレゼンテーション，ワープロ，表計算のプロダクトで評価する．
情報リテラシーⅡ	1	臨床実習前	常勤	在学中はもとより卒業後もコンピュータやネットワークを使うために，コンピュータの原理や構造を知り，情報セキュリティやサイバー攻撃への対策について理解する．	コンピューターの原理，インターネットの仕組み，LAN，Wi-Fi，情報セキュリティ，ロボットの自動化，クラウドなどの技術について学ぶ．	途中のレポートと定期試験
歯学総論 1	2	臨床実習前	混成	年度によって異なるテーマを取り上げたシナリオを用いて，PBL テュートリアルを行う．	PBL テュートリアル	観察記録・ポートフォリオ
歯学総論 2	2	臨床実習前	常勤	担当教員が特定のテーマに基づく課題を提示し，チーム基盤学習を行う．	チーム基盤学習：事前確認テストの後，特定のテーマに基づく課題についてグループ学習を行い，チームで課題解決する．	TBL 評価：事前確認テスト，グループワークのプロダクト，グループディスカッションへの貢献度などについて評価する．
歯学総論 3	3	臨床実習前	常勤	担当教員が特定のテーマに基づく課題を提示し，チーム基盤学習を行う．	チーム基盤学習：事前確認テストの後，特定のテーマに基づく課題についてグループ学習を行い，チームで課題解決する．	TBL 評価：事前確認テスト，グループワークのプロダクト，グループディスカッションへの貢献度などについて評価する．
歯学総論 4	4	臨床実習前	常勤	担当教員が特定のテーマに基づく課題を提示し，チーム基盤学習を行う．	チーム基盤学習：事前確認テストの後，特定のテーマに基づく課題についてグループ学習を行い，チームで課題解決する．	TBL 評価：事前確認テスト，グループワークのプロダクト，グループディスカッションへの貢献度などについて評価する．
歯学総論 6	6	臨床実習中	常勤	担当教員が特定のテーマに基づく課題を提示し，チーム基盤学習を行う．	チーム基盤学習：事前確認テストの後，特定のテーマに基づく課題についてグループ学習を行い，チームで課題解決する．	TBL 評価：事前確認テスト，グループワークのプロダクト，グループディスカッションへの貢献度などについて評価する．
発生学・組織学演習Ⅰ	2	臨床実習前	常勤	人体の発生過程を学び，人体の構造，機能，発生異常との関連を理解する．また，人体を構成する 4 大組織の構造と機能ならびに組織間の相互作用を学ぶ．さらに，全身の器官・器官系について，器官特有の組織構造と機能発現との関連を理解する．	講義は，教科書を中心に，板書，プリント，写真，スライド，e-Learning システム（Moodle），人体組織学カラースライド・データベースなどを用いて行い，適宜 Moodle での小テストをパソコン受験させ正答率が低い問題について解説を行う．実習はパソコン，iPad またはスマートフォンを使用して行う．	定期試験および実習評価
発生学・組織学演習Ⅱ	2	臨床実習前	常勤	人体の発生過程を学び，人体の構造，機能，発生異常との関連を理解する．また，人体を構成する 4 大組織の構造と機能ならびに組織間の相互作用を学ぶ．さらに，全身の器官・器官系について，器官特有の組織構造と機能発現との関連を理解する．	講義は，教科書を中心に，板書，プリント，写真，スライド，e-Learning システム（Moodle），人体組織学カラースライド・データベースなどを用いて行い，適宜 Moodle での小テストをパソコン受験させ正答率が低い問題について解説を行う．実習はパソコン，iPad またはスマートフォンを使用して行う．	定期試験および実習評価
統合演習Ⅱ（歯内療法学）	6	臨床実習後	常勤	安全で質の高い思いやりのある歯科医療を行うために必要な知識を修得する．	資料と教科書を使用する．重要ポイントは資料内に書き込み・マーキングし，オリジナルサブノートとして，いつでも見直せるようにする．また，適宜 Google Forms と学生端末を活用した小テストを行い，理解度に応じた講義を行う．	試験

第7章 特色ある教育・学修法

8. その他（特筆すべき教育・学修法）

角 忠輝

本項では第7章の前項までに取り上げられた種々の特色ある教育・学修法以外で各大学で取り組んでいる特筆すべき教育・学修法についてアンケート調査の結果をもとに記載する．

特筆すべき教育・学修法を実施している大学は29大学中14大学で，「歯科医学教育白書2017年版」[1]での調査結果（以下，前回調査とする）と大学数は変わらなかった（**図7-26**）．これらの教育を担当している部署は**表7-27**に示すとおり歯科医学教育を統括する部署や総合診療系の部署が多かった（10大学）が，歯学部全体で取り組んでいたり（3大学），高齢者歯科学を主宰する分野といった専門分野が担当している場合（1大学）も認められた．同部署に所属する専任教員の構成は教授が26%，准教授12%，講師23%，助教40%であった（**図7-27**）．前回調査と比較すると，教授および講師の割合が上昇し，逆に准教授，助教の割合が減じていた．

その部署が担当している教育業務としては14大学中，卒前臨床実習，歯科医師臨床研修および総合歯科診療学等の講義がそれぞれ9大学，次いで総合歯科診療学の実習が6大学，SPの養成が4大学であった（**表7-28**）．前回調査と比較していずれも若干の減少をみるが，特色ある教育が一部の部署に集中するのではなく，学部全体，または分野横断的に実施され，教育の多様化が進行している可能性が示唆された．また，その部署が担当している診療業務は回答があった12大学中，学生，研修歯科医師の一般歯科診療の指導が9大学，一般歯科診療が8大学，教員の専門性を活かした診療が4大学，学生，研修歯科医師の専門性を活かした診療指導が3大学であった（**表7-29**）．

各大学において実施されている特筆すべき教育・学修法の具体的内容を**表7-30**に示す．総合診療に携わるための医療行動をカリキュラムとして取り入れている大学が5大学，地域医療が2大学，リサーチマインドの醸成を行っているのが2大学，学習環境・教育内容の向上が2大学，ほかに国際化，高齢者歯科と多岐にわたっていた．

今回の調査では前回調査と比して特筆すべき教育・学修法を実施している大学数は同じであったが，回答した大学に入れ替わりがあった．アンケートの「特筆すべき」という表現がやや主観的でもあるため回答しづらい面があったかもしれないが，多くの施設で他大学にはない特

なし 15校（52%）
あり 14校（48%）

図7-26 特筆すべき教育・学修法の実施

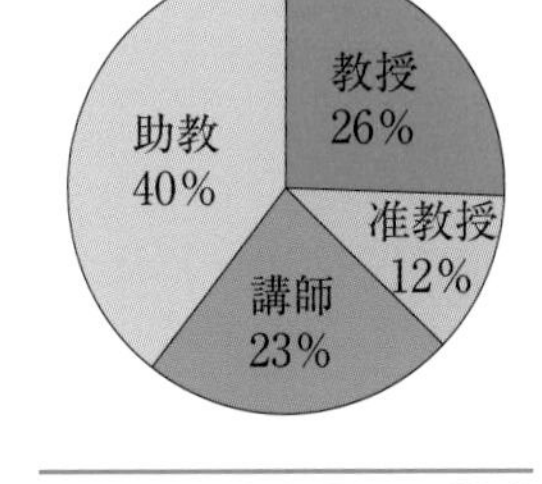

図7-27 専任教員の構成

表7-27 特筆すべき教育・学修法の担当部署，名称

機関名	担当部署
北海道大	臨床教育部および口腔総合治療部
岩医大	口腔医学講座歯科医学教育学分野
奥羽大	特定の講座や診療科ではない．
医科歯科大	講座単位ではない．
日大	総合歯科学分野および医療人間科学分野
昭和大	歯科保存学講座総合診療歯科学部門
鶴見大	歯科医学教育学講座
朝日大	歯科医学教育推進センター
大歯大	高齢者歯科学講座
大阪大	口腔総合診療部
岡山大	歯学部（全教育研究分野）
九歯大	クリニカルクラークシップ開発学分野
長崎大	総合歯科臨床教育学分野
鹿児島大	歯科医学教育実践学分野

すみ ただてる
長崎大学生命医科学域総合歯科臨床教育学分野
キーワード：特筆すべき教育・学修法，歯学教育モデル・コア・カリキュラム，多様なニーズ

表 7-28　特筆すべき教育・学修法を担当している部署が担う教育業務

	①卒前臨床実習	②歯科医師臨床研修	③総合歯科診療学等の講義	④総合歯科診療学等の実習	⑤SPの養成	⑥その他
北海道大	○	○	○			
岩医大						○ 学生教育全般
奥羽大	○	○	○	○	○	
日大		○	○	○	○	
昭和大	○	○	○			
鶴見大			○			
朝日大						○ 臨床前教育における改善：充実方策の検討
大歯大	○	○	○	○		
大阪大	○	○	○	○		
岡山大	○	○	○	○		
九歯大	○			○		○ 診療情報システム，プロフェッショナリズム，Early Exposure
長崎大	○	○			○	
鹿児島大	○	○	○		○	
合計（大学数）	9	9	9	6	4	3

表 7-29　特筆すべき教育・学修法を担当している部署が担う診療業務

	①教員の専門性を活かした診療	②学生，研修歯科医師の専門性を活かした診療指導	③一般歯科診療	④学生，研修歯科医師の一般歯科診療の指導	⑤その他
北海道大	○	○	○	○	
岩医大					○ 診療業務はない
日大			○	○	○ 離島やへき地で診療できる歯科医師を養成するプログラムの実施
昭和大			○	○	
鶴見大					○ 低学年からの歯科医師に必要な態度教育
朝日大					○ センターとしての診療業務は行っていない
大歯大	○	○	○	○	
大阪大			○	○	
岡山大	○	○	○	○	
九歯大			○	○	
長崎大	○			○	
鹿児島大			○	○	
合計（大学数）	4	3	8	9	4

色ある教育が行われているのではないかと推察する．

歯学教育モデル・コア・カリキュラム（平成28年度改訂版）で謳われたキャッチフレーズである「多様なニーズに対応できる歯科医師の養成」[2] を達成すべく，各大学においては既存の基幹講座・分野とは異なる新しい教育部門を設立し，さまざまな取り組みを実践しているが，社会の変遷の波はわれわれ教員の想定をはるかに超えているかのようである．われわれは歯学生のコミュニケーション能力の向上とチーム医療の実践，医療の質と安全を担保するプロフェッショナリズムの涵養など歯科医師としての基本的な資質・能力を高める必要がある．また，高齢者歯科，災害医療，国際化への対応など既存の範疇を越えた分野の教育，さらにはリサーチマインドの醸成を図り生涯にわたって学びを継続する姿勢を学生に伝えるために，柔軟にカリキュラムを改訂し分野横断的に教育を推し進めなければならない．近年，組織再編や人員削減によって業務過多になっている大学も多いと耳にするが，われわれは各施設の教育理念を尊重しつつも，大学間で新たな教育分野，スキルを効率的に共有し，社会のニーズに応えることができる歯科医師の養成に取り組まなければならない．

文献

1） 田口則宏．第7章　特色ある教育･学修法　8．その他（特筆すべき教育・学修法）．日本歯科医学教育学会白書作成委員会編．歯科医学教育白書 2017 年版．東京：日本歯科医学教育学会；2019．109-14 頁．
2） 歯学教育モデル・コア・カリキュラム　平成 28 年度改訂版．https://www.mext.go.jp/component/a_menu/education/detail/__icsFiles/afieldfile/2018/06/15/1325989_29_02.pdf（最終アクセス日：2022 年 11 月 1 日）

表 7-30　特筆すべき教育・学修法の具体的内容

機関名	一般目標（GIO）	到達目標（SBOs）	将来計画
北海道大	卒前臨床実習と卒直後臨床研修のマネジメントを行う部門なので，シラバスはなし．		無回答
岩医大	Society system 学生と教員および学生同士の意思疎通を円滑にし，学習への取り組みや卒業後の進路など，学生生活のさまざまな問題の解決を図ることを目的としている．歯学部1～6年の各学年10名程度を基準としたSocietyを作り，各Societyに2人の担当教員（Tutor）がいる．このsystemの採用によって，個々の学生を総括的にサポートすることができる．	このSociety systemを最大限に活用し，学生一人ひとりに適切な学修指導を行うことで，留年の防止や国家試験合格率の向上を目指す．	無回答
奥羽大	リサーチマインドをもって生涯学修，研修を続け，潜在能力を開発して飛躍できるよう，主体的に複数のアクションプランのなかから興味のあるものを選択し，自己研鑽する．	1. 主体性をもって，興味，関心を持つ分野，科目を選択できる． 2. 主体性をもって，テーマ・目標を決めることができる． 3. 主体性をもって，テーマ・目標に対する方針を検討し，実行できる． 4. 成果・結果をまとめ，発表することができる．	エレクティブスタディという科目である．基礎医学と臨床の全科が参加している．それぞれの科で，将来計画は異なると思われるが，エレクティブスタディで選択した科に，学生がそのまま医局員として残る傾向も認められる．
医科歯科大	研究実習・医歯学融合教育・多職種連携教育・デンタルエクスターンシップなど． 研究実習： 医療の進歩に不可欠な医歯学研究を自主的に実践することで，問題解決の方法を習得するとともに科学的検証の重要性を理解し，歯学研究に貢献できる歯科医師としての技能と意識を涵養する．	研究実習： 1. みずから関心を持つ問題について，配属先教員と相談し研究課題を設定することができる． 2. 研究課題を科学的研究として遂行するための計画を立て，みずから説明することができる． 3. 研究活動に必要な具体的な知識，技能，適切な態度を習得することができる． 4. 研究結果を科学的に検証して評価することができる． 5. 研究活動について報告書を作成し，発表することができる．	無回答
日大	歯科診療を適切に行うために，東京都の島しょ地区における地域医療について知識，態度，技能を習得する．	1. 地域歯科保健活動を説明する 2. 住民ニーズに応じた地域歯科保健活動を実践する 3. 患者の心理，社会的背景に配慮する 4. 診療所でのチーム医療を実践する 5. 歯科診療所における口腔ケアを実践する 6. 歯科保健指導と口腔管理法を指導する 7. 医療連携を説明する 8. 遠隔医療の有効性を説明する	今後とも地域医療の重要性について卒前教育（特に医療人間科学分野）から卒後研修まで理解を深めるようにカリキュラムをさらに改善していきたい．
昭和大	患者の病い（illness）を治療に導ける総合診療歯科医となるために，①歯・口腔および顔面に生じた疾患（disease）を的確に聴取，診察し，系統的，論理的に診断できるだけでなく，②患者の精神的，社会的な背景や生活習慣などを考慮した一口腔単位の総合治療計画を立案することを通して，患者と病いを共有し，診療の合意形成に達するプロセスとプロフェッショナルとしての態度を理解する．	1. 患者中心の医療について概説できる．（知識・解釈） 2. 全人的医療における患者の行動変容の必要性を説明できる．（知識・解釈） 3. 医療の質の向上に寄与する因子を列挙できる．（知識・想起） 4. 医療安全の確保に求められる基本的概念を説明できる．（知識・解釈） 5. プロフェッショナルとして信頼される歯科医師の要件を説明できる．（知識・解釈） 6. 地域包括ケアへの参画の重要性について説明できる．（知識・解釈） 7. 根拠に基づいた医療（EBM）を実践する方法を概説できる．（知識・解釈） 8. 臨床判断におけるカットオフ値の意味を説明できる．（知識・想起） 9. 診断の意義と診療のプロセスを説明できる．（知識・想起） 10. 医科-歯科連携，歯科-歯科連携（一般歯科と高次医療施設または専門医），地域連携の概要を理解し，それぞれに応じた診療情報提供書などを作成できる．（知識・問題解決） 11. 患者-医療者関係の構築に必要なスキルを説明できる．（知識・解釈） 12. 医療面接を通して診察，診断，治療に必要な問題点を抽出できる．（技） 13. 口腔・顎顔面の標準的な診察によって感知される所見や症候を適切な専門用語によって表現できる．（知識・解釈） 14. 口腔・顎顔面の症候や診察・検査から見過ごしてはいけない病的状態を説明できる．（知識・解釈） 15. 歯・歯髄の標準的な診察手順と診察から推測される代表的な原因疾患を説明できる．（知識・解釈） 16. 歯内病変と歯周病の病態と検査で収集できる生理的異常所見との関連について説明できる．（知識・解釈） 17. 歯周組織の標準的な診察手順と診察から推測される代表的な原因疾患を説明できる．（知識・解釈） 18. 咬合の標準的な診察手順と咬合状態をどのように評価するかを概説できる．（知識・解釈） 19. 診療録の構成とPOSに基づく診療録の記載法について概説できる．（知識・想起） 20. 総合診療計画立案のプロセスを説明できる．（知識・解釈）	無回答
鶴見大	患者から信頼される優れた臨床医を育成することを一般目標とする．	医療人として必要な本学の建学の精神でもある「感謝の心」を持つ．患者を全人的に理解し，良好な信頼関係を確立するために，患者にも感謝の心を持って接することができる．	低学年から病院見学を拡充し，態度教育を強化する．

表 7-30　つづき

機関名	一般目標（GIO）	到達目標（SBOs）	将来計画
朝日大	歯学部教育の向上に関与する手段と効果を評価する.	モデル・コア・カリキュラム，歯科医師国家試験出題基準，歯科医学教授要綱に沿って授業が計画され，また実践されているか，授業モニター，試験問題などを通じ確認することとしている．また試験結果を調査・検討することで，授業内容との不整合の有無についてチェックし，教育内容の向上を図るものとする.	歯学部で問題となる大学教育の質の保証を実現できるための手段とその評価の確立を目指すため，必要なワークショップ開催を通じた課題の提案（Plan）と実践（Do），チェック（Check）と次問題への取り組み（Action）というPDCAサイクルによる向上を目指す．これに伴って必要な経費の予算申請を行っていく.
大歯大	高齢者の栄養管理や口腔機能管理，摂食嚥下障害について理解するとともに，治療を行うための基本的な技能・態度を習得する.	1. 高齢者の栄養管理について説明できる. 2. 高齢者の口腔機能の評価について説明できる. 3. 口腔機能低下症について説明できる. 4. 摂食機能療法の実際について説明できる. 5. 嚥下障害のスクリーニングを行うことができる. 6. 嚥下内視鏡を使用することができる. 7. 間接訓練を行うことができる.	現在，学生を同行して，急性期および回復期病院への歯科訪問診療を行っているところであるが，将来的には居宅への歯科訪問診療を行いたいと考えている．そのなかで，ミールラウンドを通して，在宅高齢者の口腔機能管理ならびに栄養管理の実践教育を行いたい.
大阪大	歯科医業において，コデンタルスタッフや患者との間に適切な人間関係を築き，適切な歯科医療が行えるようになるために，歯科医療管理に関する知識・態度および各場面で適切に判断し行動する能力を身につける.	1. 健康論の概念および定義を説明する. 2. 医療倫理に関する法規・法律等を説明する. 3. 医療倫理上，問題のない歯科医療を選択する. 4. 歯科医師の法的義務を列挙する. 5. 患者の自己決定権を尊重しインフォームドコンセントを得る. 6. 歯科医療における事故の特性を説明する. 7. インシデントおよびアクシデントを説明する. 8. 医療事故は日常的に起こる可能性があることを認識し適切に行動する. 9. 医療機関における安全管理体制を説明する. 10. 科学的根拠に基づいた医療を実践する. 11. コミュニケーションの目的と技法を説明する. 12. 歯科医療を行ううえで必要なコミュニケーションを実施する. 13. 保健医療情報の利用および管理方法を説明する. 14. 総合歯科医療を実践する.	臨床実習・臨床研修の責任部署として位置づけられ，教育技法を含む口腔総合医療学の研究分野として活動している.
岡山大	広く歯学を理解できる国際人としての視野を広げ，異種文化を理解できるよう必要とされる知識・技能・態度を身につけること.	1. さまざまな国籍の人と良好な人間関係を築くことができる. 2. 留学先での講義の内容についてわかりやすく整理できる. 3. 留学先の現地で自分の考えを整理し，わかりやすく表現できる.	ODAPUS プログラムは，3年次学部学生が3カ月程度海外大学へ聴講生（Auditor）として参加できる選択科目である．元来3年次のⅢ期は講座配属であるが，ODAPUS プログラムを選択すれば免除されるとして，2001 年から開始された．2012 年からは海外からの受け入れも開始した．2017 年度からは全学年の派遣，受け入れを認めている．将来的には全員の派遣を目指すとともに同数の受け入れを考えている.
九歯大	歯科医療で高頻度に実施される口腔治療（歯・歯周組織の保存治療）および口腔機能回復（欠損補綴治療）領域における基本的・専門的知識を修得するとともに，包括的歯科医療に必要な基本的態度・技能を習得する.	1. 口腔治療・機能回復における包括治療に必要な態度を修得する. 2. 包括治療に必要な基本技能を修得する. 3. 一口腔単位での包括治療における基本治療を実践する.	無回答
長崎大	地域住民の健康や口腔疾患と生活環境との関わりを理解するために，健康にかかわる考え方の基本についての知識，態度，技能を身に付ける.	1. 地域住民の健康や口腔疾患と生活環境とのかかわりを理解し，健康にかかわる考え方の基本を身に付ける. 2. 地域歯科医療・地域口腔保健実践の場で必要とされる知識，情報収集能力，マネージメント能力についての基礎を身に付ける. 3. 保健・医療・福祉の役割を把握し，相互の連携について理解を深める. 4. 地域住民の心理的・社会的・経済的背景を正確に理解し，全人的歯科医療実践の基本を身に付ける. 5. 地域歯科医療における在宅医療・介護支援の重要性を理解する. 6. 地域歯科保健実習を通じて，地域における保健所の役割や保健医療システムを理解する. 7. 地域住民の健康像・歯科疾患像と生活環境や保健システムとの関連を理解する.	地域包括ケアシステムに貢献する歯科を学べる教育体制を構築したい.
鹿児島大	将来，医療者として患者中心の医療を実践するために，分野間の垣根を越えた総合歯科医療の役割と意味を理解し，安全に配慮しながら実践の場で活用できる基本的知識・技能・態度を修得する.	1. 患者中心の医療を理解し，医療面接を適切に実施できる. 2. 医療安全と感染対策に配慮できる. 3. 病状説明，患者教育に参加できる.	新しい時代の社会的ニーズに合わせて，柔軟に対応できる組織としていく.

第8章 歯科医学教育の自己点検・評価

1. 制度とその運用

上田　貴之

1）歯科医学教育の自己点検・評価と質保証

歯科大学・歯学部は，歯科医学教育を行う高等教育機関としてのみならず，歯科医師を養成する高度専門職の人材育成の場でもある．したがって，その社会的な役割は大きい．各歯科大学・歯学部では，教育の高い質を担保するために自己点検，自己評価を行って，教育環境を整備し，カリキュラムを編成するなどしてきた．一方で，第三者による評価を受け，その結果により改善を行うことも行われてきた．現在の歯科大学・歯学部の質の保証は，これらの両面で支えられているといえる．

自己点検・評価の対象には，「大学」としての「機関別評価」と「歯学部」としての「分野別評価」とが存在する．本項では「機関別評価」について述べる．

機関別評価の一例として，下記に公益財団法人大学基準協会の大学評価の点検・評価項目と評価の視点，解説を引用する[1)]．

基準1　理念・目的

大学は，自ら掲げる理念に基づき，人材育成の目的その他の教育研究上の目的を適切に設定し公表するとともに，それを実現するために将来を見据えた中・長期の計画その他の諸施策を明確にしなければならない．

基準2　内部質保証

大学は，自ら掲げる理念・目的を実現するために，内部質保証システムを構築し，恒常的・継続的に教育の質の保証及び向上に取り組まなければならない．

基準3　教育研究組織

大学は，自ら掲げる理念・目的を実現するために，教育研究組織を適切に整備しなければならない．

基準4　教育課程・学習成果

大学は，自ら掲げる理念・目的を実現するために，学位授与方針及び教育課程の編成・実施方針を定め，公表しなければならない．また，教育課程の編成・実施方針に則して，十分な教育上の成果を上げるための教育内容を備えた体系的な教育課程を編成するとともに，効果的な教育を行うための様々な措置を講じ，学位授与を適切に行わなければならない．さらに，学位授与方針に示した学習成果の修得状況を把握し評価しなければならない．

基準5　学生の受け入れ

大学は，自ら掲げる理念・目的を実現するために，学生の受け入れ方針を定め，公表するとともに，その方針に沿って学生の受け入れを公正に行わなければならない．

基準6　教員・教員組織

大学は，自ら掲げる理念・目的を実現するために，求める教員像や教員組織の編制方針を明確にし，それに基づく教員組織を適切に整備するとともに，絶えず教員の資質向上に取り組まなければならない．

基準7　学生支援

大学は，自ら掲げる理念・目的を実現するために，学生支援に関する方針を明確にし，その方針に沿って，学生が学習に専念し，安定した学生生活を送る上で必要となる修学支援，生活支援及び進路支援を適切に行わなければならない．

基準8　教育研究等環境

大学は，自ら掲げる理念・目的を実現し，学生の学習及び教員による教育研究活動を十分に行うことができるよう，教育研究等環境の整備に関する方針を明確にし，その方針に沿って学習環境や教育研究環境を整備し，これを適切に管理運営しなければならない．

基準9　社会連携・社会貢献

大学は，自ら掲げる理念・目的を実現するために，社会連携・社会貢献に関する方針を明確にし，その方針に沿って社会との連携に配慮し，教育研究成果を広く社会に還元しなければならない．

うえだ　たかゆき
東京歯科大学老年歯科補綴学講座
キーワード：自己点検，自己評価，機関別評価，教育改善，情報公開

基準10　大学運営・財務

(1) 大学運営

大学は，自ら掲げる理念・目的を実現し，大学の機能を円滑かつ十分に発揮するために，大学の運営に関わる方針を明確にし，その方針に沿って明文化された規程に基づき適切な大学運営を行わなければならない．また，教育研究活動を支援しそれを維持・向上させるために，適切な組織を整備するとともに，絶えず教員及び職員の大学運営に関する資質向上に取り組まなければならない．さらに，必要かつ十分な財務基盤を確立し，大学運営を適切に行わなければならない．

(2) 財　務

大学は，教育研究活動を安定して遂行するために，明確で適切な中・長期の財政計画のもと，必要かつ十分な財務基盤を確保し，これを公正かつ効率的に運営する必要がある．また，わが国の有為な人材の育成と学術研究の進展に寄与するとともに，教育研究水準を維持し向上していくための基盤整備を図ることが求められている．そのため，大学の安定的な財政運営には，特段の配慮が必要である．

大学財政は，授業料収入への過度の依存を避け，授業料以外の財源の確保を図ることが教育研究水準の維持・向上にとって必要である．そのため，学外からの資金を受け入れるための体制を整備し，その受け入れに積極的に取り組むことが重要である．

2）歯科医学教育における自己点検・評価の現状

(1) 第三者機関による評価

表8-1に歯学教育の第三者評価（外部質保証）を各大学がこれまでに受けた回数，**表8-2**に最初に評価を受けた年，**表8-3**に直近の実施とその前の実施との間隔の調査結果を示す．2回以上実施した大学は20校であった．**表8-4**に各大学が評価を受けた第三者機関の結果を示す．公益財団法人大学基準協会が11校と最も多かった．「歯科医学教育白書2011年版」[2]，「歯科医学教育白書2014年版」[3]，「歯科医学教育白書2017年版」[4]と比較すると，全体的には過去の調査結果と同様の傾向であった．

(2) 自己点検・評価の実施間隔

表8-5に自己点検・評価の実施間隔を示す．毎年実施している大学が12校と最多であった．毎年実施している12校が評価を受けている第三者機関に特定の傾向は認められなかった．2番目に多かったのは不定期の6校であった．次いで多かったのは，7年ごとで5校であった．

(3) 自己点検・評価（内部質保証）の実施項目

自己点検・評価（内部質保証）の実施項目を**表8-6**に示す．今回の調査から，公益財団法人大学基準協会の大学評価の点検・評価項目（令和4年2月改定）に改めた．そのため過去の調査との直接的な比較はできないが，歯科医学教育白書2017年版での調査で25校と少なかった「財務」は，今回の調査での調査項目である「大学運営・財務」で26校と最も少なかった．第三者機関が公益財団法人大学基準協会以外の大学においても，今回の調査項目をおおむね網羅していた．その他の評価項目には，

表8-1　歯学教育の第三者評価（外部質保証）の実施回数

0回	2
1回	7
2回	8
3回	12

（校）

表8-2　各大学が最初に第三者評価（外部質保証）を実施した年

2003年	1
2004年	0
2005年	0
2006年	3
2007年	2
2008年	3
2009年	3
2010年	4
2011年	0
2012年	1
2013年	0
2014年	0
2015年	2
2016年	1
2017年	3
2018年	0
2019年	1
2020年	1
2021年	2

（校）

表8-3　第三者評価（外部質保証）の受審間隔

1年	2
2年	0
3年	1
4年	2
5年	0
6年	4
7年	10
8年	0
9年	1
前回受審なし	7
受審なし	2

（校）

表 8-4　第三者評価の実施機関（複数回答可）

機関名	2021 年版	2017 年版	2014 年版	2011 年版
公益財団法人大学基準協会	11	8	11	11
独立行政法人大学改革支援・学位授与機構	6	3	7	7
公益財団法人日本高等教育評価機構	6	6	7	7
国立大学法人評価委員会	0	2	1	2
外部評価委員会	1	2	3	4
歯学教育認証評価トライアル	1	5	0	0
アドバイザリーボード	1	0	0	0
歯学部が依頼した有識者数名	1	0	0	0
運営協議会	1	0	0	0
無回答	2	0	1	0

（校）

表 8-5　自己点検・評価の実施間隔

実施間隔	2021 年版	2017 年版	2014 年版	2011 年版
1 年	12	10	7	8
2 年	3	2	1	2
2～3 年	0	0	1	0
3 年	3	4	2	2
3～4 年	0	1	1	2
3～6 年	0	0	1	1
6 年	0	1	1	2
7 年	5	4	6	6
不定期	6	7	6	6
記入なし	0	0	3	0

（校）

表 8-6　自己点検・評価（内部質保証）の実施項目（複数回答可）

項目	
1．理念・目的	27
2．内部質保証システム	26
3．教育研究組織	29
4．教育課程・学習成果	29
5．学生の受け入れ	29
6．教員・教員組織	29
7．学生支援	29
8．教育研究等環境	28
9．社会連携・社会貢献	28
10．大学運営・財務	26
11．その他	3

（校）

表 8-7　自己点検・評価結果の公表

	2021 年版	2017 年版
公表している	27	27
公表していない	2	2

（校）

表 8-8　公表方法

	2021 年版
自校ホームページ	22
冊子（報告書）	1
ウェブサイトと冊子（報告書）	4

（校）

国際交流（2 校），広報，大学病院等附属医療機関が挙げられた．

(4) 自己点検・評価結果の公表

自己点検・評価結果の公表の調査結果を**表 8-7** に，公表方法の調査結果を**表 8-8** に示す．調査結果を公表していない大学は 2 校で，これは前回の調査と同様の結果であった．公表方法は，ウェブサイトでの公開が 22 校と多く，ウェブサイトと冊子の両方で公表をしている大学を含めると，26 校であった．広く情報公開が可能なウェブサイトによる公表が一般化されてきているものと思われる．

(5) 自己点検・評価の問題点

自由記載による第三者評価（外部質保証）における問題点を**表 8-9** に示す．また，自己点検・評価（内部質保証）の問題点を**表 8-10** に示す．いずれの問題点にも，点検・評価の重要性・有用性は認めつつも，実施に対する負担の大きさを指摘するものが多い．一方で前回の調査と比較して，評価方法の改善にかかわる事項や評価結果を改善につなげる事項に関する問題点が多く挙げられたことが特徴的である．さらに，挙げられた問題点も，より具体的になっているように思われる．これは，評価を行うことから PDCA サイクルを回す部分にステージが移行した表れであろう．

表 8-9　第三者評価（外部質保証）における問題点（順不同）

- 外部委員に数値化できない成果・効果を説明していくことが困難である.
- 第三者評価結果に対して，構成員全員が共通認識をもつことが難しく，円滑な組織改善に結びつかない場合がある.
- 今後，受審予定の分野別認証評価と大学機関別認証評価が重複した場合の対応に不安があり，できるだけ準備の負担が軽減できるタイミングでの受審を検討している.
- 特になし．第三者評価の受審は，大学で対応できている問題，対応すべき問題を整理するよい機会となっている．今後の課題が明確になることによって，第三者評価はより優れた教育機関として発展することに寄与しているものと考える.
- 卒業時コンピテンシーの整備
- 学習成果（留年者数が多く，国家試験合格率が不十分である点）
- 成績不良者への学習支援
- 教育評価委員会の活動促進
- 昨年度受審した機関別認証評価においては，学生の退学，停学および訓告の処分手続きに関する指摘があり，現在はすでに改善を行っている．分野別認証評価に向けて，歯学部としての教育の質保証およびPDCAサイクルの確立により注力していく必要がある.
- 認証評価機関のほかに，外部評価委員会（全学自己点検評価委員会に外部評価委員を招へいすることも含む）制度について検討しているが，委員会の設置（または外部評価委員の委嘱）までいたっていない．歯学教育分野別認証評価は令和4年度から制度化されるが，機関別認証評価，総合大学にあっては複数の教育課程の分野別認証評価もあり，それぞれの評価機関が実施する外部評価との両立等に課題がある.
- 自己点検・評価に基づく内部質保証の制度は整いつつあるが，適切に機能させ，改善・向上へつなげる具体的な実績が不足している．一つ一つの評価基準をエビデンスに基づいて適用し，有効・無効にかかわらず検証・改善を行う過程を記録し，外部評価に耐えうるものとしなければならない.
- 本学は2020年に，認証評価機関が示す内部質保証システムのイメージをもとに「内部質保証の方針」を定め，その推進組織を「大学協議会」として自己点検・評価の方法を改めた．これにより「協議会」と「自己点検・評価委員会」が分担して全学的な点検・評価を実施することとなった．内部質保証を重視して評価するという第三者評価の流れに従い，点検・評価体制を変更したわけであるが，今「点検・評価委員会」のあり方が問われている.

表 8-10　自己点検・評価（内部質保証）の問題点（順不同）

- 自己点検・評価活動を毎年行っており，教職員に対する負担が大きい.
- 自己点検・評価を実施するために多くの時間が割かれ，教育・研究などにかかわることができる時間が制限されてしまう.
- 学内の全構成員が内部質保証の必要性を共通理解して日々の業務に活かすための体制づくりが困難である.
- 自己点検・評価活動に対するPDCAサイクルが円滑に回らず，評価のまま終わっていることがある点.
- 自己点検・評価（内部質保証システム）に対する意識差が，教員の立場で違いがあり，個々の教育活動などにおいてもPDCAの意識の醸成が必要と考える.
- 本学の自己点検・評価は，点検・評価全学審議会を中心とし，歯学部点検・評価委員会，歯学研究科点検・評価委員会で行っている．このような点検・評価審議会・委員会と教授会などの各実施部局との連携・協力を一層強化し，活動方針の見直しや，点検・評価で問題となった点の改善に着実に取り組む必要があると考える.
- 評価後になんらかの改善点が指摘されるため，その対応を検討しなくてはならない.
- 大学におけるIR室の機能を再定義し，ほかの関連部署との役割を明確にする必要がある.
- 報告書作成事務の効率化を図るため，中期計画マネジメントシステムとともに自己点検·評価システムの導入を検討している．現状では，各評価基準の担当部署にて記入する情報の粒度にばらつきがみられるため，記載内容を点検し改善を試みている.
- 関係する部署・委員会等間の連携不足
- 評価者の過重負担
- 自己点検・評価については，2021年度第三者評価用「点検・評価報告書」の作成から，本学「協議会」と「自己点検・評価委員会」が分担して，各学部・研究科等による点検・評価を取りまとめ，全学的な自己点検・評価を行うようになった．しかし，この体制で自己点検・評価を実施したのはまだ一回限りであり，協議会と点検・評価委員会ともに，大学の質向上のためにどのような役割を果たしていけるか，試行錯誤している状況である.

3）まとめ

今回の調査から，多くの大学で2回以上の評価が実施され，自己点検・評価の結果をもとに改善が行われていることがうかがえた．これまでの自己点検・評価をどのように行うかというフェーズから，自己点検・評価の結果をどのように活用して改善につなげるかというフェーズに移行したといえるだろう．大学のすべての教職員が自己点検・評価を自分事と捉え，自己点検・評価が単なる作業とならずに教育のさらなる質の向上につながることが期待される．一方で，自己点検・評価の作業自体が，過度な負担となっているのは事実であろう．負担の大きすぎるものは継続性の観点からも問題がある．事務的な作業の軽減を含め，自己点検・評価の方法自体も継続的にブラッシュアップしていく必要があるだろう．

文献

1）公益財団法人大学基準協会.「点検・評価項目」及び「評価の視点（参考資料）」（令和4年2月改定）. https://www.juaa.or.jp/upload/files/accreditation/institution/standard/2022.03/「点検・評価項目」及び「評価の視点（参考資料）（令和4年2月改定）」（大学評価）.pdf（最終アクセス日：2022年11月1日）
2）日本歯科医学教育学会白書作成委員会編集. 歯科医学教育白書2011年版. 東京：日本歯科医学教育学会；2012.
3）日本歯科医学教育学会白書作成委員会編集. 歯科医学教育白書2014年版. 東京：日本歯科医学教育学会；2016.
4）日本歯科医学教育学会白書作成委員会編集. 歯科医学教育白書2017年版. 東京：日本歯科医学教育学会；2019.

第8章 歯科医学教育の自己点検・評価

2. 教員の教育能力開発（FD/SD）

平田創一郎

Faculty Development（FD）とは，文部科学省中央教育審議会大学分科会「教学マネジメント指針」（令和2年1月22日）[1] に次のように示されている．

「教員が授業内容・方法を改善し向上させるための組織的な取り組みの総称．具体的な例としては，教員相互の授業参観の実施，授業方法についての研究会の開催，新任教員のための研修会の開催等を挙げることができる．なお，大学設置基準においては，こうした意味でのFDの実施を各大学に求めているが，単に授業内容・方法の改善のための研修に限らず，広く教育の改善，さらには研究活動，社会貢献，管理運営に関わる教員団の職能開発のための活動全般を指すものとしてFDの語を用いる場合もある」．

FDには，個人を重視した教職員の能力開発活動（狭義のFD），学習者や学習を重視したカリキュラムデザインや評価・実施の改善活動（ID：Institutional Development），機関などの組織構造の改善活動（OD：Organizational Development）がある．

一方，Staff Development（SD）は，「職員全員を対象とした，管理運営や教育・研究支援までを含めた資質向上のための組織的な取り組みを指す．なお，「職員」には，教授等の教員や学長等の大学執行部，技術職員等も含まれる」と示されている[1]．

公益財団法人大学基準協会の「歯学教育評価に関する基準」（2021年4月1日施行）には「教員の資質向上を図るための体制を整備し，組織的な研究及び研修を定期的に実施するとともに，その効果を評価することが肝要である」と記されており，評価の視点における教員の資質向上等の項目には，「4-7　教員の資質向上を図るための体制を整備していること」「4-8　教員の資質向上を図るために，組織的な研究及び研修を定期的に実施していること」が挙げられている．このように，歯学教育においてもFDによる教育の改善はすでに欠かせないものとなっており，本調査ではその現状を把握することを目的とした．

ひらた　そういちろう
東京歯科大学社会歯科学講座
キーワード：教育能力開発，FD，授業評価

1）FD/SDの開催状況

(1) FD（狭義のFD，ID，OD）の実施大学数

表8-11にFD（狭義のFD，ID，OD）の実施大学数の推移を示す．2014，2017年で28大学であった狭義のFDの実施大学数が，2011年以来全29大学となった．一方，IDとODは減少した．今回のアンケートにおいて，過年度と同様に内容の分類をSD，ID，ODから選択して回答するようにしたものの，IDとODについてはアンケート中の説明を省略し，また例示がFD/SDのままであったため，選択肢の「FD」が狭義のFDではなく，IDやODを含む広義のFDとして回答された可能性が考えられる．ただし，個別の内容から，FD実施大学数は29であることに間違いないと見受けられた．

(2) FD（狭義のFD，ID，OD）の実施大学における年間当たりの実施時間

表8-12にFD（狭義のFD，ID，OD）の実施大学における年間当たりの実施時間を示す．なお，実施していない内容と実施時間の記入がなかった大学については集計から除外している．狭義のFDの実施時間が最も長く，平均で12.8時間であった．歯科医学教育白書2017年版[2]との比較では，23.9時間からほぼ半減した．最大値も95時間から74時間，最小値も2時間から1時間へといずれも短縮している．原因は特定できないが，コロナ禍の影響が否めないと考える．

(3) FD（狭義）で実施した内容（テーマ）の数

図8-1にFDで実施した内容（テーマ）の数と実施大学数を示す．歯科医学教育白書2017年版[2]と比較して，実施時間と同様，大幅に減少していた．ただし，歯科医

表 8-11　FD（狭義の FD，ID，OD）の実施大学数

FD の種類	実施大学数			
	今回調査	2017 年版	2014 年版	2011 年版
狭義の FD	29	28	28	29
ID	5	10	10	8
OD	0	6	4	4

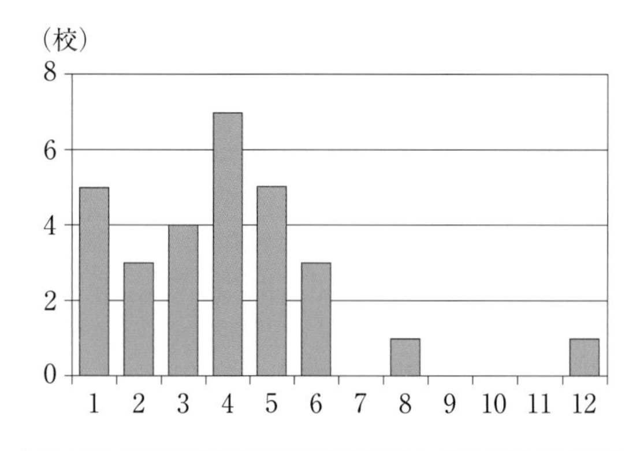

図 8-1　FD で実施した内容（テーマ）の数

表 8-12　FD（狭義の FD，ID，OD）の実施大学における年間当たりの実施時間

FD の種類	最大値	最小値	平均値
狭義の FD	74	1	12.8
ID	10	1	4.0
OD	0	0	0

表 8-13　FD（狭義）の実施形式と実施大学数（複数回答）

形式	大学数		
	今回調査	2017 年版	2014 年版
ワークショップ	20	23	24
講演会	22	23	18
コンサルテーション	2	3	3
その他	7	4	2

表 8-14　FD（狭義）の実施形式と実施内容（テーマ）数

形式	実施内容（テーマ）数		
	今回調査	2017 年版	2014 年版
ワークショップ	37	66	31
講演会	61	130	32
コンサルテーション	3	7	4
その他	13	16	9

学教育白書 2017 年版[2]では最も多かったのが 2 テーマで 5 大学であったのに対し，今回の調査では 4 テーマが 7 大学と増加していた．一方，1 テーマの大学数は 1 大学から 5 大学へと増加していた．これも大人数，対面での実施や，実施回数そのものへのコロナ禍の影響がうかがえる．

(4) FD の実施形式

表 8-13 に FD の実施形式と実施大学数を示す．講演会が最も多く，ワークショップの実施大学数は減少していた．また**表 8-14** に実施形式ごとの実施内容（テーマ）数を示す．ワークショップは歯科医学教育白書 2014 年版[3]の水準まで減少し，講演会は歯科医学教育白書 2017 年版[2]からは半減した．その他については，実施形式の内容から講演会やワークショップをオンライン実施したと思われるものも散見されたが，そのまま計上した．

(5) 各大学が今後実施したい FD

表 8-15 に，各大学が今後実施したいと考えている FD の内容（テーマ）を示す．過去の調査と比較し，教授法や評価法，コース・カリキュラムデザインはあまり変化がなかった一方，学習環境・学生支援や組織改革に関するテーマの種類が増加していた．研究費などにかかわるテーマについては，研究関連として分類した．

(6) FD のための学外研修活動

表 8-16 に，各大学が教員を派遣している学外研修活動を示す．日本歯科医学教育学会が主催するワークショップへの参加が 20 大学と最も多く，次いで文部科学省主催の「医学・歯学教育指導者のためのワークショップ」が 7 大学と多かった．これらは歯科医学教育白書 2017 年版[2]と同様であった．その他，全国の大学を対象としたもの，学会主催のもの，地域的に行われているもの，外部の企業が主催しているものなど，さまざまなワークショップ，セミナー，講演会が挙げられていた．

(7) FD のための常設委員会（組織）

表 8-17 に各大学における FD のための常設委員会（組織）の有無について集計結果を示す．設置している大学は 25 大学であり，歯科医学教育白書 2014 年版[3]，歯科医学教育白書 2017 年版[2]と変化なかった．総合大学では歯学部内の組織に加え，大学全体での組織が設置されている例が散見された．歯学部内の組織であっても，委員構成はすべての講座からではなく，代表者で構成されているものがほとんどであった．常設委員会（組織）が設置されていない大学では学部長や教務担当者が中心となって協議・検討しているのが 3 大学，必要に応じて担当教員が企画・実施しているのが 1 大学であった．

(8) FD 実施の効果

表 8-18 に各大学における FD 実施による効果の有無について集計した結果を示す．具体的な効果を挙げたのは 23 大学で，歯科医学教育白書 2017 年版[2]の 25 大学より減少した．まだ具体的に評価していないとの回答が 1 大学であった．

表 8-15　今後実施したい FD の例（複数回答）

教授法
・ICT を利用した授業・オンデマンド講義の実践方法
・TBL における全体討論のファシリテーションスキルアップ
・アクティブラーニングの推進と講義方法
・教員の教育技法の向上を目指し，授業参観による相互評価
評価法
・CBT・国家試験等の分析・作問スキルアップ
・総合試験問題作問能力向上
・Post-CC PX 評価者養成
・診療参加型臨床実習における評価
コース・カリキュラムデザイン
・カリキュラム・アセスメント・チェックリストの完成と評価
・カリキュラムプランニング法
・歯学教育ワークショップ（助教以上）
・臨床実習のあり方
・効率的な学生の臨床実習と研修医の臨床研修のデザイン
・臨床実習・臨床研修医指導医養成
・他大学歯学部の教育改善に関する取り組みについて，講師を招聘
・学部教育と国家試験合格率の関係について
学習環境・学生支援
・よりよい学生支援のために教職員が知っておくべき法的問題
・学生の悩みに対するケア，対処法
・さまざまな障がいをもつ学生への教育支援，教育方法
・学生のワークショップによる教育への希望と学生自身の学習方略の把握
・新しい歯学教育モデル・コア・カリキュラムに対応したアクティブラーニングを盛り込んだ学生教育の構築
組織改革
・ハラスメント研修
・産学連携のために必要な知識について
・情報管理について
・知財取得のために必要な知識について
・行政や他職種との交流を意図した情報交換
研究関連
・科学研究費助成事業の研究計画調書の書き方，競争的研究費の獲得
・研究内容，手法などの情報共有データベース作成

(9) FD による具体的な効果

表 8-19 に各大学における FD 実施による具体的な効果の例を集計した結果を示す．授業方法の改善を挙げた大学が 10 大学と最も多く，次いで教員意識の向上が 6 大学，教育手法についての理解の向上と試験問題作成の質の向上がそれぞれ 4 大学であった．教員の意識の向上にはハラスメントに対する意識が挙げられており，そのほかにも学年主任・副主任としての能力向上や事務職員の能力向上，大規模災害時の歯科医療支援などが挙げられていた．

表 8-16　FD のための学外研修活動の例（複数回答）

派遣先	派遣大学数
日本歯科医学教育学会主催ワークショップ	20
文部科学省主催「医学・歯学教育指導者のためのワークショップ」	7
共用試験実施評価機構主催評価者養成ワークショップ	2
日本私立大学協会主催研修会	2
厚生労働省主催 OSCE の在り方・評価者養成に係る調査・実証事業　全国説明会	1
歯科医療振興財団主催「プログラム責任者講習会」	1
IDE 大学セミナー北海道支部講演会	1
日本小児歯科学会教育ワークショップ	1
外部研修事業会社主催研修セミナー	1
大学 FD フォーラム	1
私立大学情報教育協会主催発表会	1
日本私立歯科大学協会主催セミナー	1

表 8-17　FD のための常設委員会（組織）の有無

	大学数
あり	25
なし	4

表 8-18　FD 実施の効果

	大学数
効果あり	23
未評価	1
無回答	5

表 8-19　FD による具体的な効果の例（複数回答）

	大学数
授業方法の改善	10
教員の意識の向上	6
教育手法についての理解度の向上	4
試験問題作成の質の向上	4
学生からの評価の向上	2
その他	2

(10) FDの具体的な問題点

表8-20に各大学におけるFD実施に関する問題点を示す．時間的な問題や人的資源の問題，また教員間の教育に対する温度差などが挙げられており，歯科医学教育白書2017年版[2)]とほぼ同様の結果であった．これらのような解決が難しい問題に対する取り組みが今後必要となるだろう．

表8-20　FDの具体的な問題点（複数回答）

- 研修の成果が現場で有効に利用されていない．
- FDに懐疑的な教員は減少したが，積極的な教員が増えない．
- コロナ禍により対面での研修が制限された．
- オンライン研修はコミュニケーションが取りづらい．
- 教員の予定を合わせるのが難しい．
- 欠席者へのフォローが不十分．
- 人的資源・時間の確保が難しい．
- FDに対するインセンティブの付与を実施する必要がある．
- 全教員に共通した課題に対するFDの実施が難しい．

2）歯科医学教育における授業評価の現状

(1) 授業評価の実施大学数

表8-21に授業評価を実施している大学数を示す．学生による授業評価は無回答の1大学を除きすべての大学で実施されており，うち22大学ではすべての学年を対象として実施されていた．2018年度以降に開始した大学は2大学であった．

上司（管理者，組織など），専門家，同僚による授業評価を実施している大学は12大学で，歯科医学教育白書2014年版[3)]，歯科医学教育白書2017年版[2)]と同数であった．実施方法としては，授業見学や録画した授業の視聴，ワークショップの開催などが挙げられていた．開始時期は，2007年度，2008年度，2011年度が各2大学，2013年度，2017年度，2019年度，2021年度が各1大学（1大学無回答）で，過半数は2014年度以前から開始していた．

その他の授業評価として，臨床実習における患者からの任意のアンケートが挙げられていた．その結果は臨床実習委員会で報告し，個々の教員へ口頭でフィードバックが行われていた．

表8-21　授業評価の実施大学数

	学生による評価	上司・専門家・同僚による評価
あり	28	12
なし	0	17
無回答	1	0

(2) 授業評価結果の公表

担当教員へのフィードバック，学生への公表，イントラネットでの公開，インターネットでの公開が組み合わされて実施されていた．授業評価の実施無回答の1大学を除き，すべての大学がなんらかの結果の公開を行っていた．

(3) 授業評価のための常設委員会（組織）

表8-22に授業評価を担当する常設委員会（組織）の有無に関する調査結果を示す．設置している大学は18大学であり，歯科医学教育白書2017年版[2)]から1大学減少していた．

表8-22　授業評価を担当する常設委員会（組織）の有無

	大学数
あり	18
なし	10
無回答	1

(4) 授業評価による具体的な効果

表8-23に授業評価による具体的な効果について各大学が回答した内容をまとめたものを示す．授業の改善・工夫に効果があったと回答した大学は11大学と最も多く，次いで教員の教育に対する意識の向上が8大学となっており，歯科医学教育白書2017年版[2)]と同様の傾向であった．歯科医学教育白書2017年版[2)]で挙げられた配布資料の工夫や教員の緊張感が増すとの回答はなかった．

表8-23　授業評価による具体的な効果の例（複数回答）

	大学数
授業の改善・工夫	11
教員の教育に対する意識の向上	8
教育能力の向上	2
教授錯覚を防ぐ	1
教学マネジメント・内部質保証への反映	1

(5) 授業評価の具体的な問題点

表8-24に授業評価の具体的な問題点として各大学が記載した内容を示す．学生による評価の妥当性が5大学と最も多く，適正な評価基準が確立されていない3大学と併せて評価基準について問題があるとした大学が8大学であった．その他，評価にかかわる時間・人的資源や，評価を受けての改善のための方法などが挙げられた．

表 8-24　授業評価の具体的な問題点（複数回答）

	大学数
学生が評価する場合，評価が必ずしも妥当とはいえない．	5
適正な評価基準が確立していない．	3
評価に時間・人的資源を要する．	2
改善のための結果の活用方法や組織的な PDCA サイクルの構築が確立していない．	1
学生受けのみを考えた授業に陥る場合がある．	1
結果を受けても改善につながらない場合がある．	1
学生への負担が大きい．	1

表 8-25　教員活動業績を昇進などに反映させるための客観的評価制度の有無

	大学数
あり	17
なし	10（うち 3 大学が導入予定あり）
無回答	2

(6) 教員活動業績を昇進などに反映させるための客観的評価制度の有無

表 8-25 に教員活動業績を昇進などに反映させるための客観的評価制度の有無についての集計結果を示す．客観的評価制度があると回答したのは 17 大学で，歯科医学教育白書 2017 年版[2]から 1 大学増加していた．さらに，ないと回答した 10 大学中 3 大学は導入予定ありと回答しており，今後導入する大学が増加するものと見込まれる．

(7) 教育活動業績評価の具体的内容と方法

表 8-26 に教育活動業績評価の具体的な内容と方法について各大学が回答した内容を示す．点数化などの客観的な評価を行っている大学，昇進や任期更新に用いられている大学が散見された．一方で，直接給与へ反映されると回答した大学はほとんどなかった．

(8) その他の FD への取り組み

表 8-27 にそのほかの FD への取り組みに関して各大学が回答した内容を示す．国内外で開催されるワークショップなどへの教員の派遣が最も多かった．学生からの意見や教職員アンケート，しゃべり場の実施などによる FD の題材を求める取り組みが散見された．

表 8-26　教育活動業績評価の具体的な内容と方法の例

- 担当授業時間数，教科書の作成出版などの件数のほかに，FD への参加回数や授業評価の結果を点数化した教員評価を実施する．
- 教員が教員活動進捗・報告システムに教育活動に関する情報を入力し，教員活動評価の際に，講座主任および研究院長がその情報を用いる．
- 教育にかかわる FD 活動や授業評価は，直接教員の昇給と昇進に反映されることはないが総合的な評価（教員の再任，昇任など）のなかに含まれる．
- 教育活動，研究活動，臨床活動，学内・社会活動の 4 つの活動領域において，年度中にどのような活動をしたか点数化し，目標値に対する達成度を計る．
- 教員が教員評価要項に基づき，教育業績・研究業績・病院業務等について登録する．登録内容を教員評価委員会において総合的に評価される．
- 教員の 1 年間における教育，研究，臨床，学内業務，社会的活動の業績を調査し，重み付けをして総合評価を行う．直接昇給や昇進に関連はないが，毎年の業績確認として個人にフィードバックしている．
- 教員が教員活動評価調査票の内容に裏付けられた情報を，部局別に構築された人事評価票に記入して提出する．各教員の人事評価は評価票の合計点数に基づき客観的になされるが，その項目には FD 活動の内容や頻度，学生による授業評価結果も含む．
- 教員再任時調査において，FD 参加実績を必要要件としている．
- 昇格に際し，候補者に教育実績（授業時間数，教育活動，学外における教育活動，委員会活動，委員会活動以外の教育に関する活動，研究業績等）の提出を求め，審査委員会において審査する．
- 担当科目，教育活動などについて，ポイント付与形式でスコア化する．
- 担当授業数をポイントに換算している．FD 参加内容に応じてポイントに換算する．
- 定時的教員評価において FD 参加回数調査を行う．
- 評価結果を教員任期期間（5 年）中の業績評価の対象とする．
- 本学の独自指標を活用し，教員が自身の教育・研究について教育研究情報収集システムに入力することにより教員の活動実績を可視化する．そのなかに，FD 出席回数，授業参観の実施について項目がある．
- 毎年，教員業績評価をまとめる際，研究・臨床と合わせ，教育に関する実績も集計する．学部として研究科長賞を設け，教育活動に特筆すべき功績があった場合に表彰する．
- 毎年度，実施される個人業績評価の項目には FD 活動ならびに授業評価の結果が反映されており，当該年度の個人業績評価全体の結果が，次年度の勤勉手当に一部の教員は報奨金として反映される．

表 8-27　その他の FD への取り組みの例

- 国内外で開催されるワークショップなどへの教員派遣
- 学外研修派遣後，学内 FD での報告
- 教員だけでなく，事務職員，コデンタルスタッフも参加する SD の開催
- 学生からの教育に関する意見，希望，さらに学生自体の学修方略を把握
- 教職員にアンケートを実施し，FD 講演会，WS の Seeds を探索
- 歯学部しゃべり場を実施しており，学生・教員・職員の意見交換の場を設け，改革・改善に活用

3）まとめ

高等教育の質の保証に，あらゆるレベルでの FD 活動（狭義の FD，ID，OD を含む）や SD 活動が欠かせないことはいうまでもない．今回の調査でも，過去の調査と同様の傾向が認められたものの，多くの取り組みが全大学で実施されるにいたっていなかった．もちろん，すべての大学が同じ取り組みを実施するのではなく，各大学の実情と資源に応じ，工夫を凝らした独自の取り組みを行うことが現実的であり，望ましい．今回の調査ではコロナ禍の影響も垣間見ることができた．本調査結果が，各大学での新たな取り組みの一助となることが期待される．

文献

1）文部科学省. 教学マネジメント指針（令和 2 年 1 月 22 日）. https://www.mext.go.jp/content/20200206-mxt_daigakuc03-000004749_001r.pdf（最終アクセス日：2022 年 11 月 1 日）

2）田口則宏. 第 8 章　歯科医学教育の自己点検・評価. 日本歯科医学教育学会白書作成委員会編. 歯科医学教育白書 2017 年版. 東京：日本歯科医学教育学会；2019. 115-22 頁.

3）八若保孝. 第 8 章　歯科医学教育の自己点検・評価. 日本歯科医学教育学会白書作成委員会編. 歯科医学教育白書 2014 年版. 東京：日本歯科医学教育学会；2015. 103-10 頁.

第8章 歯科医学教育の自己点検・評価

3. 大学の自己点検・評価

安井　利一

1）自己点検・評価

国公私立のすべての大学は，みずからの教育研究などの状況について自己点検し，現状を正確に把握・認識したうえで，優れている点や改善を要する点などについて自己評価を行うこととなっている．平成3年から大学設置基準において努力義務化，平成11年から義務化されており，平成16年度からは学校教育法において規定されている．すべての大学が，みずからの教育研究などの状況について自己点検・評価を行うことにより，みずからの大学の現状を点検評価して向上につなげることが義務付けられている．学校教育法の規定に従って，一定の期間で認証評価機関による評価を受けることとなっている（**表8-28**）．

学校教育法　第百九条

大学は，その教育研究水準の向上に資するため，文部科学大臣の定めるところにより，当該大学の教育及び研究，組織及び運営並びに施設及び設備（次項及び第五項において「教育研究等」という．）の状況について自ら点検及び評価を行い，その結果を公表するものとする．

②大学は，前項の措置に加え，当該大学の教育研究等の総合的な状況について，政令で定める期間ごとに，文部科学大臣の認証を受けた者（以下「認証評価機関」という．）による評価（以下「認証評価」という．）を受けるものとする．（後略）

③専門職大学等又は専門職大学院を置く大学にあっては，前項に規定するもののほか，当該専門職大学等又は専門職大学院の設置の目的に照らし，当該専門職大学等又は専門職大学院の教育課程，教員組織その他教育研究活動の状況について，政令で定める期間ごとに，認証評価を受けるものとする．（後略）

④前二項の認証評価は，大学からの求めにより，大学評価基準（前二項の認証評価を行うために認証評価機関が定める基準をいう．以下この条及び次条において同じ．）に従って行うものとする．

⑤第二項及び第三項の認証評価においては，それぞれの認証評価の対象たる教育研究等状況（第二項に規定する大学の教育研究等の総合的な状況及び第三項に規定する専門職大学等又は専門職大学院の教育課程，教員組織その他教育研究活動の状況をいう．次項及び第七項において同じ．）が大学評価基準に適合しているか否かの認定を行うものとする．

⑥大学は，教育研究等状況について大学評価基準に適合している旨の認証評価機関の認定（次項において「適合認定」という．）を受けるよう，その教育研究水準の向上に努めなければならない．

⑦文部科学大臣は，大学が教育研究等状況について適合認定を受けられなかったときは，当該大学に対し，当該大学の教育研究等状況について，報告又は資料の提出を求めるものとする．

表8-28　法令で義務付けられている大学評価の概要

名称		評価対象	評価の実施主体	評価の周期	判定形式
認証評価	機関別認証評価	大学，短期大学，高等専門学校	認証評価機関	7年以内ごと	適合・不適合（令和2年4月より）
	分野別認証評価	専門職大学院（法科大学院，教職大学院など）をもつ大学		5年以内ごと	

（独立行政法人大学改革支援・学位授与機構，一部改変）

やすい　としかず
明海大学学長
日本高等教育評価機構副理事長
キーワード：自己点検評価，機関別認証評価，分野別認証評価

2）機関別認証評価

平成14年，学校教育法が改正されて国公私立のすべての大学は，定期的に，文部科学大臣の認証を受けた「認証評価機関」による評価を受けることとする制度が導入され，平成16年度から施行されている．

現在，文部科学大臣が認証する大学の評価機関には，公益財団法人大学基準協会（平成16年8月31日認証），独立行政法人大学改革支援・学位授与機構（平成17年1月14日認証），公益財団法人日本高等教育評価機構（平成17年7月12日認証）を中心に5機関がある．

機関別認証評価の目的について，日本高等教育評価機構においては，次の3項目を挙げている．1）各大学が行う自己点検・評価の結果分析を踏まえ，評価機構が定める大学評価基準（以下，評価基準とする）に基づき，教育研究活動等の総合的な状況を評価するとともに，自己点検・評価の検証を行い，各大学の自主的な内部質保証の充実を支援すること．2）各大学の個性・特色に配慮した評価を行うことにより，各大学の個性・特色ある教育研究活動等の自律的な展開を支援・促進すること．3）各大学が教育研究活動等の総合的な状況を適切に社会に示すことにより，広く社会の指示を得ることができるように支援すること．

大学の総合的な状況の評価について，国は，1）教育研究上の基本組織，2）教員組織，3）教育課程，4）施設及び設備，5）事務組織，6）財務，7）その他教育研究活動等に関することについてを挙げている．

公益財団法人大学基準協会においては，基準として，［理念・目的］［内部質保証］［教育研究組織］［教育課程・学習成果］［学生の受け入れ］［教員・教員組織］［学生支援］［教育研究等環境］［社会連携・社会貢献］［大学運営・財務］を挙げている．公益財団法人日本高等教育評価機構では基準1使命・目的等，基準2学生，基準3教育課程，基準4教員・職員，基準5経営・管理と財務，基準6内部質保証を挙げている．

3）分野別認証評価～歯学教育について～

歯科分野においては，2021年1月に公益財団法人大学基準協会から「歯学教育評価ハンドブック」[1)]が出され，分野別認証評価が実施されることとなった．医学，薬学，看護学なども実施されている．分野別認証評価においては，大学機関としての機関別認証評価に加えて，専門分野での教育研究活動についての評価が実施される．以下に評価の内容を挙げる．

歯学教育に関する基準について（1）本基準は，大学基準協会（以下「本協会」という．）が歯学教育の専門分野別評価を実施するにあたり，「歯学教育認証評価検討WG」により策定された「歯学教育認証評価基準最終版（平成29年3月）」を基礎とし，これに更なる検討を加えて決定したものであり，学士課程における歯学教育（以下「歯学教育（学士課程）」という．）の質を保証するとともに，その維持及び向上を図ることを目的とするものである．（2）本基準が対象とする歯学教育（学士課程）を行う大学・学部（以下，歯科大学・歯学部という．）においては，発展し続ける歯科医学の中で必要な知識及び問題対応能力を身に付けるとともに，臨床技能を研鑽し，患者及びその家族等との良好な関係を築くためのコミュニケーション能力を有した良質で安全な医療を提供できる歯科医師を養成することが基本的な使命となる．また，他の医療従事者と連携したチーム医療を実践し，医学・医療の発展のための学術・研究活動に携わるとともに，生涯にわたって学び続け，地域社会・国際社会に貢献する歯科医師を養成することが必要である．（3）本協会は，大学が教育研究の適切な水準の維持・向上を図るための指針として，大学評価の基準である「大学基準」をはじめ，諸基準の設定・改定を行ってきた．本基準は，「大学基準」を頂点とする本協会諸基準の中に位置づけられるものである．（4）本基準は，以下の5つの大項目により構成されている．1．使命・目的，2．教育の内容・方法・成果，3．学生の受け入れ，4．教員・教員組織，5．自己点検・評価

（「歯学教育評価ハンドブック」[1)]から抜粋）

文献

1）公益財団法人大学基準協会．資料1　歯学教育に関する基準．https://www.juaa.or.jp/upload/files/accreditation/field/handbook/ 歯学教育評価ハンドブック（一括ダウンロード）.pdf（最終アクセス日：2022年11月1日）

第9章 歯科医師国家試験

1．歯科医師国家試験の経緯と改革の動向

小澤　諒

歯科医師国家試験は，歯科医師法第10条の規定により施行されている．その出題内容は「臨床上必要な歯科医学及び口腔衛生に関して，歯科医師として具有すべき知識及び技能」と歯科医師法第9条で規定されており，日本の歯科医療の質を担保するうえできわめて重要な試験である．

本項では，令和3年3月に取りまとめられた歯科医師国家試験制度改善検討部会報告書および令和4年3月に取りまとめられた令和5年版歯科医師国家試験出題基準の内容を簡単に紹介するとともに，歯科医師国家試験の変遷について述べる．

1）歯科医師国家試験制度の現状と課題

(1) 概　況

歯科医師国家試験は，昭和22年4月に第1回が実施されて以降，わが国の歯科医療や歯学教育を取り巻く環境の変化に合わせて改善を行い，昭和57年の歯科医師国家試験制度改善検討部会設置以降，おおむね4年ごとに検討を重ね質の向上に努めてきた．また，同年の委員会報告において，より一層均質な試験問題を作成するために歯科医師国家試験出題基準の必要性が提言されたことを受け，昭和60年に出題基準を作成して以降，改定を行ってきた．

(2) 歯科医師国家試験の現状について

令和3年3月に取りまとめられた歯科医師国家試験制度改善検討部会報告書において，出題方法・出題基準や合格基準などの見直しが提言された．また，今後，充実を図る必要のある出題内容として下記が挙げられた．

・歯科医師として必要な和漢薬を服用する高齢者や全身疾患をもつ者等への対応に関する内容．

・医療のグローバル化に伴い歯科医師による国際貢献がこれまで以上に求められている現状を踏まえた国際保健に関する内容．

報告書では，このほかに，必修問題でのX2タイプの出題や，合格基準の領域を3領域から2領域へ変更することなどが述べられている．また，CBTやOSCEの公的化に備えて，将来的には臨床実習開始前に習得すべき知識については共用試験で出題し，国家試験では，診療参加型臨床実習で培った能力を評価できるような出題を行うことについて議論を始める必要があると提言された．

おざわ　りょう
厚生労働省医政局医事課試験免許室
キーワード：歯科医師法，歯科医師国家試験

2）歯科医師国家試験の変遷

歯科医師国家試験の変遷と回数別合格者数などの推移を**表9-1，9-2**に示す．

(1) 第1期（昭和22～27年）

歯科医師国家試験は年に2回（春期，秋期）実施され，受験者には学説試験と実技試験が課されていた．年2回の試験実施は第78回（昭和60年）まで続いた．

学説試験は論述式で，当初は，口腔外科，保存，補綴，矯正および口腔衛生の5科目で構成され，各科目10題ずつ計50題が出題されていた．この論述式による出題は第58回（昭和50年）まで続いた．第3回（昭和23年）以降，基礎系科目が順次追加され，第7回（昭和25年）には，基礎系5科目を含む計10科目が学説試験として実施された．

実技試験については，口腔外科，保存および補綴の3科目が実施された．口腔外科では患者に対する診査と受験生に対する試問が行われ，保存と補綴では模型上での試験を実施していた．口腔外科の実技試験は第58回（昭和50年）まで実施された．また，保存と補綴については，出題内容に多少の変更があったものの，第72回（昭和57年）の実技試験の廃止にいたるまで受験生の技術能力を評価するうえで重要な役割を担っていた．

表 9-1　歯科医師国家試験の変遷（第 1 回【昭和 22 年】～）

区分																							
	第 1 期				第 2 期					第 3 期	第 4 期		第 5 期	第 6 期	第 7 期		第 8 期	第 9 期	第 10 期	第 11 期	第 12 期	第 13 期	第 14 期
回数	1～2	3～4	5～6	7～12	13～16	17～22	23～30	31～34	35～46	47～58	59～70	71～72	73～78	79～82	83～86	87～90	91～94	95～98	99～102	103～106	107～110	111～115	116～
年	S22	23	24	25～27	28～29	30～32	33～36	37～38	39～44	45～50	51～56	57	58～60	61～H1	2～5	6～9	10～13	14～17	18～21	22～25	26～29	30～R4	5～
年間試験実施回数	2 回				2 回					2 回	2 回		2 回	1 回	1 回		1 回	1 回	1 回	1 回	1 回	1 回	1 回
筆記試験の実施日数	2.5 日	3.5 日	2.5 日		2 日		1 日			1 日	1 日		1.5 日	1.5 日	1.5 日		2 日	2 日	2 日	2 日	2 日	2 日	2 日
試験内容・試験科目・基礎		2 科目	4 科目	5 科目	3 科目			5 科目		（臨床系学科に含まれる）					（総論に含まれる）		歯科医学・歯科保健医療総論，歯科医学・歯科保健医療各論（科目別出題の廃止）			歯科医学総論，歯科医学各論			
試験内容・試験科目・臨床・学説	5 科目（口腔外科，保存，補綴，矯正，口腔衛生）										7 科目（左記の 5 科目に小児歯科，歯科放射線を追加）				8 科目（左記の 7 科目に歯科医学・医療総論を追加）								
試験内容・試験科目・臨床・実技（実地）	3 科目（口腔外科，保存，補綴）										2 科目（保存，補綴）		昭和 57 年に廃止，昭和 58 年以降は臨床実地										
試験内容・試験科目・臨床実地	昭和 57 年以前は実技（実地）試験（昭和 57 年は実技試験と臨床実地）											15 問	60 問	60 問	60 問		80 問	100 問	105 問			100 問	
試験内容・試験科目・必修																		30 題	50 題	70 題		80 題	
試験内容・計・科目	5	7	9	10	8			10		5	7		7	7	8		平成 9 年に科目別出題が廃止，平成 10 年以降は領域別出題						
試験内容・計・設問数	50	70	35	60	32	24		25		15	180	195	260	260	280		280	330	365	365		360	
試験内容・計・解答	全　問			選　択	全　問	選　択				全　問	全　問		全　問	全　問	全　問		全　問	全　問	全　問	全　問			
試験方法・解答・論述式	→										昭和 51 年以降は客観的多肢選択形式を採用，105 回は計算問題を採用											X3, X4, 順序問題を追加	必修に X2 を追加
試験方法・解答・客観式	昭和 50 年以前は論述形式 →																						
試験方法・実技（実地）試験・口腔外科	診査 → 試問 →										昭和 50 年に廃止，昭和 58 年以降は臨床実地問題を採用												
試験方法・実技（実地）試験・保存	実技 →												昭和 57 年に廃止，昭和 58 年以降は臨床実地問題を採用										
試験方法・実技（実地）試験・補綴	実技 →												昭和 57 年に廃止，昭和 58 年以降は臨床実地問題を採用										
禁忌肢																		平成 14 年より導入				廃止	

表 9-2　歯科医師国家試験　合格数などの推移

回数	施行年月日	合格 決定日	合格 発表日	受験者 数(名)	合格者 数(名)	合格率 (%)	回数	施行年月日	合格 決定日	合格 発表日	受験者 数(名)	合格者 数(名)	合格率 (%)
1	S22.4	S22.6.18	S22.6	1,079	761	70.5	59	S51.3.28,4.5-12	S51.5.6	S51.5.15	2,085	2,005	96.2
2	S22.10	S22.11.27	S22.11	411	157	38.2	60	S51.9.26,9.27-29	S51.10.27	S51.11.10	193	106	54.9
3	S23.4	S23.7.26	S23.7	1,208	928	76.8	61	S52.3.27,4.4-11	S52.5.6	S52.5.16	2,447	2,346	95.9
4	S23.10	S23.12.21	S23.12.23	394	213	54.1	62	S52.9.25,9.26-28	S52.10.31	S52.11.8	277	212	76.5
5	S24.4	S24.6.14	S24.6.18	1,325	907	68.5	63	S53.3.26,4.3-11	S53.5.9	S53.5.19	2,853	2,732	95.8
6	S24.10	S24.11.29	S24.12.1	582	508	87.3	64	S53.9.24,9.25-27	S53.10.26	S53.11.9	250	186	74.4
7	S25.4	S25.6.20	S25.6.23	1,234	1,051	85.2	65	S54.3.25,4.3-11	S54.5.2	S54.5.18	3,150	3,080	97.8
8	S25.10	S25.11.24	S25.11	374	268	71.7	66	S54.9.30,10.1-3	S54.10.29	S54.11.8	304	239	78.6
9	S26.4	S26.6.15	S26.6.16	656	496	75.6	67	S55.3.9,4.7-15	S55.5.8	S55.5.21	2,906	2,791	96.0
10	S26.10	S26.11.20	S26.11.22	265	248	93.6	68	S55.9.29,9.30-10.2	S55.10.29	S55.11.7	250	154	61.6
11	S27.4	S27.6.2	S27.6.5	801	759	94.8	69	S56.3.19,4.6-14	S56.5.8	S56.5.21	3,108	3,058	98.4
12	S27.10	S27.11.17	S27.11.19	232	205	88.4	70	S56.9.28,9.29-10.1	S56.10.31	S56.11.7	194	98	50.5
13	S28.4	S28.5.21	S28.5.21	283	247	87.3	71	S57.3.18,4.5-13	S57.5.12	S57.5.19	2,998	2,790	93.1
14	S28.10	S28.11.9	S28.11.13	73	45	61.6	72	S57.9.27,9.28-30	S57.11.1	S57.11.8	332	159	47.9
15	S29.4	S29.5.21	S29.5.24	491	451	91.9	73	S58.4.9-10	S58.5.12	S58.5.19	3,390	3,214	94.8
16	S29.10	S29.11.5	S29.11.8	81	50	61.7	74	S58.9.26-27	S58.10.31	S58.11.7	288	126	43.8
17	S30.4	S30.5.24	S30.5.28	595	526	88.4	75	S59.4.5-6	S59.5.12	S59.5.19	3,341	3,097	92.7
18	S30.10	S30.11.10	S30.11.11	159	96	60.4	76	S59.9.25-26	S59.10.31	S59.11.7	303	195	64.4
19	S31.4	S31.5.22	S31.5.26	479	413	86.2	77	S60.4.3-4	S60.5.11	S60.5.18	3,317	3,157	95.2
20	S31.10	S31.11.8	S31.11.14	125	77	61.6	78	S60.9.28-29	S60.10.31	S60.11.7	226	125	55.3
21	S32.4	S32.5.24	S32.5.30	720	653	90.7	79	S61.4.2-3	S61.5.10	S61.5.16	3,368	3,112	92.4
22	S32.10	S32.11.6	S32.11.14	154	90	58.4	80	S62.4.2-3	S62.5.9	S62.5.15	3,668	3,361	91.6
23	S33.4	S33.5.30	S33.6.5	782	699	89.4	81	S63.4.5-6	S63.5.10	S63.5.17	3,531	2,979	84.4
24	S33.10	S33.11.7	S33.11.12	167	82	49.1	82	H1.4.5-6	H1.5.9	H1.5.16	3,851	3,576	92.9
25	S34.4	S34.5.28	S34.6.5	860	734	85.3	83	H2.4.4-5	H2.5.8	H2.5.15	3,419	2,901	84.8
26	S34.10	S34.11.6	S34.11.11	199	105	52.8	84	H3.4.3-4	H3.5.7	H3.5.13	3,585	3,249	90.6
27	S35.4	S35.6.9	S35.6.17	926	727	78.5	85	H4.4.7-8	H4.5.8	H4.5.15	3,308	2,762	83.5
28	S35.10	S35.11.10	S35.11.15	285	180	63.2	86	H5.3.17-18	H5.4.13	H5.4.20	3,570	3,231	90.5
29	S36.3	S36.5.29	S36.5.30	908	789	86.9	87	H6.3.16-17	H6.4.12	H6.4.19	3,382	2,998	88.6
30	S36.9	S36.11.10	S36.11.11	206	152	73.8	88	H7.3.15-16	H7.4.12	H7.4.19	3,153	2,765	87.7
31	S37.3	S37.5.14	S37.5.15	946	920	97.3	89	H8.3.19-20	H8.4.10	H8.4.17	3,176	2,857	90.0
32	S37.9	S37.11.9	S37.11.10	84	67	79.8	90	H9.3.18-19	H9.4.9	H9.4.16	3,083	2,710	87.9
33	S38.3	S38.5.13	S38.5.14	926	894	96.5	91	H10.3.18-19	H10.4.10	H10.4.17	3,017	2,655	88.0
34	S38.9	S38.11.8	S38.11.9	81	40	49.4	92	H11.3.17-18	H11.4.9	H11.4.16	3,056	2,554	83.6
35	S39.3	S39.5.8	S39.5.13	925	910	98.4	93	H12.3.15-16	H12.4.12	H12.4.18	3,014	2,102	69.7
36	S39.9	S39.10.27	S39.10.29	58	33	56.9	94	H13.3.14-15	H13.4.11	H13.4.17	3,446	3,125	90.7
37	S40.3	S40.5.6	S40.5.8	949	935	98.5	95	H14.3.20-21	H14.4.18	H14.4.23	2,956	2,462	83.3
38	S40.9	S40.10.26	S40.10.27	48	39	81.3	96	H15.3.19-20	H15.4.17	H15.4.22	3,208	2,932	91.4
39	S41.3	S41.4.26	S41.4.28	1,003	991	98.8	97	H16.3.17-18	H16.4.14	H16.4.20	2,960	2,197	74.2
40	S41.9	S41.10.26	S41.10.28	47	32	68.1	98	H17.3.16-17	H17.4.14	H17.4.19	3,343	2,493	74.6
41	S42.3	S42.4.26	S42.4.28	1,040	1,032	99.2	99	H18.2.11-12	H18.3.30	H18.4.5	3,308	2,673	80.8
42	S42.9	S42.10.25	S42.10.28	58	40	69.0	100	H19.2.10-11	H19.3.26	H19.3.28	3,200	2,375	74.2
43	S43.3.10,4.1-13	S43.4.26	S43.4.30	1,061	1,050	99.0	101	H20.2.9-10	H20.3.25	H20.3.27	3,295	2,269	68.9
44	S43.9.30,10.1-3	S43.10.25	S43.10.28	41	30	73.2	102	H21.2.7-8	H21.3.25	H21.3.27	3,531	2,383	67.5
45	S44.3.16,4.2-12	S44.4.24	S44.4.26	1,094	1,080	98.7	103	H22.2.6-7	H22.3.25	H22.3.29	3,465	2,408	69.5
46	S44.9.30,10.1-3	S44.10.27	S44.10.29	44	22	50.0	104	H23.2.5-6	H23.3.17	H23.3.22	3,378	2,400	71.0
47	S45.3.15,4.2-11	S45.5.1	S45.5.6	1,111	1,005	90.5	105	H24.2.4-5	H24.3.15	H24.3.19	3,326	2,364	71.1
48	S45.9.26,9.28-30	S45.10.27	S45.10.30	213	183	85.9	106	H25.2.2-3	H25.3.15	H25.3.19	3,321	2,366	71.2
49	S46.3.14,4.5-10	S46.4.23	S46.5.1	1,522	1,475	96.9	107	H26.2.1-2	H26.3.14	H26.3.18	3,200	2,025	63.3
50	S46.9.28,9.29-10.1	S46.10.25	S46.10.29	91	49	53.8	108	H27.1.31-2.1	H27.3.13	H27.3.18	3,138	2,003	63.8
51	S47.3.12,4.3-12	S47.4.25	S47.5.6	1,771	1,651	93.2	109	H28.1.30-31	H28.3.16	H28.3.18	3,103	1,973	63.6
52	S47.9.26,9.27-30	S47.10.24	47.10.30	185	94	50.8	110	H29.2.4-5	H29.3.15	H29.3.17	3,049	1,983	65.0
53	S48.3.11,4.2-11	S48.5.1	S48.5.8	2,023	1,647	81.4	111	H30.2.3-4	H30.3.15	H30.3.19	3,159	2,039	64.5
54	S48.9.26,9.27-29	S48.10.24	S48.10.31	456	328	71.9	112	H31.2.2-3	H31.3.14	H31.3.18	3,232	2,059	63.7
55	S49.3.10,4.3-13	S49.5.1	S49.5.10	2,025	1,857	91.7	113	R2.2.1-2	R2.3.12	R2.3.16	3,211	2,107	65.6
56	S49.9.29,9.30-10.2	S49.11.1	S49.11.8	293	226	77.1	114	R3.1.30-31	R3.3.12	R3.3.16	3,284	2,123	64.6
57	S50.3.9,4.3-15	S50.5.6	S50.5.16	1,893	1,795	94.8	115	R4.1.29-30	R4.3.14	R4.3.16	3,198	1,969	61.6
58	S50.9.28,9.29-10.1	S50.10.29	S50.11.16	230	167	72.6	計				189,976	155,619	81.92

※昭和 60 年までは年 2 回実施

当時の歯学教育機関は全国で計7校であり，歯科医師国家試験の受験者数は春期が約600〜1,300名，秋期が200〜600名で推移していた．

(2) 第2〜3期（昭和28〜50年）

口腔外科の実技試験は，当初，患者を対象とした診査と複数の試験官による口頭試問が出身校で行われていたが，第35回（昭和39年）から患者を対象とした診査を廃止し，スライドによる口頭試問が厚生省指定の試験場で行われることとなった．また，口腔外科の実技試験は，保存と補綴の2科目に先立って，第58回（昭和50年）に廃止された．

学説試験については，論述式出題形式の見直しが図られることとなった．昭和50年に厚生省から通達された「歯科医師国家試験の改善について」のなかで，受験生のもつ知識に対して，客観性，信頼性および妥当性の高い結果が得られ，資格試験の問題形式として客観式出題の有効性が高く評価されるとの提言などを踏まえ，昭和51年以降の歯科医師国家試験における出題形式については見直しが行われることとなった．

なお，第47回（昭和45年）以降，学説試験は臨床系科目のみで出題されることとなった．

歯科医師国家試験の受験者数は，昭和49年には2,300名あまりであったが，歯科大学（歯学部）の新設に伴って，昭和50年頃からは歯科大学の卒業生が増加の一途をたどった．昭和50年代中盤には受験者数が3,000名を大きく上回ることが見込まれたことから，第4期以降，歯科医師国家試験について，さまざまな改善が行われることとなった．

(3) 第4期（昭和51〜57年）

学説試験の出題形式の見直しによって，客観式出題となり，出題数は180題となった．また，第71回（昭和57年）から実地問題15題が出題されることとなり，出題数は計195題となった．実地問題の出題が第73回（昭和58年）以降の実技試験の廃止と臨床実地問題の導入につながることとなる．

厚生省は，昭和57年7月に歯科医師国家試験制度改善委員会を設置し，昭和58年春の国家試験からの臨床実地筆記試験（現在の臨床実地問題）の導入，プール制度の一部導入および実地試験の廃止について検討を行った．

この時期は新設歯科大学卒業者の輩出による影響で，受験者数が増加した時期でもあり，昭和57年には3,330名に達した．

実技試験は，受験者数の増加に伴って限られた試験期間内では処理できないこと，昭和57年に導入された実地問題に代わる臨床実地問題で資格判断の可能性があること，また，天然歯の確保が困難で代替材料の開発も不十分であるなど多くの論議がなされ，実技試験が廃止されるにいたった．従前の実技試験および実地問題に代わる形で導入されたのが臨床実地問題であり，第71回（昭和57年）から導入された．

なお，学説試験の科目は歯科医学の進歩に伴い，小児歯科学と歯科放射線学が追加され計7科目となった．

(4) 第5期（昭和58〜60年）

昭和57年に設置された歯科医師国家試験制度改善委員会では，一層均質な問題を作成するために出題基準の必要性が提言され，昭和60年には歯科医師国家試験出題基準の初版が作成された．出題基準は，歯科医学・歯科医療について，時代の要請に対応できるようおおむね4年ごとに改定を行うこととされた．

また，第73回（昭和58年）には実技試験が廃止され，臨床実地問題の出題数は15題から60題となった．さらに一部の試験科目の問題数が増加されたこともあって，試験問題総数は195題から260題へと大幅に増加した．

(5) 第6〜7期（昭和61〜平成9年）

第1回（昭和22年）から年に2回（春期，秋期）実施されていた試験は，第79回（昭和61年）から年1回に変更された．さらに，従来，歯科医師国家試験の施行は次年度の4月に実施されていたが，第86回（平成5年）から当該年度の3月に実施されることとなった．

平成元年の歯科医師国家試験出題基準の改定に伴い，歯科医学・歯科医療総論が導入された．この内容拡充によって，出題数も20題が増加され，第83回（平成2年）から出題総数は280題となった．

(6) 第8期（平成10〜13年）

歯科医師国家試験は，従来，保存，補綴，口腔外科といったように科目別に出題されていたが，平成9年の歯科医師国家試験出題基準の改定において科目別の分類を撤廃し，新たに疾患別に整理しなおされた．同年の歯科医師国家試験制度改善委員会報告書における提言を踏まえ，第91回（平成10年）から，いわゆる領域別の出題に改められ，各科目間を横断的に思考させるような問題の出題が可能となった．同報告書では，領域別合否基準の導入や必修問題の導入についても検討すべきである旨の提言がなされた．

(7) 第9期（平成14〜17年）

平成12年の歯科医師国家試験制度改善委員会報告書では，歯科医療に関する社会的な問題や医療倫理の問題などについて出題できるよう，歯科医師国家試験に必修問題を導入すべきとの提言がなされた．この提言を踏まえ，第95回（平成14年）から必修問題を30題程度出題することとなった．また，患者に対して全身的あるいは局所的に重大な障害を与える危険性のある受験者を識別するために，禁忌肢問題を導入することとなった．

さらに同報告書では，将来的なプール制への移行を見据え，試験問題の回収やブラッシュアッププロセスの新

表 9-3　出題形式

A タイプ	5 つの選択肢のなかから 1 つの正解を選ぶもの
X2 タイプ	5 つの選択肢のなかから 2 つの正解を選ぶもの
X3 タイプ	5 つの選択肢のなかから 3 つの正解を選ぶもの
X4 タイプ	5 つの選択肢のなかから 4 つの正解を選ぶもの
XX タイプ	5 つの選択肢のなかから 1〜5 つの正解を選ぶもの
LA タイプ	6 つ以上の選択肢のなかから 1 つの正解を選ぶもの
計算問題	数値を解答させる非選択形式のもの
順序問題	順序を解答させる非選択形式のもの

設，全国の歯科大学などへの試験問題の公募について検討すべきと提言されており，適切な問題をプールするプロセスを早期に整備することが検討事項とされた．出題数については，将来的なプール制への移行および必修問題の導入に伴い，280 題から 330 題となった．

また，平成 15 年には厚生労働省が取りまとめた「医療提供体制の改革のビジョン」における提言を受けた歯科医師資質向上検討会において，合否基準についての検討が行われた．歯科医師の質の向上を図る観点から「より適切な合否基準」についての見直しがなされた．

(8) 第 10 期（平成 18〜21 年）

平成 16 年歯科医師国家試験制度改善委員会報告書において，平成 18 年 4 月からの歯科医師臨床研修の必修化に伴い，歯科医師国家試験の合格者が 4 月から円滑に研修を実施できる体制を整備するため，関係団体などとの十分な調整を行い，歯科医師国家試験の早期化が実現できるよう努めるべきであるとの提言がなされた．これを踏まえ，第 99 回（平成 18 年）から試験の施行が 3 月から 2 月に早期化された．

さらに同報告書などにより，必修問題は歯科医師として非常に重要な基本的問題であること，ごく少数の問題によって合格率が極端に影響を受けることが懸念されることが提言されたため，第 99 回（平成 18 年）から出題数が 30 題から 50 題となり，これに伴って総出題数が 330 題から 365 題となった．

また，内閣府の情報公開保護審査会での答申を踏まえ，歯科医師国家試験について，試験問題および正解肢が公表されることとなった．

平成 18 年 8 月，文部科学大臣と厚生労働大臣が署名した確認書によって，歯科医師の需給問題と資質の向上の観点から，歯学部の定員を削減するとともに歯科医師国家試験の合格基準を引き上げることなどについて同意がなされた．

平成 19 年 12 月に取りまとめられた歯科医師国家試験制度改善検討部会報告書をもとに，平成 21 年に歯科医師国家試験出題基準の改定が行われた．近接・重複している項目を包括し，小項目は「必修の基本的事項」を除き，必要最低限に整理された．また，各領域の出題割合を明示するブループリントが，より詳細に設定された．

また，同報告書で，正解肢数を指定せずに選択させる形式を導入する旨の提言がなされたことから，第 102 回（平成 21 年）から XX タイプ（**表 9-3**）の問題が導入されることとなった．

(9) 第 11 期（平成 22〜25 年）

歯科医師国家試験出題基準を基に，第 103 回（平成 22 年）から，出題総数は現状の 365 題を維持し，必修問題を 70 題に増加することとなった．

また，第 105 回（平成 24 年）から，LA タイプと計算問題を導入した．

(10) 第 12 期（平成 26〜29 年）

平成 24 年 4 月に取りまとめられた歯科医師国家試験制度改善検討部会報告書において，出題数や出題形式などの出題方法についてはおおむね現行どおりとされ，出題基準や合格基準の見直しについて提言が行われた．

その後，平成 25 年 4 月，同報告書の提言を基に歯科医師国家試験出題基準の改定が行われた．今回の改定では，「高齢者や全身疾患を持つ者等への対応に関する出題」など，国民のニーズに対応できる歯科医師を確保できるよう社会的な要請が強まっている事項に重点をおいた改定が行われ，ブループリントの歯科医学各論に「高齢者の歯科診療」という項目の新設などが行われている．

これらの見直しなどは平成 26 年の歯科医師国家試験から実施されており，合格基準には「必要最低点」という歯科医師国家試験の領域を構成するグループ別に必ず得点しなければならない最低点が設けられた．

(11) 第 13 期（平成 30 年〜令和 3 年）

平成 28 年 3 月に，歯科医師国家試験制度改善検討部会報告書が取りまとめられ，出題数・出題構成，出題形式や合格基準等の見直しなどが提言された．また，同報告書の提言を踏まえ，平成 29 年 5 月に，平成 30 年版歯科医師国家試験出題基準が取りまとめられた．

今回の改定では，「高齢化等による疾病構造の変化に伴う歯科診療の変化」など，少子高齢化に伴い大きく変化するニーズに対応した事項の充実を図った．また，理論的な思考力をより適切に評価できるようにするため，X3，X4 タイプおよび順序問題を導入した（**表 9-3**）．禁忌肢および必要最低点の設定は，ほかの合格基準で歯科医師として必要な知識および技能については確保されている点などから行わないこととした．

(12) 第 14 期（令和 4 年〜）

令和 3 年 3 月に，歯科医師国家試験制度改善検討部会報告書が取りまとめられ，出題方法・出題基準や合格基準等の見直しなどが提言された．また，同報告書の提言を踏まえ，令和 4 年 3 月に，令和 5 年版歯科医師国家試験出題基準が取りまとめられた．

必修問題については平成 30 年から 10 題増えたことにより統計的信頼性が高くなった一方で，過去と同様の出題では単なる暗記による解答を導きやすく，問題に多様性をもたせ出題内容に即した形式を柔軟に選択できるよう，現行の A タイプに加えて X2 タイプを採用した．

合格基準について，これまで領域 A「歯科医学総論」，領域 B「歯科医学各論」のうちの「各論 I と II」，領域 C「各論 III〜V」に分け，領域ごとに基準点を設けて全領域で基準点に達することを求めていたが，より臨床に即した問題やタクソノミーの高い問題の出題が推進されることにより，領域細分化の意義が薄れることなどから，総論と各論の 2 領域それぞれに合格基準を設定することとなった．

第9章 歯科医師国家試験

2. 国家試験に関するアンケート調査

上田　貴之，石田　晃裕

日本歯科医学教育学会は，歯科大学学長・歯学部長会議からの依頼により，国家試験の改善・充実に資する意見を収集する目的で，受験生（一部既卒を含む新卒業生）を対象に歯科医師国家試験に関するアンケート調査を実施している．実施に際し，学生の回答については国家試験施行日以降の全員登校日などを利用するよう依頼している．また，各歯科大学・歯学部の教員（回答担当者は，各大学に一任）を対象にアンケート調査を実施している．

第112～115回の同調査結果は，分析を行い，歯科大学学長・歯学部長会議に提出するとともに歯科大学学長・歯学部長を通じ各大学に報告した．

1）受験生へのアンケート調査（第112～115回）

(1) 実施方法

歯科医師国家試験に関する20項目の意見・感想・コメントを問うアンケート調査用紙を各大学に送付し，受験生への回答を依頼した．なお，第112, 113回は紙面で，第114，115回はコロナ禍の影響もありWeb上で調査を行った．

(2) 回答状況

依頼した29校すべてから回答が得られている．国家試験受験者全体からみた回答率は第112，113回が50%台であり，第114回は46%，第115回が39%と減少した．これは，Webによる回答に変更となったこと，コロナ禍の影響で各大学での国家試験後の登校日の減少などの影響であると思われる．回答の96%以上が新卒受験者であり，回答結果は主に新卒の意見であると考えられる．

(3) 結　果

回答の一部を抜粋して図に示す．

「全体的な感想」については，私立のほうが「やや不適切」および「非常に不適切」という回が多かった．特に第114回については私立，国公立ともに「非常に不適切」の回答割合が高く，合格最低得点率は63.8%と大幅に下降したことから問題難易度が高かったことが示唆される（図9-1）．

「必修問題の数」については，第112回では「多すぎる」が全体の15%であったが，第111回の数値と比較すると5ポイント程度の減少を認める．必修の問題数が変更となってから期間が経過し，受験生へ出題数の構成が浸透してきた結果と思われる（図9-2）．

「一般問題の数」については，第112，113回ではおおむね65%以上が適切とし，第114，115回では75%以上と回答している．「臨床実地問題の数」は第112回が32%と低かったものの，第114回以降では40%が「適切」としている．

「一般・臨床実地問題の質」については，「一般問題」では第112, 114回において「非常に不適切」または「やや不適切」との回答が「適切」との回答を上回っていたが，第113，115回では「適切」との回答が上回っていた（図9-3）．一方，「臨床実地問題」は，「適切」の回答率が40～50%台であった（図9-4），第111回から設問が追加された「難易度」については，「適切」との回答が第112回から115回の間で28.7%から52.7%と変動が大きかった（図9-5）ことから，年度による難易度の変化が大きいことが示唆された．

「視覚素材の画質」については第112回で38.5%が「適切」と回答したが，113回以降ではおおむね50%が「適切」と回答した（図9-6）．

「大学で学習した歯科医学と歯科医師国家試験問題との整合性」については，4回ともに「非常に高い」「やや高い」と回答した割合が国公立，私立ともに同等であった．第112，114回では「やや低い」「非常に低い」の割合が「非常に高い」「やや高い」を上回っていた．また，「大学の国家試験対策」については，「積極的に実施」が

うえだ　たかゆき，いしだ　あきひろ
東京歯科大学老年歯科補綴学講座
キーワード：歯科医師国家試験，受験生アンケート，教員アンケート

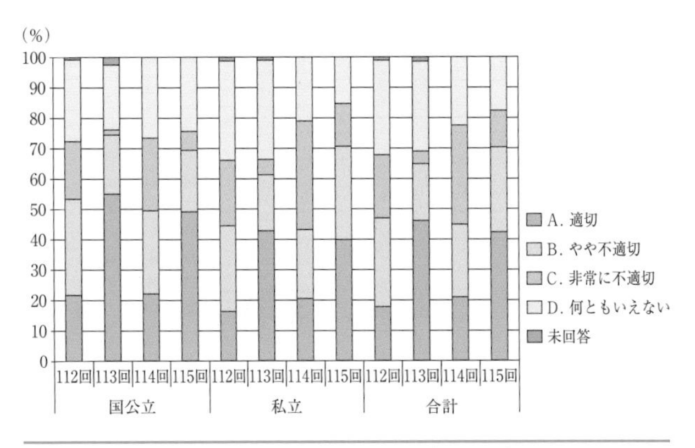

図 9-1　全体的な感想（受験者）

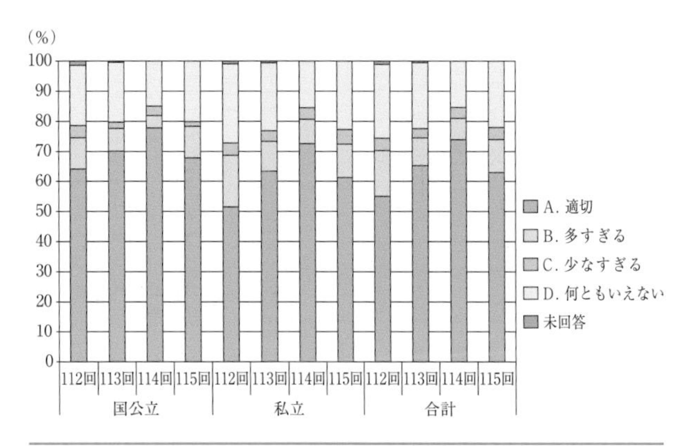

図 9-2　必修問題数（受験者）

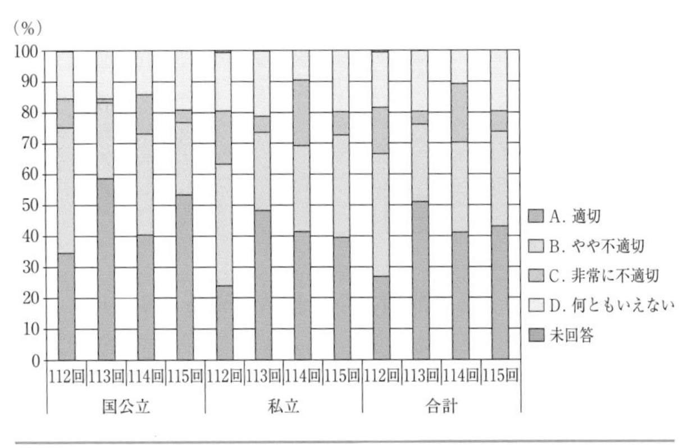

図 9-3　一般問題の質（受験者）

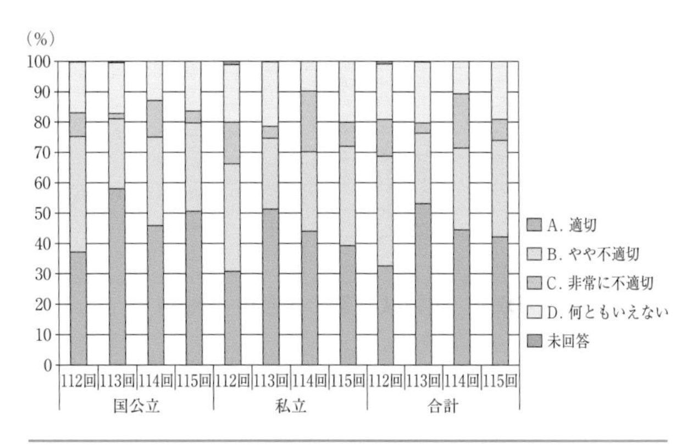

図 9-4　臨床実地問題の質（受験者）

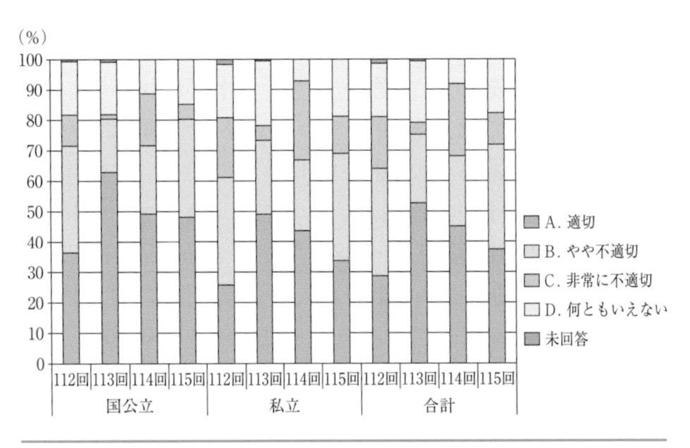

図 9-5　臨床実地問題の難易度（受験者）

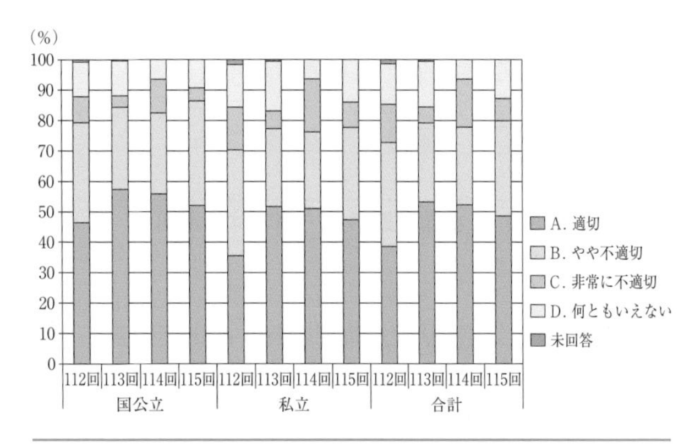

図 9-6　視覚素材の画質（受験者）

私立で高く，国公立との差はおおむね 40 ポイントであった.

2）教員へのアンケート調査（第 112～114 回）

(1) 対　象

日本歯科医学教育学会機関会員である全国歯科大学・大学歯学部 29 校における教学関係の職務担当者に回答を求めた.

(2) 実施方法・時期

歯科医師国家試験に関する 29 項目の意見・感想・コメントを問うアンケート調査用紙を毎年，国家試験合格発表後の 4 月上旬に郵送し，1 校 1 回答を求めた．なお，歯科医師国家試験出題基準が改定されて第 116 回から適応となることが決まったため，第 115 回実施後の教員へのアンケートは実施しなかった.

(3) 回答状況および回答者

29 校のすべてからの回答を得た．回答者は，学部長・副学部長，教務部長・委員長/学生部長・委員長など，

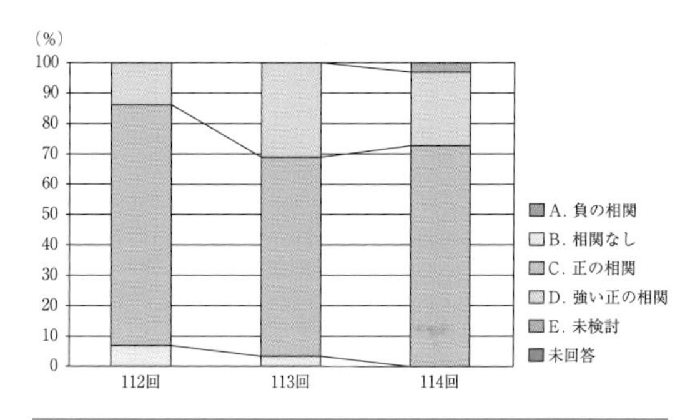

図 9-7　大学の成績と国試成績との相関

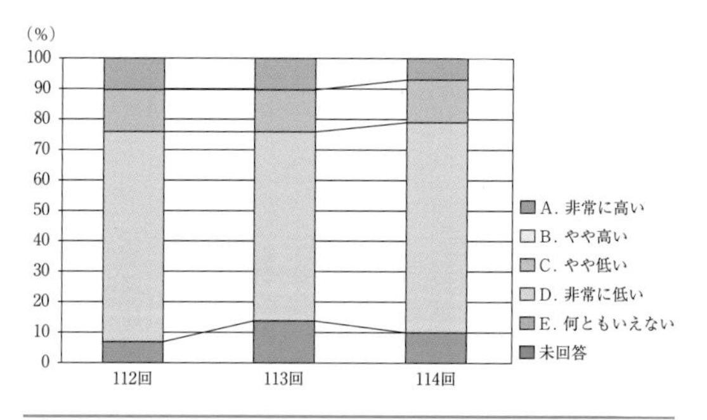

図 9-8　大学の教育実態と国家試験の整合性

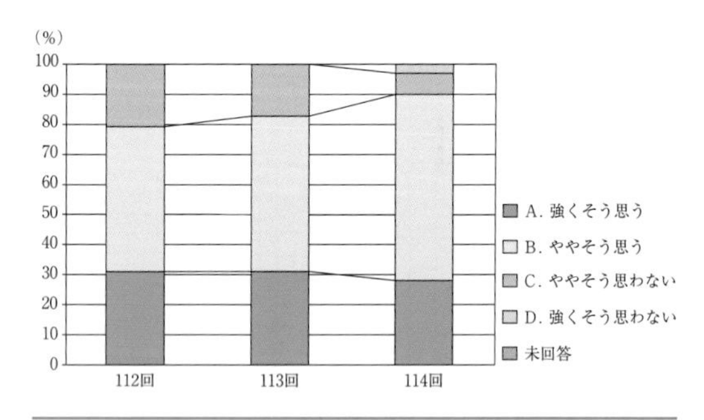

図 9-9　国試は改革すべきか（教員）

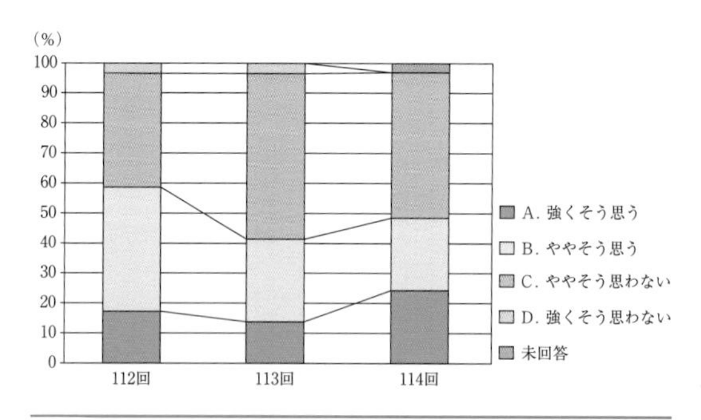

図 9-10　必修問題の合格基準の改善（教員）

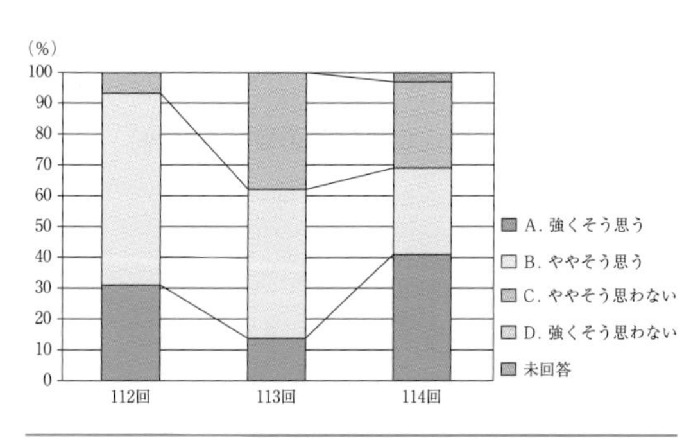

図 9-11　必修問題の質・内容は不適切か

第 6 学年主任，国家試験対策部会長，臨床実習責任者などである．

(4) 結　果

「大学の成績と国試成績の相関」については，第 112 回から 114 回で 90％以上が正の相関があると回答していた（**図 9-7**）．

「大学の教育実態と国家試験の整合性」については，「高い」がおおむね 70％以上であり，第 114 回では 80％近くに達していた（**図 9-8**）．しかし，「国試の改革の必要性」については，第 112 回から 113 回のアンケートにおいて約 80％が改革をすべきだと考えており，第 114 回では 90％に達した（**図 9-9**）．また，「国試への実技試験導入」については，「そう思う」が 30％程度であり，第 114 回では 24％にとどまっている．

「必修問題の 80％以上の合格基準」については，第 112 回では約 60％が「改めるべき」との回答であったが，その後は 40％前後で推移している（**図 9-10**）．必修問題の「質・内容」については，第 112 回では 90％以上が「不適切」と回答し，第 113，114 回においても 60～70％の高値であった（**図 9-11**）．「必修問題の問題番号開示」については，各回のアンケートで「開示すべき」が 95％以上であった（**図 9-12**）．

「一般問題の質・内容」については，第 112，113 回で「不適切」との回答が 35～38％であったが，第 114 回では約 44％と増加した（**図 9-13**）．「臨実問題の質・内容」については，各回のアンケートにおいて「不適切」との回答が 34～44％であった（**図 9-14**）．

「問題の出題領域や数に偏り」については，第 112 回が約 65％であったが，第 114 回では約 34％と大きく改善した（**図 9-15**）．「問題の難易度」については，おおむね 90％以上が変動していると回答していた．

「合格率 70％程度は変更すべき」については，各回のアンケートにおいておおむね 80～90％が変更すべきと回答した（**図 9-16**）．また，「受験生の卒業大学への試験成績通知」については 95％前後が必要と考えている（**図 9-17**）．「受験回数の制限設定」については，「すべき」との回答が各回とも 50～60％前後であった（**図 9-18**）．

なお，「モデル・コア・カリキュラム，国試出題基準，臨床研修到達目標」については，第 114 回の時点で 28 校が整合させるべきだと回答していた（**図 9-19**）．

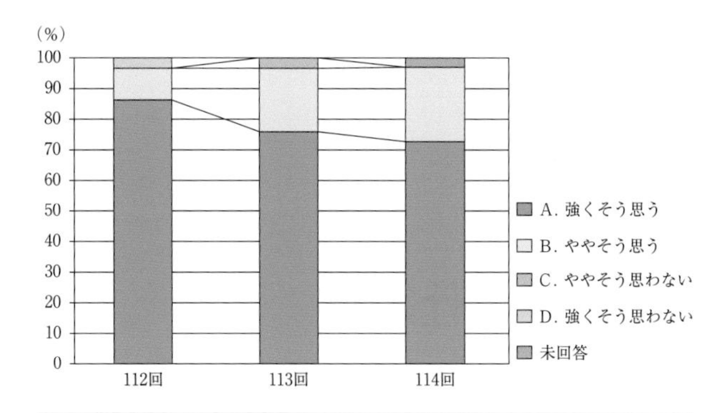

図 9-12　必修問題の問題番号等開示は必要か

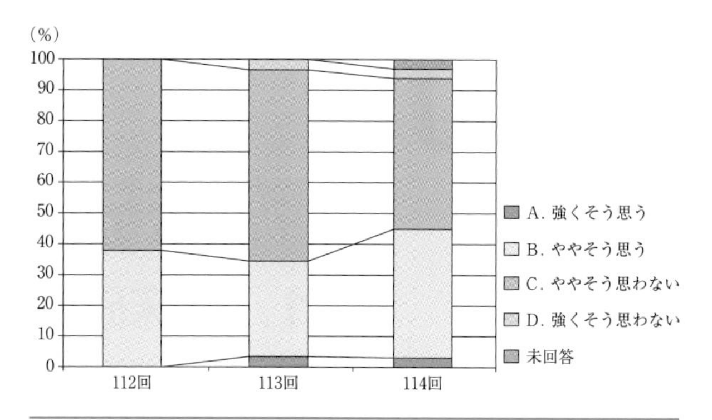

図 9-13　一般問題の質・内容は不適切か

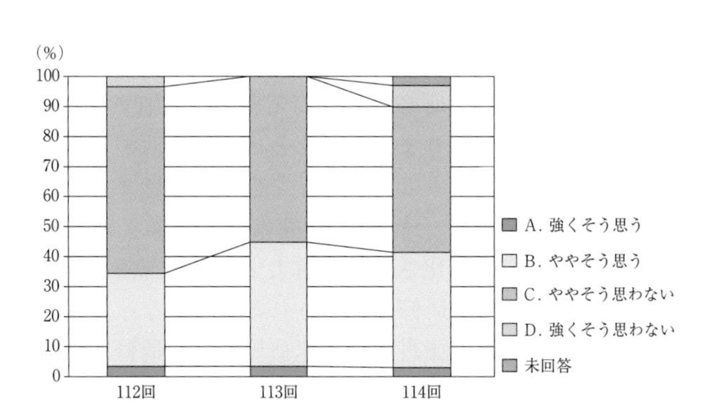

図 9-14　臨床実地問題の質・内容は不適切か

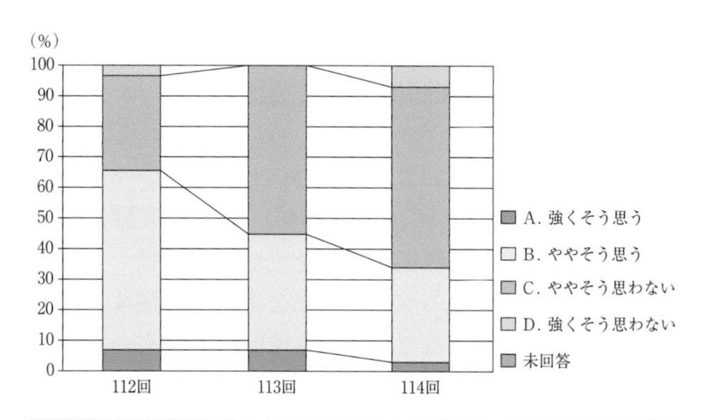

図 9-15　出題領域や数の偏りはあるか

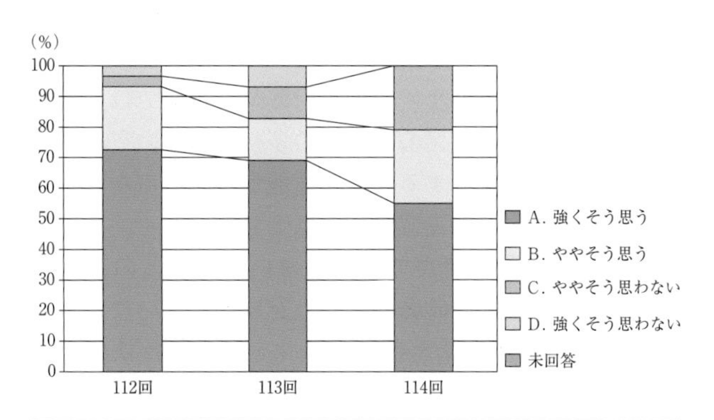

図 9-16　合格率 70%程度の変更は必要か

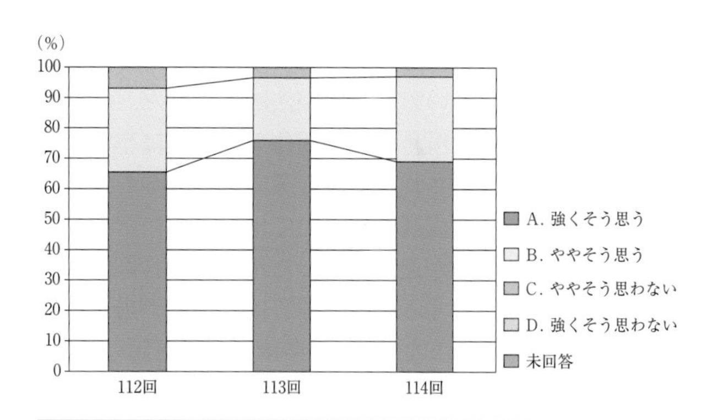

図 9-17　大学への詳細な成績通知は必要か

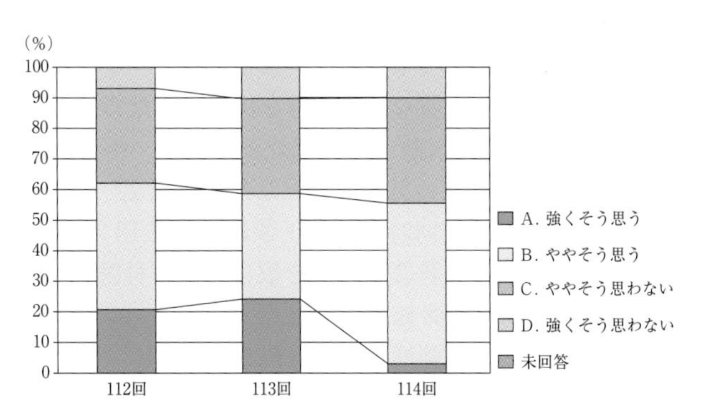

図 9-18　受験回数の制限は必要か

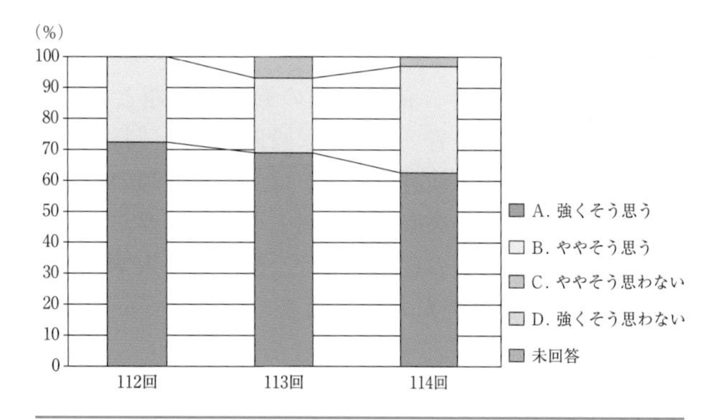

図 9-19　コア・カリ，国試出題基準，臨床研修到達目標の整合は必要か

第10章

臨床研修

1．臨床研修制度の歴史と仕組み

田代　宗嗣

1）歯科医師臨床研修制度の経緯

臨床研修制度について，医師のいわゆるインターン制度が先行しており，昭和21（1946）年国民医療法施行令改正によって，医師国家試験を受験する者は，大学医学部卒業後1年以上の診察および公衆衛生に関する実地修練を行うこととなった．しかし医師免許をもたない状態での修練活動は，研修医の身分，経済保証が不十分であったうえ，研修病院の指導体制などにも問題があり，昭和39（1964）年に「インターン闘争」を引き起こすこととなった．その後，昭和43（1968）年の医師法改正によって制度が見直され，努力義務規定として国家試験合格後の2年以上の臨床研修が法制化された．このような歩みのなかで，医科の関係団体や学会では卒後の臨床研修について議論され，認識も深まっていった．

一方，歯科医師養成課程においては在学中に学生が患者の治療に当たるのが通例であったため，歯科医師の臨床研修の必要性に対する認識や理解は，医師の場合に比べて一般に高くなかった．大学卒業後の歯科医師のうち，開業を目指す者の多くは，大学に出されていた求人や先輩，同窓生などを頼りに見つけた歯科診療所に勤務して臨床経験を積み，歯科医院同士のスタディーグループや歯科医師向けの講習会，各種学会への参加などを通して自発的に研修を行っていた．

昭和61（1986）年，歯科医師の過剰が問題となりつつあるなかで，厚生省（当時）に設置された「将来の歯科医師需給に関する検討委員会」は，歯科医師の数を削減する一方で，歯科医療の質の向上を図る必要があると提言した．本検討会の意見を受け，歯学部の入学定員がおおむね20％削減されたことはよく知られているが，歯科医療の質を向上させる方策として，生涯研修の充実，特に卒業直後の臨床研修を早急に充実し，実施することを最終意見として取りまとめたことは，歯科医療制度を変える大きなポイントであった．この提言を踏まえ，昭和62（1987）年に「一般歯科医養成研修事業」が国の補助事業として予算化され，歯科大学・歯学部附属病院で卒後1年間の臨床研修が実施されるようになった．

しかし，開始後の歯科医師臨床研修では，研修歯科医の参加数は少なかった．これは臨床研修が歯科医師法に規定されないため参加が任意であったことや，各大学病院での指導体制や研修内容などに統一性がなかったことによって，臨床研修の理念が卒業直後の歯科医師に伝わらなかったことなども指摘された．

日本歯科医師会の卒後研修検討臨時委員会では，歯科医療技術の進歩や国民のニーズの多様化に伴い，歯学教育課程で学生が習得する知識・技能が増大するなか，歯科大学における臨床実習の時間は十分ではなく，卒前に満足な臨床経験を積んでいるとはいえないとの立場から，臨床研修と生涯研修のあり方を検討していた．平成6（1994）年，医師臨床研修必修化を目指した法改正の動きとともに，日本歯科医師会代議員会から，歯科医師臨床研修の2年実施を含む歯科医師法改正についての要望書が厚生大臣に提出された．

このようななか，厚生省（当時）は，歯科医師の質確保の観点から，良質な卒後臨床研修を実施できる施設を確保するとともに均質な研修内容を担保するため，平成8（1996）年に歯科医師法の一部改正を行い，歯科医師臨床研修を1年以上の努力義務とした．平成12（2000）年に医師，歯科医師同時に法改正され，平成18（2006）年4月1日以降に歯科医師免許を取得した歯科医師は1年以上の臨床研修が必修となった．

歯科医師臨床研修制度は，施行後5年以内に，その現状・課題などを把握し，所要の検討を加え，必要な措置を講ずるとしており，平成19（2007）年1月に「歯科医師臨床研修推進検討会」を設置し，臨床研修施設の指

たしろ　むねつぐ
厚生労働省医政局歯科保健課
キーワード：歯科医師臨床研修，研修歯科医，歯科医師法

定基準のあり方や研修管理委員会の役割の強化などについて議論が行われ，平成21（2009）年12月，「歯科医師臨床研修推進検討会第2次報告」が取りまとめられた．これを踏まえ，平成22（2010）年4月に「歯科医師法第16条の2第1項に規定する臨床研修に関する省令」の改正（平成22年厚生労働省令第68号）が行われた．平成25（2013）年2月に設置した「歯科専門職の資質向上検討会歯科医師ワーキンググループ」において，到達目標を達成するために必要な症例数，複数年連続して研修歯科医を受け入れていない臨床研修施設の指定取消しなどについて議論が行われ，平成26（2014）年3月に「歯科専門職の資質向上検討会報告書」が取りまとめられた．これを踏まえ，「歯科医師法第16条の2第1項に規定する臨床研修に関する省令」の改正が行われた．

また，平成31（2019）年1月に「歯科医師臨床研修制度の改正に関するワーキンググループ」での議論が開始され，研修内容，臨床研修施設区分および指導体制などについて議論が行われ，令和2（2020）年1月に「歯科医師臨床研修制度の改正に関するワーキンググループ報告書」が取りまとめられた．これを踏まえ，「歯科医師法第16条の2第1項に規定する臨床研修に関する省令」の改正が行われ，令和4（2022）年4月から，改正後の歯科医師臨床研修制度が開始された（**表10-1，10-2**）．

今回の制度改正の主なポイントとしては，①「歯科保健医療を取り巻く状況の変化に対応した歯科医師養成のため，到達目標の見直しを行った」，②「新たな到達目標も踏まえ，病院歯科や歯科診療所との連携がより重要になるため，在宅歯科医療や全身管理に係る研修等の充実を図る観点から，管理型・協力型の研修内容を補完する臨床研修施設として，協力型（Ⅱ）臨床研修施設を新設した」，③「歯科保健医療を取り巻く状況の変化に対応するとともに，指導歯科医の質を担保する観点から，指導歯科医は，定期に研修（フォローアップ研修）を受けることとした」の3点である．

表10-1　歯科医師臨床研修制度の経緯

年月	内容
昭和62(1987)6月	**一般歯科医養成研修事業　開始** 昭和61年に厚生省（当時）に設置された「**将来の歯科医師需給に関する検討委員会**」の提言を踏まえ，国の補助事業として予算化され，歯科大学・歯学部附属病院で卒後1年間の臨床研修が実施されるようになる．さらに，平成2年からは，医科大学・医学部附属病院（歯科口腔外科）でも実施されるようになる．
平成7(1995)年11月	**歯科医師養成のあり方に関する検討会意見** 望まれる歯科医師像について
平成8(1996)年6月	**歯科医師法の一部を改正する法律**（平成8年6月21日法律第92号） 歯科医師臨床研修の法制化（1年以上の努力義務規定）
平成8(1996)年8月	**医療関係者審議会歯科医師臨床研修部会　設置**
平成8(1996)年9月	**歯科医師臨床研修に関する検討会報告書とりまとめ**
平成8(1996)年10月	**歯科医師臨床研修施設の指定基準等について**（平成8年10月30日健政発第943号）
平成11(1999)年2月	医療関係者審議会歯科医師臨床研修部会とりまとめ 歯科医師臨床研修の必修化について
平成12(2000)年12月	**医療法等の一部を改正する法律**（平成12年12月6日法律第141号） 診療に従事しようとする歯科医師は1年以上，臨床研修を受けなければならないとされた．（平成18年4月から必修化開始）
平成16(2004)年3月	**歯科医師臨床研修必修化に向けた体制整備に関する検討会報告書** ・歯科医師臨床研修施設の指定基準等について
平成16(2004)年6月	**歯科医師臨床研修に係る指導歯科医講習会の開催指針**（平成16年6月17日医政発第0617001号）
平成16(2004)年8月	**医道審議会歯科医師分科会歯科医師臨床研修検討部会　設置**
平成16(2004)年9月	**医道審議会歯科医師分科会歯科医師臨床研修検討部会　意見書** ・歯科医師臨床研修施設の指定基準等について
平成17(2005)年6月	**歯科医師法第16条の2第1項に規定する臨床研修に関する省令**（平成17年6月28日厚生労働省令103号） **歯科医師法第16条の2第1項に規定する臨床研修に関する省令の施行について**（平成17年6月28日医政発第0628012号）

表 10-1　つづき

平成 17（2005）年 7 月	医道審議会歯科医師分科会歯科医師臨床研修部会　意見書 ・新たな歯科医師臨床研修の主な趣旨に関する項目 ・臨床研修施設群方式の推進 大学病院と共同して歯科医師の臨床研修を行う臨床研修施設の特例について（平成 17 年 7 月 29 日医政発第 0729004 号の 1） 歯科医師の臨床研修を行う大学病院からの情報提供に関する依頼について（平成 17 年 7 月 29 日医政発第 0729004 号の 2）
平成 18（2006）年 4 月	**歯科医師臨床研修必修化開始**
平成 19（2007）年 1 月	歯科医師臨床研修推進検討会　設置
平成 19（2007）年 2 月	歯科医師法第 16 条の 2 第 1 項に規定する臨床研修に関する省令の一部を改正する省令（平成 19 年 2 月 23 日厚生労働省令第 10 号） 〈主な改正の内容〉 ・単独型/管理型臨床研修施設の臨床研修修了証に係る手続 ・臨床研修修了者の臨床研修修了登録証に係る手続 ・臨床研修施設群の構成に変化がある場合の手続 「歯科医師法第16条の2第1項に規定する臨床研修に関する省令の施行について」の一部改正について（平成 19 年 2 月 23 日医政発第 0223005 号） 〈主な改正の内容〉 ・研修管理委員会の要件として，研修の評価，修了認定等に関する規定の追加 ・臨床研修の評価に関する規定の追加 ・臨床研修の中断，再開，未修了に関する規定の追加 ・臨床研修を修了したと認める基準に関する規定の追加 ・臨床研修施設群の構成に変化があった場合に関する規定の追加 「大学病院と共同して歯科医師の臨床研修を行う臨床研修施設の特例について」の一部改正について（平成 19 年 2 月 23 日医政発第 0223006 号） 〈主な改正の内容〉 ・臨床研修施設群の構成に変化があった場合に関する規定の追加 「歯科医師の臨床研修を行う大学病院からの情報提供に関する依頼について」の一部改正について（平成 19 年 2 月 23 日医政発第 0223007 号） 〈主な改正の内容〉 ・臨床研修施設群の構成に変化があった場合に関する規定の追加 歯科医師法第 16 条の 2 第 1 項に規定する臨床研修を修了した旨の歯科医籍への登録等について（平成 19 年 2 月 23 日医政歯発第 0223001 号） 歯科医師の臨床研修を行う大学病院からの臨床研修修了者に係る情報提供に関する依頼について（平成 19 年 2 月 23 日医政歯発第 0223002 号）
平成 19（2007）年 3 月	「歯科医師法第16条の2第1項に規定する臨床研修に関する省令の施行について」の一部改正について（平成 19 年 3 月 30 日医政発第 0330081 号） 〈主な改正の内容〉 ・臨床研修施設における医療に関する安全管理のための体制の確保に関すること ・臨床研修施設指定証及び研修協力施設証の返納に関すること **医療法改正** **良質な医療を提供する体制の確立を図るための医療法等の一部を改正する法律の一部の施行について　第 2　医療の安全に関する事項**（平成 19 年 3 月 30 日医政発第 0330010 号）
平成 20（2008）年 12 月	**歯科医師臨床研修推進検討会　報告書**
平成 21（2009）年　2 月	**医道審議会歯科医師分科会歯科医師臨床研修部会　意見書** （臨床研修制度の見直しに関する意見） 臨床研修群方式の推進等について
平成 21（2009）年 12 月	**歯科医師臨床研修推進検討会第 2 次報告** **医道審議会歯科医師分科会歯科医師臨床研修部会　意見書** （臨床研修制度の見直しに関する意見）

表 10-1　つづき

平成 22(2010) 年 4 月	**「歯科医師法第 16 条の 2 第 1 項に規定する臨床研修に関する省令」の改正** (平成 22 年厚生労働省令第 68 号)
平成 22(2010) 年 6 月	**「歯科医師法第 16 条の 2 第 1 項に規定する臨床研修省令の施行について」の改正** (平成 22 年 6 月 4 日医政発 0604 第 1 号) 〈主な改正の内容〉 ・連携型臨床研修施設の新設 ・臨床施設群方式の推進（グループ化の推進） ・研修管理委員会の機能強化 ・臨床研修施設の指定・年次報告などの申請の簡素化
平成 26(2014) 年 3 月	**歯科専門職の資質向上検討会　報告書**
平成 27(2015) 年 3 月	**「歯科医師法第 16 条の 2 第 1 項に規定する臨床研修省令の施行について」の改正** (平成 27 年 3 月 31 日医政発 0331 第 37 号) ・都道府県を経由した臨床研修の事務手続きが可能
平成 28(2016) 年 1 月	**「歯科医師法第 16 条の 2 第 1 項に規定する臨床研修に関する省令」の改正** (平成 28 年厚生労働省令第 3 号)
平成 28(2016) 年 2 月	**「歯科医師法第 16 条の 2 第 1 項に規定する臨床研修省令の施行について」の改正** (平成 28 年 2 月 23 日医政発 0223 第 5 号) 〈主な改正の内容〉 ・研修プログラムへの「到達目標の達成に必要な症例数や研修内容」「修了判定の評価を行う項目や基準」の追加 ・臨床研修施設の指定を取り消すことができる要件を追加 ・臨床研修中断の理由として，研究や留学などの多彩なキャリア形成を追加
令和 2(2020) 年 1 月	**歯科医師臨床研修制度の改正に関するワーキンググループ報告書**
令和 2(2020) 年 4 月	**「歯科医師法第 16 条の 2 第 1 項に規定する臨床研修に関する省令の施行について」の改正** (令和 2 年 4 月 9 日医政発 0409 第 8 号) 〈主な改正の内容〉 ・研修管理委員会の機能強化
令和 3(2021) 年 3 月	**「歯科医師法第 16 条の 2 第 1 項に規定する臨床研修に関する省令の施行について」の改正** (令和 3 年 3 月 31 日医政発 0331 第 75 号) 〈主な改正の内容〉 ・到達目標の見直し ・協力型（Ⅱ）臨床研修施設の新設 ・指導歯科医の定期的な指導歯科医講習会などの受講
令和 3(2021) 年 4 月	**「歯科医師法第 16 条の 2 第 1 項に規定する臨床研修に関する省令」の改正** (令和 3 年厚生労働省令第 85 号)
令和 4(2022) 年 4 月	**見直し後の歯科医師臨床研修制度開始（予定）**

表 10-2　歯科医師臨床研修の施設の指定基準

	名称	単独研修方式	複合研修方式	
			主たる施設	従たる施設
平成 8 (1996) 年 〜 平成 18 (2006) 年 3 月	常に勤務する歯科医師	3 名以上 受入研修医の半数以上	3 名以上 受入研修医の半数以上	2 名以上 受入研修医の半数以上
	歯科衛生士または看護師	歯科医師とおおむね同数	歯科医師とおおむね同数	歯科医師とおおむね同数
	歯科衛生士	必須	必須	必須
	施設開設歴	3 年以上	3 年以上	3 年以上
	研修プログラムの期間	原則 1 年	8 カ月	4 カ月
	研修の管理	研修委員会の設置	研修責任者および合同研修委員会を置く	

	名称	単独研修方式	臨床研修施設群方式	
		単独型	管理型	協力型
平成 18 (2006) 年 4 月 〜 平成 23 (2011 年) 3 月	常勤の指導歯科医	1 名以上	1 名以上	1 名以上
	常に勤務する歯科医師	3 名以上	2 名以上	2 名以上
	受け入れ研修医	常に勤務する歯科医師の 2 倍まで	常に勤務する歯科医師の 2 倍まで	常に勤務する歯科医師の 2 倍まで
	歯科衛生士または看護師	常勤換算で，常に勤務する歯科医師とおおむね同数	常勤換算で，常に勤務する歯科医師とおおむね同数	常勤換算で，常に勤務する歯科医師とおおむね同数
	歯科衛生士	必須	必須	必須
	施設開設歴	3 年以上	3 年以上	3 年以上
	研修プログラムの期間	原則 1 年	連続した 3 カ月以上	連続した 3 カ月以上
	研修の管理	研修管理委員会の設置	研修管理委員会の設置	—
	プログラム責任者の配置	義務	義務	—
	プログラム責任者の受け持つ研修歯科医	プログラム責任者あたり 20 名まで	プログラム責任者あたり 20 名まで	—
	研修実施責任者	—	—	配置すること
	安全管理体制	医療に関する安全管理のための体制を確保していること		

	名称	単独研修方式	臨床研修施設群方式		
		単独型	管理型	協力型	連携型
平成 23 (2011) 年 4 月 〜 令和 4 (2022) 年 3 月	常勤の指導歯科医	1 名以上	1 名以上	1 名以上	1 名以上
	常に勤務する歯科医師	3 名以上	2 名以上	2 名以上	1 名以上
	受け入れ研修医	指導歯科医数の 2 倍まで	指導歯科医数の 2 倍まで	指導歯科医数の 2 倍まで	指導歯科医数の 2 倍まで
	歯科衛生士または看護師	常勤換算で，常に勤務する歯科医師とおおむね同数または当該年度に募集する研修歯科医とおおむね同数	常勤換算で，常に勤務する歯科医師とおおむね同数または当該年度に募集する研修歯科医とおおむね同数	常勤換算で，常に勤務する歯科医師とおおむね同数または当該年度に募集する研修歯科医とおおむね同数	常勤換算で，常に勤務する歯科医師とおおむね同数または当該年度に募集する研修歯科医とおおむね同数
	歯科衛生士	必須	必須	必須	必須
	施設開設歴	3 年以上	3 年以上	3 年以上	3 年以上
	研修プログラムの期間	原則合計 1 年	連続した 3 カ月以上	連続した 3 カ月以上	5 日以上 30 日以内
	研修の管理	研修管理委員会の設置	研修管理委員会の設置	—	—
	プログラム責任者の配置	義務	義務	—	—
	プログラム責任者の受け持つ研修歯科医	プログラム責任者あたり 20 名まで	プログラム責任者あたり 20 名まで	—	—
	研修実施責任者	—	—	配置すること	配置すること
	安全管理体制	医療に関する安全管理のための体制を確保していること			

	名称	単独研修方式	臨床研修施設群方式		
		単独型	管理型	協力型（Ⅰ）	協力型（Ⅱ）
令和 4 (2022) 年 4 月 〜 予定	常勤の指導歯科医	1 名以上	1 名以上	1 名以上	1 名以上
	常に勤務する歯科医師	3 名以上	2 名以上	2 名以上	1 名以上
	受け入れ研修医	指導歯科医数の 2 倍まで	指導歯科医数の 2 倍まで	指導歯科医数の 2 倍まで	指導歯科医数の 2 倍まで
	歯科衛生士または看護師	常勤換算で，常に勤務する歯科医師とおおむね同数または当該年度に募集する研修歯科医とおおむね同数	常勤換算で，常に勤務する歯科医師とおおむね同数または当該年度に募集する研修歯科医とおおむね同数	常勤換算で，常に勤務する歯科医師とおおむね同数または当該年度に募集する研修歯科医とおおむね同数	常勤換算で，常に勤務する歯科医師とおおむね同数または当該年度に募集する研修歯科医とおおむね同数
	歯科衛生士	必須	必須	必須	必須
	施設開設歴	3 年以上	3 年以上	3 年以上	3 年以上
	研修プログラムの期間	原則合計 1 年	連続した 3 カ月以上	連続した 3 カ月以上	5 日以上 30 日以内
	研修の管理	研修管理委員会の設置	研修管理委員会の設置	—	—
	プログラム責任者の配置	義務	義務	—	—
	プログラム責任者の受け持つ研修歯科医	プログラム責任者あたり 20 名まで	プログラム責任者あたり 20 名まで	—	—
	研修実施責任者	—	—	配置すること	配置すること
	安全管理体制	医療に関する安全管理のための体制を確保していること			

第10章

臨床研修

2. 実施状況

木尾　哲朗

歯科医師臨床研修制度は5年に一度見直しがなされ，その3度目の見直しは令和3年に行われた．今回の調査は，前回調査翌年の平成30年から見直しを挟んで令和4年4月までの調査をまとめたものである．なお，厚生労働省医政局歯科保健課のウェブサイト「歯科医師臨床研修の現状」では2年分のデータがアップされておらず，また，本白書における年度表現は前回の2017年版と異なり，ウェブサイトに沿った旨を付言する．

1）歯科医師臨床研修の実施状況

(1) 歯科医師臨床研修施設数

歯科医師臨床研修施設数を**表10-3**に示す．施設総数は平成30年度からの4年間で2,470施設から2,514施設と44施設増加しているが，前年の平成29年度の総数は2,543施設であることから，ほぼ横ばい状態といえる．その内訳を詳細にみると，平成29年度までの3年間では歯科診療所の協力型臨床研修施設が増加したのに比して，平成30年度以降の4年間では国立大学病院数が微減し，単独型と管理型の歯科診療所が増加していた．

表10-3　歯科医師臨床研修施設数

	年度		
	平成30年	令和3年	令和4年
大学病院			
歯科大学病院	30	30	30
医科大学病院	69	66	65
その他の病院			
単独型臨床研修施設	127	129	126
管理型臨床研修施設	20	23	26
協力型臨床研修施設	119	120	121
歯科診療所			
単独型臨床研修施設	37	49	45
管理型臨床研修施設	23	46	51
協力型臨床研修施設	2,045	2,057	2,050
合計	2,470	2,520	2,514

厚生労働省ウェブサイト「歯科医師臨床研修の現状」[2]より抜粋引用．

注）施設数は，各年度4月1日現在．

注）単独型研修施設の区分には，管理型臨床研修施設として指定されたものは含まない．

注）協力型臨床研修施設の区分には，単独型または管理型臨床研修施設として指定されたものは含まない．

(2) 研修プログラム数

研修プログラム数を**表10-4**に示す．プログラム数の合計は平成29年度までの2年間で23の増加に比して，令和4年度までの5年間では42の増加であった．増加したプログラムの多くは前回調査と同じく歯科大学病院以外の研修プログラムであった[1]．

(3) 研修歯科医の募集数

研修歯科医の募集数を**表10-5**に示す．前回調査でみられた募集数の減少傾向は継続しており，年間30人程度減少している．その内訳をみると歯科大学病院では年間60人程度減少し，その他の施設では年間30人程度増加している．

(4) 歯科医師臨床研修の充足率

歯科医師臨床研修の充足率を**表10-6**に示す．前回調査では180%前後で推移していた充足率はわずかに減少しており，特に令和3年度の充足率が156.8%と低下していた．低下の理由は，当該年度の歯科医師国家試験合格者数が例年より100人以上増加したことによるものと思われる．充足率は合格者数を基準にすると十分にみえるが，歯科医師国家試験受験者数からみると十分とはいえないため今後は充足率とともに募集定員の推移を注視する必要がある．

このお　てつろう
九州歯科大学口腔機能学講座総合診療学分野
キーワード：歯科医師臨床研修，研修歯科医，歯科医師臨床研修マッチングプログラム

表 10-4　歯科マッチング参加研修プログラム数

	年度				
	平成 29 年	平成 30 年	平成 31 年	令和 2 年	令和 3 年
歯科大学病院	92	92	91	90	91
その他の施設	287	299	306	310	326
合計	379	391	397	400	417

歯科医師臨床研修マッチング協議会広報資料[3]より作成.
注）歯科マッチング実施年度の翌年度のプログラム数として計上している.

表 10-6　歯科医師臨床研修の充足率

	平成 30 年度（111 回）	令和 3 年度（114 回）	令和 4 年度（115 回）
充足率(%)（募集数/合格者数）	175.1	156.8	172.1
歯科医師国家試験合格者（数）	2,039	2,123	1,969

厚生労働省ウェブサイト「歯科医師臨床研修の現状」[2]より作成.

表 10-5　研修歯科医の募集数（歯科マッチング参加施設）

	平成 29 年度	平成 30 年度	平成 31 年度	令和 2 年度	令和 3 年度
歯科大学病院	2,792	2,746	2,697	2,624	2,534
その他の施設	745	788	795	813	856
合計	3,537	3,534	3,492	3,437	3,390

歯科医師臨床研修マッチング協議会広報資料[3]より作成.（人）

表 10-7　歯科医師臨床研修マッチング結果

	年度			
	平成 30 年	平成 31 年	令和 2 年	令和 3 年
参加施設数	298	307	312	325
研修プログラム数	391	397	400	417
募集定員	3,534	3,492	3,437	3,390
参加者数（A）	3,817	3,832	3,853	3,745
希望順位表登録者数（B）	3,526	3,549	3,514	3,451
マッチ者数（C）	2,905	2,905	2,919	2,859
平均希望順位登録数	3.25	3.32	3.47	3.58
希望順位表登録者率（%）	92.4	92.6	91.2	92.2
マッチ率（C）/（B）（%）	82.4	81.9	83.1	82.8
第 3 希望までのマッチング率	95.5	95.4	94.9	95.1

歯科医師臨床研修マッチング協議会広報資料[3]より作成.

2）歯科医師臨床研修マッチングの状況

歯科医師臨床研修では，研修を希望する者と研修プログラムとを双方の希望を踏まえて一定のアルゴリズムに従ってコンピュータにより組み合わせを決定する歯科医師臨床研修マッチング（以下，歯科マッチング）を採用している．歯科マッチングへの参加は研修希望者と研修プログラム（臨床研修施設）双方ともに任意である．なお歯科マッチングは臨床研修実施の前年度に実施されるため，令和 3 年度の歯科マッチングの結果は令和 4 年度に歯科医師臨床研修を受ける予定の者である．歯科マッチングの状況を**表 10-7** に示す．

(1) 希望順位表の登録状況

希望順位表とは，研修希望者が研修プログラムとともに希望する順位を Web 上で登録して順位付けするものである．希望順位表登録者率は歯科マッチング開始初年度では 98.2% であったが，2017 年度までの 3 年間は 93% 台に下がり，平成 30 年度以降は 92% 前後とさらに低下している．希望順位表登録者数は募集定員をここ 3 年間は上回っており，卒業試験や歯科医師国家試験の合格率を経て研修先が確保されている状況は否めない．歯科マッチングの時期に研修希望者が多様なプログラムを選択できるという点では，研修プログラム数と募集定員の増加は依然として重要な課題である．

(2) マッチ率

希望順位登録者数に対するマッチ率は 2017 年度には過去最低の 85% 台に減少しており，平成 30 年度以降も低下傾向はとどまることなく，ここ数年は 83% 前後で推移している．マッチ率が上昇しない一つの理由として，先に挙げたようにここ 3 年間は希望順位登録者数が募集定員を上回っている点にある．17% ほどのアンマッチ者は，マッチングの結果として空席のある臨床研修施設や歯科マッチングに参加していない臨床研修施設へ再度就職活動を行うことになる．卒業試験や歯科医師国家試験の受験を控えた歯科学生が歯科マッチング結果発表の 10 月以降に，残り少ない募集枠への情報収集と就職活動を行うことは辛苦を伴うことは想像にかたくないことからも，マッチ率の上昇が望まれる．なお，第 3 希望までのマッチ率については，2017 年度までは 96% 前後で推移していたが平成 30 年度以降は 95% 前後と微減している．

3）歯科大学および歯学部の附属病院の実情

歯科大学病院における臨床研修の実態を検討する目的で，29 歯科大学・歯学部にアンケート調査を行った．大学によっては複数の病院や附属の診療所があるため，アンケート調査と厚生労働省やマッチング協議会の公表資料と数値が異なる場合がある．アンケート項目は前回調査と同じ質問とした．

表 10-8　歯科大学および歯学部附属病院の実情

	年度				
	平成30年	平成31年	令和2年	令和3年	令和4年
平均研修プログラム数	3.10	3.03	3.07	3.03	3.07
総募集人数	2,746	2,700	2,651	2,558	2,508
採用人数	1,568	1,554	1,581	1,569	1,413
平均採用人数	54.07	53.59	54.52	54.10	48.72
充足率(採用人数/募集人数)(%)	57.1	57.6	59.6	61.3	56.3

アンケート調査による

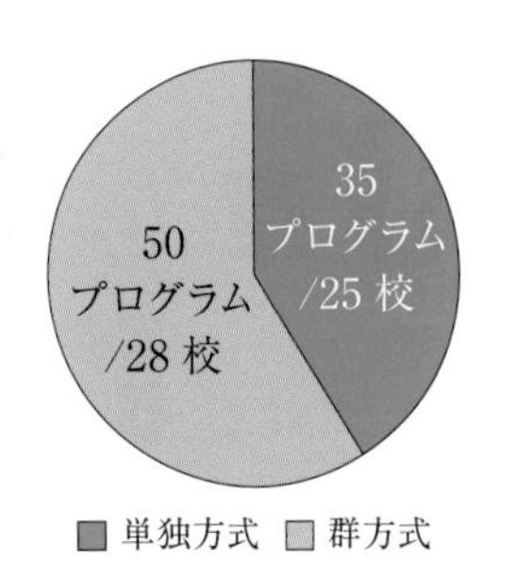

図 10-1　研修プログラム数
アンケート調査による

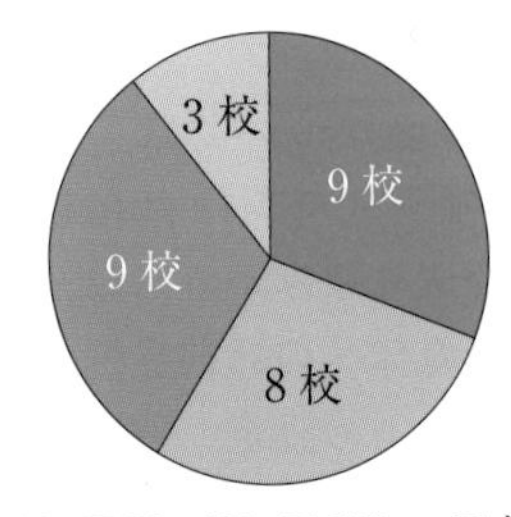

図 10-2　協力型（Ⅰ）臨床研修施設数
アンケート調査による

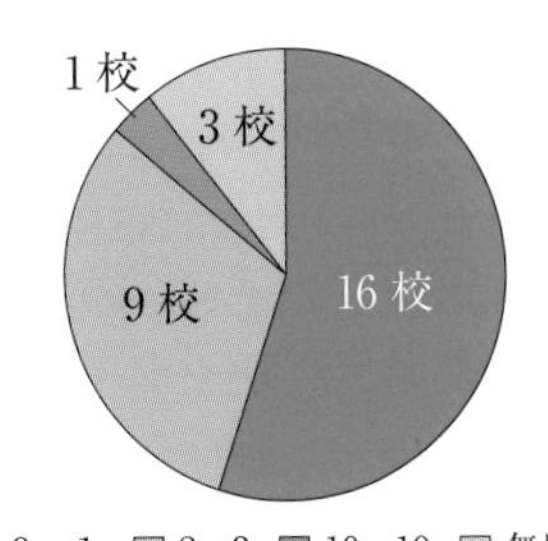

図 10-3　協力型（Ⅱ）臨床研修施設数
アンケート調査による

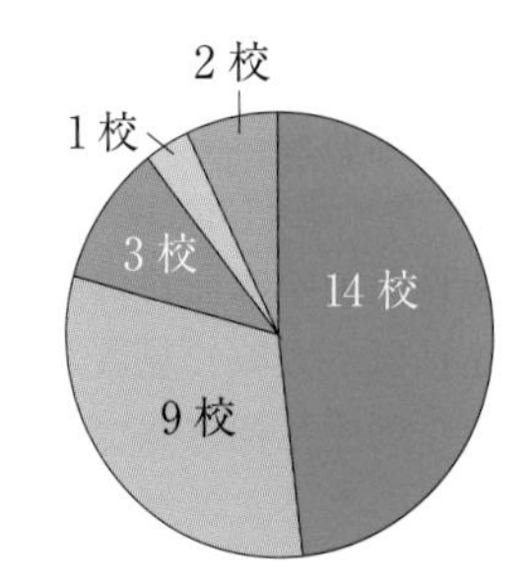

図 10-4　研修協力施設数
アンケート調査による

歯科大学および歯学部附属病院の実態を**表 10-8** に示す．研修プログラム数は 2017 年度に平均 3.14 と微増傾向であったが，2017 年をピークに年々わずかに減少傾向にあり，令和 4 年度は 3.07 であった．総募集人数は 2017 年度までの 2 年間で 51 人減少し，その後の 5 年間でさらに 364 人減少し，令和 4 年度は 2,508 人であった．採用人数は 2017 年度までの 2 年間で 17 人減少し，その後の 5 年間でさらに 141 人減少し，令和 4 年度の採用人数は 1,413 人であった．充足率（採用人数/募集人員）は 2015 年度から 2017 年度までの 3 年間は 55％を切っていたが，平成 30 年度から令和 4 年度までは 56～62％の範囲であった．つまり，募集人員と採用人員がともに減少し，その結果として充足率が上昇していることがうかがえる．平均採用人数は令和 3 年度まで 55 人弱で推移していたが，令和 4 年度は 48.72 人と 50 人を下回った．

直近の令和 4 年度の研修プログラム数は単独方式より群方式が多かった（**図 10-1**）．協力型施設の保有数については，協力型（Ⅰ）臨床研修施設数は 25～161 施設で，平均ではこれまで 100 施設前後であった協力型臨床研修施設と比較すると，35 施設程度に激減していた．この差異は今回 3 大学が無回答であるため単純に比較できないが，制度の変更によるものと思われる（**図 10-2**）．協力型（Ⅱ）臨床研修施設の保有数は 0 または 1 施設との回答が 16 大学で回答大学の約 60％で，施設数は 2 または 3 施設との回答が 9 大学で回答大学の約 35％であった．合計すると回答大学の 95％は協力型（Ⅱ）臨床研修施設の保有数は 3 施設以内であった（**図 10-3**）．研修協力施設数は 0～4 施設との回答は 14 大学で回答大学の約 54％で，5～19 施設との回答は 9 大学で回答大学の約 35％であった（**図 10-4**）．

文献

1）平田創一郎．第 10 章　臨床研修　2．実施状況．日本歯科医学教育学会白書作成委員会編．歯科医学教育白書 2017 年版．東京：日本歯科医学教育学会；2019．137-40 頁．
2）厚生労働省．歯科医師臨床研修の現状．https://www.mhlw.go.jp/stf/seisakunitsuite/bunya/0000085959.html（最終アクセス日：2022 年 11 月 1 日）
3）歯科医師臨床研修マッチング協議会．広報資料．https://drmp.jp/archive（最終アクセス日：2022 年 11 月 1 日）

第10章 臨床研修

3. 臨床能力の評価

田口　則宏

歯科医師臨床研修における臨床能力の評価に関する全国29歯科大学・歯学部での実態調査を行った．特に令和3年に歯科医師臨床研修に関する省令改正が行われ，研修の到達目標が大幅に見直された．そのため今回の調査は，新たな到達目標に基づく歯科医師臨床研修が開始されたばかりのタイミングに行われたものであることにご留意いただきたい．

1）到達目標の設定

令和3年に改正された省令における新たな歯科医師臨床研修の到達目標に準じて目標を設定したと回答した大学は25校であった．また，独自の到達目標を設定していると回答した大学は13校であった．その具体例としては，目標症例数，ポートフォリオの記載，専門的研修プログラム，ISOなどの品質管理，災害口腔医療連携研修などが挙げられた．

2）採用している評価システムについて

到達目標A，B領域について，“令和4年度より運用されている「DEBUT2」を採用していますか”という問いに対しては，採用していると回答したのは7校であった．この領域に対して「DEBUT2」以外の評価方法を使用していると回答したのは24校であった．「DEBUT2」以外の評価方法について，その具体的なものとしては，研修手帳・記録（経験症例数を含む），ポートフォリオ，観察記録，e-logbook，研修記録などが挙げられ，最も多い回答は研修手帳・記録，次いでポートフォリオであった．

到達目標C領域における評価については，調査時点で「DEBUT2」のような評価システムは存在しない．そのため各施設でさまざまな取り組みがみられ，研修手帳やポートフォリオなどの紙媒体への経験症例の記録と押印やミニマムリクワイヤメントの設定，独自の電子システムの運用，パフォーマンス評価などが行われており，最も多い回答は経験症例数に基づく量的評価であった．

評価基準を明確に設定していると回答したのは26校であり，その設定方法がDEBUT2に準じたものと回答したのは8校，独自の基準を設定していると回答したのは20校であった．独自基準としては，目標症例数の明示に加えてパフォーマンスの段階評価やルーブリック評価，観察記録や勤務態度の評価などが挙げられた．

これらの評価基準は24校で研修歯科医に周知しているとの回答であったが，前回調査時からは4校減少していた．その周知方法はオリエンテーションやガイダンスにおける説明や資料配布，臨床研修要項や研修手帳・研修ノートへの記載などがほとんどであった．

3）評価者，評価の認証組織

臨床研修における評価者の職種は，無記入であった1校を除き28校すべてで指導歯科医が担当していると回答があった．加えて17校ではほかの職種も評価に参加していると回答があり，具体的には，歯科衛生士が16校と最も多く，歯科技工士が9校，その他，看護師，患者，事務職などが挙げられた．

研修評価結果を認証する組織は，無記入であった1校を除き28校すべてで研修管理委員会が担当しているとの回答であった．その他の組織を加えた施設が5校あり，具体的には研修管理委員会へ上程する原案を作成する下部組織（研修実施専門委員会，研修主任会議など）が挙げられた．

たぐち　のりひろ
鹿児島大学大学院医歯学総合研究科歯科医学教育実践学分野
キーワード：研修評価，到達目標，研修修了認定

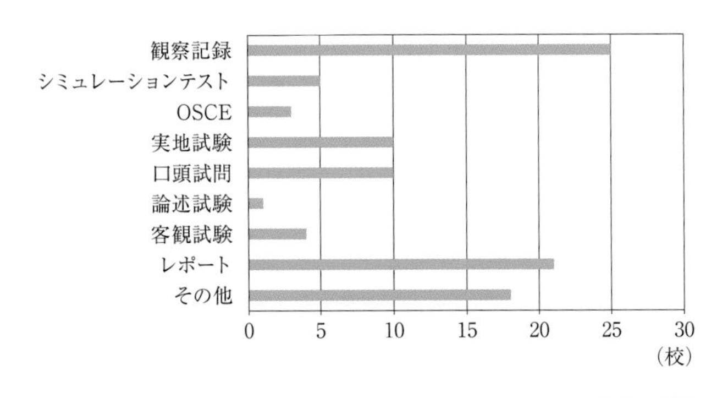

図 10-5　各評価方法の実施大学数

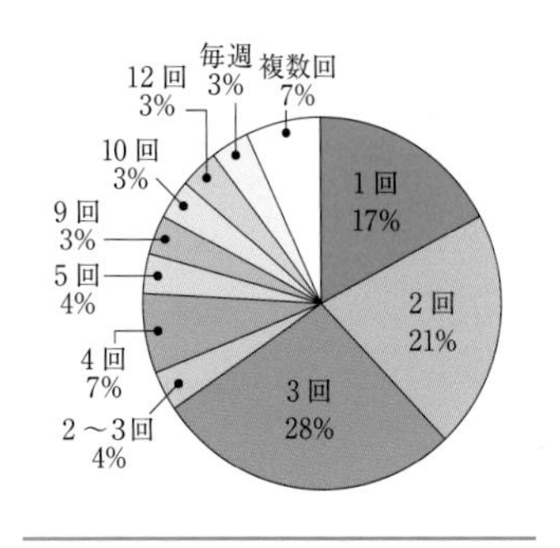

図 10-6　研修期間中の評価回数

4）評価方法

各施設で採用されている評価方法とその実施大学数を**図 10-5** に示した．観察記録が 25 校と最も多く，次いでレポート 21 校，口頭試問 10 校，実地試験 10 校であった．その他の評価方法を採用している施設も 18 校認められ，具体的な方法としては，ポートフォリオによる評価が 9 校と最も多く，勤務態度や症例報告（プレゼンテーション），経験症例数などであった．27 校で 3 種類以上の評価方法を組み合わせて運用されていた．複数の評価方法が採用されている場合，最も重視されている評価方法は観察記録（13 校）であり，次いでポートフォリオ（3 校）であった．2 番目に重視されている評価方法はレポート（8 校）であった．

5）評価の時期

研修評価については，24 校で複数回実施されているものの，その回数はさまざまであった（**図 10-6**）．1 回と回答した施設の評価実施時期は，研修修了時の 3 月に集中していた．また，研修開始時の 4，5 月に評価を実施する大学は 4 校となっていた．前回調査時と比較して，1～3 回と回答した施設が 51.7％から 70％と増加しており，評価回数を絞っていく傾向が認められた．

評価結果を研修歯科医に伝達していると回答していた施設は 28 校で，結果伝達の際，ヒアリングやフィードバックを実施していると回答した施設は 27 校であった．また，基準に満たない場合の対応を決めていると回答した施設は 19 校で，前回調査時と変化はなかった．中間評価（形成的評価）の場合，フィードバックや追加研修などによる対応が多く，最終評価（総括的評価）の場合は，基準を満たすまで追加指導・研修を行う，研修が修了できるように支援を行う，再履修，研修期間の延長などが挙げられた．

6）研修修了時の評価

研修修了にあたっては，大半の施設で複数の評価方法を採用し，総合的に評価を行っている傾向であった．令和 4 年度から運用が開始されている新たな研修到達目標すべてを網羅できる，従前の DEBUT に相当する電子的な評価システムが存在しないため，各施設では独自に工夫を行い評価が行われていた．今後取り入れを検討している評価方法があると回答したのは 9 校で，具体的には令和 4 年度から一部運用が開始されている「DEBUT2」を記載したのが 4 校であった．

7）未修了者の対応

2018～2021 年の 4 年間で，研修未修了者は 14 名，研修中断者は 57 名，研修中止者（研修中断後，再開にいたらなかった者）は 3 名であった（**図 10-7**）．前回調査時に比較して，研修未修了者および研修中止者は大きな変化は認められなかったが，研修中断者が大きく増加している傾向であった．これは，2020 年から始まった新型コロナウイルス感染拡大に伴って，研修歯科医がメンタル的な問題を抱えるようになり，出向先で研修続行が不可能となるケースや，緊急事態宣言などに伴い行動制限が生じ，協力型臨床研修施設への出向が事実上困難となるケースなど，従来では考えられなかったような原因に基づく事例が散見された．このような場合には，個々のケースに応じた具体的な対応の必要性が認められた．一方，研修中止については，事例自体が多くないため，ケースに応じた対応となっていたが，基本的には研修歯科医本人の意向を尊重する対応がとられていた．

調査全般を通じて，研修歯科医の臨床能力を施設ごとに多面的に評価をする取り組みが明らかとなった．社会的に新興感染症の影響を大きく受けている 2020 年以降，歯科医師臨床研修においても従来とは異なる対応が求め

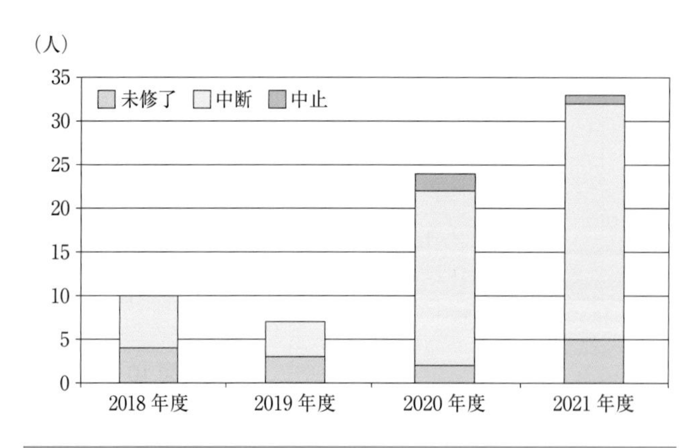

図 10-7　研修未修了・中断・中止になった研修歯科医数の推移

られる場面がある．既存の枠にとらわれない，柔軟な姿勢で研修指導および評価に臨む必要があると考えられる．また，令和 4 年度から運用されている新たな到達目標，特に C 領域に対応するための評価システムの開発，運用が急務であることが明らかとなった．

第10章

臨床研修

4. コロナ禍における臨床研修

長谷川篤司

2020（令和2）年1月15日に国内初の陽性が確認された新型コロナウイルス感染症は3月に入って爆発的な感染拡大を示した．4月7日には東京，神奈川，埼玉，千葉，大阪，兵庫，福岡の7都府県に「緊急事態宣言」が発出され，学校の休校，各種イベントの中止，百貨店・映画館の使用制限，不要不急の外出の自粛などが要請された．

4月から開始された令和2年度歯科医師臨床研修においても，新卒研修医を医療従事者としての感染から守るだけでなく，市民としての行動制限なども考慮して研修の一時停止や代替研修などが検討，実施された．本項では，全国の歯学部あるいは歯科大学（以下，大学とする）において新型コロナ感染拡大によって臨床研修がどのような影響を受けたか，また，どのような対応策を実施したかに関するアンケート調査を行った．

1）臨床研修プログラムへの影響

全国29大学のうち，27大学が新型コロナウイルス感染拡大によって臨床研修プログラムが影響を受けたと回答した（図10-8）．

これら27大学のうち，学内（大学附属歯科病院内）での単独型または管理型研修プログラムを短縮あるいは一時停止したのは13大学，学外（協力型研修施設）でのプログラムを短縮あるいは一時停止したのは9大学であった．これらのうち学内，学外両方のプログラムが影響を受けたのは6大学であった．一方，各大学での特色ある短期研修プログラム（全身管理研修，訪問診療研修，摂食・嚥下研修，その他）については19大学で短縮や一時停止などの影響を受けたと報告された（図10-9）．

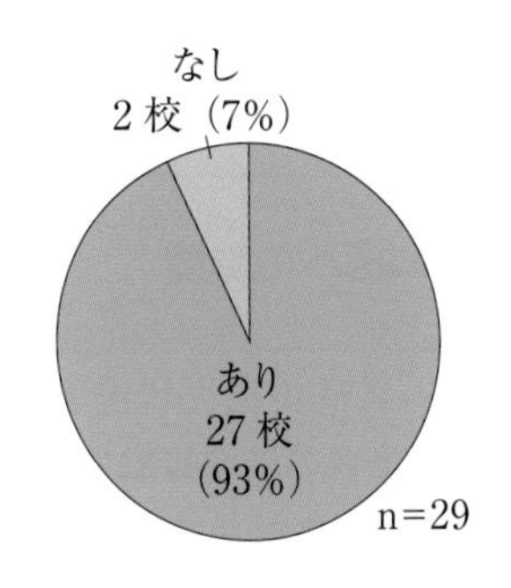

図10-8　新型コロナウイルス感染拡大による臨床研修への影響

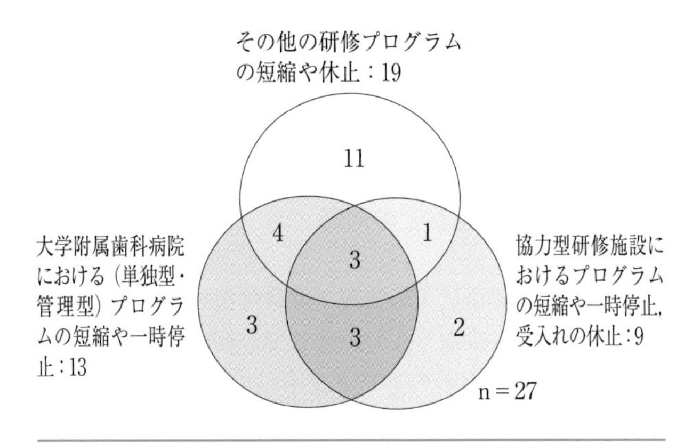

図10-9　影響を受けた研修プログラム（校）

これらの内訳は全身管理研修プログラム（6大学），訪問診療研修プログラム（17大学），摂食・嚥下研修プログラム（7大学），その他研修プログラム（9大学）であり，コロナウイルス感染拡大によって訪問診療研修プログラムにおいて研修期間の短縮あるいは一時休止など，影響を強く受けたと回答した（表10-9）．

はせがわ　とくじ
昭和大学歯学部歯科保存学講座総合診療歯科学部門
キーワード：歯科医師臨床研修，新型コロナウイルス感染症，研修プログラム

表 10-9　特色ある短期研修プログラムへの影響

項目	校
全身管理研修などの短縮・休止	6
訪問診療研修などの短縮・休止	17
摂食・嚥下研修などの短縮・休止	7
その他研修プログラムの短縮・休止	9

（校）

表 10-10　臨床研修歯科医への影響

項目	校
研修歯科医の感染による臨床研修中断	10
研修歯科医が濃厚接触者になり，臨床研修中断	14
患者数や診療機会の減少	25
施設理由によるプログラムの中断・変更	9

（校）

2）臨床研修歯科医への影響

臨床研修歯科医への感染拡大状況としては，14大学で研修医がコロナ感染者の濃厚接触者と認定され，このうち10大学で研修医自身がコロナ感染症を発症して研修が中断されたとの回答があった（**表 10-10 上**）.

研修の実施にあたっては，29大学中25大学で「研修医の担当する患者数や診療機会が減少した」と回答しており，9大学で施設側の理由によってプログラムを中断したり，変更せざるをえなかったと回答された（**表 10-10 下**）.

3）臨床研修施設での対応

新型コロナ感染拡大の状況下で研修医の在宅勤務期間を設けた施設も少なくない．そこで，在宅勤務で学修や研修を支援するためのプログラムについて16大学で準備したと回答があった．準備されたプログラムの内容に関する自由記載から，12大学で自己学修するための課題などを提供して研修を支援しており，これらのなかにはMoodleなどの学修管理システムを用いて課題を配信，回収をしたとの記載もみられた．一方，8大学でZoomなどのWeb会議システムを利用したオンライン講義やセミナー，動画の学修コンテンツの配信を通しての研修推進の記載がみられた．さらに5大学では，自宅での実習あるいはスキルスラボでのマネキン実習や相互実習すべき技能課題を提供することによる技能実習充実の記載がみられた（**図 10-10**）．なお，自宅での実習課題としては歯型彫刻が採用されていた.

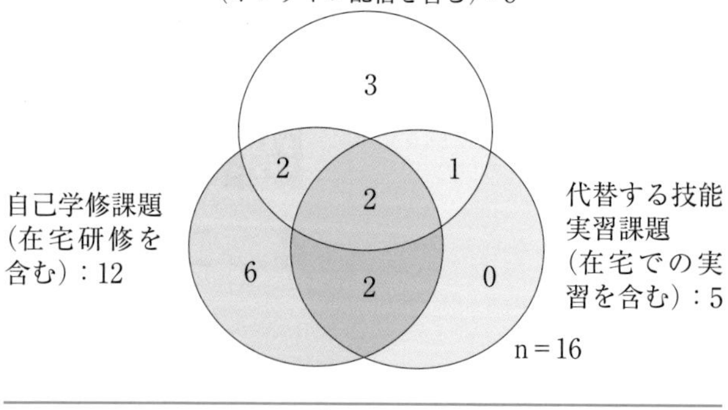

図 10-10　準備された代替研修

表 10-11　今後準備すべき課題

（自由記載）
- 講義動画とe-Learningの充実・整備
- 技能実習室（スキルスラボ）の整備
- 在宅研修者へのリモート教育の充実と在宅研修者への体調管理状況把握システム
- DEBUT2を使用する際の機器（原則本人の端末を使用する予定）とネット環境の整備
- 研修歯科医同士に感染が拡大しないようにする日常
- 病院内が閉鎖された場合の研修プログラム（遠隔指導）
- 代替案の準備，配信などのシステム整備
- リモートでの学習，研修環境の整備
- 診療機会の減少に対し，技能修練を行う環境を整備しておく必要があると考えている
- Web研修のシステム，コンテンツ

4）今後への準備

今後の研修プログラムに準備しておくべきことに関する自由記載から，8大学から回答を得た．いずれも臨床現場での研修を補うための方略として，普段から臨床研修の教育コンテンツ（講義動画，e-Learning，代替の技能実習など）の充実だけでなく，これらをWeb上で配信・管理できる学修管理システムの導入や，ネット環境整備の必要性などが提起された（**表 10-11**）．コロナウイルス感染拡大によって多くの研修プログラムと研修医が負の影響を受けた．しかしながら，研修現場ではさまざまな工夫を通して研修の充実に努めており，今後臨床研修をより充実させるために準備すべき課題への気付きも得られたと考えられる.

第11章 大学院教育と歯科医学教育研究の動向

1．大学院の実態

築山　能大

国家的な施策として進められてきた大学院教育改革にかかわる歯学系大学院に関する調査報告はほとんどなく，第1次大学院教育振興施策要綱の検証結果を踏まえた中央教育審議会「グローバル化社会の大学院教育～世界の多様な分野で大学院修了者が活躍するために～答申」（http://www.mext.go.jp/component/b_menu/shingi/toushin/__icsFiles/afieldfile/2011/03/04/1301932_01.pdf）のなかに垣間見ることができる．医療系大学院教育の実質化などに関する検証結果では，専攻の大括り化やコースなどの組織再編の進展，大学院GPなどの応募・実施による自主的な取り組みの促進，人材養成目的に沿ったコース設置，社会人学生の増加などが成果として挙げられている．一方，学生の専門資格志向，歯科医師臨床研修制度の導入などは基礎研究者を志す学生の減少や大学院生のキャリア形成に大きな影響を与え，改革を進めようとする大学院に少なからず影響しているとしている．また，優れた研究能力などを備えた医療系人材の養成機能が強化されてきているが，専門資格の取得のみに重きをおく傾向，習得させるべき研究能力などに関する到達目標の不明確などが課題として挙げられている．

医療系大学院には，生涯にわたる医療人のキャリア形成の中核的な役割を果たすことが求められており，未来の医療を切り開く基礎研究を担う者の確保，国際的医療人・ライフ・イノベーションを担う人材を養成するために，教育，研究，診療の適正なバランスの維持を図りつつ，修了時の到達目標の明確化など，高度化・多様化する医療の動向などを見据えた体系的かつ実践的な教育を展開する必要があるとされている．このためには，ほかの医療機関や研究機関，学内外の他専攻などと有機的に連携し，面的に拡がりのある教育の展開が求められている．これらの点を踏まえたうえで，本項では，第1次および第2次大学院教育振興施策要綱を念頭におき，歯学系大学院の実態について，各大学歯学部，歯科大学に対してアンケート調査を行った結果をもとに述べる．

1）大学院重点化

大学院重点化についての調査結果を**表11-1**に示す．大学院重点化の機構改革を行っているのは国立大学10校と私立大学2校の計12校であり，前回の調査結果（歯科医学教育白書2017年版）よりも1校減少した．大学院重点化の予定を検討中と回答したのは私立大学2校で，前回の調査よりもさらに2校減少した．これらを踏まえると，私立大学にとって大学院重点化は容易でないことが推察される．大学院重点化では教育研究の場を大学院にシフトすることにより，大学院の高度化を目指すものであるので，中央教育審議会答申を踏まえ，今後の医療系課程制大学院のあり方を含め，教育の実質化，国際的通用性の担保，教員の研究力の向上を目指した計画づくりが求められる．

2）大学院教育における医科との連携

中央教育審議会答申で求められている，ほかの医療機関や研究機関，学内外の他専攻などと有機的な連携に関して，大学院教育における医科との連携についての調査結果を**表11-2**に示す．医療現場における医科歯科連携の重要性が叫ばれるなか，大学院教育においても，医科との連携は29校中22校がうまく進んでいると回答しており，専門性や研究領域など多くの共通点を有する医科との連携が進んでいることが示された．連携による利点は，人材交流の増加，幅広い知識と技能の修得，施設の共同利用，研究領域の拡大，研究レベルの向上，研究成

つきやま　よしひろ
九州大学大学院歯学研究院歯科医学教育学分野
キーワード：医療系大学院教育，大学院教育改革，大学院の実態

表 11-1　大学院重点化について

回答内容	大学数
実施済	12
未実施	17
→　重点化を検討中	2

表 11-3　社会人大学院制度について

回答内容	大学数
取り入れている	26
取り入れていない	3
→　導入を検討中	1

果の増大，大型研究資金の獲得など多岐にわたっていた．また，一部の大学からは医科を含めた他分野との連携についても積極的に進めているとの回答があった．一方，昨今の医療系部局における業務拡大に伴い，カリキュラム編成，担当教員の配置，講師の確保，授業日程の調整などに苦慮するなど，マンパワー不足も指摘されている．また，歯科の特殊性による医科領域の研究内容との乖離も指摘されており，解決が困難な課題もみられる．

3）社会人大学院制度

社会人大学院制度についての調査結果を**表 11-3** に示す．大学院設置基準第 14 条特例措置を活用した社会人大学院制度の導入については，導入中が前回調査よりも 1 校減少して 26 校，未導入が 3 校，このうち 1 校が導入を検討中とのことであった．社会人大学院制度の利点として，大学院入学者数の増加，多様なキャリアを有する大学院生の増加，向学心の高い社会人の高度な研究能力の修得，研究テーマの多様性の拡大，歯科臨床研究への関心の増大などが挙げられた．一方，欠点として，教員の負担増，学生間での不公平感，学位の質の担保，在学期間の延伸，カリキュラム・履修管理の複雑化，研究時間の制約などが挙げられた．このように，今回の調査で挙げられた利点および欠点は，前回および前々回調査時とおおむね同じであり，社会人大学院制度は多くの大学で導入され，人材の獲得や研究テーマの拡大には貢献してはいるものの，問題点に対する有効な改善策はあまり講じられていないと考えられる．

4）歯科医師臨床研修の必修化による大学院入学者数への影響

歯科医師臨床研修の必修化に伴う大学院入学者数の増減に関する調査結果を**表 11-4** に示す．大学院入学者が

表 11-2　大学院教育における医科との連携について

回答内容	大学数
うまく進んでいる	22
うまく進んでいない	7

表 11-4　歯科医師臨床研修の必修化による大学院入学者数の増減

回答内容	大学数
増加した	2
変化なし	14
減少した	13
→　対策を講じている	12

減少したと回答した大学は 13 校で，変化なしが 14 校，増加した大学が 2 校であった．2017 年版の報告と比較して，減少したと回答した大学が 3 校減り，変化なしが 3 校増加，増加したと回答した大学が 1 校増えた．また，減少したと回答した大学 13 校のうち 12 校がなんらかの対策を講じていると回答している．対策としては，研修歯科医を対象にした大学院説明会などがほとんどの大学で実施されており，研修歯科医に対する積極的なアプローチがなされている．このほかに，各種奨学金制度の活用による修学援助，ティーチングアシスタント（TA）制度の導入，留学支援，リカレント教育としての社会人大学院教育の充実，長期履修制度の導入，留学生支援，オンライン授業の実施など，各大学がさまざまな対策を講じており，全体としては，歯科医師臨床研修の必修化に伴う大学院入学者の減少傾向が徐々に落ち着いてきていると考えられる．今後は，歯学系大学院博士課程の入学定員および入学者数の推移などの詳細な数値データの解析も望まれる．

5）歯学系大学院における特色ある学修

大学院教育のカリキュラムや研究活動に関する特筆すべき事項については，多くの大学で，中間発表会（主に博士課程の 3 年次）の開催，年度ごとの研究指導計画書の提出，複数教員による指導，大学や部局独自の奨学金・研究奨励金制度の整備，表彰制度の充実，英語による講義科目の開講，国際学会発表・論文投稿の支援，TA 制度の導入，留学支援，長期履修制度の実施などが行われている．これらに加えて，高度臨床歯科医を目指す臨床専門医養成コースの開設，歯学研究者早期育成（DDS-PhD）コースの開設，海外の大学との Dual PhD Program の開設，海外研究コースの開設，英語コースや外国人特別選抜コースの開設，歯学と工学の連携大学

院プログラムの開設，他部局との共通教育科目の設定，他大学との学際的な単位互換制度の構築，海外での歯科英語研修の実施，国際シンポジウムの定期開催，講座間や学部間の垣根のない研究活動の展開などの特色ある学修プログラムが実施されている．

6）歯学系大学院における重点的な研究テーマ

大学院での研究テーマについて，特に重点的に行っている研究テーマに関する回答としては，再生医療，骨代謝，分子口腔生体制御，口腔・顎顔面領域の難病（がん）治療，新規歯科治療・新規診断法開発，医用材料・医療機器開発，異分野融合研究（工学部・民間企業などとの連携），災害歯科医学，保健医療分野における AI 研究開発，口腔と全身との関連など，基礎から臨床，さらに社会科学にいたる広い範囲の研究テーマが挙げられている．

第11章 大学院教育と歯科医学教育研究の動向

2. 大学院課程（コロナ禍における研究含む），歯科医学研究の動向

築山　能大

本項では,「大学院課程（コロナ禍における研究含む），歯科医学研究の動向」について，各大学歯学部，歯科大学に対して，アンケート調査を行った結果を記述する．アンケートの内容は，コロナ禍の2020，2021年度における学術誌への投稿数および学会発表数，大学院生や若手教職員の学会発表，論文発表の奨励策や，学内での競争的研究費の有無，競争的資金獲得の奨励策，海外での研究留学支援などについてであった．なお，質問項目によっては無回答のものが散見されること，加えて，今回は主にコロナ禍前からの変更の有無についての質問であったため，動向を正確に捉えるのは難しいものの，概要は把握できたと考えられる．

2020，2021年度の学術誌投稿数および学会発表数を**表11-5**に示す．得られたデータについては，集計方法などに大学間で差異が見受けられるため，必ずしも正確に反映されていない可能性も考えられる．次に，2017年版および2021年版のアンケート調査結果から得られる二次的なデータとして，コロナ禍前後における学術誌投稿数および学会発表数の変化を**表11-6**に示す．学会発表数はコロナ禍において全体としては減少しており，特に，国際学会での発表数の減少が著明であった．これについては，コロナ禍に伴う海外渡航制限や学術大会の開催中止などの影響が考えられる．また，学会発表の延長線上にあると考えられる学術誌投稿についても，全体としてはコロナ禍前と比較して減少傾向がみられる．

学位論文の規定について**表11-7**に示す．和文，英文を問わず学術雑誌の原著論文が14校と最も多く，次いで英文論文（インパクトファクターの有無にかかわらない）3校の順であった．なお，コロナ禍の影響によるものなのか，記載なしが前回調査の4校から8校に増えた．

大学院生への学会発表奨励策，論文発表奨励策および国際学会での発表奨励策についての調査結果を**表11-8〜11-10**に示す．学会発表の奨励策については，旅費・参加費の支給・補助が4校，優秀な発表への表彰が3校であり，これらは前回調査の約半数に減少した．このほかに，奨学金返還免除やリサーチアシスタント（RA）の採用が2校であった．一方,「なし」と回答した大学が前回調査よりも増加し20校であり，コロナ禍が影響したと考えられる．論文発表の奨励策としては,「なし」と回答した大学が21校であり，前回調査の約2倍に増加した．一方で，優秀論文を表彰する大学が5校と，前回調査の12校から大幅に減少していた．いずれもコロナ禍が影響したと推察される．このほかの論文発表奨励策として，奨学金給付が2校，投稿経費補助が2校であった．また，大学院生の国際学会発表への奨励策としては,「なし」と回答した大学は前回調査よりも10校増加して17校であり，他方，旅費の補助が8校と，前回調査の21校から大幅に減少した．この項目においてもコロナ禍の影響が顕著にみられた．なお，国際学会での発表の単位化を導入した大学が1校，女性研究者英語論文校正支援による女性研究者への支援体制の充実を図った大学が1校あった．

このように，従来から多くの大学で大学院生の国内，国際学会での発表，論文発表へのさまざまな支援が行われてきたが，全体としては，コロナ禍の影響によって支援すべき機会が減少したと推察される．

学内での競争的研究費および競争的資金申請の奨励策についての調査結果を**表11-11，11-12**に示す．学内での競争的研究費については，11校において若手研究者，女性研究者などへの研究費支援制度を制定していたが，前回調査の20校からほぼ半減した．また，外部の競争的資金獲得のための申請奨励策については，教員評価での利用が4校で行われており，教員による研究活動の推進およびインセンティブとして用いられていた．そのほか，委員会やアドバイザーを設置して，申請相談や申請書のブラッシュアップなどを行っている大学が2校，説

つきやま　よしひろ
九州大学大学院歯学研究院歯科医学教育学分野
キーワード：大学院，歯科医学研究，研究動向

表 11-5　2020，2021 年度の学術誌投稿数および学会発表数

回答内容	大学数					
	1～10	11～50	51～100	101～1,000	1,001 以上	無回答
国際誌投稿数	4	6	8	8	0	4
国内誌投稿数	4	10	8	4	0	4
国際学会発表数	11	8	5	1	0	5
国内学会発表数	0	4	7	5	0	4

2021 年版では，学術誌投稿および学会発表の実数ではなく，範囲で回答を求めた．

表 11-6　コロナ禍前後における学術誌投稿数および学会発表数の変化

回答内容	大学数			
	国際誌投稿数	国内誌投稿数	国際学会発表数	国内学会発表数
増加した	1	4	0	0
変化なし	13	8	11	18
減少した	12	14	14	8

2017 年版，2021 年版ともに回答が得られた大学のデータに基づく．

表 11-8　大学院生への学会発表奨励策について

回答内容	大学数
旅費・参加費の支給・補助	4
表彰	3
奨学金返還免除・RA 採用	2
なし	20

表 11-10　大学院生への国際学会での発表奨励策について

回答内容	大学数
旅費補助	8
RA 採用	1
奨学金返還免除	1
国際学会での発表の単位化	1
女性研究者英語論文校正支援	1
なし	17

表 11-12　競争的資金申請の奨励策について

回答内容	大学数
教員評価に利用	4
委員会/アドバイザーの支援	2
説明会・講習会	3
不採択高評価研究への補助	4
なし	19

一部，複数回答あり

明会・講習会を開催している大学が 3 校あり，不採択になったものの高評価であった研究課題に学内独自の研究費の補助を行っている大学が 4 校あった．一方で，19 校からは具体的な回答がなかった．

表 11-7　学位論文の規定について

回答内容	大学数
学術雑誌の原著論文	14
英語論文	3
IF 付英語論文	1
IF 付英語論文，IF なしの場合はテーシス	2
単位取得	1
記載なし	8

表 11-9　大学院生への論文発表奨励策について

回答内容	大学数
優秀論文を表彰	5
奨学金	2
優秀論文で早期修了	1
投稿経費補助	2
なし	21

一部，複数回答あり

表 11-11　学内での競争的研究費について

回答内容	大学数
あり	11
なし	18

表 11-13　大学院生・教職員の海外留学奨励策について

回答内容	大学数
海外研修制度の設置	3
旅費等の支給・奨学金など	6
海外大学との共同研究・動機づけなど	1
なし	19

大学院生・教職員の海外留学奨励策についての調査結果を**表 11-13** に示す．海外研修制度を設けているのは 3 校，旅費や奨学金の支給が 6 校であった．一方，19 校では奨励策がない，もしくはコロナ禍に伴う海外渡航制限により，従来設けていた奨励・支援策が適用されなかったという結果であった．

以上のように，今回得られた調査結果には限界があるものの，総じてコロナ禍が大学院課程および歯科医学研究の動向に負の影響を与えていることがわかった．

第12章 大学附属病院

三代　冬彦，松野　智宣

1）設置形態と所属

すべての歯科大学・歯学部には，大学設置基準第39条に基づき附属病院が設置されている．**表12-1**に国公立大学12校，私立歯科大学・歯学部17校の主たる附属病院とその設置形態，そして主たる附属病院が大学のどの組織に所属しているかを示す．

設置形態は，国公立大学では特定機能病院が12施設中10施設で，大阪大学歯学部と九州歯科大学が医科併設歯科病院となっている．私立大学では医科併設歯科病院が17施設中14施設で，そのほか日本大学歯学部と昭和大学歯学部が歯科病院，朝日大学歯学部が歯科併設医科病院である．全体では，特定機能病院が10施設，医科併設歯科病院が16施設，歯科病院が2施設，歯科併設医科病院が1施設となっている．所属に関しては，大学が16施設，歯学部が11施設，医学部・歯学部が2施設であり，そのうち国公立では12施設中9施設が大学となっている．

前回（2017年）の報告後に大学附属病院に変更があった施設は，まず2018年4月に朝日大学歯学部村上記念病院が主たる附属病院となり，朝日大学病院に名称変更された．2019年10月には岩手医科大学附属病院の移転に伴い，その跡地に内丸メディカルセンター歯科医療センターが開設された．2021年10月には，東京医科歯科大学の医学部と歯学部の附属病院が合併し東京医科歯科大学病院となり，設置形態は特定機能病院，所属は大学となっている．同時期に日本歯科大学新潟病院では，名称はそのままで医科病院と一つになり医科併設歯科病院となっている．内容に変更はないが，日本大学歯学部付属歯科病院は2018年10月に日本大学駿河台病院の跡地に移転している．ただし住所に変更はない．

みしろ　ふゆひこ，まつの　とものり
日本歯科大学附属病院
キーワード：歯科大学，歯学部，附属病院

2）実　態

(1) 患者数

表12-2に2018年から2021年まで4年間の主たる附属病院の患者数を示す．

歯科外来患者数では，国公立，私立大学ともに新型コロナウイルス感染拡大の影響で2020年には大きく減少し，2021年には増加に転じているが，2019年レベルには回復していない．

歯科入院患者数についてみると，私立大学の平均では2021年が微増しているのに対し，国公立大学では2020年と2021年がほぼ横ばい状態である．国公立大学ではほとんどが特定機能病院であることから，コロナ病棟対応が一つの要因ではないかと思われる．

(2) 職員数

2021年の主たる附属病院の職員数（歯科医師，歯科技工士，歯科衛生士）を常勤，非常勤に分けて**表12-3**に示す．

①歯科医師

2021年常勤歯科医師数の平均は国公立大学が97名，私立が131名で，前回（2017年）報告での国公立大学108名，私立大学181名と比べて特に私立大学で大幅に減少している．これは今回の調査で研修歯科医の数を除いたことが主な原因である．なお非常勤歯科医師においても，国公立大学で112名が70名，私立大学では77名が48名となっている．

常勤歯科医師数が少ない施設は非常勤数が多い傾向にあるが，朝日大学病院が極端に少ないのは，3つの関連施設のなかで病棟機能を分担しているからである．

②歯科技工士

常勤の歯科技工士数の平均は国公立大学で7名，私立大学で7名と前回（2017年）の報告と，各施設で多少

表 12-1　歯科大学・歯学部と主附属病院，設置形態，所属

	機関名	主附属病院名	設置形態	所属
国公立大学	北海道大	北海道大学病院	特定機能病院	大学
	東北大	東北大学病院	特定機能病院	大学
	医科歯科大	東京医科歯科大学病院	特定機能病院	大学
	新潟大	新潟大学医歯学総合病院	特定機能病院	医学部・歯学部
	大阪大	大阪大学歯学部附属病院	医科併設歯科病院	歯学部
	岡山大	岡山大学病院	特定機能病院	大学
	広島大	広島大学病院	特定機能病院	大学
	徳島大	徳島大学病院	特定機能病院	大学
	九州大	九州大学病院	特定機能病院	大学
	長崎大	長崎大学病院	特定機能病院	大学
	鹿児島大	鹿児島大学病院	特定機能病院	医学部・歯学部
	九歯大	九州歯科大学附属病院	医科併設歯科病院	大学
私立大学	北医療大	北海道医療大学病院	医科併設歯科病院	大学
	岩医大	岩手医科大学附属内丸メディカルセンター歯科医療センター	医科併設歯科病院	大学
	奥羽大	奥羽大学歯学部附属病院	医科併設歯科病院	歯学部
	明海大	明海大学歯学部付属明海大学病院	医科併設歯科病院	歯学部
	日大松戸	日本大学松戸歯学部付属病院	医科併設歯科病院	歯学部
	東歯大	東京歯科大学水道橋病院	医科併設歯科病院	大学
	日歯大	日本歯科大学附属病院	医科併設歯科病院	生命歯学部
	日大	日本大学歯学部付属歯科病院	歯科病院	歯学部
	昭和大	昭和大学歯科病院	歯科病院	歯学部
	鶴見大	鶴見大学歯学部附属病院	医科併設歯科病院	歯学部
	神歯大	神奈川歯科大学附属病院	医科併設歯科病院	大学
	日歯大新潟	日本歯科大学新潟病院	医科併設歯科病院	新潟生命歯学部
	松歯大	松本歯科大学病院	医科併設歯科病院	歯学部
	朝日大	朝日大学病院	歯科併設医科病院	大学
	愛院大	愛知学院大学歯学部附属病院	医科併設歯科病院	歯学部
	大歯大	大阪歯科大学附属病院	医科併設歯科病院	大学
	福歯大	福岡歯科大学医科歯科総合病院	医科併設歯科病院	大学

の増減はあるもののほぼ同様である．非常勤も変化はないが，約半数近くの施設で常勤のみの雇用という点が特徴的である．

③歯科衛生士

常勤歯科衛生士数は国公立が平均16名であるのに対し，私立大学は30名と明らかな違いがあるのも前回(2017年）の報告と同様である．ただし国公立大学は1名の増，私立大学は3名の減となっている．非常勤でも私立大学は4名から2名となり人員削減が図られている．

(3) 土曜日診療

表 12-4 に土曜日診療の状況を示す．

国公立大学では東京医科歯科大学病院のみ土曜日診療を実施している．私立大学では，北海道医療大学病院，日本歯科大学附属病院，日本歯科大学新潟病院を除く14施設で行われている．そのなかで東京医科歯科大学病院は先端歯科診療センターに，大阪歯科大学附属病院は小児歯科と矯正歯科に限定している．

なお国公立大学では，新潟大学医歯学総合病院，大阪大学歯学部附属病院，広島大学病院，鹿児島大学病院が矯正歯科の平日の時間延長を行っている．

3）地域との連携

(1) 地域との連携部門と構成

地域との連携を図る部門を有していたのは28施設で，回答なしが1施設あった．また，今回の調査では医療連携部門の構成メンバーを専任と兼任に，さらに事務員，歯科医師，歯科衛生士，その他（医師・看護師など）に分け，それぞれの人員数の回答を求めた（表 12-5）．

その結果，全体的な傾向として，国公立大学は事務員または医師・看護師など多数の専任者によって構成されている施設が多く，歯科医師が兼任する場合は1名が担当していることが多かった．一方，私立大学は1施設（岩手医科大学）を除き，2名前後の専任事務員に加え，事務と歯科医師などの兼任者によって構成されている施設が多かった．これは，国公立大学の医療連携部門は医学部附属病院の業務を兼ねていることが考えられる．

(2) 地域連携への取り組みの概要

表 12-6 に各施設の地域連携への取り組みの概要を示す．歯科のみならず医科も含めた地域医療機関との病診

表 12-2　主な大学附属病院の患者数

	主附属病院名	2018 年		2019 年		2020 年		2021 年	
		歯科外来	歯科入院	歯科外来	歯科入院	歯科外来	歯科入院	歯科外来	歯科入院
国公立	北海道大学病院	170,230	6,606	169,398	6,264	142,579	4,710	150,016	5,321
	東北大学病院	156,608	10,527	159,934	11,051	124,235	10,270	141,314	10,207
	東京医科歯科大学病院	355,052	16,228	387,340	14,534	246,043	11,077	300,907	11,279
	新潟大学医歯学総合病院	148,189	8,404	150,035	7,455	124,254	7,059	137,555	6,598
	大阪大学歯学部附属病院	226,303	11,393	228,327	10,994	180,849	10,493	205,018	10,314
	岡山大学病院	163,670	5,620	164,181	5,716	129,238	4,706	119,305	5,588
	広島大学病院	122,009	7,351	126,133	7,306	108,900	5,019	113,476	6,029
	徳島大学病院	110,164	7,160	107,551	6,998	106,447	7,554	98,064	5,348
	九州大学病院	180,166	11,828	190,148	11,805	158,112	10,408	179,135	10,226
	長崎大学病院	102,412	6,053	101,166	5,219	85,479	4,801	86,410	4,612
	鹿児島大学病院	102,551	9,462	106,878	8,971	101,730	8,912	102,385	8,089
	九州歯科大学附属病院	97,922	5,850	114,102	5,415	112,406	3,651	121,129	4,630
国公立　平均		161,273	8,874	167,099	8,477	135,023	7,388	146,226	7,353
私立	北海道医療大学病院	62,891	1,458	60,340	1,537	51,386	1,412	54,247	1,252
	岩手医科大学附属内丸メディカルセンター歯科医療センター	107,936	4,724	103,992	3,357	103,721	3,321	104,072	3,127
	奥羽大学歯学部附属病院	92,846	1,330	85,396	1,376	61,427	1,213	68,437	1,057
	明海大学歯学部付属明海大学病院	134,660	3,632	132,510	3,157	112,084	1,608	129,496	2,008
	日本大学松戸歯学部付属病院	245,937	3,186	241,341	2,732	198,370	2,087	211,868	2,472
	東京歯科大学水道橋病院	197,444	5,232	200,662	5,149	146,240	3,605	198,248	5,054
	日本歯科大学附属病院	187,749	3,501	193,101	2,963	110,428	1,464	157,106	2,151
	日本大学歯学部付属歯科病院	183,168	2,753	195,261	3,136	162,442	2,332	178,810	2,858
	昭和大学歯科病院	224,641	5,342	222,765	6,004	191,240	4,811	223,207	5,563
	鶴見大学歯学部附属病院	248,551	2,905	240,824	3,082	186,755	2,128	203,626	2,480
	神奈川歯科大学附属病院	142,014	4,425	157,744	3,381	140,035	3,578	155,555	3,462
	日本歯科大学新潟病院	100,437	4,518	102,520	5,236	84,309	4,215	89,568	4,271
	松本歯科大学病院	108,257	372	104,485	458	80,548	484	90,568	748
	朝日大学病院	19,499	2,402	21,012	2,866	21,591	2,183	21,636	1,692
	愛知学院大学歯学部附属病院	189,855	1,607	185,978	1,603	139,044	949	146,009	1,053
	大阪歯科大学附属病院	248,521	5,659	267,480	6,347	240,249	5,356	257,009	5,631
	福岡歯科大学医科歯科総合病院	115,975	4,048	121,187	4,063	98,792	3,176	119,751	3,939
私立　平均		153,552	3,358	155,094	3,320	125,215	2,584	141,718	2,872
国公立・私立　平均		156,747	5,641	160,062	5,454	129,274	4,572	143,584	4,726

（単位：人，主附属病院のみ）

表 12-3　主な大学附属病院の職員数（2021 年）

	主附属病院名	常勤			非常勤		
		歯科医師	歯科技工士	歯科衛生士	歯科医師	歯科技工士	歯科衛生士
国公立	北海道大学病院	152	4	5	126	0	0
	東北大学病院	95	7	9	26.7	2.6	14
	東京医科歯科大学病院	28	27	34	187	1	4
	新潟大学医歯学総合病院	101	6	22	44.4	0	3.1
	大阪大学歯学部附属病院	88	5	9	272	3	3
	岡山大学病院	95	6	14	42.4	0.8	0
	広島大学病院	152	4	22	20.4	0.8	0
	徳島大学病院	140	8	12	0	0	0
	九州大学病院	45	4	14	61	1	9
	長崎大学病院	90	5	17	34.1	0	0
	鹿児島大学病院	97	3	15	12.8	0	0
	九州歯科大学附属病院	76	1	19	13	0	0
国公立　平均		97	7	16	70	1	3
私立	北海道医療大学病院	21	2	11	78	3	9
	岩手医科大学附属内丸メディカルセンター歯科医療センター	107	10	31	109	0	0
	奥羽大学歯学部附属病院	122	6	24	5	0.5	0
	明海大学歯学部付属明海大学病院	104	2	27	57.8	0	0
	日本大学松戸歯学部付属病院	202	3	25	58.8	0	7.2
	東京歯科大学水道橋病院	127	5	42	3	1.2	0.6
	日本歯科大学附属病院	107	18	44	49	0	3
	日本大学歯学部付属歯科病院	362	7	28	9.3	0	0
	昭和大学歯科病院	162	10	35	4.7	0	0
	鶴見大学歯学部附属病院	110	5	33	64	2	3
	神奈川歯科大学附属病院	85	10	32	64.6	0	0.6
	日本歯科大学新潟病院	98	8	34	22.3	0	0
	松本歯科大学病院	112	3	38	1.1	0	2.6
	朝日大学病院	11	0	6	1.5	0	1.4
	愛知学院大学歯学部附属病院	103	10	39	192	0	0
	大阪歯科大学附属病院	220	10	32	68.8	0	4.4
	福岡歯科大学医科歯科総合病院	179	5	32	20	0	0
私立　平均		131	7	30	48	0	2
国公立・私立　平均		117	7	24	57	1	2

（単位：人）

表 12-4　土曜日診療を行っている大学附属病院

主附属病院名	開院時間
東京医科歯科大学病院	9：00〜12：00　（先端歯科診療センターのみ）
岩手医科大学附属内丸メディカルセンター歯科医療センター	8：30〜12：30　（第 2，3，5 土曜日は休診）
奥羽大学歯学部附属病院	9：00〜12：00
明海大学歯学部付属明海大学病院	9：00〜17：00
日本大学松戸歯学部付属病院	9：00〜13：00
東京歯科大学水道橋病院	9：00〜13：00　（第 2 土曜日は休診）
日本大学歯学部付属歯科病院	9：00〜13：00
昭和大学歯科病院	8：30〜16：00
鶴見大学歯学部附属病院	9：00〜12：30
神奈川歯科大学附属病院	9：00〜17：00
松本歯科大学病院	8：30〜12：30
朝日大学病院	8：30〜12：15
愛知学院大学歯学部附属病院	8：30〜12：00
大阪歯科大学附属病院	9：00〜16：30　（小児歯科，矯正歯科のみ）
福岡歯科大学医科歯科総合病院	9：00〜13：00

表 12-5　大学附属病院の地域連携部門と医療サービス

（人）

	主たる附属病院名	地域連携部門と担当部署								医療サービス			
		専任				兼任							
		事務	歯科医師	歯科衛生士	その他（医師・看護師など）	事務	歯科医師	歯科衛生士	その他（医師・看護師など）	在宅歯科診療	患者相談窓口	オンライン診療	オンライン資格確認システム
国公立	北海道大学病院	5	1	1	26						○		
	東北大学病院	15			34	3	1		15	○	○		○
	東京医科歯科大学病院					2	1	1	1	○	○		
	新潟大学医歯学総合病院	19	2	2	25	3			1				
	大阪大学歯学部附属病院					1	1				○		○
	岡山大学病院					1	1				○	○	○
	広島大学病院	8									○	○	
	徳島大学病院	回答なし								○	○	○	○
	九州歯科大学附属病院					3	1			○	○		
	九州大学病院	16			28		1	2	8		○		
	長崎大学病院	6	1		15					○	○		
	鹿児島大学病院	2			32				1		○		
私立	北海道医療大学病院				2				1	○	○		
	岩手医科大学附属内丸メディカルセンター歯科医療センター	23	107	31	2		109		2	○	○		○
	奥羽大学歯学部附属病院					1	1				○		
	明海大学歯学部付属明海大学病院	地域連携部門なし									○		
	日本大学松戸歯学部付属病院					4	4				○		
	東京歯科大学水道橋病院	2					1			○	○		○
	日本歯科大学附属病院	1				3	8			○	○	○	
	日本大学歯学部付属歯科病院					1	5			○	○		
	昭和大学歯科病院	2				1				○	○		
	鶴見大学歯学部附属病院			1						○	○		
	神奈川歯科大学附属病院					3	1		1	○	○	○	
	日本歯科大学新潟病院						1		2	○	○	○	
	松本歯科大学病院							1		○	○		
	朝日大学病院	2			3	1					○		○
	愛知学院大学歯学部附属病院	2								○	○		○
	大阪歯科大学附属病院	3								○	○		
	福岡歯科大学医科歯科総合病院		1			1				○	○		

連携や地区歯科医師会などとの連携業務のほかに，検診事業，離島への医師派遣を含む医療支援，学術講演会や市民公開講座など幅広い取り組みが行われていた．

4）点検・相互評価と医療サービス

(1) 第三者評価

2018年度以降の第三者評価は，国公立大学の75%（9施設）が公益社団法人日本医療機能評価機構による病院機能評価を受審していた．一方，私立大学でこの病院機能評価を受審していたのは，前回調査より1施設増えたもののわずか3施設（17.6%）であった（**表12-7**）．

この結果は前回調査とほぼ変わらず，国公立大学は医科病院の受審の際に歯科も一緒に受審しているためと思われる．なお，国公立大学，私立大学問わず病院機能評価を受審している施設はほかの第三者評価を受審している傾向が認められた．

(2) 相互評価

歯学部病院の相互評価としては，国公私立大学歯学部長・歯学部附属病院長会議が主催している「医療事故防止のための相互チェック」が2年に一度，29すべての施設で実施されている．なお，コロナ禍ではオンラインによる相互評価も行われるようになった．

(3) 自己点検・評価

自己点検には届出施設基準をはじめ，各施設においてその点検内容も異なると思われるが，今回は自己点検・評価の実施の有無，公表の有無，さらに公表方法について調査した（**図12-1～12-3**）．

自己点検およびその評価を行っていたのは28施設中21施設で，国公立大学は回答のなかった1施設を除きすべてが実施していた．なお，自己点検結果を公表していたのは10施設であった．また，その公表方法はホームページが8施設と最も多く，報告書が3施設（すべて私立），その他が1施設であった．

(4) 医療サービス

医療サービスに関しては，在宅歯科診療，患者相談窓口，オンライン診療，オンライン資格確認システムの4項目について調査した．

在宅歯科診療を行っていたのは18施設で，うち13施設が私立であったが，前回調査より2施設減っていた．患者相談窓口が設置されていたのは28施設であった（**図12-4**）．

コロナ禍で歯科におけるオンライン診療がどの程度行われているかたいへん興味深いところであったが，実施していたのは国公立大学，私立大学ともに3施設の計6施設であった．今回の調査ではオンライン診療の具体的な内容の回答は求めなかったが，コロナ禍が長引けば導入する施設が増加していくと思われる（**図12-5**）．

2023年4月から義務化されるオンライン資格確認システムは，マイナンバーカードや健康保険証の記号番号などによりオンラインで資格情報が確認できるシステムで，患者資格や薬剤情報などが容易に確認できる多くのメリットがある．ただし，調査時に導入していたのは，国公立，私立で計7施設であり，今後早急に導入されていくと思われる（**図12-6**）．

(5) 禁煙活動

禁煙状況については，敷地内全面禁煙が15施設，全館禁煙が11施設，あるいはその両方が3施設と全施設で禁煙対策が取られていた（**図12-7**）．なお，敷地内全面禁煙は国公立大学に多い傾向であった．

患者への禁煙支援活動は，18施設が歯科治療の一環として，10施設が啓蒙活動として実施していたが，7施設が実施していないこともわかった（複数回答あり）．なお，医科による禁煙支援活動は21施設が実施していた（**図12-8，12-9**）．

一方，病院職員への支援活動は，18施設が啓蒙活動，4施設がFDあるいはSDの研修会を開催していたが，禁煙支援活動を実施していない施設は11施設であった（複数回答あり）．今後，患者および病院職員への禁煙支援活動を推進していくことが強く求められる（**図12-10**）．

表 12-6　歯学部・歯科大学附属病院における地域連携への取り組みの概要

	主たる附属病院名	地域医療連携への取り組みの概要（記載施設のみ）
国公立大学	北海道大学病院	北海道庁と協議して障害者などへの対応．地域住民への歯科医師の派遣．各種講演会を通じた予防活動の普及．教育のなかでの地域の重要性の示唆．医科病院との連携による治療参画．
	東北大学病院	地域医療機関からの紹介をスムーズに行う前方支援，その反対で当院から地域の医療機関への紹介を行う後方支援を中心とした業務を行っている．
	東京医科歯科大学病院	年に1～2回，広報誌（歯学部附属病院通信）を発行し，本学の歯科同窓会を通じて地域の歯科医院・クリニックなどに送付していた．
	新潟大学医歯学総合病院	患者総合サポートセンターを設置し，医科・歯科の地域連携を促進している．医療機関との連携により歯科全診療科のFAX予約対応を行っている．
	大阪大学歯学部附属病院	大阪府歯科医師会会員からの患者紹介のための専用の窓口を設けている．
	岡山大学病院	担当部門を窓口として，紹介患者の受付，各歯科診療科などとの連絡調整，地域医療機関などとの連絡調整などを行っている．
	広島大学病院	紹介元医療機関からFAXで申し込みを受け付け，予約調整を行っている．
	九州歯科大学附属病院	病診，病病連携は附属病院内の地域医療連携室を介して行われている．
	九州大学病院	医療機関からの直接の紹介・相談窓口として，歯科ホットラインを開設している．
	長崎大学病院	長崎市歯科医師会と「長崎病診連携歯科主治医制度」の協定を締結し，高度先進医療や専門性の高い医療，全身管理下で行う難症例の治療などにおいて，長崎大学病院と長崎市歯科医師会の登録医が緊密な医療連携を図っている．
	鹿児島大学病院	県歯科医師会との連携事業として以下の事業に参画している． ・離島巡回歯科診療への業務支援　・鹿児島県口腔保健センターの業務支援（特に障害者歯科治療）　・口腔癌検診　・妊産婦検診　・学校検診　・県歯科医師会との連絡協議会　・災害時連携協定　・本院地域連携センターとの連携による退院後歯科支援
私立大学	北海道医療大学病院	1次歯科医療機関の連携として，歯科医師会に加入しており，地域連絡協議会を通じて，第3次医療機関として随時紹介患者を受け入れている．医科との連携として地域社会福祉施設との連絡協議会を行っており，訪問診療の依頼を受けたり，障がい者患者の受け入れを行っている．多職種連携として，他医療機関・施設，行政，訪問看護師，ケアマネージャーが当該地域連携室の窓口を通して連携を行っている．その他の取り組みとして．小，中，高校生の職業体験を受け入れている．
	岩手医科大学附属内丸メディカルセンター歯科医療センター	・国保診療所を中心としたへき地診療の支援として，歯科医師の派遣を行っている． ・病気などにより休業せざるをえない歯科医院に対し歯科医師派遣を行うこととして，青森・秋田・岩手の県歯科医師会と協定を結んでいる．
	奥羽大学歯学部附属病院	相互の情報提供，患者の紹介・受け入れなどを行っている．
	日本大学松戸歯学部付属病院	障害者歯科担当歯科医師による訪問診療の実施をしている．
	東京歯科大学水道橋病院	近隣の医療機関との円滑な連携を図るために地域医療連携室を設置し，さらなる医療連携の充実を図り，患者の病態に応じた適切な医療を提供するとともに，当院の現状を発信するために，情報誌の発行や医療連携報告会などを開催し，活発な意見交換も行っている．また，地域医療の向上に寄与することを目的に，近隣の複数の歯科医師会と医療連携協定を締結している．近隣医科施設との連携は入院患者に向けた訪問歯科診療や睡眠時無呼吸症患者の治療などの連携もしている．
	日本歯科大学附属病院	紹介患者への対応ならびに医療連携学術講演会の開催などを通し，連携医療施設との相互理解，綿密な連携を図り，基準を満たした連携医療施設には医療連携認定書を発行している．
	日本大学歯学部付属歯科病院	近隣の歯科医師会と医療連携に係る契約書を取り交わしているため，紹介患者さんが多く，地域住民からの信頼も厚い．また，東京都から委託された医療業務の一環としての離島への歯科医師派遣をし，島嶼地域住民のための歯科保健向上を目指した医療活動を行っている．
	鶴見大学歯学部附属病院	・地域の総合病院からの依頼を受け，全麻下での手術やがん治療を受ける患者に対し当院にて口腔の衛生管理を実施している ・かかりつけ医にて対応困難な患者や嚥下検査，リハビリテーションについて，当院より訪問診療を実施． ・歯科治療への協力が得にくい患者などに対し，日帰り全身麻酔による歯科治療や小手術を実施．
	神奈川歯科大学附属病院	・紹介患者様の受付　・紹介患者様の情報管理　・他医療機関への患者紹介　・他院病診連携部門との連絡調整　・健康診断・人間ドックの受付 ・市民公開講座　・広報紙の掲載　・その他，院内外の医療機関連携事務など
	日本歯科大学新潟病院	地域の医療機関（医院，歯科医院，病院）との紹介受診の調整，福祉施設との退院後の調整など，患者と他医療機関および福祉施設と本院とが円滑な連携が取れるように取り組んでいる．
	松本歯科大学病院	・歯科医院などからの紹介患者が来院した場合，紹介もとの歯科医院などに来院報告書をFAXしている． ・口腔外科のオペ患者について，当該患者のかかりつけの医科医院などに全身状況を把握するための照会をしている．
	朝日大学病院	法人内3医療機関連携で包括支援歯科医療部を設置し，地域住民に対する摂食嚥下リハビリテーション，感染症予防や健康増進のための口腔ケア，訪問歯科診療を提供することを目的に取り組みを行っている．
	愛知学院大学歯学部附属病院	病院連携の一環として，歯科医院との有機的連携と効率的な運用により，登録した医療機関が本院で患者の診療や手術の見学，紹介患者の入院時立合いが必要となるとともに高度医療機器の共同利用もできるシステムを実施している．さらに，講演会や研修会を定期開催している．
	大阪歯科大学附属病院	・医療連携認定証の年1回発行，健康セミナー　・病診連携講演会・懇談会の開催（2021年度はコロナ禍で中止）・質問対応，苦情対応をしている．
	福岡歯科大学医科歯科総合病院	地域歯科医療（専任歯科医師および歯科衛生士による訪問歯科チームで，近隣高齢者施設における訪問歯科診療ならびに口腔機能管理，がん拠点病院における周術期口腔機能管理を実施），地域歯科保健（所属区保健所や市の歯科口腔保健推進協議会での学官民連携を通じてオーラルフレイル対策や若者の口腔の健康意識の高揚対策を推進）などの連携事業を実施している．

表 12-7　病院機能評価受審施設

国公立	北海道大学病院 東北大学病院 東京医科歯科大学病院 新潟大学医歯学総合病院 岡山大学病院 広島大学病院 九州大学病院 長崎大学病院 鹿児島大学病院
私立	日本歯科大学附属病院 朝日大学病院 福岡歯科大学医科歯科総合病院

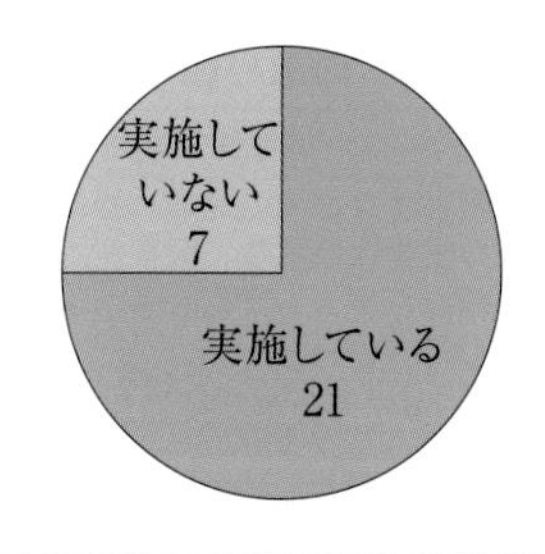

図 12-1　自己点検評価（28 校）

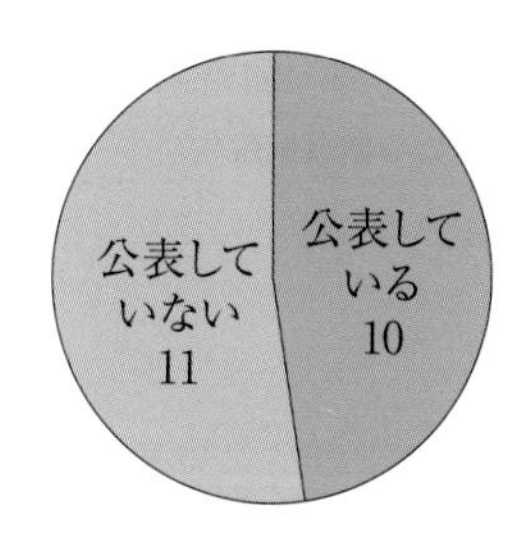

図 12-2　自己点検評価の公表（21 校）

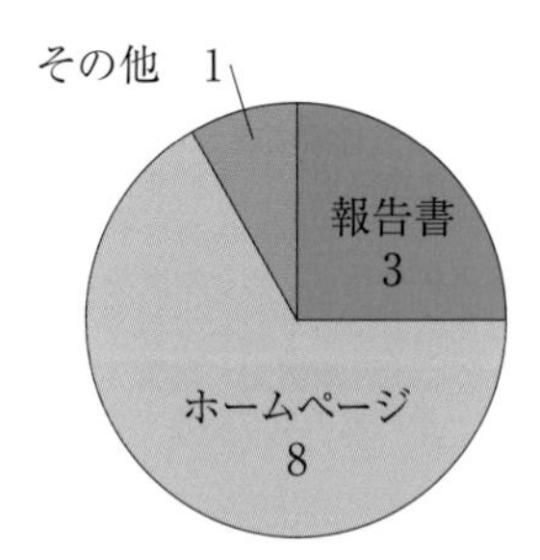

図 12-3　自己点検の公表方法（複数回答あり）

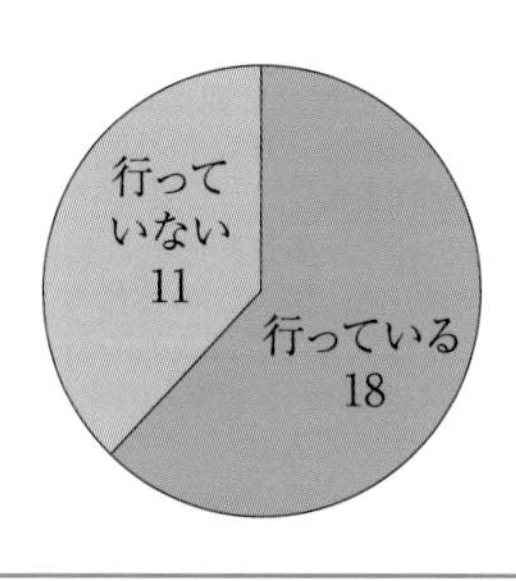

図 12-4　在宅歯科診療

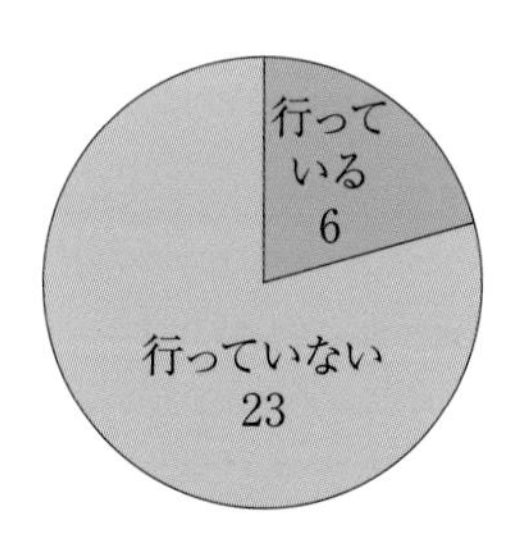

図 12-5　オンライン診療

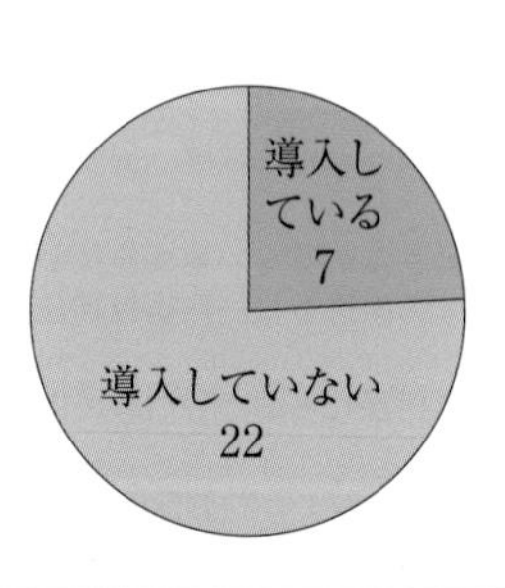

図 12-6　オンライン資格確認システム

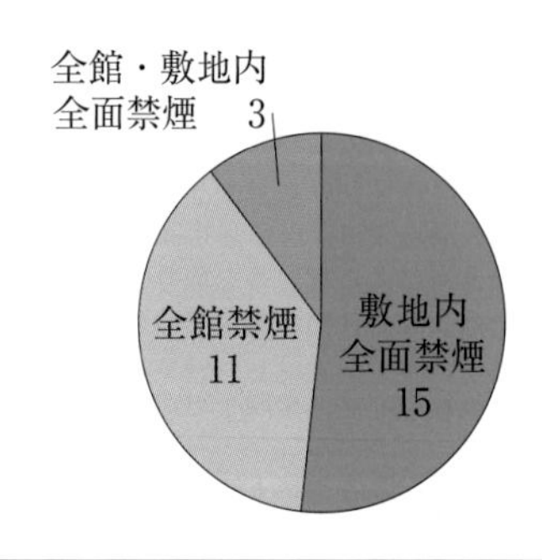

図 12-7　禁煙状況

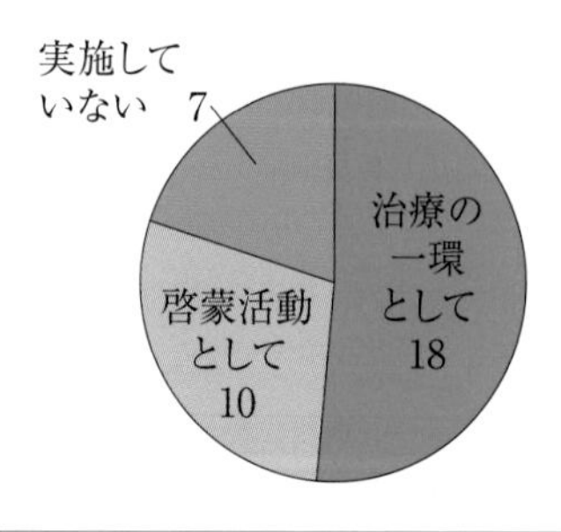

図 12-8　歯科による禁煙支援活動（複数回答あり）

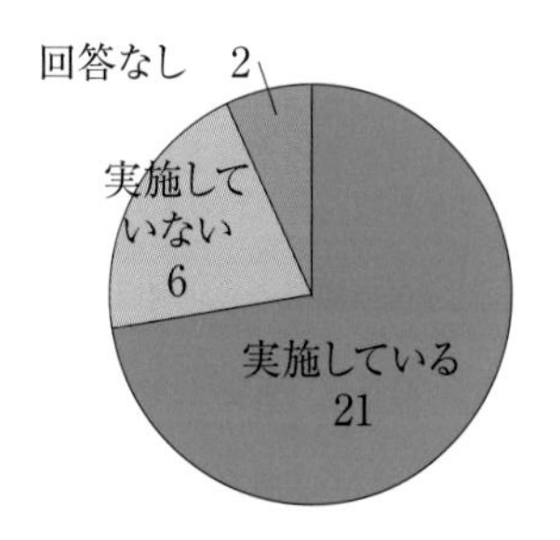

図 12-9　医科による禁煙支援活動の実施

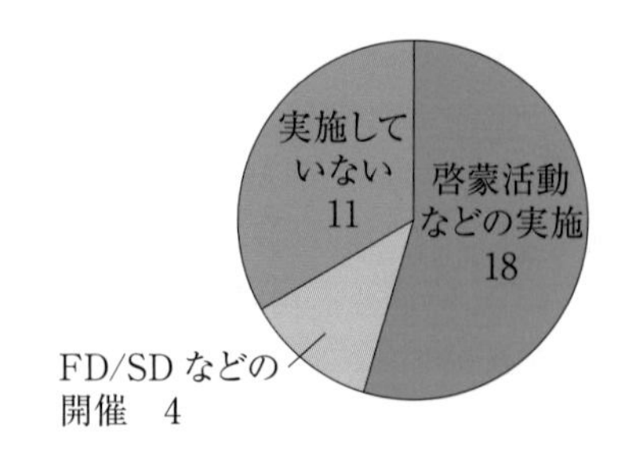

図 12-10　病院職員への禁煙支援活動（複数回答あり）

第13章
専門医制度
1. 歯科専門医制度の現況と日本歯科専門医機構

今井　裕

歯科における専門医制度は，これまで学会が専門領域における学術的根拠に基づいた歯科医療を担当する歯科医師を育成する目的で，それぞれの学会が認定する専門医制度により運用されてきた．現在，日本歯科医学会（以下，歯科医学会とする）45の分科会のうち39学会が学会認定専門（認定）医制度を設け，さらに歯科医学会分科会以外の学会ならびに研修会などを実施する団体が独自に多くの歯科専門（認定）医を認定している．学会などが認定する歯科専門医制度は，それぞれの学術団体で検討された科学的根拠をもとに，独自に専門医制度を構築しているもので，自己研鑽の場でもあり国民に適切な歯科医療を提供する意味でも重要な役割を果たしている．

その一方，学会認定の歯科専門医については，1. 専門医の認定基準に統一性がなく，レベルが異なる，2. 専門医に関する情報開示が十分でない，3. 専門性資格の表示を見てもその専門性がわかりづらい，4. 類似した専門医が乱立しているなど国民の間からも理解が得られていないという批判がみられている．加えて，2002年，厚生労働大臣（厚労大臣）が定める基準をもって，厚労大臣に届け出がなされた団体の認定する資格名が広告可能となり，現在まで歯科では口腔外科，歯周病，小児歯科，歯科麻酔ならびに歯科放射線の5専門領域が「広告可能な歯科専門医」として厚労大臣に受理されており，学会認定専門医との相違，さらに歯科の標榜科名との非整合性も相まって，国民にとって歯科の専門性についてわかりづらい状況になっている．

そのため，歯科医学会では2005年以降2度にわたり歯科専門医制度について検討しているが，いずれも具体的な議論にいたっておらず，歯科の専門性を協議することの困難性がうかがえる．しかしながら，2013年，新たな医科における専門医制度設計が厚生労働省（厚労省）より示されたことにより，2014年，日本歯科医師会（以下，日歯とする）と歯科医学会の両会長名で厚労省内に「歯科医師の専門医の在り方に関する検討会」を設置し，検討を行うよう厚労省医政局長宛に要望したことより歯科の専門性に関する協議は急展開することになる．すなわち，この要望を受け2017年，厚労省内に「歯科医師の資質向上等に関する検討会」が設置され，そのワーキンググループの一つとして「歯科医療の専門性に関するWG」が立ち上げられ，具体的に歯科の専門性が協議されるにいたった．同WGは，日本医師会，法曹界，ジャーナリスト，国民代表，日歯ならびに歯科医学会などのメンバーで構成され，5回の協議を経て歯科の専門性についての問題点を抽出し，歯科関連団体にてさらなる協議を行うよう提言した．

これを受け，日歯，有識者ならびに日本歯科医学会連合からなる「歯科医師専門制に関する協議会」，さらに発展的に「歯科医師専門医制度構築のための第三者機構設立作業部会」（以下，作業部会とする）が設立され，問題点の解消を図るため，歯科専門医のあり方について具体的な協議が開始された．その結果，1. 質が担保された歯科医療を提供するための方策，システムとして専門医を育成すべきで，歯科領域で適切な教育を受けているという証明，担保として生涯研修システムを進めることで，歯科の意義，重要性，信頼性が高まる．2. 超少子高齢社会が進むなか，医療のイノベーションが求められており，超高齢社会における歯科医療のあり方，また，明らかにされつつある口腔と全身との関係を勘案すると，医科とは異なる観点から歯科にも専門医制度は必要である．3. 現行では専門医の認定基準を各学会が独自に設定し認定していることより，養成される専門医のレベルが異なる．4. 名称を含め，多くの点で国民からも理解が得られていない現状があることより，学会専門医制度の根本的な見直しが必要である．5. 専門医の広告開示においては，国民にわかりやすく，中立性と公平性

いまい　ゆたか
日本歯科専門医機構理事長
獨協医科大学名誉教授
キーワード：歯科専門医制度，日本歯科専門医機構，広告可能な歯科専門医

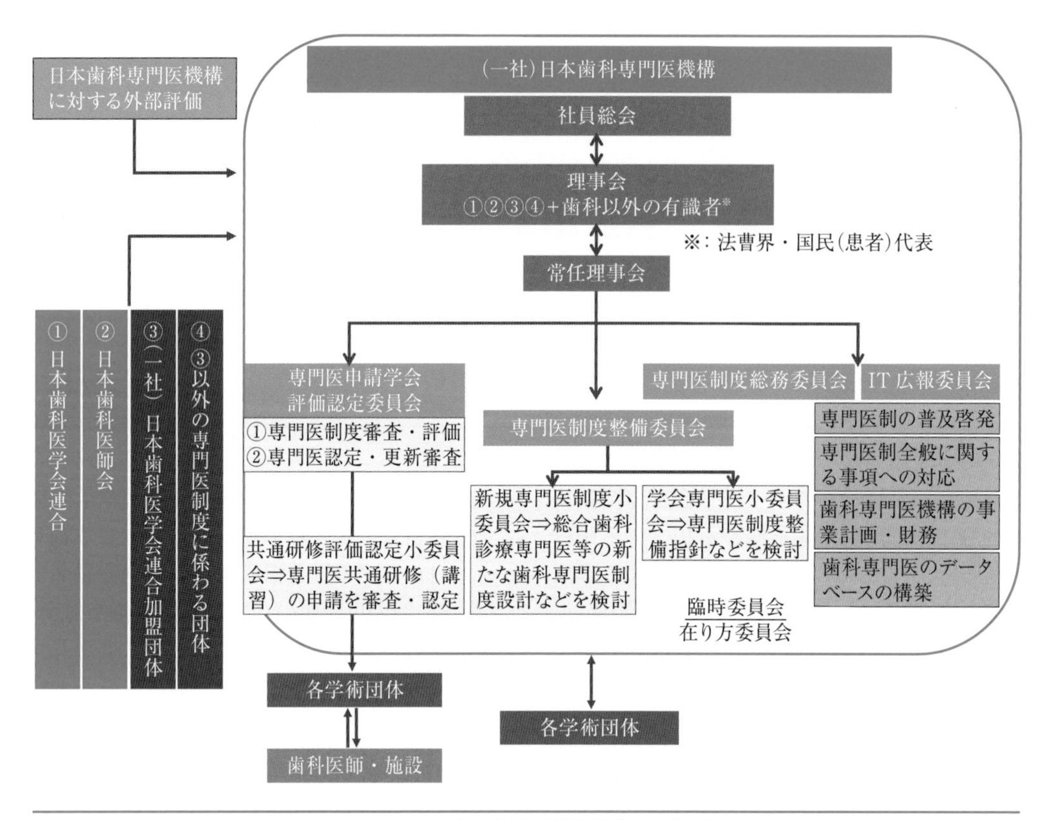

図 13-1　日本歯科専門医機構　組織図

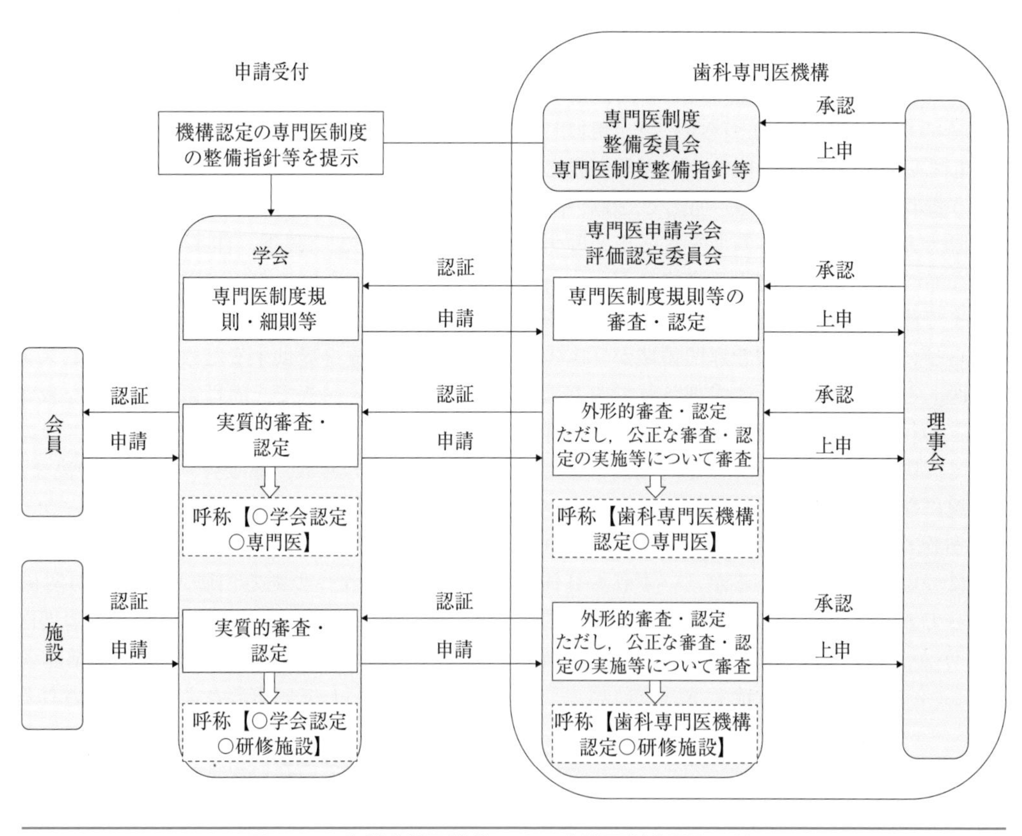

図 13-2　歯科専門医機構による専門医制度認証の流れ

5　令和3年9月27日　月曜日　　官　報　　第582号

医療法第六条の五第三項及び第六条の七第三項の規定に基づく医業、歯科医業若しくは助産師の業務又は病院、診療所若しくは助産所に関して広告することができる事項の一部を改正する告示

医療法第六条の五第三項及び第六条の七第三項の規定に基づく医業、歯科医業若しくは助産師の業務又は病院、診療所若しくは助産所に関して広告することができる事項（平成十九年厚生労働省告示第百八号）の一部を次の表のように改正する。

（傍線部分は改正部分）

改正後	改正前
第一条 医療法（昭和二十三年法律第二百五号。以下「法」という。）第六条の五第三項第九号に規定する厚生労働大臣の定める事項は、次のとおりとする。	**第一条** 医療法（昭和二十三年法律第二百五号。以下「法」という。）第六条の五第三項第九号に規定する厚生労働大臣の定める事項は、次のとおりとする。
一　（略）	一　（略）
二　一般社団法人日本専門医機構又は一般社団法人日本歯科専門医機構が行う医師又は歯科医師の専門性に関する認定を受けた旨（基本的な診療領域に係るものに限る。）	（新設）
三　次に掲げる研修体制、試験制度その他の事項に関する基準に適合するものとして厚生労働大臣に届け出た団体が行う薬剤師、看護師その他の医療従事者（医師及び歯科医師を除く。ヘ及びリにおいて同じ。）の専門性に関する認定を受けた旨	二　次に掲げる研修体制、試験制度その他の事項に関する基準に適合するものとして厚生労働大臣に届け出た団体が行う医師、歯科医師、薬剤師、看護師その他の医療従事者の専門性に関する認定を受けた旨
イ～ホ　（略）	イ～ホ　（略）
ヘ　資格の認定に際して、薬剤師においては五年以上、看護師その他の医療従事者においては三年以上の研修の受講を条件としていること。	ヘ　資格の認定に際して、医師、歯科医師、薬剤師においては五年以上、看護師その他の医療従事者においては三年以上の研修の受講を条件としていること。
ト～リ　（略）	ト～リ　（略）

附　則

（適用期日）

第一条 この告示は、令和三年十月一日から適用する。

（経過措置）

第二条 この告示による改正前の医療法第六条の五第三項及び第六条の七第三項の規定に基づく医業、歯科医業若しくは助産師の業務又は病院、診療所若しくは助産所に関して広告することができる事項（次項において「旧告示」という。）第一条第二号に掲げる認定を受けた旨（この告示の適用の日までに同号に規定する届出をした団体が行った、又は行う医師及び歯科医師の専門性に関する認定に係るものに限る。）については、当分の間、なお従前の例により広告することができる。

2　前項の規定にかかわらず、この告示による改正後の医療法第六条の五第三項及び第六条の七第三項の規定に基づく医業、歯科医業若しくは助産師の業務又は病院、診療所若しくは助産所に関して広告することができる事項（以下この項において「新告示」という。）第一条第二号に規定する認定

図 13-3　「広告が可能な医師等の専門性に関する資格名等について」の一部改正について

を有する第三者組織の評価が前提である．と論点整理され，第三者機構の設置は必要不可欠であると結論し，2018 年 4 月，（一社）日本歯科専門医機構（以下，機構とする）は設立された．2022 年 8 月現在，28 社員団体により運営されている（**図 13-1**）．

このような経緯により設立された機構の意義は，中立性と公平性を有する組織として，国民と社会から信頼される歯科診療領域の専門医（以下，歯科専門医とする）の診療能力を担保するとともに，さらなる歯科医療の質の向上を促し，良質で適切な専門的歯科医療を国民に提供することであり，その使命は，各専門領域における専門医制度やその運用実態などを客観的に評価・認定し，もって歯科専門医の育成と資格認定等に係る歯科専門医制度（以下，制度とする）の標準化を図るものである（**図 13-2**）．そのため，機構では制度の「基本的な考え方」ならびに「基本整備指針」を制定し，これを活動の基盤としているが，その基本は研修内容・研修評価・専門医情報の可視化であり，歯科医師のためでなく，患者に資する制度とするものである．

新たな制度における歯科の基本領域については，これまで厚労大臣が受理している広告可能な 5 領域は尊重されるべきとし，それ以外について協議が重ねられた．結論として，厚労省 WG による提言の一つである，社会構造の変化（侵襲度の高い歯科治療やハイリスク患者）へ対応可能な歯科医師を総合歯科専門医（仮称）として養成すること，また，大学の講座分野に準じたものを基本とし，固有の歯科医療行為である歯科補綴，歯科保存，矯正歯科，そして矯正歯科とともに社会的要請が高いインプラント歯科の 5 領域を加えた 10 領域を歯科の基本領域とした．ただし，これら新たな 5 領域は，従来の学会認定専門医制度を評価するものではなく，近接・類似した複数の学会が連携し新たに一つの専門領域を創設するという，これまで歯科では経験のないきわめてチャレンジングな取り組みである．現在，それぞれの専門領域において関連する複数学会が連携し，新たな制度設計が相当程度まで協議されており，いずれも近々制度認定にいたるものと期待している．

なお，2021 年 10 月「医療法第六条の五第三項及び第六条の七第三項の規定に基づく医業，歯科医業若しくは助産師の業務又は病院，診療所若しくは助産所に関して広告することができる事項の一部を改正する告示」の施行により，当面は従前の制度が併存するものの，機構が認定する歯科専門医（制度）が広告可能となり，われわれは重い社会的責務が課せられることになった（**図 13-3**）．今後は，社会に求められている機構としての重責を担い，制度に対する理解の深化に努めるとともに，引き続き歯科における専門性と生涯研修のあり方について関連団体と協議を行っていきたいと考えている．

第13章

専門医制度

2. 一般歯科医師との連携

伊藤　孝訓

わが国の歯科医師の約85%は開業歯科医という特徴がある[1]．学会認定専門医の取得は卒業後大学附属病院に勤務し，さらに専門医としての研修を行った者が有している傾向がみられる．専門医・認定医の取得は全歯科医師の約15%程度[2]といわれている．国試合格後に研修医を修了後，開業歯科医院にすぐに勤務した者は，専門性を所有しておらず一般歯科診療に従事している者が多い．また，学会認定専門医を取得していても，専門性に特化した診療に従事している者は少なく，専門性を有していても専門外の診療，すなわち一般歯科診療に従事している者がほとんどである．その一方で，医科における専門医の取得は全医師の約50%以上に及び，標榜科目名と合致している者も多いといわれている．また，日本専門医機構が発行する「日本専門医制度概報（令和2年度版）」[3]によると，新専門医制度が発足した2018年よりスタートした同機構の専門研修に参画した医師は，8,410名（2018年），8,615名（2019年），8,973名（2020年）と堅調に推移し，2021年度も9,000名を超える専攻医（専門医）希望者が研修に応募するなど，新たに新規参入する医師のほぼ90%以上が専門医取得の道を選択している．将来の医科専門医のグランドデザインは明確に示された結果と捉えることができる．

医師は，卒前から卒後の臨床研修，後期研修，そして専門研修というキャリアパスが明らかになってきているが，歯科はまだ既卒の歯科医師の専門研修システムの確立を急いでいる段階であり，新規参入歯科医師に対しての研修制度は議論されていない．今後は，専門医研修システムが構築されると，既卒の歯科医師に続いて，研修医から専門医への道も新たに設けられるだろう．そのためには，領域別専門医，総合歯科専門医（仮称），そして一般歯科医が，どのようにワークシェアをする体制がよいか，明らかにする必要がある．アメリカのような歯科専門医による医療体系をわが国も構築することがよいかまだ定かではない．しかし，医科の専門医制度の進め方から推察すると，歯科においても標榜科目と専門医の取得がリンクする時代が訪れることは明らかである．また，国民からも求められるであろう．やはり標榜の根拠が明確でなければ，国民は歯科医院選択に悩み，安心安全信頼の患者-医療者関係の構築は難しいであろう．歯科の機構認定専門医は制度認証が開始されてから3年が経過し，あと2年で初めての更新を迎える．それまでには，卒前・卒後の臨床研修，そして専門研修というロードマップが検討されると思われる．

イギリスやアメリカのように専門医制度が施行されている国においても，すべてが領域専門医だけでなく，総合歯科医も存在し，かかりつけ歯科医としての役割を果たしている．総合歯科医は一次医療を実施し，必要に応じて患者を各領域の専門医に紹介するという意味をもち，2階建ての1階部分を担う構造となっている．わが国の「地域包括ケアシステムにおける歯科医療機関の役割」において，①訪問歯科診療における地域歯科医療のなかでの歯科医師の役割，そして②地域歯科医療におけるゲートキーパー的役割は，きわめて重要な事項である．訪問歯科診療については，現在3つの学会，すなわち社員学会である日本障害者歯科学会，日本有病者歯科医療学会，日本老年歯科医学会が，新たな総合歯科専門医（仮称）として標準的な歯科医療を提供できる歯科専門医の認定条件などについて，日本歯科専門医機構の指導のもとで検討している．名称は総合歯科専門医（仮称）というが，その医療内容から領域別専門医と同じステージで並び，高齢者・障害者の身体管理をしながら歯科医療が行える歯科専門医として成り立つと考える．領域別専門医として他専門医と並列するには，具体的な診療内容がわかりやすい名称を再考すべきとも考える．

いとう　たかのり
日本歯科専門医機構業務執行理事
北原学院歯科衛生専門学校学校長
日本大学客員教授
キーワード：歯科専門医制度，専門医と一般歯科医のワークシェア，日本歯科医師会

また，もう一つのゲートキーパー的役割を果たす歯科医師については，地域歯科医療のなかで専門医受診の必要性の判断や紹介などについてきわめて重要な業務であることから，総合歯科専門医（仮称）制度の具体的な運用について今後さらに検討が必要と考える．社会の求める歯科の新しい専門医としては，技能レベルの細分化・高度化も必要だが，いかにして国民に対してよい歯科医療の供給体制をつくるかが重要である．日本歯科専門医機構は一般歯科医師が多い日本歯科医師会とも，制度への参画などを主題として，2021年度から意見交換会を実施している．日本歯科医師会の会員に対しても日歯生涯研修制度をうまく活用することで，ゲートキーパー的役割をもつなんらかの資格取得につなげることができないか求められている．ゲートキーパー的歯科医師がどのような特徴を有するべきか，またその研修方法について具体的にしていくとともに，また日歯生涯研修制度をどのように活用していくかなどを含めて現在も協議を進めている．

わが国は患者自身が好きな病院を選んで行けるフリーアクセス制で，ゲートキーパー制ではない．ゲートキーパー制はイギリスの歯科受診システムに用いられ，専門医を受診するには，登録されている地域内のGP（General Practice）という「かかりつけ医」を最初に受診して，専門医受診の必要性について判断を仰がなければならない仕組み[4]である．これは国営の「NHS（National Health Service）」による制度で医療費は原則無料とのことである．患者受け入れも国家予算で執り行われているので制限が多く，待機時間があるとのことである．もちろん私立の「プライベート（Private）」もあり，高い技術のサービスがすぐに受けられるが高額である．国家予算による制限のあるゲートキーパー制はわが国には当てはまらないため，用語そのものの使用も一考を要すると思われる．ゲートキーパーというよりは，地域包括ケアシステムのなかで在宅歯科医療などにおいて，コーディネーターとして携わりを担っている「かかりつけ歯科医」のもとで専門医受診の判断をしたほうが現行の施行状況から現実的であると考えられる．このことから，かかりつけ歯科医が専門医である必要があるか，また歯科のグランドデザインとしてすべての歯科医が専門医取得を必要と考えるか，早い段階で結論を出すことが望まれる．

日本歯科医学会連合が令和3年9月に調査した専門分科会会員数と各学会に入会している日本歯科医師会会員数の一覧を提示する．現在，進めている新たな5領域および連携を考えている学会についてもまとめている（**表13-1**）．

本データは将来の歯科医師会会員の専門医取得について参考となるものである．

文献

1）厚生労働省．令和2（2020）年医師・歯科医師・薬剤師統計の概況．https://www.mhlw.go.jp/toukei/saikin/hw/ishi/20/dl/R02_kekka-2.pdf（最終アクセス日：2022年3月17日）
2）厚生労働省．歯科医師の資質向上等に関する検討会 参考1 歯科医療の専門性に関するワーキンググループ（第3回）．https://www.mhlw.go.jp/file/05-Shingikai-10801000-Iseikyoku-Soumuka/0000107476.pdf（最終アクセス日：2022年8月4日）
3）日本専門医機構．日本専門医制度概報 令和2年（2020年）度版．https://jmsb.or.jp/wp-content/uploads/2021/03/gaiho_2020.pdf（最終アクセス日：2022年8月4日）
4）澤 憲明，田中啓広，菅家智史，武田 仁，鵜飼友彦，他．英国家庭医学会の新しい専門医教育・認定制度から見える日本の課題．日本プライマリ・ケア連合学会誌 2011；34：308-16.

表 13-1　日本歯科専門医機構の社員学会に含まれる日本歯科医師会会員数　〈令和 3 年 12 月 5 日作成〉

専門医名	専門分科会名	会員	日歯会員	専門医	領域専門医	日歯会員	領域日歯会員	認定医	日歯会員
歯科麻酔専門医	日本歯科麻酔学会	2,777	937	338		91		1,333	495
歯科放射線専門医	日本歯科放射線学会	1,498	198	255		23		476	76
小児歯科専門医	日本小児歯科学会	5,051	2,108	1,162		553		80	43
歯周病専門医	日本歯周病学会	12,167	4,619	1,159		726		1,167	431
口腔外科専門医	日本口腔外科学会	10,936	3,621	2,156		748		2,804	920
補綴歯科専門医*	日本補綴歯科学会	6,526	1,943	661	951	214	461	1,187	403
	日本顎咬合学会(専門医→指導医)	7,926	2,137	290		247		3,585	88
歯科保存専門医*	日本歯科保存学会	4,551	1,781	753	1,272	389	658	569	109
	日本歯内療法学会	2,690	1,393	226		146		—	—
	日本接着歯学会	933	409	119		46		30	15
	日本レーザー歯学会	907	450	174		77		25	15
	日本歯科審美学会	5,329	1,370	—		—		223	98
インプラント歯科専門医*	日本口腔インプラント学会	1,621	6,153	1,255	1,327	859	859	—	—
	日本顎顔面インプラント学会	1,420	—	72		—		215	—
	日本臨床歯周病学会	4,941	2,038	—		—		416	333
矯正歯科専門医*	日本矯正歯科学会	7,138	3,328	—	—	—	—	3,429	1,679
総合歯科専門医*	日本障害者歯科学会	5,088	2,154	171	916	84	347	1,287	624
	日本老年歯科医学会	4,133	1,642	273		110		318	125
	日本有病者歯科医療学会	2,571	547	472		153		659	175
	日本歯科医療管理学会	1,085	695	—		—		125	126
	日本歯科薬物療法学会	595	207	57		21		—	—
	日本歯科医学教育学会	1,714	454	—		—		—	—
	日本顎関節学会	2,061	1,019	147		80		55	17
	日本口腔衛生学会	2,125	864	—		—		297	111
	日本口腔診断学会(専門医→指導医)	1,292	1,040	89		58		221	104
	日本口腔腫瘍学会	1,884	585	44		12		—	—

重複については不明
日歯の会員種別については不明
*：仮称

日本歯科医学会連合提供資料
令和 3 年 9 月末日現在

第13章
専門医制度
3. 各学会の認定医・指導医と日本歯科専門医機構認定専門医との関係

一戸　達也

従来から，多くの学会は自身が定めた研修カリキュラムのもと，認定医，専門医および指導医などの制度を構築してきた．これらは，いわゆる広告可能な専門医としてすでに承認されている５つの専門医（口腔外科専門医，歯周病専門医，歯科麻酔専門医，小児歯科専門医，歯科放射線専門医）であっても，今後，日本歯科専門医機構[1]（以後，機構とする）が認定する見込みとなっている５つの専門医（いずれも仮称：歯科保存専門医，補綴歯科専門医，矯正歯科専門医，インプラント歯科専門医，総合歯科専門医）であっても同様である．各学会は，通常は2～3年程度の会員歴の者に所定の審査や試験を課して認定医資格を与え，その後，通算で５年以上の臨床経験や認定医歴を経た者に知識・技能評価などの試験を含む審査によって専門医資格を与え，さらに専門医歴等の所定の要件を満たした者に指導医資格を与えている[2]．

機構が認定する専門医制度は，まず各学会の専門医制度を機構が認証し，その認証された専門医制度のもとに各学会によって実施される試験に合格した者は，その後の機構の審査と機構理事会の承認によって広告可能な「機構認定専門医」となる流れである．また，すでに各学会の専門医であった者は，その更新が各学会によって承認された後，機構の審査と機構理事会の承認によって広告可能な「機構認定専門医」となる．この際，機構認定専門医となった者は各学会認定専門医を広告することはできなくなる[3]．つまり，専門医試験の実務は各学会に任されているが，試験に合格し，第三者機関である機構が認定した専門医となったと同時に，各学会単位の個別の専門医ではなく，日本歯科専門医機構という第三者機関が認定した専門医になるということであり，このことはすなわち，国民から信頼される質の高い歯科医療を提供できるだけの知識と経験を備えた歯科医師として，自学会ではなく，第三者機関から認定されたということを意味する．

機構認定専門医の制度が始まって間もないため，移行期間の間は，各学会の専門医資格を有する指導医の更新時期によっては，機構認定専門医でない指導医が機構専門医を目指す者の指導にあたるということが起こりうるが，これは数年以内に解決され，各学会の指導医はすべて機構認定専門医資格を有することになる．

このように，各学会の認定医と指導医は学会が認定した資格である一方，専門医は第三者機関である機構が認定した資格となるが，国民から信頼される質の高い歯科医療を提供できるだけの知識と経験を備えた歯科医師を，第三者機関としての日本歯科専門医機構が認定することの意義に鑑み，この制度が歯科界のみならず，広く国民に周知され，国民が安心安全に質の高い歯科医療を受けることができるようになる一助となることが期待される．

いちのへ　たつや
日本歯科専門医機構
東京歯科大学学長
キーワード：学会専門医制度，研修カリキュラム，日本歯科専門医機構認定専門医

文献

1) 日本歯科専門医機構. https://jdsb.or.jp/（最終アクセス日：2022年11月1日）
2) 一戸達也. 第13章　専門医制度. 日本歯科医学教育学会白書作成委員会編. 歯科医学教育白書2017年版. 東京：日本歯科医学教育学会；2019. 163-8頁.
3) 厚生労働省. 医療法　医療法第六条の五. https://elaws.e-gov.go.jp/document?lawid=323AC0000000205（最終アクセス日：2022年11月1日）

第14章 生涯学習

1．生涯学習のあり方
2．生涯学習の現況（歯科医師会・学会・同窓会・学部等含む）

松野　智宣

1）生涯学習の変容

わが国の急速な高齢化の進行は人口構成の変化に伴い，歯科疾患の罹患状況にも大きな変化をもたらした．その結果，これまでの歯の形態回復を主体とした「治療中心型」の歯科治療から全身疾患を踏まえた医療連携と患者個々の状態に応じた口腔機能の維持・回復をめざす「治療・管理・連携型」の歯科治療へとシフトしていくと予想されている．

このような新たな歯科保健医療の需要と提供に向け，卒前からのシームレスな歯科医師の養成が令和2年5月の「医道審議会歯科医師分科会報告書」に取りまとめられた．卒前教育においては共用試験のCBTとOSCEの公的化およびStudent Dentistの法的位置づけが令和3年5月の改正歯科医師法で公布されている．また，診療参加型実習においては臨床実地試験（CPX）と一斉技能試験（CSX）も導入された．さらに，歯科医師国家試験の制度改善や歯科医師臨床研修制度も見直され，令和4年4月から新制度に基づく研修プログラムも開始された．

これまでの生涯学習は，どちらかというと大学，学会，日本歯科医師会などによる臨床研修終了後の生涯研修プログラムとして実施されてきた．しかし，前述したように歯科医師の養成課程が見直されており，卒後学習のあり方も変化している．さらに，新たな専門医制度もスタートし，歯科医師の質的向上を目指した生涯教育も充実してきている．

一方で，新型コロナウイルス感染症（COVID-19）は大学教育にとどまらず，生涯学習にも大きな影響を及ぼしている．ただし，その傍らでオンライン会議システムを用いた新たな学習システムが幅広く導入され，生涯学習の実施方法も多様化している．

まつの　とものり
日本歯科大学附属病院
キーワード：生涯研修，シームレス，コロナ禍

2）コロナ禍における生涯学習の現況

2019年12月に中国・武漢で発生したCOVID-19は，歯科医学教育のみならず生涯学習の実施にもさまざまな変化をもたらした．COVID-19感染拡大以前の生涯学習はほぼ対面で行われていたが，コロナ禍においてはオンラインを活用した生涯学習が実施されるようになり，各大学でその実施状況に違いがみられる．

本項では，コロナ禍における生涯学習の現況のアンケート結果を前回と比較する．さらに，オンラインと対面による生涯学習の実施状況についても比較し，今後の生涯学習のあり方を展望する．加えて，各大学で実施されている生涯学習の特色を紹介する．

(1) 生涯学習の現況

①生涯学習への取り組み

生涯学習を実施している大学は21校で，2017年度の調査から1校減少した（**図14-1**）．シームレスな生涯学習の推進が求められているなか，前回調査より減少した背景にはコロナ禍での対面による実施の難しさが影響していると思われる．

②実施形態，企画・調整組織

図14-2に生涯学習の実施形態を示す．大学を主体に実施していたのは14校（7校は大学主体のみ）と最も多く，前回調査に比べて2校増加していた．大学と校友会・同窓会との共催は11校で，うち5校はこの実施形態のみであった．地域歯科医師会との共催は4校，地域や職能団体との共催は2校で，1校はすべての方法で実施されていた．また，同窓会のみによる実施も1校あった．

なお，生涯学習の企画・調整組織を学内に有していたのは17校であった（**図14-3**）．

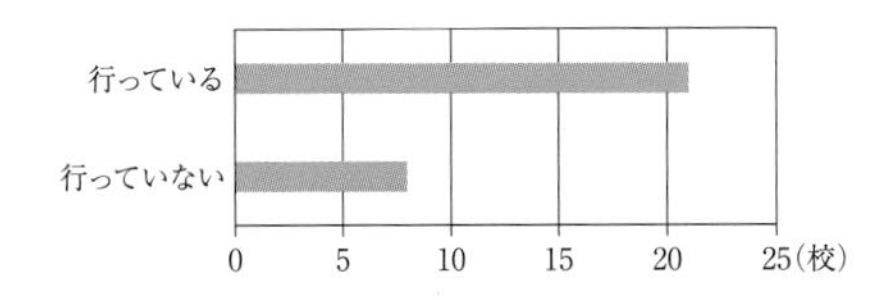

図 14-1　生涯学習への取り組み

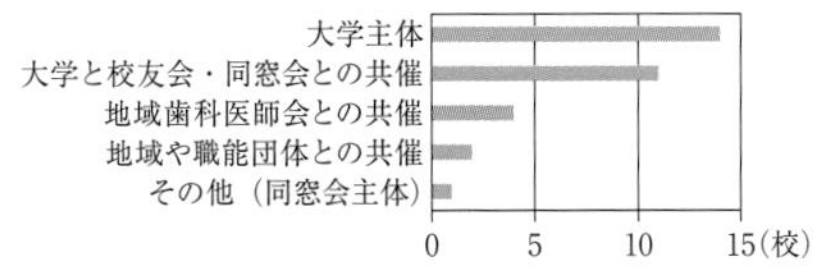

図 14-2　生涯学習の実施形態（複数回答あり）

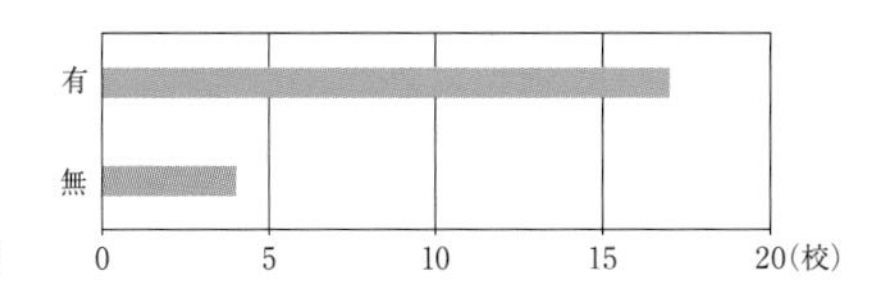

図 14-3　企画・調整組織

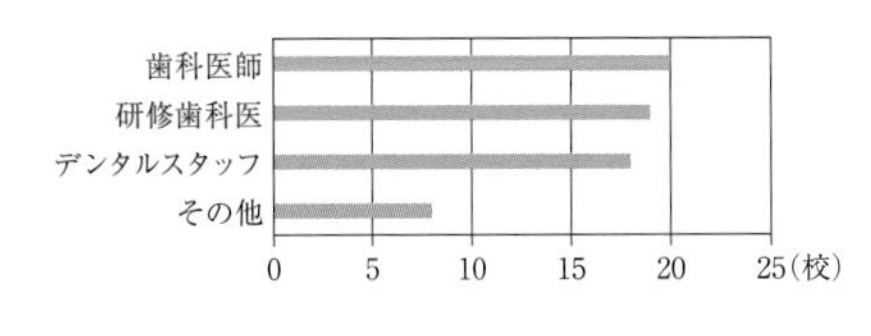

図 14-4　参加対象（複数回答あり）

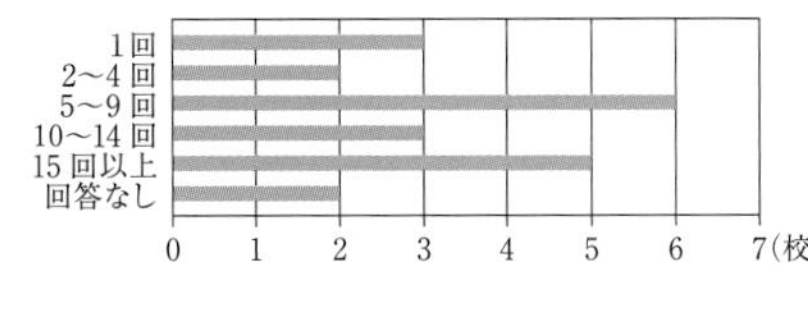

図 14-5　年間開催回数

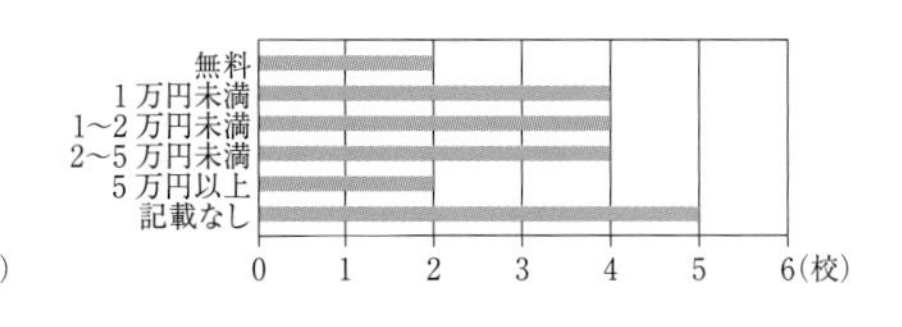

図 14-6　平均参加費

表 14-1　オンラインによる生涯学習の実施形態と平均受講者数（複数回答・無回答あり）

平均受講者数	講演（講義）	ハンズオン（実技の提示）	ワークショップ（演習）	示説	その他
25 名未満	7	2	1	2	0
25～50 名未満	5	4	4	2	1
50～100 名未満	4	0	0	0	1
100 名以上	6	0	0	1	0
実施していない	3	12	14	12	13

表 14-2　対面での生涯学習の実施形態と平均受講者数（複数回答・無回答あり）

平均受講者数	講演（講義）	ハンズオン（実技の提示）	ワークショップ（演習）	示説	その他
25 名未満	4	7	4	4	1
25～50 名未満	4	2	2	3	1
50～100 名未満	3	1	1	1	0
100 名以上	1	0	0	2	0
実施していない	8	10	13	10	15

③参加対象，開催回数，参加費

図 14-4 に生涯学習の参加対象を示す．対象は歯科医師，研修歯科医，デンタルスタッフの順であったが，ほとんど差はなかった．なお，その他の回答には，学部の学生や教職員のほかに，介護関連職員などの職業人，地域住民なども含まれていた．

年間の開催回数は 5～9 回が最も多く 6 校で，次いで 15 回以上が 5 校で，その最多は 110 回で，1 回のみ開催と 10～14 回開催がそれぞれ 3 校であった（**図 14-5**）．前回の調査に比べて，全体の開催回数は増加していることがわかった．

平均参加費は無料が 2 校で，1 万円未満，1～2 万円未満，2～5 万円未満がそれぞれ 4 校，5 万円以上が 2 校であった（**図 14-6**）．前回調査と比較すると，無料開催が 7 校から 2 校に減少していた．

(2) オンラインおよび対面での生涯学習

コロナ禍での生涯学習の実施形態の大きな特徴は，やはりオンライン学習システムの導入である．**表 14-1，14-2** にオンラインおよび対面での生涯学習の実施形態と平均受講者数を示す．まず，オンラインによる講演（講義）を実施していない大学は 3 校のみであったが，コロナ禍で対面による講演（講義）が実施できなかった大学も 8 校あった．オンライン学習の最大の利点は，1 回の開催で多数の受講者が得られることである．今回の調査では，オンライン実施で 100 名以上が受講できたと回答があったのは 6 校であったのに対し，対面実施では 1 校のみであった．一方，ハンズオン，ワークショップ，示説などはオンラインによる実施が難しく，25 名以下の対面での実施が目立っていた．

今後，with コロナを念頭に置いた生涯学習においては，講演（講義）はオンラインで，ハンズオンなど実技

表 14-3 実施している生涯学習の特色

北医療大	歯学部同窓会員が中心となって企画・運営を行っているが，歯学部だけではなく他学部の同窓会とも協力し，コラボ講演会として実施している．他学部の先生方にも講演していただくことで，卒後も多職種連携が推進できるよう企画を行っている．
北海道大	同窓会員を集めて最新の歯科医学などの講義を行う．
岩医大	広い岩手県の各地域の先生方と可能なかぎり連携を取り，常に連携を図れるようにしている．
日大松戸	歯科臨床に関するベーシックな内容から最新の臨床的知識の修得を目的としている．日常臨床に活かすスキル修得のためのハンズオンコースが設定されている．女性歯科医師の職場復帰に向けたコースが設定されている．
日歯大	第1学年前期には「プロフェッショナリズム」という講義を行っている．これは，歯科医業を志して入学してきた学生が，将来，国民に向け良質な歯科医療を生涯にわたり提供できるようになるための意識を養う目的で，わが国の歯科医学・医療の第一線で活躍している方々を講師に招いている．
日大	初めての参加者にもわかりやすく，また，過去複数回参加している参加者も興味がもてるテーマとなっている．
昭和大	現在の新型コロナウイルス流行ということに鑑み，オンライン配信に力を入れている．オンライン配信を用いることで各領域の先進的な内容について広く本学以外の講師の先生に依頼して講演をいただくことが可能となり，本年度は15回がオンライン配信で実施できた．
鶴見大	「歯の健康」など歯学部の特性を活かした講座
日歯大新潟	県歯科医師会からの委託を受け，地域において連携の中心を担う歯科医師，歯科衛生士を育成する目的の研修コースと地域において訪問歯科診療を実施する歯科医師，歯科衛生士を養成する研修コースを設け，基本的手技についての実習（コロナ禍においてはオンラインで実施），講演聴講，訪問歯科診療の現場研修などを行っている．
朝日大	高度な専門的知識と技術をもつ総合臨床歯科医師の育成を行うことが重要であると考え，2014年度から歯科総合医育成コース認定医制度を開設した．さまざまな歯科口腔領域にかかわることのできる医療人として，生涯にわたり高い専門性を保ちつつ総合医として患者の信頼を得るような高度の総合歯科医師を養成する．
愛院大	愛知学院大学歯学部同窓会ポストグラデュエートコースは，日本歯科医師会の「生涯研修事業」に認定されている．
広島大	歯科衛生士のリカレント教育を毎月行っている．コロナ禍前は対面で講義，実習を行っていたが，コロナ禍ではWeb上で視聴期間を決め，講義形態で実施している．
九歯大	地域包括ケアシステムのなかで，歯科医師に求められる有病者の対応ならびに摂食嚥下リハビリテーションについてのリカレント教育の機会を提供している．
九州大	大学主催の歯科臨床セミナーを地域の歯科医師およびデンタルスタッフを対象に無料で実施している．

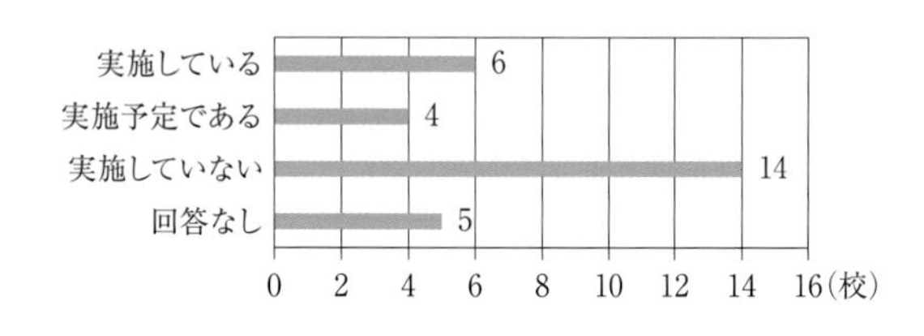

図 14-7 卒前からのシームレスな生涯学習

を伴うような内容は対面でと，学習効率が高く，研修内容に合わせた適切な実施形態を選択できるハイブリッド形式が望ましいと思われた．

(3) 卒前からのシームレスな生涯学習

さらなる高齢化に向けて歯科保健医療の需要と提供にシームレスな歯科医師の養成が求められるようになってきた．そこで，今回の調査では卒前からのシームレスな生涯学習がどの程度実施されているかを調査した．

その結果，卒前からのシームレスな生涯学習を実施している大学は6校であった．ただし，具体的な実施内容が記載されていたのは3校のみで，その内容は学生の無料聴講が2校，卒前からのリカレント教育の受講が1校であった．また，実施予定の大学は4校であった．一方，実施していない大学は14校あり，21大学が生涯学習を実施しているにもかかわらず，その2/3が卒前からのシームレスな生涯学習を実施していないという実態が明らかになった（**図 14-7**）．

今後，本学会の教育一貫性委員会などが中心となってより詳細なアンケート調査とそれに基づく卒前からのシームレスな生涯学習実施に向けた方策を示していくことが重要と考えられた．

(4) 生涯学習の特色

表 14-3 に実施している生涯学習の特色について回答のあった大学のコメントを記載した．

第14章 生涯学習

3. 日本歯科医師会の生涯学習

尾松　素樹

1）はじめに

日本歯科医師会の生涯研修は，定款に掲げる本会の目的達成のための事業にある「歯科医師の研修に関する事項」を，学術委員会が生涯研修に関する事業として運営に当たっている．学術委員会では委員会規程に沿って，生涯研修に関する事項および学術に関する事項を審議し，生涯研修事業の検討，策定を行い，生涯研修を実施する場と研修教材の提供を行っている．

現在，日歯生涯研修事業の企画運営は，日本歯科医師会が独自に開発した「Eシステム」[1]を活用して行っている．

このシステムによって，Eシステムに登録された学術講演会，研修会を受講した場合や，研修教材動画，論文などをe-Learningで研修を行った場合の単位登録ができる．各都道府県歯や日本歯科医学会の専門分科会，認定分科会の学術大会や講演会なども研修教材として登録でき，会員はEシステムから種々の研修教材を検索することができる．

このシステムの導入の一番の目的は，今ではコンピュータやインターネットなどの情報技術（IT）を通じて提供される各種の学習教材で研修することは当然のこととなっているが，平成20年度からこれらを利用した研修方法を導入することを立案された当時の学術担当役員に敬意を表したい．

令和2年（2020年）から始まった新型コロナウイルスの感染拡大の影響を受け，生涯研修セミナーなどの対面式の研修会が中止や延期となるなか，このような学習システムを確立してきたことによって，e-Learningによる研修やオンラインによるウェビナーに切り替えて，生涯研修事業を継続することができた．

以下，現在の日本歯科医師会の日歯生涯研修事業の現状を解説する．

2）研修教材と研修の場について

(1) 生涯研修セミナー

日歯生涯研修事業は昭和39年（1964年）に中央研修ゼミナールとして始まり，これが，現在の生涯研修セミナーの前身である．昭和48年には厚生省委託事業となり，歯学研修セミナーに名称変更し，昭和50年度から都道府県セミナーに本会より講師を派遣するようになった．昭和53～59年度は毎年約20会場，昭和60～平成16年度では47都道府県47会場にて開催するにいたり，平成2年度に正式な全国実施の生涯研修事業となった．平成6年度に現行の「生涯研修セミナー」の名称となり，平成17年度からは，講演会場を全国10カ所程度に絞り，講演形式のセミナーに参加できない会員は，講演を録画収録したDVDを会場にて視聴する形式で実施した．

さらに平成20年度より，Eシステムに収録した研修教材を掲載してe-Learningでの研修も開始した．平成30年度より，講演会場から講演をほかの会場へライブ配信するサテライト形式での開催を採用した．このサテライト形式のシステムが確立できたことから，令和2年度のセミナーは中止となったが，令和3年度のセミナーは個人宅への配信にまで拡充し，実施することができた．

令和4年度からは，セミナー開催数を4回にし，会員個人のパソコンやタブレットの端末にリアルタイム配信を行った．初回の事前受講登録者は約1,900名で，実際に受講した会員数は約1,400名であった．一度にこれだけの人数の配信は初めてであったが，通信トラブルはなく，なんとか終了でき，今後の新しいセミナーの開催形式に一歩踏み出すことができた．

おまつ　もとき
日本歯科医師会常務理事
キーワード：生涯研修，日本歯科医師会，総合認定医

(2) 日歯生涯研修ライブラリー

日歯生涯研修ライブラリーは，日常臨床で必要な知識と技術を手軽に修得するための動画として，DVD 版とEシステムから動画を提供している．このライブラリーは昭和 53 年（1978 年）から制作を始め，令和 3 年度版で 387 本となる．当初は 16 ミリフィルムでの動画であったがその後 VHS テープとなり，現在は DVD 版として提供されている．新型コロナウイルス感染拡大防止のため，歯科大学での講義がオンライン形式となったときには，このライブラリーが歯学教育の教材として利用されるなど，クオリティーの高い作品となっている．また，16 ミリフィルムや VHS は，これまでの歯科臨床の発展の貴重な記録であるため，アーカイブとして残すことを検討している．

このライブラリーは「書籍，視聴覚教材等を利用した自己研鑽による研修」として単位取得の対象となっており，視聴後はEシステムによって単位登録できる．

さらに，「2040 年を見据えた歯科ビジョン」[2] にはアジア地域への支援が挙げられており，これらのライブラリーを各国の口腔保健の向上の教材としても活用してもらうことも検討している．

(3) 日本歯科医師会雑誌

会員向けの学術雑誌として毎月 1 回発行している．本誌の企画，編集は会誌編集委員会が行っている．昭和 23 年（1948 年）に発行が開始され，その時の所管は広報課であったが，平成 3 年（1991 年）から生涯研修課（現・学術課）に所管が移行し，同年の 5 月号から学術担当役員が編集発行人となっている．

この日本歯科医師会雑誌も書籍としての研修教材としての役割を果たしており，各論文に研修コードを付与し，論文閲覧後，Eシステムで単位登録することができる．

(4) 能動研修

能動研修は各種学会や歯科医学大会での発表，歯科医学関連の書籍の執筆，論文などの主体的歯科医学研究活動を行う活動を指す．これによってもEシステムで単位登録ができる．会員が発表することはハードルが高いが，本会としては日本歯科医学会学術大会のポスター発表など，地域歯科医師会とも連携して発表の場を提供していきたいと考えている．

(5) 受講研修

各都道府県歯科医師会や日本歯科医師会の内部組織である日本歯科医学会の専門分科会，認定分科会など日本歯科医師会が研修会主催者として認めている研修主催者が実施する学術講演会や研修会を受講した場合も単位取得を認めている．平成 30 年（2018 年）のEシステム改編により，スタディーグループに関連する私的研修会は研修会主催者としないことにした．

3）日歯生涯研修事業の平成 4 年からの統計データについて

日歯生涯研修事業の平成 4 年からの統計データの推移を示す（**図 14-8**）．日歯会員が一回でも日歯生涯研修事業に参加したとして単位登録をした会員をカウントしてこれを参加率として表示している．

平成 4・5 年度では 90％に近い数字であったが，それ以後は徐々に右肩下がりの傾向を示しており，平成 30・31（令和元）年度では参加率 74.5％となっている．新型コロナウイルスの感染拡大で多くの研修会が中止や延期になった令和 2・3 年度においても 74.9％と，参加率は維持でき，これは前述したようにEシステムの導入により研修会場に行かなくても自分のパソコンやタブレットで研修が受けられ，単位登録ができたことによるものと考えている．

学術講演会や研修会に内容や規模によって単位数を設定し，規定の単位を取得した会員に修了証を発行している．平成 16・17 年度からは修了基準と認定基準との 2 段階の基準を設け，より研修単位を取得した会員を評価することになった．

さらに，平成 30・31 年度からは，会員が生涯を通じ，医療専門職として知識や技術を高め，その成果が国民の健康維持・増進に寄与することにより，歯科医師が社会的に高く評価されることを目的として，Eシステム改編による研修内容の質の担保と研修評価の厳格化と新たな研修目標を設定した．すなわち，認定基準を見直し，社会的評価の向上を図るため研修単位の取得の条件のハードルを高くし，これまでの認定基準修了者を「日本歯科医師会生涯研修総合認定医」として認定することにした．

その結果，平成 30・31 年度の修了基準達成者は 19,347 名（33.1％）と前期の平成 28・29 年度とほぼ同様であったが，認定基準達成者数すなわち「日本歯科医師会生涯研修総合認定医」数は 181 名（0.3％）であった．

令和 2・3 年度においては，修了基準達成者は 13,858 名（24.2％）と減少したが，「日本歯科医師会生涯研修総合認定医」数は 446 名（0.8％）と増加した．今後は修了基準達成者が認定基準達成までに到達できるように各都道府県歯の学術担当者と連携を取り生涯研修をサポートしていくことが重要であると考える．

4）日歯生涯研修の課題と方向性

「2040 年を見据えた歯科ビジョン」[2] には「歯科医師の資質の維持・向上に向けた教育・研修体制の強化・充実」の記載があり，グランドデザインのさらなる検討が

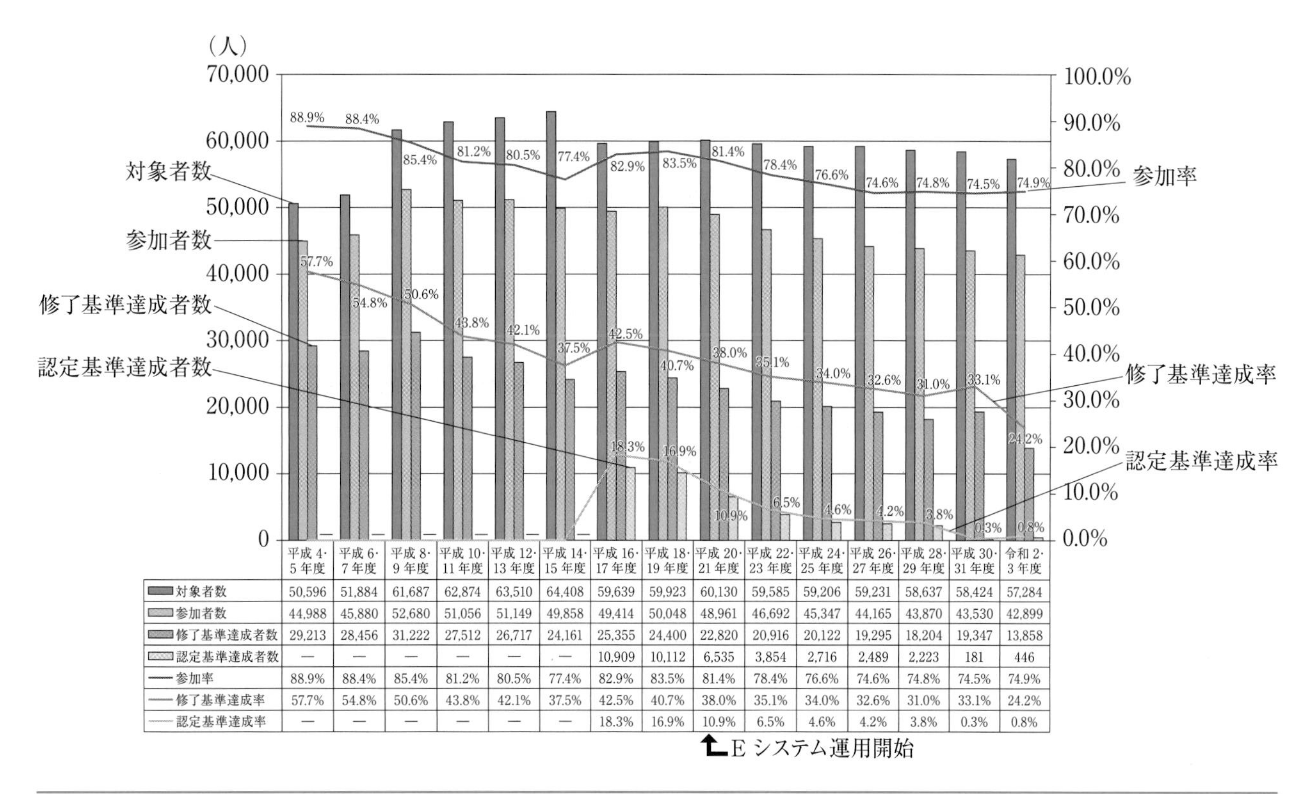

	平成4・5年度	平成6・7年度	平成8・9年度	平成10・11年度	平成12・13年度	平成14・15年度	平成16・17年度	平成18・19年度	平成20・21年度	平成22・23年度	平成24・25年度	平成26・27年度	平成28・29年度	平成30・31年度	令和2・3年度
対象者数	50,596	51,884	61,687	62,874	63,510	64,408	59,639	59,923	60,130	59,585	59,206	59,231	58,637	58,424	57,284
参加者数	44,988	45,880	52,680	51,056	51,149	49,858	49,414	50,048	48,961	46,692	45,347	44,165	43,870	43,530	42,899
修了基準達成者数	29,213	28,456	31,222	27,512	26,717	24,161	25,355	24,400	22,820	20,916	20,122	19,295	18,204	19,347	13,858
認定基準達成者数	—	—	—	—	—	—	10,909	10,112	6,535	3,854	2,716	2,489	2,223	181	446
参加率	88.9%	88.4%	85.4%	81.2%	80.5%	77.4%	82.9%	83.5%	81.4%	78.4%	76.6%	74.6%	74.8%	74.5%	74.9%
修了基準達成率	57.7%	54.8%	50.6%	43.8%	42.1%	37.5%	42.5%	40.7%	38.0%	35.1%	34.0%	32.6%	31.0%	33.1%	24.2%
認定基準達成率	—	—	—	—	—	—	18.3%	16.9%	10.9%	6.5%	4.6%	4.2%	3.8%	0.3%	0.8%

図 14-8　日歯生涯研修事業統計データの推移

求められている[3]．そこで，学術委員会で，ICT をさらに活用し，セミナーなどのリアルタイム配信・オンデマンド配信の方法について検討[4]し，令和 4 年度の生涯研修セミナーは初めて会員個人へのリアルタイム配信で実施した．さらに E システムについては，会員の学習意欲の向上および利便性の向上を図るため改修を重ねてきているが，グランドデザインのさらなる検討と並行して大幅なシステムの見直し，バージョンアップを議論する時期にきていると感じている．

日歯生涯研修の修了基準，認定基準をクリアした会員は，医療専門職として知識や技術が高く，それが国民の健康維持・増進に寄与することができる歯科医師である．このことを広く世間に周知し，修了基準達成者，日本歯科医師会生涯研修総合認定医が，国民から高い評価を得られるようにすることが日歯としての務めと考えている．

また，日本歯科専門医機構が歯科専門領域の新たな専門医制度の協議を開始している．新たな 5 専門領域に「総合歯科専門医（仮称）」があり，この専門領域に日本歯科医師会会員が「総合歯科専門医（仮称）」の資格を得ることができるように，機構の専門医制度と日歯生涯研修制度とを紐づける制度について検討することになっている．

文献

1) 日本歯科医師会．JDA E-system (Japan Dental Association Education System) / 日歯生涯研修登録システム．https://www.nskjs.jda.or.jp/webpc/login.aspx（最終アクセス日：2022 年 11 月 1 日）
2) 日本歯科医師会．2040 年を見据えた歯科ビジョン―令和における歯科医療の姿―．東京：日本歯科医師会；2020．68-70 頁．
3) 上田　賢．内の目・外の目「変わらぬ責務，拡がる責務」―日歯生涯研修の現状と今後―．日歯医師会誌 2017；70：107-9.
4) 岡崎恵一郎：内の目・外の目　日歯生涯研修事業におけるサテライト配信と E システムの現状と課題．日歯医師会誌 2020；73：632-3.

第15章 教育の質保証

大学基準協会歯学教育評価委員会

1）歯学教育の分野別評価の立ち上げに向けて

(1) 歯学教育に関する調査研究―文部科学省における取組み―

わが国における歯学教育は，戦後に歯科大学の設置が認可され，新制大学のもとで歯科大学・歯学部の6年制教育が制度化されるなど，日本の近代化とともに急速な発展を遂げてきた．その背景には，わが国における医療改革には教育の充実が必要であると考えられたこと，近年の歯科医療の進展に伴う歯・口腔の健康への関心が高まっていることが挙げられる．すなわち，高度かつ専門的な歯科医療を担う歯科医師を養成する歯学教育の充実・改善が喫緊の課題となり，歯学教育機関である歯科大学・歯学部の教育の質保証へ高い期待が寄せられるようになった．こうした社会からの要請を受け，2008年度に文部科学省内に「歯学教育の改善・充実に関する調査研究協力者会議」が設置され，歯科医師を取り巻く社会環境や歯学教育の現状について，歯学分野関係者が議論する場が設けられた．

同会議のもと，わが国の歯科大学・歯学部の教育にかかわる各種調査が行われ，その結果を踏まえて，2009年1月に「歯学教育の改善・充実に関する調査研究協力者会議第1次報告～確かな臨床能力を備えた歯科医師養成方策～」が発表された．同報告では，体系的な教育課程の編成・実施を促す観点から「歯学教育モデル・コア・カリキュラム」を見直す必要があること，知識・技能・態度ともに優れた歯科医師を養成する歯学教育の質を保証するための第三者による評価制度の導入について検討することなどが提言され，これを受けて歯学教育の第三者評価の実施に向けた取組みが進められることとなった．

その後，文部科学省が実施する大学改革推進事業として，2012～2016年度にかけて「歯学教育認証評価制度等の実施に関する調査研究」（研究代表者：荒木孝二氏（東京医科歯科大学））が実施され，歯学教育に特化した評価基準の策定と評価手法の検討のみならず，複数の国公私立大学の歯学部を対象にした試行評価の実施およびその結果を踏まえた歯学教育評価のあり方に関する研究が行われた．わが国においては，2004年に文部科学大臣が認証した評価機関による評価をすべての大学が定期的に受ける制度（認証評価制度）が導入されているが，専門職大学・専門職大学院を除いて分野別評価の実施は任意であることから，医学・薬学・看護学の分野では独自に分野別評価に取り組む動きがあり，この調査研究によって歯学の第三者による分野別評価の具体的な検討が始まったといえる．

(2) 歯科大学・歯学部における分野別評価の実施に向けた議論―「歯学教育分野別評価協議会」の取組み―

上記のような，行政が主導する歯学教育の充実・改善に向けた取組みに加え，歯学分野関係者による歯学教育の質を保証するための評価基準・評価方法の調査研究が行われたことを受け，歯科大学・歯学部がみずからの質を保証するための第三者による分野別評価の実施に向けて検討を開始することとなった．具体的には，第三者による評価を継続的に実施していくための体制整備を検討すべく，2017年7月に国内すべての歯科大学・歯学部29校が参加する「歯科大学学長・歯学部長会議」において，新たに「歯学教育分野別評価協議会」（以下，協議会とする）を設置することが承認された．

協議会の発足に関しては，国公立大学3名（佐々木啓一氏（東北大学歯学部長），興地隆史氏（東京医科歯科大学歯学部長），西原達次氏（九州歯科大学学長）），私立大学3名（三浦廣行氏（岩手医科大学歯学部長），渋谷　鑛氏（日本大学松戸歯学部長），羽村　章氏（日本歯科大学生命歯学部長））からなる計6名の発起人によ

大学基準協会歯学教育評価委員会
委員長　西原達次（九州歯科大学理事長・学長）
副委員長　羽村　章（日本歯科大学生命歯学部教授）
キーワード：歯学教育評価，専門教育の質保証，分野別評価

り準備が行われ，同年11月に第1回会議が開催された．当該会議において，協議会は歯学教育の分野別評価を滞りなく開始するための機関であることが確認され，日本にあるすべての歯科大学・歯学部の代表者が会員になること，発起人6名のうち，三浦廣行氏を会長，その他5名を副会長に選出すること，監事として中原　泉氏（日本歯科大学理事長・学長）を選出することが承認された．

その後，継続的に会議を開催し，2018年には歯学教育の分野別評価を行う機関として「歯学教育分野別評価運営組織（仮称）」（以下，運営組織とする）を設置する案が承認され，評価の実施に向けたスケジュールが策定された．さらに，協議会のもとに3部会（①評価運営組織の組織形態・業務内容に関する検討部会，②トライアル検討部会，③評価者養成ワークショップに関する検討部会）を設置して準備を進める一方で，歯科大学・歯学部に人的・経済的な過重負担がある場合には，運営組織は設置せずに既存の評価機関へ評価の実施を依頼することも承認された．

以上のような過程を経て，3部会からの報告なども踏まえて今後の方向性を検討した結果，かつて歯学分野の基準を策定しており，評価機関としての実績をもつ大学基準協会に歯学教育の分野別評価の実施に向けた検討を依頼することを2019年7月の協議会にて決定した．

なお，本協会において検討を開始した以降は，本協会と協議会の緊密な関係性のもと，両者が協力して全国の歯科大学・歯学部の意向を反映した基準の策定および評価方法の検討を行い，2021年度より本協会において歯学教育評価が開始されたことに伴い，2021年3月に協議会はその任を終え，解散することとなった．

(3) 歯学教育の分野別評価に向けた基準の策定―大学基準協会における取組み―

本協会は，1947年に46の国公私立大学が発起人となり，アメリカのアクレディテーション団体をモデルに自律的な大学団体として設立された．同年に大学のあるべき姿を示した「大学基準」を採択し，1951年からは同基準を活用して，ピア・レビュー（同僚評価）による会員の適格判定を開始し，以降，第三者評価を実施する機関として活動してきた．1996年には大学がみずからの活動を点検・評価する「自己点検・評価」を基礎とする評価を導入し，今日の学校教育法等に規定される大学の自己点検・評価活動の根本となっている．2004年にわが国において認証評価制度が導入されたことに伴い，本協会はわが国で初めての文部科学大臣の認証を受けた評価機関（認証評価機関）となり，これまでの長きにわたる評価活動で得た知見を活かしつつ，大学による教育の質を保証するための取組み（内部質保証）を支援する評価を展開している．

表 15-1　歯学教育評価準備委員会名簿（2020年1月現在）

役名	氏名	所属大学・機関
委員長	羽村　章	日本歯科大学
副委員長	西原達次	九州歯科大学
委員	荒木孝二	東京医科歯科大学
〃	濱　昌代	日本歯科医師会
〃	横江浩司	日本歯科企業協議会
オブザーバー	小嶺祐子	厚生労働省
〃	中湖博則	文部科学省

このような沿革をもつ本協会では，設立後に「大学基準」のみならず，専門分野の質を保証することの重要性に鑑みて，歯学に関する基準を含めた各分野の基準を策定していた．また，2017年度からは獣医学教育の分野別評価を開始し，認証評価制度に基づく評価のみならず，各専門分野の第三者による評価の推進に取り組んでいたことから，2019年9月の理事会にて前述した協議会からの依頼を受け，本協会内に「歯学教育評価準備委員会」（以下，準備委員会とする）を設置し，歯学教育に関する基準の策定および評価方法の検討に取り組むことを決定した．

上記の決定を受け，本協会では，2020年1月から計6回にわたる準備委員会による審議のほか，基準策定のためのワーキンググループによる活動に取り組んだ．準備委員会は，委員長を羽村　章氏（日本歯科大学），副委員長を西原達次氏（九州歯科大学）が務めることとなり，日本歯科医師会や日本歯科企業協議会の協力を得て計5名による編制に加え，厚生労働省および文部科学省をオブザーバーに迎えて活動することとなった（**表 15-1**）．

準備委員会においては，歯学教育の分野別評価（以下，歯学教育評価とする）を検討するにあたり，以下のような方針・考え方で進めることとした．

①歯学教育評価の基準については，これまでの協議や調査研究との継続性を図るため，「歯学教育認証評価制度等の実施に関する調査研究」の成果を活用すること．

②歯学教育評価の基準に，優れた歯科医師に必要な知識・能力・態度等を明示し，それらを修得するため，「歯学教育モデル・コア・カリキュラム」を包含した有効な教育課程を編成することを明示すること．

③歯学教育評価の基準に，社会から求められる臨床技能の修得に効果的な診療参加型臨床実習の体制，実施，これに向けた教育を明示すること．

④歯学教育評価の基準に，本協会が長きにわたり支援・推進してきた大学みずからによる教育の質保証を踏まえ，歯科大学・歯学部の自己点検・評価の実質化，その結果に基づく教育の改善・向上を含める

こと．

⑤評価方法としては，本協会が進める自己点検・評価に基づく評価を採用し，各歯科大学・歯学部に歯学教育評価の基準を活用した自己点検・評価活動を求めること．

⑥ピア・レビューによる評価を実施するとともに，歯科医師として活動する者の意見を取り入れられるよう，歯学分野の職能団体との連携体制を構築すること．

具体的には，準備委員会のもとにワーキンググループを設置し，まずは「歯学教育に関する基準」の策定に向けた検討を開始し，慎重に議論を重ねた結果，2020年5月の第2回準備委員会に「歯学教育に関する基準（ワーキンググループ案）」を報告した．その後，基準案に対するパブリックコメントを実施し，全国の歯科大学・歯学部や関係省庁・団体のみならず，本協会ホームページを通じて広く一般からも意見を募った．寄せられた意見を踏まえ，2020年9月の第3回準備委員会にて「歯学教育に関する基準（案）」を確定し，本協会の諸基準を所掌する基準委員会での審議，理事会での議を経て2021年1月に「歯学教育に関する基準」の制定にいたった．

その後，準備委員会においては，評価体制・評価方法の検討を行い，『歯学教育評価ハンドブック』を発行するとともに，上記と同様の理事会にて「分野別評価に関する規程」を制定し，評価体制が構築された（歯学教育評価の概要については，下記2）を参照）．

また，第3回準備委員会において，万全な評価を実施するためには，評価基準・評価方法の妥当性を検証することが必要であるとのことから，2021年1月から9月にかけて試行評価を実施することとなった（試行評価については下記2）の（2）を参照）．

なお，2021年度からは，本協会理事会のもとに歯学教育評価を運営する「歯学教育評価委員会」（以下，評価委員会とする）が設置されたため，2021年4～9月の間は準備委員会と評価委員会を合同で開催し，2021年9月の第6回準備委員会にて試行評価結果を受けた評価方法の改善を審議し，これをもって準備委員会はその任を終えることとなった．

2）歯学教育評価の概要，試行評価を経た今後について

(1) 歯学教育評価の概要について

本協会では，歯学教育評価の目的を「歯学教育の水準の向上を図るとともに，評価を通じて歯学分野の教育の質を社会に対して広く保証すること」と定めている．これを遂行するために，評価基準の策定，書面・実地調査による評価の実施および基準への適合認定，評価後のフォローアップを通じた改善への継続的な支援を行うべく取り組んでおり，7年を1サイクルとして評価活動を展開する．したがって，評価対象となる歯学教育課程が最初の評価を受けた後は，7年以内ごとに次の評価を受けるものとしている．

歯学教育を含む分野別評価は法定の認証評価ではないものの，本協会では上記のような認証評価を参考にした方法によって行うこととしている．また，歯学分野の教育を実施する組織は，わが国の教育制度下にある大学の一課程として，さまざまな法令のもとに設置されている．したがって，評価にあたっては法令が遵守されているかに留意しながらも，本協会が独自に設定する基準への適合を総合的に判断し，適否の判定を行う．さらに，高度かつ専門的である歯学分野における評価を適切に実施するため，経験と見識をもつ有識者を中心として，本協会が長年採り入れてきたピア・レビューを実施すること，その際には利益相反を排除して，公正性を担保して行うこととしている．

なお，以下に記載する歯学教育評価の概要は，本協会ホームページ[1)]で公表している『歯学教育評価ハンドブック』においても説明しているので，併せて参照されたい．

①「歯学教育に関する基準」

本協会の「歯学教育に関する基準」は，歯学教育を行う学士課程の質の維持・向上を目的として定めており，単に評価の際に用いる指標やチェック項目ではなく，歯学教育のあるべき姿を示したものである．本基準は，評価者が評価を行う際に活用するとともに，大学自身がこの基準に照らして現状の取組みを確認し（自己点検），みずからの取組みの長所や問題点を抽出する（自己評価）ことによって，歯学教育の水準向上につながることを意図している．

さらに，本協会の実施する評価においては，当該分野の教育に課せられた使命に基づきそれぞれが掲げる目的を尊重し，その目的の達成のためにどのような努力が払われ，成果を上げているのかという点を重視している．そのため，本基準においても，歯学分野の教育の結果としてどのような資質・能力を身に付けた卒業生を輩出するのか，それに向けた教育研究活動はどのように行っているのか，大学自身が点検・評価することで教育の改善と質の保証に取り組んでいるのかを評価することが可能となっている．

具体的には，本基準は5つの大項目（1. 使命・目的，2. 教育の内容・方法・成果，3. 学生の受け入れ，4. 教員・教員組織，5. 自己点検・評価）で構成されており，

表 15-2 「歯学教育に関する基準」の構成

	定義
項目	大項目の下には，より具体的な「項目」が設けられており，「本文」と「評価の視点」から構成される
本文	大項目ごとに求められている事項の趣旨を定めたもの
評価の視点	「本文」の趣旨を踏まえ，評価時に依拠すべきポイントを個別的に示したもの

大項目	大項目内の項目	評価の視点数
1. 使命・目的	使命・目的／目的の検証	3
2. 教育の内容・方法・成果	学位授与方針及び教育課程の編成・実施方針／教育課程の編成・実施／臨床実習体制／臨床能力向上のための教育／成績評価・卒業認定／教育成果の検証	22
3. 学生の受け入れ	学生の受け入れ方針，入学者選抜の実施／定員管理	5
4. 教員・教員組織	教員組織の編制／教員の資質向上等	9
5. 自己点検・評価	自己点検・評価／結果に基づく教育研究活動の改善・向上	5

各大項目には，歯学教育に求められる事項を大綱的に記述した「本文」および本文に基づき評価するための観点である「評価の視点」を定めている（**表 15-2**）．

そして，大学側・評価者側ともに，個々の「評価の視点」を活用して評価を行う際，まず「本文」を熟読して当該大項目で求められている事項を理解すること，そして基準全体を通じて各大項目の連関性を把握することも重要である．

大項目 1 の本文においては，はじめに歯学教育の基本的な使命について説明しており，「社会からの負託はもとより，国際的動向や社会的変化を踏まえながら，発展し続ける歯科医学の中で必要な知識及び問題対応能力を身に付けるとともに，臨床技能を研鑽し，患者及びその家族等との良好な関係を築くためのコミュニケーション能力を有し，多様化する国民のニーズに対応しうる良質で安全な医療を提供できる歯科医師」および「他の医療分野と連携したチーム医療を実践し，医学・医療の発展のための学術・研究活動に携わるとともに，生涯にわたって学び続け，新生児から超高齢者を含め全ての世代の口腔保健活動を通じて地域社会・国際社会に貢献する歯科医師」を養成することを求めている．

こうした使命のもとで，歯学教育課程は，これを設置する大学の目的と整合し，かつ独自の特性を明確にした目的を定めることが必要である（1. 使命・目的）．そして，この目的に沿って教育研究活動を展開するために，3 つの方針（学位授与方針，教育課程の編成・実施方針，学生の受け入れ方針）を定め，教育課程を編成し，効果的な教育方法を用いる必要がある．また，学生が卒業に必要な知識・技能・態度等（学習成果）を修得したかを把握・評価し，その結果を活用して教育の改善・向上を図ることも求められる（2. 教育の内容・方法・成果）．さらに，効果的な教育の実施に向けて，これに適した知識・能力等を保有する学生を選抜するため，入学者選抜を公正・厳格に行い，教育を提供するに適した定員を管理しなければならない（3. 学生の受け入れ）．加えて，教育課程を支えるにふさわしい教員組織を編制し，教員の資質向上を図るとともに，教育・研究・組織運営・社会貢献などの業績を評価し，教員組織を活性化させることが重要である（4. 教員・教員組織）．以上のような歯学教育課程の教育研究活動に関する質保証の第一義的な責任は，各歯科大学・歯学部にあることから，みずからの活動の適切性を点検・評価したうえで，絶えず改善・向上に取り組むこと，情報公開を通じて社会に対する説明責任を果たすことが求められる（5. 自己点検・評価）（**図 15-1**）．

なお，歯学教育評価の中心は教育活動に置かれることとなるが，基準策定の過程でも議論された通り，診療参加型臨床実習について重点的に評価できるよう，大項目 2. 教育の内容・方法・成果において関連する観点を設けている．すなわち，大項目内に「臨床実習体制」（評価の視点 2-7～2-10）を設け，診療参加型臨床実習の管理体制，指導歯科医の配置，実習に必要な施設・設備，患者への説明・同意確認などの体制整備を求めている．さらに，「臨床能力向上のための教育」（評価の視点 2-11～2-15）を設け，実習前後における学生の能力評価，十分な実習時間の確保および適切な実習カリキュラムの編成を求めている．このような臨床実習に特化した基準は，「歯学教育モデル・コア・カリキュラム」でも重視されている臨床能力の向上に適うとともに，卒業前から卒業後までのシームレスな教育を展開するために重要な役割を果たすものである．また，教育を実施するのみならず，必ずその効果を検証し，改善につなげることを必要としており，PDCA サイクル等の改善の仕組みが機能するよう求めていることも本基準の特色である．

以上に加え，大学が本基準への理解を深め，効果的な自己点検・評価を実施できるよう「歯学教育に関する基準」における「評価のポイント」を定めている．これは，各評価の視点に対し，キーワードとなる具体的な取組み

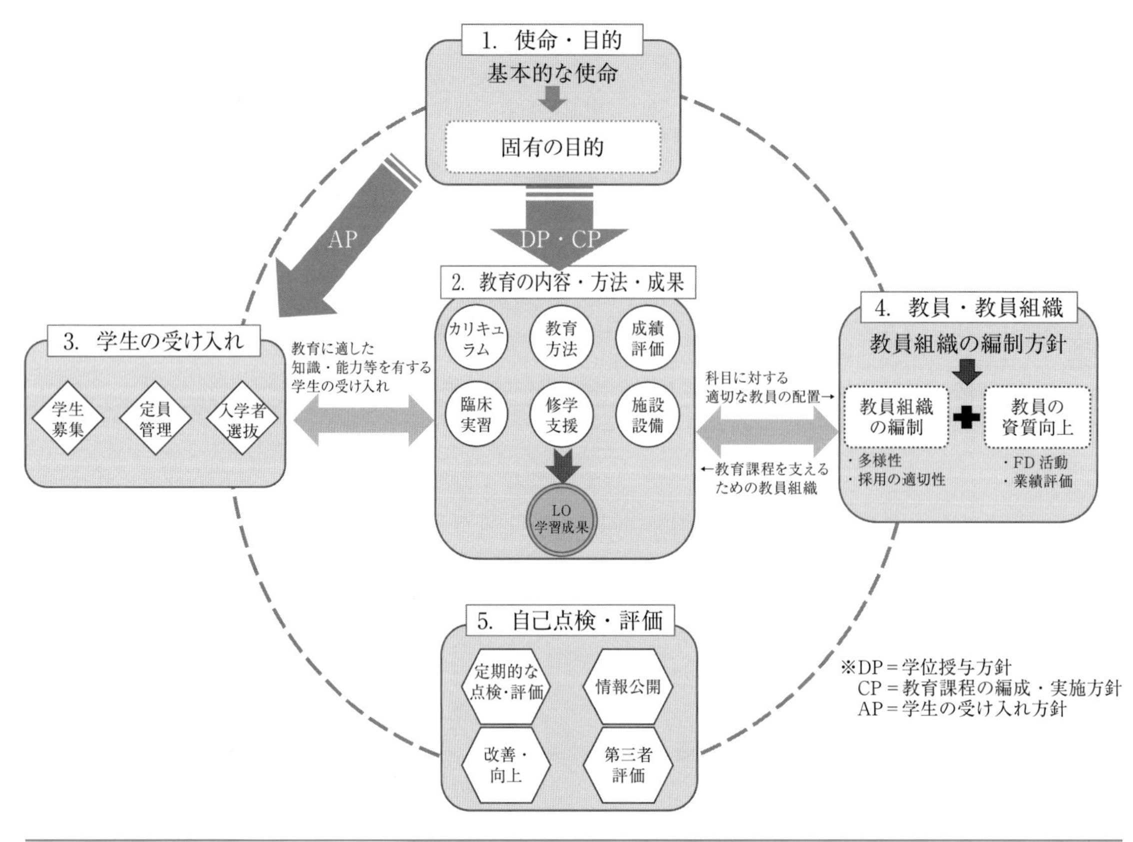

図 15-1 「歯学教育に関する基準」体系図

を例示したものであるが，「評価のポイント」に限らず歯学教育課程はそれぞれの教育活動の工夫や特色ある取組みを含めて自己点検・評価することが必要である．

②評価体制・プロセス，評価結果

本協会では，理事会のもとに評価事業ごとの委員会を設けており，歯学教育評価は「歯学教育評価委員会」(**表 15-3**/委員長：西原達次氏（九州歯科大学），副委員長：羽村　章氏（日本歯科大学））が所管し，評価方針・評価体制を検討するとともに，評価結果（案）を取りまとめ，理事会へ上程する役割を担っている．そして，同委員会のもとに，評価を受ける歯科大学・歯学部に対して1つずつ評価分科会（大学からの推薦教員3名，日本歯科医師会から推薦される歯科医師1名の計4名）を設置し，書面および実地調査による評価を行うこととしている．

歯学教育評価のプロセスについて，まずは大学が自己点検・評価を行い，これを点検・評価報告書などに取りまとめることから開始する．こうした評価資料が，評価を受ける年度の4月に提出された後，評価分科会における書面評価を経て，2日間にわたって実際に大学を訪問する実地調査を行う．実地調査の目的は，書面評価ではわからないことを実際に確認するとともに，教職員・学生との面談を通じて取組みの効果や課題を把握することにある．したがって，教職員との面談調査，各学年の学生および卒業生（研修医）へのインタビュー（いずれもグループ面談形式で実施）のほか，実習施設や臨床実習の見学，その他の施設・設備および授業見学に加え，現地でのみ見ることが可能な資料を閲覧することとしている．

表 15-3　歯学教育評価委員会名簿（2022 年 3 月現在）

役名	氏名	所属大学・機関
委員長	西原達次	九州歯科大学
副委員長	羽村　章	日本歯科大学
委員	荒木孝二	東京医科歯科大学
〃	一戸達也	東京歯科大学
〃	尾松素樹	日本歯科医師会
〃	河野文昭	徳島大学
〃	近藤尚知	岩手医科大学
〃	高橋信博	東北大学
〃	山本一世	大阪歯科大学
〃	横江浩司	日本歯科企業協議会
オブザーバー	髙田淳子	厚生労働省
〃	成相圭二	文部科学省

以上のような書面評価および実地調査を踏まえて評価

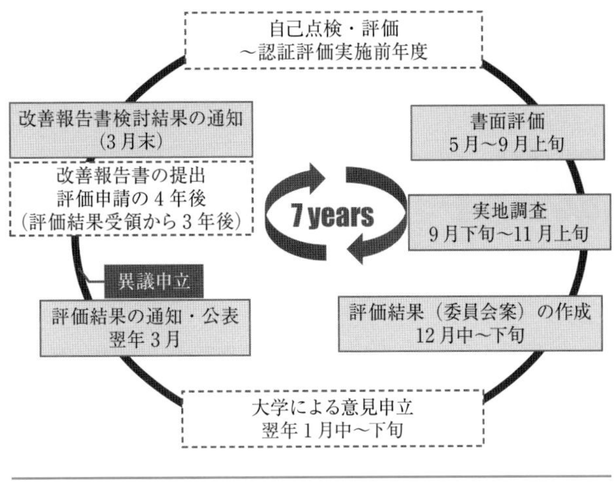

図 15-2　評価プロセス図

結果を作成しており，その過程において事実誤認などがある場合は，大学から意見を受け付ける機会を設けている．そして，理事会の審議を経て年度末に確定した評価結果を大学へ通知するとともに，本協会ホームページにて公表する．その後，各歯科大学・歯学部は評価結果で指摘された問題点に対する改善を計画・実行し，評価を実施した年度から4年目の7月までに「改善報告書」を通じて改善状況を報告する必要がある．これを受け，本協会は改善状況に対する検討（原則として書面評価）を行い，その結果を大学に通知することとしている．このようなフォローアップの仕組みを設けていることは，本協会が実施する各種評価の特長といえる（**図 15-2**）．

評価結果においては，「歯学教育に関する基準」への適否，当該歯学教育課程に対する評価の全体的な状況（総評）に加え，基準の大項目ごとに取組みに対する評価概要（概評）と特記すべき優れた取組みおよび問題点（提言）を文章で記載する．提言には，取組みの効果がみられ，他大学の模範となるような取組みを特記する「長所」，目的の達成に有効な特色ある取組みを特記する「特色」，必ず改善すべき重大な問題を特記する「是正勧告」，評価者がよりよい取組みのために改善することが必要と考えて特記する「検討課題」がある．このうち，「是正勧告」および「検討課題」については改善報告をする必要があり，特に「是正勧告」は必ず改善が完了することを求めるものである．

(2) 試行評価の実施および今後の歯学教育評価について

上記のような基準や評価プロセスなどの妥当性を検証するため，準備委員会のもとで2021年1月から同年9月にかけて試行評価を実施した．これに際しては，国立大学および私立大学の計2校の歯学部に協力をいただき，2つの試行評価分科会を編制して実際とほぼ同様のプロセスで評価を行うことができた．

まず，1月に評価者研修を実施し，歯学教育評価実施までの経緯，基準およびそのポイントや評価プロセス・方法などについて共有を図ったうえで，各評価者による書面評価を行い，意見の擦り合わせを行うための分科会を3月に開催した．これを踏まえ，「分科会報告書（案）」として大学に送付し，事前に提出された質問事項への回答や本報告書に対する見解をもとに実地調査を行った．実地調査は，5月から7月にかけて実施し，COVID-19の影響により1日半は面談調査を中心にオンラインで実施したものの，残りの半日は大学を訪問して資料閲覧や実習，施設・設備を見学し，最後に改めて大学側と意見交換を行った．以上に基づき，試行評価結果を準備委員会で審議し大学に提示するとともに，これに対する意見申立を受け付けた．そして，9月の準備委員会で申立への対応を審議し，常務理事会における承認をもって試行評価結果が確定したのである（試行評価につき，評価結果は当該大学のみに提示し公表は行わない）．

こうした試行評価の結果，複数の課題がみられたため，定員管理にかかわる評価指標の策定および定員管理を評価する意義を明示すること，実地調査を当初の設定の1.5日から2日間にして十分な時間を確保すること，「評価のポイント」の一部修正，主査による分科会運営の円滑化を図るため研修などを充実させることなど，実際の評価プロセスなどの改善を図った．このほか，2021年7月には全国の歯科大学・歯学部を対象として説明会を開催し，歯学教育の質保証の必要性，歯学教育評価の概要・基準，評価に向けた準備等について説明を行った[1]．

今後は，2022年度の3大学を皮切りに6年間で29の歯科大学・歯学部を評価することを予定しており，評価を通じて各歯科大学・歯学部の情報を蓄積・分析するとともに，関係各位の協力・指導を仰ぐことでさらなる評価の精度の向上に努めたい．一方で，各歯科大学・歯学部が教育研究活動を発展させていくためには，みずからPDCAサイクルを回して自己改善を図ることも重要である．こうした活動に際し，客観性を担保した第三者的な視点を取り入れる一環として歯学教育評価が活用され，社会からの期待に応える歯科医師を養成する教育の充実につながることを期待したい．

文献

1) 大学基準協会ホームページ．https://www.juaa.or.jp/
※歯学教育評価は，上記の評価事業＞分野別評価＞のページにある各カテゴリから「歯学教育評価」を選択．
歯学教育評価説明会の動画．https://www.juaa.or.jp/accreditation/field/procedure/（最終アクセス日：2022年11月1日）

第16章

歯科専門職教育

1．歯科衛生学教育

眞木　吉信

1）歯科衛生学の体系化

歯科医師からは「歯科衛生士が足りない，すぐやめてしまう」などの不満をよく耳にする．たしかに，歯科衛生士養成機関の求人倍率はここ数年20倍前後で，求人票を出しても応募がないという現実がある（**図16-1**）[1]．また，就業歯科衛生士数もライセンスを有する歯科衛生士数の半分にも満たない調査結果もある．

歯科医師は歯科衛生士に何を期待しているのだろうか．教育内容や取得資格を熟知しているのか疑問である．歯科医学教育には，歯科衛生士の資格や業務に関する講義が皆無なので，歯科衛生士の教育カリキュラムや国家試験問題の作成にかかわってきた経験から，疑問点が多い．

表16-1に歯科衛生士と看護師などの教育に関する「指定規則」を示したが，卒業までの取得単位数はほぼ同じにもかかわらず，歯科衛生士の指定規則に『学』は少ない．魅力的な職業としての歯科衛生士を育てるためには，教育を学問として対外的にも充実させた『歯科衛生学』の体系化が必須である．

2）歯科衛生士教育機関と教育年限および学生数

日本の歯科衛生士養成機関は2022年4月現在で178校となり，その内訳は4年制大学13校，短期大学16校，専門学校149校である．歯科衛生士の養成教育は歯科衛生士法が制定された翌年の1949年に『歯科予防処置』を業務とした1年制で開始された．その後1955年に「歯科診療の補助」が業務に追加され，1983年には修業年限が2年以上とされた．1989年には業務に「歯科保健指導」が入り，看護教育を含む医療他職種との修業年限を考慮して，2010年4月からは修業年限が3年以上とされた．

全国歯科衛生士教育協議会が加盟校175校を対象として調査した，入学定員と入学者数の推移を**図16-2**に，2022年度の学校種別の入学者数を**表16-2**に示した．本年度の入学者数は8,547名で専門学校の学生が8割を占めている．2004年以降歯科衛生士の養成校は増加を続け，現在9,000名を超える入学定員になっているが，入学者数は2006年以降定員を下回っており，入学定員に満たなかった養成機関は半数を超えているのが実態である．なお，本年度の卒業者数は6,978名であった[1]．また，既卒入学制は2部制（午前部・午後部，昼間部・夜間部）の養成校に多くみられた．最も多い養成校では入学者の64.7％が既卒者であった．

3）歯科衛生士国家試験出題基準と歯科衛生学教育コア・カリキュラム

歯科衛生士国家試験は歯科衛生業務の質の担保を確保するうえで重要な試験であり，明示された出題基準は歯科衛生士養成教育の根幹をなすものである．また，医師・歯科医師・看護師の出題基準の改定は4年ごとと決められているが，歯科衛生士の場合はこのような決まりがないため，最新のものとして2022年に改定された「令和4年版　歯科衛生士国家試験出題基準」は前回の改定から6年を経過してしまった[2]．**表16-3**に示した新しい出題基準の「一　人体（歯・口腔を除く．）の構造と機能」から「九　歯科診療補助論」までの骨格は全く同じであった．しかし，この6年間で大きな動きがあった口腔機能管理や健康格差およびライフステージに応じた歯科衛生業務などが新たに追加されることになった．

令和4年版の歯科衛生士国家試験出題基準の変更点の

まき　よしのぶ
全国歯科衛生士教育協議会理事長
東京歯科大学名誉教授
キーワード：歯科衛生士養成，歯科衛生学，歯科衛生学教育コア・カリキュラム

令和3年度　卒業者数，就職者数など

	卒業者数	就職者数	求人件数	求人人数	就職率	求人倍率
全国	6,978	6,377	86,505	144,203	91.4%	22.6

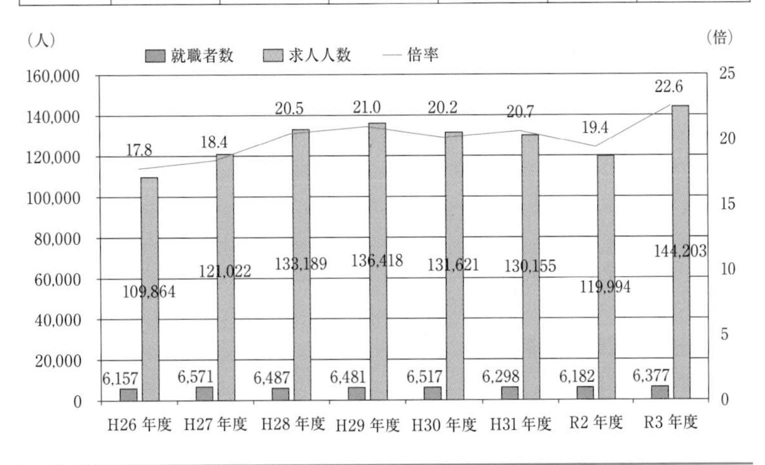

図16-1　歯科衛生士養成機関の求人倍率と卒業者数・就職者数

表16-1　歯科衛生士および保健師助産師看護師学校養成所指定規則

1）養成所指定規則

歯科衛生士学校養成所指定規則　別表（第二条関係）

教育内容		
基礎分野	科学的思考の基盤 人間と生活	10
専門基礎分野	人体の構造と機能	4
	歯・口腔の構造と機能	5
	疾病の成り立ちと回復過程の促進	6
	歯・口腔の健康と予防に関わる人間と社会の仕組み	7
専門分野	歯科衛生士概論	2
	臨床歯科医学	8
	歯科予防処置論	8
	歯科保健指導論	7
	歯科診療補助論	9
	臨地実習	20
選択必修分野		7
合計		93

保健師助産師看護師学校養成所指定規則　別表三（第四条関係）

教育内容		
基礎分野	科学的思考の基盤 人間と生活・社会の理解	13
専門基礎分野	人体の構造と機能 疾病の成り立ちと回復の促進	15
	健康支援と社会保障制度	6
専門分野Ⅰ	基礎看護学	10
	臨地実習　基礎看護学3	3
専門分野Ⅱ	成人看護学	6
	老年看護学	4
	小児看護学	4
	母性看護学	4
	精神看護学	4
	臨地実習	16
	成人看護学　6　老年看護学　4 小児看護学　2　母性看護学　2 精神看護学　2	
統合分野	在宅看護論	4
	看護の統合と実践	4
	臨地実習	4
	在宅介護論　2 看護の統合と実践　2	
合計		97

主な項目は以下のとおりである．

1.「口腔機能管理」の項目が「歯科保健指導論」から「歯科診療補助論」へ全面的に移行
2.「口腔機能低下症」の位置付け（小項目）
3.「口腔機能発達不全症」の明記（備考）
4.「ハイリスクアプローチ」と「ポピュレーションアプローチ」の明記（小項目）
5.「ソーシャルキャピタル」の明記（小項目）
6.「ライフステージに応じたフッ化物応用」が「歯科予防処置論」に位置付け（小項目）

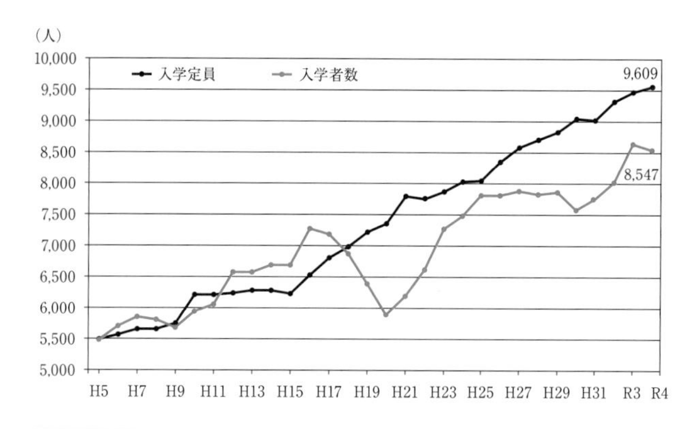

図 16-2　入学定員と入学者数の推移

表 16-2　2022 年度の入学者数

学校種別	入学者数	既卒者数	割合（前年度）
全体	8,547	1,357	15.9%（13.6%）
専門学校	7,014	1,191	17.0%（15.9%）
短期大学	1,064	42	3.9%（3.2%）
大学	469	24	5.1%（2.9%）

入学者のうち，高等学校新卒者ではない者（既卒者）の割合

表 16-3　令和 4 年版　歯科衛生士国家試験出題基準

一　人体（歯・口腔を除く.）の構造と機能
　Ⅰ　人体の構造
　Ⅱ　人体の機能・構成成分
二　歯・口腔の構造と機能
　Ⅰ　歯・口腔の構造
　Ⅱ　歯・口腔の機能・組成
三　疾病の成り立ち及び回復過程の促進
　Ⅰ　病因と病態
　Ⅱ　感染と免疫
　Ⅲ　生体と薬物
四　歯・口腔の健康と予防に関わる人間と社会の仕組み
　Ⅰ　総論
　Ⅱ　口腔清掃
　Ⅲ　う蝕の予防
　Ⅳ　歯周病の予防
　Ⅴ　その他の歯科疾患の予防
　Ⅵ　環境・社会と健康
　Ⅶ　保健・医療・福祉の制度
　Ⅷ　歯科疾患の疫学と歯科保健統計
　Ⅸ　地域歯科保健活動
五　歯科衛生士概論
　Ⅰ　歯科衛生士とその業務
六　臨床歯科医学
　Ⅰ　臨床歯科総論
　Ⅱ　歯・歯髄・歯周組織の疾患と治療
　Ⅲ　歯の欠損と治療
　Ⅳ　顎・口腔領域の疾患と治療
　Ⅴ　不正咬合と治療
　Ⅵ　小児の理解と歯科治療
　Ⅶ　高齢者の理解と歯科治療
　Ⅷ　障害児者の理解と歯科治療
七　歯科予防処置論
　Ⅰ　総論
　Ⅱ　歯周病予防処置
　Ⅲ　う蝕予防処置
八　歯科保健指導論
　Ⅰ　総論
　Ⅱ　情報収集
　Ⅲ　口腔衛生管理
　Ⅳ　生活習慣指導
　Ⅴ　食生活指導
　Ⅵ　健康教育
九　歯科診療補助論
　Ⅰ　総論
　Ⅱ　主要歯科材料の種類と取扱いと管理
　Ⅲ　保存治療時の歯科診療補助
　Ⅳ　補綴治療時の歯科診療補助
　Ⅴ　口腔外科治療時の歯科診療補助
　Ⅵ　矯正歯科治療時の歯科診療補助
　Ⅶ　ライフステージに応じた歯科診療補助
　Ⅷ　エックス線写真撮影時の歯科診療補助
　Ⅸ　救命救急処置
　Ⅹ　口腔機能管理

変更点 1～3 は，口腔機能の考え方と手法が歯科衛生業務として明確に位置づけられたことを示している.「フレイル（Frailty）（虚弱）」や「オーラルフレイル（Oral Frailty）」の概念のみならず，口腔衛生状態不良，口腔乾燥，咬合力低下，舌口唇運動機能低下，低舌圧，咀嚼機能低下，嚥下機能低下の 7 項目のうち，3 項目以上該当する場合，サルコペニアや低栄養にいたる全身的な健康を損なうリスクが高まった状態と判断するとした,「口腔機能低下症」の診断項目と方法に関する知識と技術の習得も歯科衛生士に必須となる.

変更点 4，5 は，「健康日本 21（第 2 次）」に盛りこまれた健康格差の解消を目的とした地域保健の考え方で，High Risk Approach から Population Approach の手法に対する理解と, Social Capital の重視が求められている.

歯科衛生士学校養成所指定規則および歯科衛生士国家試験出題基準に対応した「歯科衛生学教育コア・カリキュラム―教育内容ガイドライン―」が後述する全国歯科衛生士教育協議会によって2012年と2018年に作成されている[3]．内容的には指定規則と出題基準に合わせた項目で，大項目ごとの一般目標と小項目ごとの到達目標を設定して，基礎・専門基礎・専門分野から臨床・臨地実習まで，何をどこまで学ぶかを明確に示した．

今後の課題としては，歯科衛生士国家試験出題基準の4年ごとの改定を明文化するとともに，①令和4年版の新しい国家試験出題基準に適応した歯科衛生学教育コア・カリキュラムの改訂と，②短期大学・4年制大学など文部科学省認可養成校のモデル・コア・カリキュラムの作成，および③歯科衛生士養成所指導ガイドラインの見直しが挙げられる．

4）歯科衛生学教育の実際

「有能な歯科衛生士を養成するために必要な教育上の諸問題について，研究，協議を行うと共に，専任教員の資質向上をはかり，歯科衛生士養成教育の充実発展に寄与する」ことを目的として1963年に一般社団法人全国歯科衛生士教育協議会（以下，全衛協とする）が設立された．2022年5月末日現在，175校の歯科衛生士養成機関（専門学校，短期大学，4年制大学）が入会しており，全国の歯科衛生士養成校のほとんどが加盟しているといえる．本会はこれまで，高い質の教員を養成するための歯科衛生士専任教員講習会の開催や，全国すべての養成校で一定水準の教育がなされるための「歯科衛生学教育コア・カリキュラム」の作成，さらには教科書シリーズの編集・監修を行ってきた．

さらに，全衛協が2010年に立ち上げた「日本歯科衛生教育学会」は，もともと全衛協の歯科衛生士教育に関する調査・研究の報告の場であった「秋期学術研修会」を「学会」に格上げして，文部科学省が認める「研究業績」を積み上げ，研究部門の強化を図り学位取得を可能にし，3年制教育の充実はもちろん，短期大学や4年制大学の教員を育成し，歯科衛生士自身が歯科衛生士の教育を担当することを目的としてきた．

5）新しい教科書シリーズの刊行―「歯科衛生士教本」から「歯科衛生学」へ―

全衛協が監修を行ってきた教科書としては，「歯科衛生士教本」「新 歯科衛生士教本」「最新 歯科衛生士教本」と，その時代に合わせて改訂・発刊してきた．

しかしながら，高齢化などによる社会のニーズの変化や歯科医療の先進化に伴う教育内容の高度化によって，歯科医療における歯科衛生士の重要性が増すと同時に，歯科衛生士に求められる知識と技術が増加してきた．そのためその教育を保証する歯科衛生士の修業年限が引き上げられ，2010年4月からすべての養成機関で3年以上になり，4年制大学も2桁に増加した[1]．

また，これまでの教科書「歯科衛生士教本」などには「歯科衛生士」という職種名がついていたため，医療他職種からは職業としての「業務マニュアル」を彷彿させると，たびたび指摘されてきた．さらに，現在の臨床系の教科書には「○○学」といった「学」の表記がないため，歯科衛生士の教育には学問は必要ないのではという誤解があった．

このような背景のもとに，全衛協が監修を行ってきた歯科衛生士養成のための教科書を，2022年度から順次「歯科衛生学」シリーズに刷新することとした[4]．その基盤には，全衛協の2021年5月の総会で承認された「歯科衛生学の体系化」という歯科衛生士の教育および業務に関する大きな改革案の公開がある．この報告では，「口腔の健康を通して全身の健康の維持・増進をはかり，生活の質の向上に資するためのもの」を「歯科衛生」と定義し，この「歯科衛生」を理論と実践の両面から探求する学問が【歯科衛生学】であるとした（**図16-3**）．

この【歯科衛生学】は，基礎歯科衛生学・臨床歯科衛生学・社会歯科衛生学の3つの分野から構成されており，今回の「歯科衛生学」シリーズのラインナップにも反映されることになる（**表16-4**）．

6）これからの歯科衛生士に求められること

「日本歯科衛生教育学会」を全衛協が立ち上げ，「日本歯科衛生学会」とともに歯科衛生関連学会が整備されることで，【歯科衛生学】が学問として発展する基盤は整えられてきた．学問として捉えることで，歯科衛生士としての知識や経験が整理され，これまで実践してきた歯科保健・医療・福祉の成果や正当性を検証することが可能となる．同時に，日常臨床においても身近な疑問を見つけ，科学的思考によってみずから問題を解決する能力を養い，歯科衛生業務を展開して，生活者の健康に寄与できることが，これからの歯科衛生士には強く求められている．

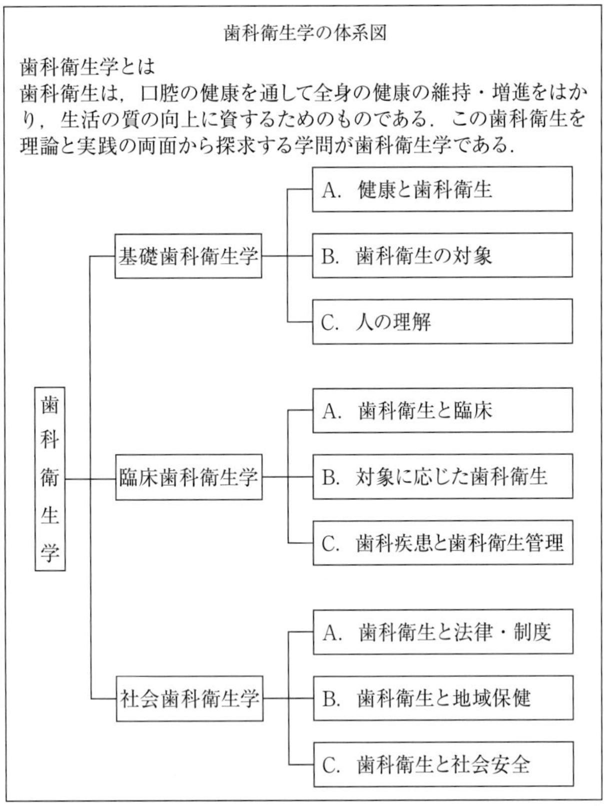

歯科衛生学の体系図

歯科衛生学とは
歯科衛生は，口腔の健康を通して全身の健康の維持・増進をはかり，生活の質の向上に資するためのものである．この歯科衛生を理論と実践の両面から探求する学問が歯科衛生学である．

- 歯科衛生学
  - 基礎歯科衛生学
    - A．健康と歯科衛生
    - B．歯科衛生の対象
    - C．人の理解
  - 臨床歯科衛生学
    - A．歯科衛生と臨床
    - B．対象に応じた歯科衛生
    - C．歯科疾患と歯科衛生管理
  - 社会歯科衛生学
    - A．歯科衛生と法律・制度
    - B．歯科衛生と地域保健
    - C．歯科衛生と社会安全

（全国歯科衛生士教育協議会総務会資料[4]より）

図 16-3　歯科衛生学体系

表 16-4　「歯科衛生学シリーズ」刊行予定テーマ（教科書タイトルではなく分野名）

＜基礎歯科衛生学＞
生物学，化学，心理学，歯科英語，歯科衛生学総論，歯科医療倫理学，解剖学，組織発生学，生理学，栄養学，生化学，病理学，微生物学，薬理学

＜臨床歯科衛生学＞
歯科予防処置論，歯科保健指導論，歯科診療補助論，保存修復学，歯内療法学，歯周病学，歯科補綴学，歯科矯正学，小児歯科学，高齢者歯科学，障害者歯科学，口腔外科学，歯科麻酔学，臨床検査学，歯科放射線学，歯科材料学・歯科機器

＜社会歯科衛生学＞
保健生態学（衛生学，公衆衛生学，口腔衛生学），医事法制，保健・医療・福祉制度，保健情報統計学

文献

1） 全国歯科衛生士教育協議会．令和 4 年度（2022 年度）歯科衛生士教育に関する現状調査─動向経年調査─．東京：口腔保健協会；2022.
2） 歯科医療振興財団編．令和 4 年版　歯科衛生士国家試験出題基準．東京：口腔保健協会；2022.
3） 全国歯科衛生士教育協議会．歯科衛生学教育コア・カリキュラム─教育内容ガイドライン─2018 年度改訂版．東京：口腔保健協会；2018.
4） 眞木吉信．「歯科衛生学シリーズ」の誕生─新しい教科書シリーズに込めた歯科衛生士教育への思い─．歯界展望 2022；140：139-42.

第16章 歯科専門職教育

2. 日本歯科衛生士会における認定歯科衛生士制度について

吉田　直美

1）生涯研修制度および認定歯科衛生士制度の歴史

日本社会における保健医療へのニーズの急速な変化に伴って，歯科衛生士の継続的な資質向上が求められるなか，日本歯科衛生士会では1989年に第1次生涯研修制度を開始した．その後，介護保険制度の導入などにより，歯科衛生士の活動が保健・医療のみならず福祉へも拡がるなかで，研修プログラムもより幅広く，充実した内容となり，2022年現在，e-Learningを組み込んだ第5次生涯研修制度[1]を実施している．日本歯科衛生士会の生涯研修制度は，専門研修と認定研修からなっており，専門研修には，都道府県歯科衛生士会が主に行う基本研修，学会や教育機関での学習による特別研修，専攻科・大学・大学院の課程などでの学習による指定研修が含まれる[2]．認定研修は，「歯科衛生業務の特定分野において水準の高い業務を実践できる歯科衛生士を育成し，認定することにより，歯科衛生士の資質の向上と業務の質の向上を図り，国民の保健，医療，福祉の増進に寄与する」ことを目的として，2008年の認定歯科衛生士制度創設時に開始された．

2）現行の認定歯科衛生士制度

2022年6月現在の認定歯科衛生士制度では，A・B・Cの3分野12コースを設けている（**表16-5**）．

分野Aは，日本歯科衛生士会が企画・実施しており，研修コースを受講後，審査・認定される．認定研修受講者は，専門研修において所定の単位を取得し，受講基準を満たすことが必要である．受講基準は，コースによって異なり，それぞれの勤務先において指定された業務を行っていることや，指定された分野の科目を歯科衛生士教育において行っていること，指定された研修を修了していることなどを満たすことが条件となっている[3]．開設当初は3コースであったが，現在は6コースに増加している．

分野Bは，分野Aと同じ2008年に開始された．他学会と連携し，特定の審査機関が審査・推薦した者を本会の審査機関で認定する．現在4学会と連携し5つのコースを設けている．

分野Cは，2019年に開始され，前述の2分野のいずれかの認定をもち，歯科衛生士の研修指導者・臨床実地指導者等講習会を受講・申請した者を認定する[4]．

すべての分野において認定更新は，5年ごとに行われる．2022年4月現在，更新しなかった者を除く実認定歯科衛生士数は，全分野総計で3,026名となっている．コース認定者数は，養成校では学んでこなかった，地域包括ケアシステムや医科歯科連携などの新たな領域において活躍するために学んだ者が多いことを示している．

3）今後の展開に向けて

今日の歯科衛生士においては，歯科診療所内で歯科職のみで完結していた働き方が，地域包括ケアシステムなど，多職種と協働して，専門性を発揮する働き方へと変わりつつある．多職種連携においては，主体的に専門的立場から人々の健康に貢献することが求められ，認定歯科衛生士を取得することは，その専門的資質とスキルを証明し，社会的認知を得るための一助となる．少子高齢化の進展，働き方の変化などの現状に鑑みながら，歯科衛生士の認定制度の改善・充実，さらには専門制度の構築・整備が喫緊の課題である．

よしだ　なおみ
日本歯科衛生士会会長
東京医科歯科大学大学院口腔健康教育学分野
キーワード：生涯研修制度，認定歯科衛生士制度，日本歯科衛生士会

表 16-5　認定歯科衛生士制度の概要

認定分野	対象	コース	主催・審査機関等	認定開始年	実認定者数*
A	生涯研修にて 2 コース 30 単位修得，歯科衛生士業務経験 3 年以上（うち当該分野の実務経験 1 年以上）を共通要件とし，さらに個別基準を満たした者	生活習慣病予防	日本歯科衛生士会	2008	263
		摂食嚥下リハビリテーション	日本歯科衛生士会	2008	515
		在宅療養指導・口腔機能管理	日本歯科衛生士会	2008	1,032
		糖尿病予防指導	日本歯科衛生士会 大学委託・協力	2016	226
		医科歯科連携・口腔機能管理		2016	130
		歯科医療安全管理		2021	29
B	特定の審査機関が審査・推薦した者	障害者歯科	日本障害者歯科学会	2008	396
		老年歯科	日本老年歯科医学会	2010	85
		地域歯科保健	日本口腔衛生学会	2011	20
		口腔保健管理		2011	25
		う蝕予防管理	日本歯科保存学会	2020	106
C	認定分野 A または B のうち 1 分野以上の認定証を有する者	研修指導者・臨床実地指導者	日本歯科衛生士会	2019	199

2022 年 4 月現在

文献

1）日本歯科衛生士会．第 5 次生涯研修制度について．https://www.jdha.or.jp/learning/seido.html（最終アクセス日：2022 年 8 月 26 日）
2）日本歯科衛生士会．歯科衛生士のあゆみ―日本歯科衛生士会 60 年史．東京：日本歯科衛生士会；2012：66-73.
3）日本歯科衛生士会．認定歯科衛生士制度施行細則別表．https://www.jdha.or.jp/pdf/learning/ninteidh_saisoku20210330.pdf（最終アクセス日：2022 年 8 月 26 日）
4）日本歯科衛生士会．認定歯科衛生士について．https://www.jdha.or.jp/learning/ninteidh.html（最終アクセス日：2022 年 8 月 26 日）

第16章 歯科専門職教育

3. 歯科技工士教育

大島　克郎

1）歯科技工士資格の概要

歯科技工士は，歯科医師の指示書に基づき，患者の補綴物，充填物または矯正装置を製作・修理，あるいは加工することを業としている．患者の口腔内に直接触れるなど，歯科診療の補助行為を行うことはできない．歯科技工士の資格や業務などは，「歯科技工士法（1955年法律第168号，8月16日公布，10月15日施行）」で定めている．

歯科技工士法制定以前における，いわゆる歯科技工士としての業務は，歯科医師法で定める歯科医業の範囲外のものとして法的規制を受けることはなく，歯科医師による徒弟的養成に委ねられていた．しかし，次第に歯科技工業務の質の向上に対する要求や，歯科技工を業とする者の身分・業務内容に一定の規制を加えることの必要性が生じてきたことにより，1955年に歯科技工士法が制定されるにいたった（法制定時は「歯科技工法」という名称であったが，1994年に「歯科技工士法」に改称された）．

2）歯科技工士国家試験

歯科技工士免許は，歯科技工士法制定時は都道府県知事が免許権者であったが，1982年に都道府県知事から厚生労働大臣（当時は厚生大臣）に移管された．この措置に伴い，歯科技工士免許を取得するための試験も「国家試験」となったが，実地試験の実施を考慮し，暫定措置として，歯科技工士学校養成所の所在地の都道府県知事が試験を行っていた．しかし，その試験内容は都道府県ごとに差がみられる状況が生じていた．このため，厚生労働大臣免許にふさわしい統一試験の必要性が高まっている状況を受け，2014年の法改正により歯科技工士国家試験の全国統一化がなされた．なお，この法改正に伴い，歯科技工士国家試験の実施や登録に関する事務は，厚生労働大臣が指定した機関（一般財団法人歯科医療振興財団）において行うことになった．

歯科技工士国家試験は，厚生労働大臣によって毎年1回実施されており（例年2月中旬頃），学説試験と実地試験の大きく2つからなる．学説試験は，歯科理工学，歯の解剖学，顎口腔機能学，有床義歯技工学，歯冠修復技工学，矯正歯科技工学，小児歯科技工学および関係法規の各科目から出題される．実地試験は，歯の外形描記，矯正用線の屈曲，石膏棒を用いた歯型彫刻などが行われる．

歯科技工士国家試験の合格者数は，2015年度1,104人，2016年度987人，2017年度902人，2018年度798人，2019年度838人，2020年度823人，2021年度827人であり，合格者率は約95%を推移している．

歯科技工士国家試験の受験資格には，歯科技工士学校養成所を卒業した者だけではなく，歯科医師国家試験の受験資格のある者，すなわち，大学歯学部を卒業した者などが含まれる．このため，歯科技工士国家試験の合格状況を学校別でみると，一部の大学歯学部の名称を確認することができる．

3）歯科技工士教育制度

歯科技工士学校養成所の修業年限は，歯科技工士学校養成所指定規則において「2年以上」と規定されている（ただし，夜間課程を設置する場合は，修業年限は3年以上）．歯科技工士学校養成所は，2022年4月時点で全国に48校ある．学校数の内訳を学校種別でみると，都

おおしま　かつお
全国歯科技工士教育協議会会長
日本歯科大学東京短期大学
キーワード：歯科技工士，歯科技工士教育，歯科技工士学校養成所

表 16-6　歯科技工士養成課程の内訳

	都道府県知事指定	文部科学大臣指定				計
		大学	短期大学	専修学校	特別支援学校	
2年制	36	—	2	2	—	40
3年制	5 （うち夜間 4）	—	—	1 （うち夜間 1）	1	7 （うち夜間 5）
4年制	—	3	—	—	—	3
計	41 （39 校）	3 （3 校）	2 （2 校）	3 （3 校）	1 （1 校）	50 課程 （48 校）

出典：厚生労働省資料を一部改変（2022 年 4 月 1 日現在）
注：都道府県知事指定施設には，従前の厚生労働大臣指定施設が含まれる．

表 16-7　歯科技工士学校養成所指定規則に示されている教育カリキュラム

教育内容		単位数	教育の目標*
基礎分野	科学的思考の基盤 人間と生活	5	医療従事者として必要な科学的・論理的思考力を育て，人間性を磨き，自由で主体的な判断と行動を培う． 加工技術の基礎となる知識を習得する． 国際化および情報化社会に対応しうる能力を習得する．
専門基礎分野	歯科技工と歯科医療	3	歯科技工学の目的，歯科技工士の歯科医療における役割，医の倫理，歯科疾患・歯科治療の概要について理解する． また，歯科技工士に必要な関係法規について習得する．
	歯・口腔の構造と機能	7	歯の形態を十分に理解し，歯の発生，加齢，歯周，頭蓋の骨および口腔周囲の筋について習得する． 顎関節の形態，顎口腔の機能，顎運動，咬合器，修復物の咬合について習得する．
	歯科材料・歯科技工機器と加工技術	7	歯科技工に使用する材料の歯科理工学的性質・安全性・品質検査および歯科技工に必要な機器の知識と加工技術を習得する．
専門分野	有床義歯技工学	12	有床義歯に関する知識を理解し，有床義歯製作の技術を習得する．
	歯冠修復技工学	13	各種の歯冠修復物に関する知識を理解し，歯冠修復物製作の技術を習得する．
	矯正歯科技工学	2	矯正歯科の基礎的概念を理解し，矯正装置製作に関する知識と技術を習得する．
	小児歯科技工学	2	小児歯科の基礎的概念を理解し，乳歯歯冠修復物と咬合誘導装置製作に関する知識と技術を習得する．
	歯科技工実習	11	知識・技術を歯科臨床の場面に適用し，理論と実践を結び付けて理解できる能力と技術力を習得する．
合計		62	

*教育の目標については，歯科技工士養成所指導ガイドライン[1]を参考とした．

道府県知事指定の専修学校が 39 校あり（公立 2 校，私立 37 校），文部科学大臣指定では，大学が 3 校（国立 2 校，私立 1 校），短期大学が 2 校（私立 2 校），専修学校が 3 校（国立 1 校，私立 2 校），特別支援学校が 1 校（国立 1 校）である．昼・夜間部などを分けて養成課程数でみると，計 50 課程ある（**表 16-6**）．

歯科技工士教育は，歯科技工士学校養成所指定規則で規定される教育カリキュラムに基づき行われる（**表 16-7**）．歯科技工士の教育カリキュラムは，2018 年に時間制から単位制になり，いわゆる教育内容の大綱化が導入された．歯科技工士教育において，科目区分による時間制を廃止し，単位制に移行したことによる大きな特徴として，カリキュラム編成の裁量権が各学校養成所に委ねられたことが挙げられる．すなわち，歯科技工士として必要な知識や技術について，各学校養成所において独自性を発揮した教育内容の編成に取り組むことが可能になったといえる．

歯科技工士教育制度では卒後研修などの制度はなく，歯科技工士免許取得後は，歯科技工所や歯科診療所などに就職するか，または，大学附属病院などに設置される研修コースを選択する者もいる．

4）歯科技工士学校養成所への入学者数の動向

近年，歯科技工士学校養成所への入学者数は減少傾向にある．全国歯科技工士教育協議会が会員校を対象に行った調査によれば，2022 年度において，全国の定員数に対する定員充足率は 56.5%，入学者数は 868 人であった（**図 16-4**）．この入学者数の減少傾向は，とりわけ男

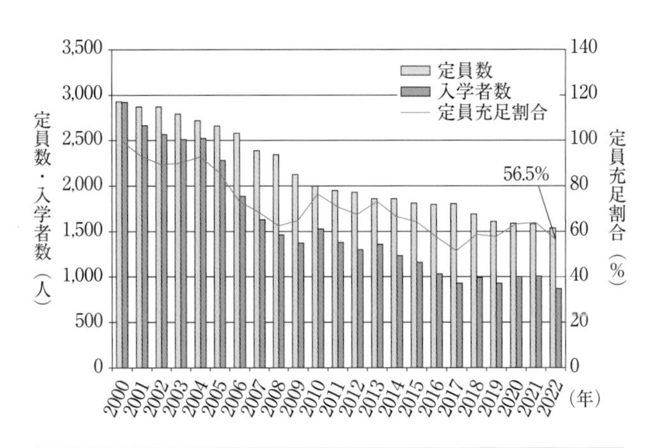

図 16-4　歯科技工士学校養成所の定員数・入学者数と定員充足割合の推移
（出典：全国歯科技工士教育協議会資料）

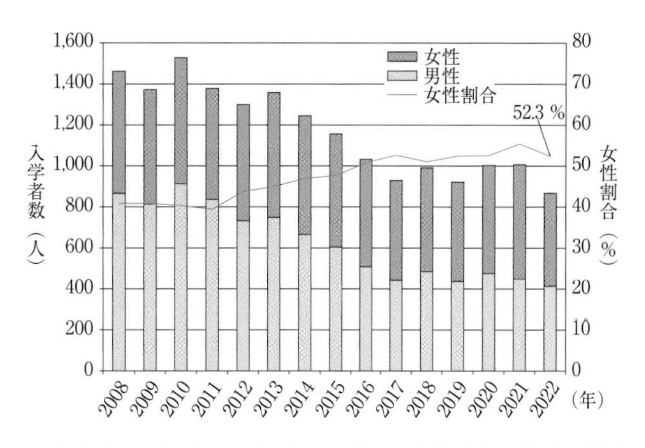

図 16-5　歯科技工士学校養成所における入学者数（性別）と女性割合の推移
（出典：全国歯科技工士教育協議会資料）

性で著しく，結果として女性割合の増加傾向がみられる（**図 16-5**）.

また，入学者数の減少に伴い，歯科技工士学校養成所の閉校・閉科も続いている．歯科技工士学校養成所は2022年4月時点で全国に48校あるが，そのうち2校が学生募集を停止し閉校などの措置をとることを公表している．こうした傾向はこの20年ほど続いており，たとえば，2000年には歯科技工士学校養成所は全国に72校あったが，現状では前記の通りである．

5）歯科技工士教育制度などに関する国の動向

近年，歯科技工士に関する制度などについて，さまざまな課題が指摘されている．こうした現状を受け，厚生労働省は，有識者による議論を経て，2020年3月に「歯科技工士の養成・確保に関する検討会」の報告書を取りまとめた[1]．この報告書では，歯科技工士の教育制度や確保対策，業務内容などについて，現在の課題や施策の方向性が示されている．

また，2021年9月からは，この報告書の内容を受け，歯科技工士の業務などについて具体的な議論を行うため，厚生労働省において「歯科技工士の業務のあり方等に関する検討会」が開催されている[2]．

これらの議論は，歯科技工士教育制度にも影響することが考えられ，今後の関係施策の展開が注視される．

文献

1）厚生労働省．歯科技工士養成所指導ガイドラインについて https://www.mhlw.go.jp/web/t_doc?dataId=00tc3138&dataType=1&pageNo=1（最終アクセス日：2022年11月1日）

2）厚生労働省．歯科技工士の養成・確保に関する検討会．https://www.mhlw.go.jp/stf/shingi/other-isei_547700.html（最終アクセス日：2022年8月30日）

3）厚生労働省．歯科技工士の業務のあり方等に関する検討会．https://www.mhlw.go.jp/stf/shingi/other-isei_547700_00003.html（最終アクセス日：2022年8月30日）

第17章 国際交流

鶴田　潤

国際交流と歯科医学教育，この関係をどのように考える必要があるだろうか．卒前，卒後などの歯科医学教育における教育ステージにおいても，それらの目的は変わるものと考えられるが，われわれの領域での国際交流のもつ意味は，人と人が交わり関係を構築する「交流」の意味に加え，「貢献」「戦略」などの異なる目的を含むものであるかもしれない．

国を超えた交流がわれわれになぜ必要となるのかを考えてみると，同じ時が流れを経るなか，異なる環境における社会・文化の状況を学ぶことで，自国，自分の組織の社会や文化がどのような変化を遂げてきたのか，また将来へどのように歩みを進めるべきか，それらを客観的に考える機会をもつことが，国際交流を推進する理由の一つであると考える．一方，「国際」とは別の「グローバル」という言葉からは，皆，同じ地球のなかの一員という視点があり，自国・他国の境なく，同じ地球という環境・社会の基盤のうえで，そのあり方を考える必要もある．国際交流と聞いてこれらのことを理解したとしても，それ自体が目に見える実態を伴っていないゆえに，形式的にも理解しやすい「人的交流」に注目が集まってしまうことも事実であろう．

さて，これらの観点にて捉えたとき，わが国の歯科医学教育における国際交流はどのような状況であろうか．他国・地域における歯科医学教育の状況は，日本歯科医学教育学会が交流協定を締結している欧州歯科医学教育学会（ADEE），東南アジア歯科医学教育学会（SEAADE），米国歯科医学教育学会（ADEA）などの関係学会の動向より学ぶことができる．

EUでは，加盟国間でのMutual Recognition Agreement（MRA）が存在している経済圏での歯科医学教育の収斂・向上の取り組みが必要となり，卒前・卒後歯科医学教育が歯科医師の質保証に直結するシステムとして扱われている．ASEAN地域でも，同様に，一つの経済圏のなかでの高度専門職として，免許の共通認証の検討が行われており，人・もの・金・サービスの移動と組み合わせて，次世代の歯科医学教育のあり方が検討されている．一方，医学教育においては，世界医学教育連盟（WFME）のグローバルスタンダードに従い，世界レベルで医師養成機関の認証評価制度が運用されており，日本の医科大学・医学部についても，日本医学教育評価機構（JACME）の医学教育分野別評価を制度として運用している．これらは，医療職種の「国際交流」を促進する制度取り組みであり，人と人が交わる「交流」だけではなく，各国の「国際貢献」「国際戦略」の取り組みの一連と考える．この点で，わが国の歯科医学教育の「国際交流」は，人と人が交わる「交流」とは別に，明確な「国際貢献」「国際戦略」をもちえた活動を実施してきているであろうか．国際交流というと，留学生受け入れ，学生留学派遣など，人的な往来の側面が注目されてきたのも事実である．近年，諸外国の大学の動向では，留学生受け入れのみならず，自国の学生も含めた対象範囲にて，卒業時に他国の大学学位取得も可能なインターナショナルコースを通常コースとは別に設定している大学もある．わが国で歯科医学教育を受けた歯科医師の卒業時の資質が国際基準に相応し，たとえば，各国で労働する場合に他国免許と遜色なく入職できる，また，わが国の歯科大学卒業生は他国の歯科医師資格をその国の歯科学生と同様に取得できるなど，そして，双方向の観点で，他国からの流入についても検討するなど，歯科医学教育の質保証の観点をグローバルスタンダードで扱うなど，これからの「国際交流」には，そのアウトカムも想定した取り組みが必要となるかもしれない．

近年，情報取得手段については，Webサイトや SNSなどでのリアルタイムでの情報入手が可能となっている．また，Web会議システムの導入により，地球上の距離を問題ともしない対面コミュニケーション，バーチ

つるた　じゅん
東京医科歯科大学統合教育機構
キーワード：国際交流，留学生，海外派遣

ャルツアーによる施設見学など，従来の交流活動に置き換わる新たな活動が運用され始めている．社会での活躍に期待を膨らませる歯科学生，また国境を超えて活躍している歯科医師の立場からは，必要な情報は自身で入手し，みずからの力で道を切り開くことも，10年前に比較してたやすくなってきている状況でもある．わが国，あるいは各教育機関での国際交流について，どのような目的を達成するのか，どのような戦略を練る必要があるのか，「今まで」の国際交流から「これから」の国際交流のビジョンを構築するための基本情報として，現在の状況を把握することとしたい．

1）外国大学との交流

外国大学との交流（**表 17-1～17-4**）については，多くの大学が世界各国の大学・歯学部となんらかの協定締結により，学生（学部・大学院），教員の交流活動を促進し，大学院では，外国大学との連携によるジョイントディグリー・デュアルディグリーなどの取り組みも認められている．ほとんどの大学では学生短期研修を実施しており，その活動としては外国における歯科医療・施設の見学，授業・実習への参加など，体験型研修が多い．一方，これらの実施に際しては，参加学生の英語能力，費用負担，教員・事務職員の役割，学生のみ派遣時の安全確保など，実務上の課題も多くある．2020，2021年度においては，新型コロナウイルス感染症の影響があり，人の行き来を伴う外国への派遣，受け入れプログラムは中止され，その代替方策として，Web会議システムを利用したオンライン交流プログラム・シンポジウムの開催などが行われた．新型コロナウイルス感染症の影響により，新たな方策としてのオンライン交流が導入されたことは，これまでの体験型研修の課題の多くを解決する方策としても期待されるものであり，今後も継続的な実施が見込まれるものと考えられる．一方，グローバルとして世界を捉える時代となっている今，人の往来を伴う交流，オンライン交流のいずれについても方略そのものを目的化するのではなく，国際交流を行うことで何を成果とするのかという視点から，より深く考え，実施する必要があると考える．

2）留学生教育の現状

国際交流の観点では，各大学は外国から日本の歯科大学・歯学部で学ぶ機会を提供し，世界への学術的貢献を果たす役割もある．この観点で，2022年5月1日時点での各大学での留学生数の在籍状況を，大学院学生・専攻生などの研究学生・学部学生の区分で調査した．その結果（**表 17-5～17-8**），ほとんどの大学が留学生を受け入れており，大学院学生，学部学生としての受け入れが多かった．大学別では，学部学生については一部の大学での受け入れ数が多い状況であるが，多くの大学（19大学）で受け入れており，その合計数499名は留学生全体の過半数51%を占めている．大学院学生についても451名であり一部の大学での受け入れ数が多い状況であるが，多くの大学（19大学）で受け入れている．国別では，中国314名，台湾234名，韓国199名とアジア諸国からの留学生が多く認められる．特に，台湾・韓国は，一部の大学での受け入れが顕著であるものの，留学生合計数のうち90%以上が学部学生（台湾：217名，韓国：190名）であることには注視したい．

新型コロナウイルス感染症の影響により，2020～2022年にかけて人の移動を伴う国際交流が全世界的に止まり，これは留学生にも大きな影響を与え，その期間，入国が叶わず自国からのリモート授業参加を行う学生もいた．高等教育における世界的な人的交流が進む時代において，留学生受け入れについては，日本の29歯科大学・歯学部の大学院・学部による歯科保健医療人材育成の観点，世界への学術的貢献の観点から，個々の留学生への対応にとどまらず，ジョイントディグリー・インターナショナルコースなどの教育課程，各国の歯科医師登録制度のあり方について，組織的・国家的な戦略的な施策を踏まえた対応が必要な時代であると考える．

表 17-1　海外の教育期間との協定締結状況と国際交流に関連する部署

大学名	協定締結の地域								中心となる交流活動（主なものを 3 つまで）	国際交流について協議する委員会の有無	国際交流担当部署
	アジア	欧州	北米	中南米	オセアニア	アフリカ	その他	総数			
北医療大	13	3	4	0	0	0	1	21	学部学生の交流（本学の学生派遣と姉妹校学生の受け入れ） デュアル Ph.D. プログラム（台北医学大学との間） 大学院生の受け入れと派遣	有	有
北海道大	14	3	1	1				19	教員の派遣・受け入れ 学生の派遣・受け入れ	有	無
岩医大			1					1	教育活動交流 研究活動交流	有	有
東北大	29	4	2		1			36	学生および教員交流・短期派遣受け入れ実施 国際共同教育プログラムの実施 国際共同シンポジウムの開催	無	有
奥羽大	1		1					0	隔年での Kyung Hee University 歯学部学生の国際交流（約 1 週間の受け入れ） 隔年での Kyung Hee University 歯学部学生の国際交流（約 1 週間の出向） Kyung Hee University 歯学部教員の国際交流	有	有
明海大	2	2	4	1				9	本学学生の海外派遣 協定校からの研修生の受け入れ 姉妹校との交換教員による学術交流	有	有
日大松戸		1						1	本学学生の海外派遣 協定校からの研修生の受け入れ 姉妹校との交換教員による学術交流	有	無
医科歯科大	35	4	8	1	2	0	1	51	学生交流 教員交流 研究交流	有	有
東歯大	8	2	1					11	学生交流 学術交流 共同研究	有	有
日歯大	7	5	4		2			18	交換留学	有	無
日大	3	1						4	共同研究プロジェクトの推進 シンポジウムおよびセミナーの共同開催 教育および研究を目的とした教員および学生の派遣	有	有
昭和大	8	3	2	0	1	2	0	16	歯学部学生の交換留学の実施 マダガスカルとの多職種連携医療団の派遣による若手歯科医師の教育および臨床訓練 基礎系研究室における研究者の受け入れ	有	有
鶴見大	7	2	2	0	2	0	0	13	学生の相互訪問による学術交流（学生交流，附属病院の臨床見学，講義見学，学生による学術発表など） 教員の相互訪問による学術交流および講義 日本文化体験	有	有
神歯大	5							5	学生交流 教職員交流 共同研究	有	無
新潟大	42	3	6	4	1	0	1	57	学部生・大学院生の短期留学受入・派遣 Staff Exchange（若手教員を中期的に受け入れ雇用） 海外共同研究の推進	有	有
日歯大新潟	6	5	4	0	2	0	1	18	教員・学生の交流 研究情報の交換 共同研究，セミナー・シンポジウム，資料・資源の交換	有	有
松歯大	8	1	2					11	第 5 学年生が協定を締結している大学と交換留学し，病院で臨床実習を行う	有	有
朝日大	4	3	5	1	0	1	0	14	学術交流の推進（コース，シンポジウム，講演など） 教員の相互派遣・受け入れ（研究・教育交流） 学生の相互派遣・受け入れ（異文化交流・海外の歯科現場への理解）	有	無
愛院大	6	1	1					8	学術講演会 研究施設の視察 短期研修	有	有
大歯大	11	3	1	1	1	0	0	17	学生交流	有	有
大阪大	8	6	7	0	0	0	0	21	共同研究・講義・シンポジウムなどの実施および研究者の交流 相互に関心を有する分野における情報および資料の交換 学部学生および大学院学生の交流	有	有
岡山大	29	3	6	9	2		1	50	歯学国際交流演習（ODAPUS） 海外からの歯学部学生の特別聴講生としての受け入れ 海外からの特別研究員の受け入れ	有	有
広島大	36	7	4	3	3	1	0	54	共同研究の実施 教員・職員・学生の交流 学術情報交換	有	有
徳島大	4	1						5	教育 研究	有	無
九歯大	11	1	1					13	シーナカリンウィロート大学 ランシット大学 高雄医科大学	有	有
九州大	4							4	ホーチミン市医科薬科大学歯学部とのオンラインでの大学交流 アイルランガ大学歯学部とのオンラインでの大学交流	有	有
福歯大	5	1	2	0	0	0	0	8	病院各診療科見学	有	有
長崎大										無	無
鹿児島大	11		1					12	学生短期留学 教員の留学受け入れ 共同研究	有	有

表 17-2　学部学生対象の短期海外研修プログラムの実施状況，海外歯科学生の短期研修受入状況，国際交流関連授業

大学名	学部学生の短期海外研修プログラム										2018～2019 年度内の海外歯科学生の短期研修受入れ（おおむね1カ月以内）人数		2020～2021 年度内の海外歯科学生の短期研修受入れ（おおむね1カ月以内）人数		歯学教育カリキュラムでの国際交流に関連した授業実施有無 ①必修科目中 ②選択科目中
	有無	2018～2019 年度の派遣人数	派遣形態 ①個別 ②集団	大学からの補助金の有無 ①全額負担 ②部分負担 ③なし	教員の随行	主な研修内容	これまでの派遣で経験した問題点・今後の課題など	2020～2021 年度の派遣人数	コロナ禍での経験した問題点・今後の課題など	2020-2021 年度，コロナ禍で，短期海外研修プログラムに代わる取り組み	協定校から	協定校以外から	協定校から	協定校以外から	
北医療大	有	27	① ②	②	有	海外短期臨床研修	学生および引率教員が海外で窃盗被害にあった． 学生および引率教員が過労やストレスが原因と思われる体調不良を起こし，派遣先で入院した．	0	2020 年 3 月に 40 名の学部学生を派遣する予定であったが，新型コロナウイルス感染症拡大により急遽，中止とした．その影響を受け，予約便のキャンセル料を大学が全額負担することとなった．2021 年 3 月の学生派遣も同様な理由で見送っている．	2021 年度は，インドネシアのマヒドン大学の学生 16 名に対して，短期臨床研修をリモートで実施した．研修最終日には本学歯学部の学生と合同でディスカッションを行って，学生間の交流を促進する機会を設けた．	40	40	0	0	②
北海道大	有	3	場合による	②	有	臨床教育を主体とした授業・実習に参加	—	0	—	オンラインによる実施（研究発表・国際交流）学部生 4 名参加	11	0	0	0	②
岩医大	有	11	① ②	②	有	高次臨床実習	二国間での年度開始時期が違うため，スケジュール設定に苦慮している．	0	—	—	12	0	0	0	① ②
東北大	有	23	②	②	有	海外の口腔医療，教育現場に参画し，体験型学習を行う	問題点 1）日本人学生が留学の必要性に対する認識の低さ，挑戦精神の不足，英語を話すことに対する躊躇などが原因とみられる，留学希望者の低迷 2）専門性が強い学部であるため，学生たちの GPA 平均が低く，JASSO 奨学金支給条件を満たさない学生が多い． 今後の課題 1）留学のメリットを認識させる教育内容の充実化 2）留学生との交流会など，英語で話す機会を増やす 3）専門教育を強化するとともに，採点方法の見直し	0	—	台湾・国立陽明交通大学歯学部と連携し，3 月 7 日から 16 日まで，本学歯学学生対象にデジタル歯学の基礎に関する講義と実質操作を行うハンズオンによりなるデジタル歯学オンラインコースを実施した． 今回はコロナ禍における留学生の入国制限に伴い，やむをえずオンライン方式となったが，海外の歯科医療・教育事情を内容としたシンポジウムとなり，学生たちに学修の機会を提供した．	64	0	0	0	②
奥羽大	有	6	②	③	有	学術交流	今までは大きな問題はなく，1972 年から長きにわたって国際交流を続けてきた．しかし，交流先が韓国であり，日韓関係の悪化やコロナの影響で今後の国際交流の先行きは不透明である．	0	交流先が韓国であり，日韓関係の悪化やコロナの影響があり，2020 年からは交流が延期されている．今後の国際交流の再開は不透明である．	—	2	0	0	0	①
明海大	有	70	②	①	有	現地の教員や学生たちとの交流を通じて世界各国の歯科医学の現状を学ぶ．	①海外派遣時は引率教員にいまだに現金を持参させていること．全世界的にコロナ禍の影響もありキャッシュレス化が進んでおり，中国ではほぼ現金が使用できないとの報告が引率教員からもあった（2019 年度）．安全上の観点からもキャッシュレス化を提案しているが，導入にいたっていないこと．協議，検討の継続が必要であるが，導入は急務と考える． ②中国では日本から持参する Wi-Fi がほとんど使用できないことおよび日本で標準的に使用している検索サイト（Google など）が中国国内の厳しいレギュレーションにより使用できないことで，緊急時の連絡網を確保することに毎回苦労していること（たとえば学生たちが家族との連絡に使用している LINE など）． ③適切な旅程の設定（学生 1 名が入国審査で執拗に時間を取られ，全員が乗り継ぎ便に間に合わなかった．標準乗り継ぎ所要時間よりもさらに余裕のある設定が必要であると感じた．また台風の影響により，何日も帰国が延びた事例もあった）	0	—	1）メキシコ州立自治大学オンライン交流 2020.10.30　学生，教員による自己紹介および講義の相互実施（学生 5 名，教員 1 名ほか） 2021.10.27　学生，教員による自己紹介および講義相互実施（学生 9 名，教員 3 名ほか） 2）北京大学口腔医学院オンライン交流 2021.3.25　大学院生，教員による自己紹介および講義の相互実施（大学院生 2 名，教員 2 名ほか） 2021.12.7　学生，教員による自己紹介および講義相互実施（学生 9 名，教員 3 名ほか）	75	0	0	0	①
日大松戸	有	0	②	③	有	大学本部主催の語学研修・異文化理解のためのプログラム	—	0	—	—	0	0	0	0	①
医科歯科大	有	57	① ②	② ③	有・無	学生交流・研究・施設見学など	—	0	—	オンライン学生交流プログラムの実施（遠隔同期型 Web 会議システムの利用，49 名，学生交流，研究交流など）	193	14	0	0	②

表 17-2　つづき

大学名	学部学生の短期海外研修プログラム										2018～2019 年度内の海外歯科学生の短期研修受入れ（おおむね 1 カ月以内）人数		2020～2021 年度内の海外歯科学生の短期研修受入れ（おおむね 1 カ月以内）人数		歯学教育カリキュラムでの国際交流に関連した授業実施有無 ①必修科目中 ②選択科目中
	有無	2018～2019 年度の派遣人数	派遣形態 ①個別 ②集団	大学からの補助金の有無 ①全額負担 ②部分負担 ③なし	教員の随行	主な研修内容	これまでの派遣で経験した問題点・今後の課題など	2020～2021 年度の派遣人数	コロナ禍での経験した問題点・今後の課題など	2020-2021 年度，コロナ禍で，短期海外研修プログラムに代わる取り組み	協定校から	協定校以外から	協定校から	協定校以外から	
東歯大	有	24	②	①	有	海外の大学の見学やレクチャー受講，ディスカッションなど.	—	0	—	海外の協定校とオンラインで交流するプログラムを開催．2020 年度 7 名，2021 年度 32 名． 自国や自大学の紹介のスライドを作成し英語で発表した．その後質疑応答を実施した．	18	7	0	0	無
日歯大	有	7	②	②	無	講義，臨床見学	選抜方法として英語能力だけでなくさまざまな要素を取り入れているので，選抜方法に関するマニュアルが作成できない．	0	2020-2021 年度は，新型コロナウイルス感染症感染拡大により，中止となり活動実績がない．	—	13	0	0	0	無
日大	有	3	① ②	②	有	現地の文化ならびに医療状況の視察・意見交換	現場での対応がとられ，特に大きな問題はみられなかった．	0	COVID-19 の感染拡大により国際交流が中断していること．どのような条件で，学生や研究者を派遣できるのかが課題となっている．	—	3	0	0	0	①
昭和大	有	51	① ②	① ②	一部随行	派遣先の大学での臨床実習の見学，講義への参加など	—	0	予定していたが，コロナ感染拡大により実施を中止した．	2021 年度は海外研修の代替としてオンラインプログラムを実施し 10 名の学生が参加した． 内容：英会話と医療英語のクラス，SDGs（ポートランドにおけるフードロス削減などについて），オレゴン健康科学大学学生との交流会・グループディスカッション，PSU 大学生との交流会・グループディスカッション，最終課題（問診ロールプレイまたは SDGs のテーマについての発表），ほか．	23	0	0	0	無
鶴見大	有	11	① ②	③	有	学術交流，病院見学など	—		—	新型コロナウイルス感染症の世界的流行を受け，派遣が中止になった際にすでにキャンセル費用等が発生する時期に入っていたが，キャンセル費用分を大学で負担した．中止の決定は遅くなかったが，派遣中止を決定することが初めてだったため，このような場合での決断方法などをもう少し大学内で話し合っておくべきだった．	46	4	0	0	②
神歯大	無	—	—	—	—	—	—	—	—	—	—	—	—	—	—
新潟大	有	50	②	②	有	歯学部・歯科病院見学，現地歯学部生とのディスカッション	1）プログラム開始当初は現地の派遣学生とリアルタイムに使用できる連絡手段がなく，緊急連絡が必要な際に不安があったが，スマートフォンアプリやトラベル SIM カードの発展により現在は連絡手段の問題はなくなった．また事故や盗難被害等については，派遣留学生向けの旅行保険加入を義務付けているため，もし事故があっても手厚い対応を受けることができる． 2）日本学生支援機構や本学からの旅費支援を行ってプログラム参加を推奨しているが，派遣先によっては非常に高額となってしまう場合があり，すべての学生に機会を与えられないことが問題かつ今後の課題である．	0	—	2022 年 3 月 14-18 日の日程で，タイ国立マヒドン大学歯学部の 6 年生を対象に，オンラインプログラム "Introduction of Advanced Dentistry" を開催した．参加学生は 13 名であった．本学からは，全分野より講義，実習を行った．	89	1	0	0	①
日歯大新潟	有	8	① ②	②	無	講義・実習および病院研修，施設の見学，学生や教員との交流	—	0	—	—	28	0	0	0	無
松歯大		16	②	①	有	病院での臨床実習	—	0	—	オンライン臨床実習交流会 方法：協定を締結している大学とオンラインにて大学や臨床実習の様子をビデオで紹介し，質疑応答等行い，交流を行った． 参加学生数：本学 6 人，協定大学 5 人	11	0	0	0	無
朝日大	有	70	②	①	有	海外の大学にて講義受講・施設見学・実習参加・現地学生との交流などを実施	本学学生のコミュニケーション能力の向上や国際性の汎用のため，研修内容の一層の充実を図るうえでの具体的な取り組みを推進すること	0	—	オンライン交流：4 回実施 本学参加学生数：計 14 名 内容：研究発表，学術交流	77	0	0	0	無
愛院大	有	0	① ②	①	有	語学研修	—	0	—	—	0	0	0	0	無
大歯大	有	50	②	②	有	大学・病院見学および特別講義	—	0	—	例年，短期海外研修受入時に 1 日を使用し，国際的な学術交流の発展を図るため，本学の大学院生，学部生と協定大学の学生間において英語を用いた Forum for International Students（FIS，学生フォーラム）を開催している．2021 年度は，本学および協定大学 10 大学の代表者が動画を撮影し，その動画を本学で編集して動画放映方式で FIS を開催した．それについて本学では講堂や講義室において感染症対策を行いながら，大学院生および学部生 704 名視聴した．その後，動画を協定大学へ配信し，協定大学でも視聴いただいた．	61	3	0	0	無

表 17-2　つづき

大学名	学部学生の短期海外研修プログラム 有無	2018～2019年度の派遣人数	派遣形態 ①個別 ②集団	大学からの補助金の有無 ①全額負担 ②部分負担 ③なし	教員の随行	主な研修内容	これまでの派遣で経験した問題点・今後の課題など	2020～2021年度の派遣人数	コロナ禍での経験した問題点・今後の課題など	2020-2021年度，コロナ禍で，短期海外研修プログラムに代わる取り組み	2018～2019年度内の海外歯科学生の短期研修受入れ（おおむね1カ月以内）人数 協定校から	2018～2019年度 協定校以外から	2020～2021年度内の海外歯科学生の短期研修受入れ（おおむね1カ月以内）人数 協定校から	2020～2021年度 協定校以外から	歯学教育カリキュラムでの国際交流に関連した授業実施有無 ①必修科目中 ②選択科目中
大阪大	有	16	①	②	有	診療室の見学，授業の見学および体験，現地学生との交流	派遣先での学生の安全確保対策をどう確立するか． 限られた予算のなかで，派遣費用をどう確保するか．	0	—	—	96	16	0	0	②
岡山大	有	62	①	②	無	海外の有力大学歯学部で授業の聴講あるいは研究を行う．	—		—	令和2年度 方法：Zoom，参加者：4名，研修内容：オンラインレクチャー 令和3年度 方法：Zoom，参加者2名，研修内容：リアルタイムオンラインセミナー	43	0	0	0	無
広島大	有	74	②	②③	無	病院見学，講義への参加，歴史文化学習	問題点 1）相手校で病院内実習参加する場合，対象学年が限られる（米国・カナダ） 2）宿舎が必ずしも安心できる環境ではなく，それを事前に知ることができなかった（ミャンマー） 3）滞在費の支援を十分に行うための安定した原資がない（特に先進国の場合問題となる） 今後の課題 1）北米・西欧諸国への派遣人数の増大 2）ギャップターム（5年生第1ターム）の有効活用 3）経済的支援のための安定した財源確保	0	2021年11月5日に部局間協定を締結している大韓民国の建陽大学歯科衛生学科の学生と歯学部口腔健康科学科口腔保健学専攻学生により，2nd International Exchange Program 2021を開催した．建陽大学歯科衛生学科1～4年生220名がオンラインで参加し，本専攻3，4年生39名が本学講義室に参集して開催した．両大学の4年生が卒業研究の成果を発表し，意見交換を行った．多様な分野の研究発表による学術交流を通して知見を深めることができた．また，参加後のアンケートでは，参加者の80%が「さらに英語を勉強したい」，「海外留学や研修に参加したい」と回答しており，将来の渡航研修への意欲向上につながる貴重な機会となった．	1）夏季集中オンライン留学プログラム 広島大学オンライン交換留学制度e-STARTプログラムの一環として夏季集中コース「Dentistry in a Global Perspective」を開講した．本コースは広島大学歯学部とインドネシア・アイルランガ大学歯学部が協力して提供する国際交流プログラムである．両校からそれぞれ15名ずつの学生がオンライン上に集い，40日間にわたって調査研究に取り組んだ．コロナ禍において派遣・受け入れが難しいなか，参加学生らにとって国際交流の貴重な機会となった．アフター・コロナが到来した後にも，ICTを駆使した地球規模の新たな教育法（COIL型教育）としていかに発展させ，根付かせていくかが課題である． 2）国際会議 2021年7月30日～8月1日，アイルランガ大学歯学部およびハサヌディン大学歯学部との共催により，国際会議“6th Joint Scientific Meeting in Dentistry (6th JSMiD)”をオンライン開催した．会議には東南アジアを中心とする国々から研究者・学生が数百名集い，最先端歯学研究に関する討議を繰り広げた．一般研究発表のセッションで実施した学生らのコンペティションは，歯学生らの科学研究に対する意識の向上につながった．このような国際会議の開催にとって最も大きな課題は，安定した財源の確保である． 3）広島大学歯学部修了生の集い 地球規模の歯学教育の一環として，2021年8月1日（日）にHiroshima Alumni Gatheringをオンライン開催した．同集会は6th JSMiDのサテライト・ミーティングとして企画し，アイルランガ大学歯学部の全面的な協力のもとに実施した．集会には，これまでに大学院生，国際歯学コース生，短期研修プログラム生などとして広島大学歯学部に滞在した経験のある留学生約100名が参加した．広島大学での留学経験が帰国後のキャリア形成においてどのような影響を及ぼしたかフォローアップするとともに，今後のキャリアのなかで広島大学歯学部との関係や留学生ネットワークをどのように活用したいかなど，多様な視点から意見交換が行われた．このような取り組みを継続させていくうえで重要なことは，年々増え続ける修了生の動向を常にアップデートする仕組みの構築であろう．	29	0	0	0	①②
徳島大	有	20	①	②	有	派遣先での授業	交通費，滞在費	0	交通費，滞在費	Webinarによる交流	8	0	0	0	①
九歯大	有	17	②	①	有	派遣先大学での研修および学生交流	現在までのところおおむね大きな問題点はないが，派遣先の政情不安等で，治安状況が安定しない時期があり，海外研修プログラムの派遣の判断に迷うケースがあった．	0	—	コロナ禍で2020年度は学生海外短期派遣プログラムは中止としたが，2021年度はタイのシーナカリンウィロート大学と台湾の高雄医科大学との間で，オンライン会議形式での代替のプログラムを実施した．	22	0	0	0	②
九州大	無	—	—	—	—	—	—		—	—	—	—	—	—	—
福歯大	有	41	②	②	有	病院各診療科見学	—	0	—	—	33	0	0	0	①
長崎大	有	13	①	③	有	語学研修	語学研修がほとんどであり，研修を行う場合の研修先の開拓が課題．	0	—	—	0	0	0	0	①
鹿児島大	有	0	①	②	場合による	現地での授業・実習参加，現地学生との交流	1）海外研修で行くときに，付き添いとして教員も行くことになっているが，現実的に出張費が出ないので行くことができない．学生だけだとトラブルがあったとき（体調を崩したとき）の対応が難しかった． 2）海外研修に行ける時期がカリキュラム上，9月と3月しかなく派遣時期を決定するのが毎年難しい． 3）学生がある程度の英会話力がないと，ただの見学になってしまう．引受先にも迷惑をかけるため，派遣前に英語力の確認は必要であると感じる． 4）本来は1年ほどの長期の留学があってもよいと思うが，費用と単位互換の問題があってできていない． 5）国際交流の事務手続きを事務職員ができず，教員の負担になっている．	0	—	—	3	0	6	0	①

表 17-3　国際交流に関する特色ある取り組み

大学名	内容
北医療大	学部学生に選択科目「海外短期臨床研修」を設け，アジア，ヨーロッパ，北米にコロナ禍までは年に 15〜25 名の学生を派遣している．海外からの大学院生を確保する方策として，入学者全員に年間の授業料相当の奨学金を支給したことにより，大学院の留学生数が増加している．2022 年 3 月には，マヒドン大学（インドネシア）の学部学生 16 名に対して，オンラインによる短期研修を行った．
岩医大	大学院の一部単位を派遣先大学で取得できることとし，早期課程修了制度を設定している．
東北大	海外留学者を増やすために，夏季休業や春季休業の期間で留学できる制度を設けている．
明海大	学術研究の促進および資質の向上を図るため，海外研修員制度を設けている． 長期と短期があり，特に長期は 6 カ月を超え 1 年以内と定めている． 費用は往復の交通費および滞在費として月額 20 万円を限度として支給している． 研修の成果について公表を行っている．
日大	日本大学では，歯学部，医学部，理工学部，短期大学部（栄養学科）の学部連携でラオス人民民主共和国の大学とともにラオス国内で医療 ICT による遠隔画像診断や在宅医療システムを構築する研究プロジェクトを 4 年間，実施している．
昭和大	日本で問題となっている後期高齢者を対象とした先進的な歯科医療の仕組みに対する海外の歯科医師の見学リクエストが多いので，本学の臨床講座に依頼し，紹介のための見学コースを設置している．
鶴見大	学生の訪問時あるいは受け入れ時に学生相互に学術発表を行い，相互理解を深める取り組みを行っている．また，大学の母体である大本山總持寺にて坐禅や精進料理を体験してもらい，禅を始めとする日本文化に触れてもらっている．
大阪大	附属病院内に国際歯科医療センターを立ち上げ，海外歯科医療機関との相互の患者紹介，外国人歯科医師の多様な学習ニーズに対応できる臨床研修の提供，海外の歯科医療機関と共同で実施する臨床研究の推進等さまざまなミッションに対して，病院全体としてワンストップサービスを提供している．
岡山大	歯学部においては平成 13 年より岡山大学独自の国際交流事業として，歯学部 3 年次生が海外の大学に短期留学する ODAPUS プログラムがある．さらに平成 25 年度より，このプログラムは双方向（短期派遣，短期受入れ）プログラムに発展，海外の協定校の歯学部生を岡山大学歯学部へ特別聴講学生として受け入れている．
広島大	1）日英両言語授業の実施：2012 年度から歯学部歯学科のすべての授業ならびに口腔健康科学科における一部の授業を日本語と英語を併用して実施しており，英語のみで，病院実習を除くすべての歯学専門課程を修了できる教育体制が整備されている．その恩恵の一つとして，海外の複数の教室をオンラインで繋げ，授業をリアルタイム配信することが可能になった．近年では，それらのオンライン・コンテンツも充実し，地球規模の教育展開がさらに容易になりつつある． 2）国際歯学コースの設置：授業の英語化に伴って外国人留学生（学部生）の受け入れが容易になったことから，10 日間，6 カ月間，1 年間，4 年間など，さまざまな期間にわたって歯学専門プログラムに留学生を受け入れるプログラムを継続的に提供している．2021〜2022 年度のコロナ禍においても，平時と同程度とはいえないが，ICT を駆使しながら継続実施している． 3）多様な短期派遣プログラム：夏期および春期休暇中に，海外の学術交流協定校へ本学学生を 10 日間程度派遣する短期派遣プログラムを提供しており，年間数十名の学生が参加している．2021 年度には，オンラインを活用した海外留学プログラムを提供した（e-START プログラム）．海外協定校は世界各地をカバーし，その数は 60 校近くに上る．協定校の拡大を図るとともに，5 年生の第 1 タームにギャップタームを設けて海外留学をしやすい環境整備にも努めている． 4）海外歯科医療支援活動：これまで 10 年あまり，歯科医師と学生からなる 50 名程度のチームを毎年結成し，カンボジアの小学校や地域ボランティア施設などを数日間訪問して歯科健診・治療および口腔保健にかかわる教育・啓蒙活動を展開してきた．この活動はカンボジア政府や歯科大学からの理解と援助を受けて実施され，まだ歯科医師免許をもたない学生らにとっても多くの気付きを得ることができる貴重な機会となっている．コロナ禍において一時的に活動を停止したが，次回に向けて担当教員による調整・準備が進められてきた． 5）国際会議の継続実施：2006 年から隔年で「ヒロシマカンファレンス」と称する国際会議を開催してきた．海外の学術交流協定校から歯学部長をはじめとして教員や学生らを招き，歯学分野における教育研究の連携強化に向けて討議することを目的とする．同国際会議は，本学歯学部の国際化の要となる重要なイベントである．コロナ禍において集合型会議の開催が難しいなか，2021 年度にはオンライン形式での開催に成功した．
福歯大	国内および海外の研究期間などで 1 年以内の研修を希望する教職員が利用できる制度を設けている．

表 17-4　大学別協定締結教育機関

大学名	協定締結教育機関名
北医療大	台北医学大学，中国医薬大学，中山大学，同済大学，マヒドン大学，チュラロンコン大学，SEGi 大学，マラ工科大学，キョンヒ大学，インドネシア大学，カトマンズ大学，シティー歯科大学，モンゴル国立医科大学，ニューヨーク州立大学バッファロー校，タフツ大学，ブリティッシュコロンビア大学，アルバータ大学，ストラスブール大学，ルブリン大学，イエテボリ大学，極東国立総合医科大学
北海道大	オレゴンヘルスサイエンス大学歯学部，全北大学校歯医学専門大学院，ハルビン医科大学口腔医学院，中国医科大学口腔医学院，ハルビン医科大学第 4 臨床医学院，オーフス大学歯学部，江陵原州大学校歯科大学，カロリンスカ大学，山東大学口腔医学院，カトマンズ大学歯学部，香港大学牙醫學院，サッポロデンタルカレッジ（バングラデシュ），台北医学大学口腔醫學院，国立陽明交通大学牙醫學院，サンパウロ大学歯学部，マヒドン大学歯学部，国立成功大学醫學院，ダッカ大学，ウメオ大学
岩医大	ハーバード大学歯学部
東北大	北京大学口腔医学院，四川大学華西口腔医学院，上海交通大学口腔医学院，天津医科大学口腔医学院，福建医科大学口腔医学院，香港大学歯学部，中山大学光華口腔医学院，武漢大学口腔医学院，浙江大学口腔医学院，大連市口腔医院，ソウル大学校歯科大学，全南大学校歯科大学，延世大学校歯科大学，慶熙大学校歯科大学，国立台湾大学歯学部，国立陽明大学歯学部，台北医学大学歯学部，国立成功大学医学院牙医学系，高雄医学大学歯学部，モンゴル国立医療科学大学，国立シンガポール歯学研究所，アイルランガ大学歯学部，北スマトラ大学歯学部，ジェンベル大学歯学部，チュラロンコーン大学歯学部，コンケーン大学歯学部，チェンマイ大学歯学部，プリンス・オブ・ソンクラ大学歯学部，ボックカリガーラ・サンガ・デンタルカレッジ，シドニー大学歯学部，キングスカレッジロンドンデンタルインスティテュート，ウーメオ大学歯学部，オウル大学歯学部，フォーサイス研究所，ブリティッシュコロンビア大学歯学部
奥羽大	Kyung Hee University，ロマリンダ大学
明海大	カリフォルニア大学ロサンゼルス校，テキサス大学サンアントニオ校，アラバマ大学バーミングハム校，タフツ大学，メキシコ州立自治大学，トゥルク大学，シエナ大学，北京大学口腔医学院，空軍軍医大学
日大松戸	オーフス大学
医科歯科大	ソウル大学校歯科大学，慶北大学校歯科大学，全南大学校歯学部，吉林大学口腔医学院，大連医科大学口腔医学院，北京大学口腔医学院，首都医科大学歯学部，同済大学口腔医学院，内蒙古医学院，四川大学華西口腔医学院，香港大学歯学部，台北医学大学口腔医学院，国立台湾大学医学部歯学科，高雄医学大学口腔医学院，国防医学院歯学部，中国医薬大学歯学部・大学院歯学研究科，モンゴル健康科学大学歯学部，チュラロンコーン大学歯学部，マヒドン大学歯学部，チェンマイ大学歯学部，ソンクラ王子大学歯学部，ナレスワン大学歯学部，シーナカリンウィロート大学歯学部，ホーチミン医科薬科大学歯学部，ハノイ歯科大学，ペラデニヤ大学歯学部，カンボジア健康科学大学歯学部，ラオス保健科学大学歯学部，フィリピン大学マニラ校歯学部，マラヤ大学歯学部，シンガポール国立大学歯学部，インドネシア大学歯学部，トリサクティ大学歯学部，ヤンゴン歯科大学，マンダレー歯科大学，キングス・カレッジ・ロンドン歯学部，コペンハーゲン大学健康科学部歯学科，ヨーテボリ大学サールグレンスカアカデミー歯学部，マサリク大学医学部口腔科学科，ペンシルベニア大学歯学部，ハーバード大学歯学部，ノースキャロライナ大学歯学部，カリフォルニア大学サンフランシスコ校歯学部，タフツ大学歯学部，ボストン大学歯学部，ミシガン大学歯学部，マギル大学歯学部，メルボルン大学健康科学部歯学科，シドニー大学歯学部，サンパウロ大学バウル校頭蓋顔面先天異常リハビリテーション病院およびサンパウロ大学バウル校歯学部，ガルフ医科大学歯学部
東歯大	延世大学歯科大学校，フロリダ大学歯学部，カロリンスカ大学歯学部，空軍軍医大学口腔医学院，台北医学大学口腔医学院，モスクワ国立医科歯科大学，北京大学口腔医学院，四川大学華西口腔医学院，香港大学，国立陽明交通大学歯学部
日歯大	中山医学大学，四川大学華西口腔医学院，ブリティッシュ・コロンビア大学，マンチェスター大学
日大	山東大学，ヘルスサイエンス大学，慶北大学校，オスロ大学
昭和大	DA・パンドゥ・メモリアル・RV 歯科大学，アデレード大学，ウィーン医科大学，カイロ大学，チュービンゲン大学，チュラロンコン大学，トリサクティ大学，トロント大学，ブリティッシュコロンビア大学，ホーチミン市医科薬科大学，ポートランド州立大学，マジュンガ大学，マハサラスワティ大学，モンゴル国立医科大学，ローマ大学，慶熙大学，香港大学，上海交通大学医学院，台北医科大学，大連医科大学，天津医科大学，南カリフォルニア大学，北京大学
鶴見大	首都医科大学口腔医学院，檀国大学校，メルボルン大学，ロンドン大学クイーンメアリー校歯学部，香港大学歯学部，クワグ・インスティチュート・オブ・デンタル・サイエンシス・インディア，台北医学大学口腔医学院，ブリティッシュコロンビア大学，オハイオ州立大学
神歯大	Our Lady of Fatima University College of Dentistry，Gangneung-Wonju National University，College of Dentistry，The Tongji University School of Medicine，The University of Dental Medicine Yangon，Mongolian National University of Medical Sciences
新潟大	インドネシア大学，ガジャマダ大学，アイルランガ大学，コンケン大学，タマサート大学，チェンマイ大学，チュラロンコン大学，マヒドン大学，延世大学，安東科学大学，ソウル大学，昆明医学院，湖北医科大学，上海第二医科大学，吉林大学，香港大学，国立陽明交通大学，国立台湾大学，台北医科大学，フィリピン大学，マニラセントラル大学，イースト大学，ハノイ医科大学，ホーチミン医科薬科大学，カリフォルニア大学サンフランシスコ校，ペンシルベニア大学，ワシントン大学，ブリティッシュコロンビア大学

表 17-4　つづき

大学名	協定締結教育機関名
日歯大新潟	中山医学大学，ミシガン大学歯学部，パリ第7大学歯学部，四川大学華西口腔医学院，ベルン大学歯学部，ヘブライ大学，ブリティシュ・コロンビア大学歯学部，マンチェスター大学歯学部，マヒドン大学歯学部，トゥルク大学歯学部，フィリピン大学歯学部，ペンシルベニア大学歯学部，アデレード大学歯学部，オタゴ大学歯学部，モンゴル健康大学歯学部，メリーランド大学歯学部，香港大学，ダヌーベ・プリバード大学
松歯大	インディアナ大学歯学部，国立極東総合医科大学，河北医科大学，同済大学児童口腔医学研究所，上海市児童口腔医学協作組，ハーバード幹細胞研究所，同済大学附属第十人民医院，イマーム大学，復旦大学
朝日大	北京大学口腔医学院，空軍軍医大学口腔医学院，中山医学大学，オカンポ記念大学歯学部，フンボルト大学歯学部，シエナ大学歯学部，トゥルク大学歯学部，カリフォルニア大学ロサンゼルス校歯学部，テキサス大学サンアントニオ校歯学部，アラバマ大学バーミングハム校歯学部，タフツ大学歯学部，ニューヨーク州立大学バッファロー校歯学部，メキシコ州立自治大学歯学部，ウェスタンケープ大学歯学部
愛院大	ピエール・エ・マリーキュリー大学，イースト大学，ハノイ医科大学，モンゴル健康科学大学，カリフォルニア大学サンフランシスコ校歯学部，国立ヤンゴン歯科大学，高雄醫學大学口腔醫學院，延世大学校歯科大学
大歯大	上海交通大学口腔医学院，南方医科大学口腔医学院，シドニー大学歯学部，四川大学華西口腔医学院，空軍軍医大学，北京大学口腔医学院，慶熙大学校歯科大学，コロンビア大学歯学部，台北医学大学口腔医学院，ウルグアイ国立大学歯学部，ゼンメルヴァイス大学歯学部，ハノイ医科大学，カーディフ大学歯学部，キングス・カレッジ・ロンドン歯学部，山西医科大学，昆明医科大学，遵義医科大学
大阪大	第四軍医大学口腔医学院，慶北大学校歯学部，ガジャマダ大学歯学部，香港大学歯学部，台北医学大学歯学部，シンガポール国立大学歯学部，アイルランガ大学歯学部，シーナカリンウィロート大学歯学部，アンカラ大学歯学部，シェフィールド大学歯学部，ハイデルベルク大学医学部歯学研究科，リーズ大学医学部歯学研究所，ユリウス・マクシミリアン・ヴュルツブルグ大学医学部，ニューカッスル大学歯学部，ヌエボレオン州立大学歯学部，メリーランド大学ボルチモア校歯学部，フォーサイス研究所，ニューヨーク州立大学バッファロー校歯学部，ミシガン大学歯学部，ペンシルベニア大学歯学部，ワシントン大学歯学部
岡山大	マヒドン大学，タマサート大学，ハサヌディン大学，インドネシア大学，パジャジャラン大学，成均館大学校，ハイフォン医科薬科大学，ハノイ医科大学，中国医科大学，ハルビン医科大学，大連医科大学，吉林大学，カンボジア王国労働・職業訓練省労働安全衛生部門，ブリティッシュコロンビア大学，リオデジャネイロ州立大学，パウリスタ大学，サンパウロ大学，西ブルターニュ大学，ニッテ大学歯学部（ABSM 歯学研究所），ヤンゴン歯科医学大学，マンダレー歯科医学大学，マラヤ大学歯学部，ガジャマダ大学歯学部，ハサヌディン大学歯学部，サウスウェスタン大学歯学部，ソウル大学校歯学部，モンゴル医科大学歯学部，ハノイ医科大学歯学部，南昌大学医学院，北京大学口腔医学院，大連医科大学口腔医学院，香港大学歯学部，桂林医学院口腔医学院，台北医学大学口腔医学院，アラブアメリカン大学歯学部，チャールズ・スタート大学歯学部，オタゴ大学歯学部，サスカチュワン大学歯学部，ブリティッシュコロンビア大学歯学部，トロント大学歯学部，ワシントン大学歯学部，オハイオ州立大学歯学部，サンパウロ大学歯学部，サンパウロ大学リベイランプレット歯学部，イビラプエラ大学歯学部，フィニステラエ大学歯学部，チリ大学歯学部，チリ・カトリック大学歯学部，グラスゴー大学歯学部，テッサロニキアリストテレス大学歯学部
広島大	アイルランガ大学歯学部，トリサクティ大学歯学部，パジャジャラン大学，マラナタ・クリスチャン大学歯学部，ムストポ教授大学（ベラガマ）歯学部，ガジャマダ大学歯学部，インドネシア大学歯学部，ハサヌディン大学歯学部，ジェンベル大学生命工学部，国立健康科学大学歯学部，プシサストラ大学健康科学部歯学科，カンボジア国際大学歯学部，ペラデニア大学歯学部，チュラロンコン大学歯学部，コンケン大学歯学部，マヒドン大学歯学部，プリンスオブソンクラ大学歯学部，マラヤ大学歯学部，国際マレーシア大学歯学部，圓光大学校歯科大学，慶北大学校歯学部，釜山カトリック大学校健康科学部，建陽大学医療科学部，国立ソウル大学歯学部，四川大学華西口腔医学院，香港大学歯学部，天津医科大学口腔医学院，台北医学大学，高雄医科大学歯学部，ホーチミン市医科薬科大学歯学部，ホーチミン市国立歯科口腔病院，ホンバン国際大学，ヤンゴン歯科医学大学，マンダレー歯科医学大学，マニバル大学歯学部，チトワン大学歯学部，ワシントン大学歯学部，ペンシルベニア大学歯学部，ハーバード大学フォーサイス研究所，ブリティッシュコロンビア大学歯学部，コンセプシオン大学歯学部，サンパウロ大学歯学部（サンパウロ校），サンパウロ大学歯学部（リベロンプレット校歯学部），ニューカッスル・アポン・タイン大学歯学部，シェフィールド大学臨床歯学部，アテネ大学歯学部，イエテボリ大学歯学部，ハジェテペ大学歯学部，バスケント大学歯学部，ストラスブール大学歯学部，クインズランド大学保健行動科学部，チャールズスタート大学，オタゴ大学歯学部，ガララ大学歯学部
徳島大	ガジャマダ大学，ヘルシンキメトロポリア応用科学大学，ムハマディア大学，ダナン大学，マレーシアマラッカ技術大学
九歯大	中山医学大学，台北医科大学，ランシット大学，高雄医科大学，シーナカリンウィロート大学，ブリティッシュコロンビア大学，ヘルシンキ大学，香港大学，ヤンゴン歯科大学
九州大	江陵原州大学校歯科大学，ホーチミン市医科薬科大学歯学部，マレーシア科学大学物質・鉱物資源工学部，アイルランガ大学歯学部
福歯大	上海交通大学，中国医科大学，キョンヒ大学校，ヤンゴン大学，マンダレー歯科大学，リバプール大学，ブリティッシュコロンビア大学，南カリフォルニア大学
長崎大	
鹿児島大	ヤンゴン歯科大学，マンダレー歯科大学，マラヤ大学，ブラウィジャヤ大学歯学部，アイルランガ（エアランガ）大学，インドネシア大学，ブリティッシュコロンビア大学，香港大学歯学部，高雄医学大学歯学部，国立陽明大学歯学部，プリンスオブソンクラー大学歯学部，慶熙大学

表 17-5　歯科大学・大学歯学部別の留学生数（2021 年 5 月 1 日現在）

大学名	大学院学生							専攻生などの研究学生							学部学生							合計
	国費		派遣		私費		小計	国費		派遣		私費		小計	国費		派遣		私費		小計	
	男	女	男	女	男	女		男	女	男	女	男	女		男	女	男	女	男	女		
北医療大					4	8	12							0					37	21	58	70
北海道大		1			11	17	29						1	1							0	30
岩医大							0							0							0	0
東北大	7	8		2	6	16	39						2	2		1			3	7	11	52
奥羽大							0							0							0	0
明海大							0							0					1	4	5	5
日大松戸					2	1	3							0					6	3	9	12
医科歯科大	64				89		153					24		24					6		6	183
東歯大						1	1							0					5	12	17	18
日歯大							0							0					1	1	2	2
日大							0							0					1	2	3	3
昭和大							0							0							0	0
鶴見大					1	1	2							0					8	6	14	16
神歯大					2	3	5							0					81	50	131	136
新潟大	3	12	2	1	3	8	29							0							0	29
日歯大新潟							0							0					2		2	2
松歯大					6	4	10					1		1					114	64	178	189
朝日大							0							0					7	5	12	12
愛院大							0							0					2		2	2
大歯大					19	27	46							0					6	3	9	55
大阪大	1	4		1	3	8	17							0							0	17
岡山大	3	5			10	12	30		1			1	2	4							0	34
広島大	1	2	1	1	3	4	12							0					15	11	26	38
徳島大	4	4			5	4	17						1	1							0	18
九歯大					1	1	2							0						1	1	3
九州大	5	2			12	15	34	1	1			1	2	5					8	3	11	50
福歯大							0							0							0	0
長崎大	1	1				3	5							0							0	5
鹿児島大	1				4		5							0					2		2	7

表 17-6　国・地域別の留学生数（2021 年 5 月 1 日現在）

<table>
<tr><th rowspan="3">国名</th><th colspan="7">大学院学生</th><th colspan="7">専攻生などの研究学生</th><th colspan="7">学部学生</th><th rowspan="3">合計</th></tr>
<tr><th colspan="2">国費</th><th colspan="2">派遣</th><th colspan="2">私費</th><th rowspan="2">小計</th><th colspan="2">国費</th><th colspan="2">派遣</th><th colspan="2">私費</th><th rowspan="2">小計</th><th colspan="2">国費</th><th colspan="2">派遣</th><th colspan="2">私費</th><th rowspan="2">小計</th></tr>
<tr><th>男</th><th>女</th><th>男</th><th>女</th><th>男</th><th>女</th><th>男</th><th>女</th><th>男</th><th>女</th><th>男</th><th>女</th><th>男</th><th>女</th><th>男</th><th>女</th><th>男</th><th>女</th></tr>
<tr><td>アメリカ合衆国</td><td></td><td></td><td></td><td></td><td></td><td>1</td><td>1</td><td></td><td></td><td></td><td></td><td></td><td></td><td>0</td><td></td><td></td><td></td><td></td><td></td><td>1</td><td>1</td><td>2</td></tr>
<tr><td>イラク共和国</td><td colspan="2">2</td><td></td><td></td><td></td><td></td><td>2</td><td></td><td></td><td></td><td></td><td></td><td></td><td>0</td><td></td><td></td><td></td><td></td><td></td><td></td><td>0</td><td>2</td></tr>
<tr><td>イラン・イスラム共和国</td><td></td><td></td><td></td><td></td><td>1</td><td>1</td><td>2</td><td></td><td></td><td></td><td></td><td></td><td></td><td>0</td><td></td><td></td><td></td><td></td><td></td><td></td><td>0</td><td>2</td></tr>
<tr><td>インド</td><td></td><td>1</td><td></td><td></td><td colspan="2">4</td><td>5</td><td></td><td></td><td></td><td></td><td></td><td></td><td>0</td><td></td><td></td><td></td><td></td><td></td><td></td><td>0</td><td>5</td></tr>
<tr><td>インドネシア共和国</td><td colspan="2">22</td><td></td><td>1</td><td colspan="2">8</td><td>31</td><td></td><td></td><td></td><td></td><td></td><td>1</td><td>1</td><td></td><td></td><td></td><td></td><td>4</td><td>4</td><td>8</td><td>40</td></tr>
<tr><td>エジプト・アラブ共和国</td><td colspan="2">5</td><td></td><td>1</td><td></td><td>2</td><td>8</td><td></td><td></td><td></td><td></td><td></td><td></td><td>0</td><td></td><td></td><td></td><td></td><td></td><td>1</td><td>1</td><td>9</td></tr>
<tr><td>カナダ</td><td></td><td></td><td></td><td></td><td colspan="2">2</td><td>2</td><td></td><td></td><td></td><td></td><td></td><td></td><td>0</td><td></td><td></td><td></td><td></td><td>2</td><td>1</td><td>3</td><td>5</td></tr>
<tr><td>カンボジア王国</td><td></td><td></td><td></td><td></td><td></td><td></td><td>0</td><td></td><td></td><td></td><td></td><td></td><td></td><td>0</td><td></td><td></td><td></td><td></td><td>4</td><td></td><td>4</td><td>4</td></tr>
<tr><td>クウェート国</td><td></td><td></td><td></td><td></td><td colspan="2">3</td><td>3</td><td></td><td></td><td></td><td></td><td></td><td></td><td>0</td><td></td><td></td><td></td><td></td><td></td><td></td><td>0</td><td>3</td></tr>
<tr><td>サウジアラビア王国</td><td></td><td></td><td></td><td></td><td colspan="2">10</td><td>10</td><td></td><td></td><td></td><td></td><td></td><td></td><td>0</td><td></td><td></td><td></td><td></td><td></td><td></td><td>0</td><td>10</td></tr>
<tr><td>シリア・アラブ共和国</td><td>3</td><td>1</td><td></td><td></td><td>1</td><td></td><td>5</td><td>1</td><td></td><td></td><td></td><td></td><td>1</td><td>2</td><td></td><td></td><td></td><td></td><td></td><td></td><td>0</td><td>7</td></tr>
<tr><td>スーダン共和国</td><td></td><td></td><td></td><td></td><td></td><td>2</td><td>2</td><td></td><td>1</td><td></td><td></td><td></td><td></td><td>1</td><td></td><td></td><td></td><td></td><td></td><td></td><td>0</td><td>3</td></tr>
<tr><td>スリランカ民主社会主義共和国</td><td>1</td><td></td><td></td><td></td><td></td><td>1</td><td>2</td><td></td><td></td><td></td><td></td><td colspan="2">1</td><td>1</td><td></td><td></td><td></td><td></td><td></td><td></td><td>0</td><td>3</td></tr>
<tr><td>ソロモン諸島</td><td></td><td>1</td><td></td><td></td><td></td><td></td><td>1</td><td></td><td></td><td></td><td></td><td></td><td></td><td>0</td><td></td><td></td><td></td><td></td><td></td><td></td><td>0</td><td>1</td></tr>
<tr><td>大韓民国</td><td>1</td><td></td><td></td><td></td><td>6</td><td>1</td><td>8</td><td></td><td></td><td></td><td></td><td></td><td>1</td><td>1</td><td></td><td></td><td></td><td></td><td>131</td><td>59</td><td>190</td><td>199</td></tr>
<tr><td>台湾</td><td></td><td></td><td></td><td></td><td colspan="2">16</td><td>16</td><td></td><td></td><td></td><td></td><td>1</td><td></td><td>1</td><td></td><td></td><td></td><td></td><td>124</td><td>93</td><td>217</td><td>234</td></tr>
<tr><td>中華人民共和国</td><td colspan="2">11</td><td></td><td>2</td><td colspan="2">215</td><td>228</td><td></td><td></td><td></td><td></td><td colspan="2">28</td><td>28</td><td></td><td></td><td></td><td></td><td colspan="2">58</td><td>58</td><td>314</td></tr>
<tr><td>タイ王国</td><td colspan="2">26</td><td>3</td><td>1</td><td colspan="2">11</td><td>41</td><td></td><td></td><td></td><td></td><td></td><td></td><td>0</td><td></td><td></td><td></td><td></td><td></td><td></td><td>0</td><td>41</td></tr>
<tr><td>チェコ共和国</td><td colspan="2">1</td><td></td><td></td><td></td><td></td><td>1</td><td></td><td></td><td></td><td></td><td></td><td></td><td>0</td><td></td><td></td><td></td><td></td><td></td><td></td><td>0</td><td>1</td></tr>
<tr><td>チュニジア共和国</td><td></td><td>1</td><td></td><td></td><td></td><td></td><td>1</td><td></td><td></td><td></td><td></td><td></td><td></td><td>0</td><td></td><td></td><td></td><td></td><td></td><td></td><td>0</td><td>1</td></tr>
<tr><td>チリ共和国</td><td></td><td>1</td><td></td><td></td><td>1</td><td></td><td>2</td><td></td><td></td><td></td><td></td><td></td><td></td><td>0</td><td></td><td></td><td></td><td></td><td></td><td></td><td>0</td><td>2</td></tr>
<tr><td>トンガ王国</td><td></td><td>1</td><td></td><td></td><td></td><td></td><td>1</td><td></td><td></td><td></td><td></td><td></td><td></td><td>0</td><td></td><td></td><td></td><td></td><td></td><td></td><td>0</td><td>1</td></tr>
<tr><td>ネパール</td><td></td><td></td><td></td><td></td><td></td><td>1</td><td>1</td><td></td><td></td><td></td><td></td><td></td><td></td><td>0</td><td></td><td></td><td></td><td></td><td></td><td></td><td>0</td><td>1</td></tr>
<tr><td>バングラデシュ人民共和国</td><td colspan="2">5</td><td></td><td></td><td colspan="2">9</td><td>14</td><td></td><td></td><td></td><td></td><td></td><td></td><td>0</td><td></td><td></td><td></td><td></td><td></td><td>1</td><td>1</td><td>15</td></tr>
<tr><td>フィリピン共和国</td><td>1</td><td>1</td><td></td><td></td><td></td><td></td><td>2</td><td></td><td></td><td></td><td></td><td></td><td></td><td>0</td><td></td><td></td><td></td><td></td><td></td><td></td><td>0</td><td>2</td></tr>
<tr><td>ブラジル連邦共和国</td><td>1</td><td>1</td><td></td><td></td><td></td><td></td><td>2</td><td></td><td></td><td></td><td></td><td></td><td></td><td>0</td><td></td><td></td><td></td><td></td><td></td><td></td><td>0</td><td>2</td></tr>
<tr><td>フランス共和国</td><td></td><td></td><td></td><td></td><td></td><td></td><td>0</td><td></td><td></td><td></td><td></td><td></td><td></td><td>0</td><td></td><td></td><td></td><td></td><td>1</td><td></td><td>1</td><td>1</td></tr>
<tr><td>ベトナム社会主義共和国</td><td colspan="2">13</td><td></td><td></td><td colspan="2">2</td><td>15</td><td></td><td></td><td></td><td></td><td></td><td></td><td>0</td><td></td><td></td><td></td><td></td><td>7</td><td>6</td><td>13</td><td>28</td></tr>
<tr><td>ペルー共和国</td><td></td><td>1</td><td></td><td></td><td></td><td></td><td>1</td><td></td><td></td><td></td><td></td><td></td><td></td><td>0</td><td></td><td></td><td></td><td></td><td></td><td></td><td>0</td><td>1</td></tr>
<tr><td>マレーシア</td><td colspan="2">2</td><td></td><td></td><td></td><td>1</td><td>3</td><td></td><td>1</td><td></td><td></td><td></td><td></td><td>1</td><td></td><td>1</td><td></td><td></td><td></td><td></td><td>1</td><td>5</td></tr>
<tr><td>ミャンマー連邦共和国</td><td colspan="2">24</td><td></td><td></td><td colspan="2">11</td><td>35</td><td></td><td></td><td></td><td></td><td colspan="2">2</td><td>2</td><td></td><td></td><td></td><td></td><td></td><td></td><td>0</td><td>37</td></tr>
<tr><td>モンゴル国</td><td colspan="2">2</td><td></td><td></td><td></td><td>3</td><td>5</td><td></td><td></td><td></td><td></td><td></td><td></td><td>0</td><td></td><td></td><td></td><td></td><td>1</td><td></td><td>1</td><td>6</td></tr>
<tr><td>ヨルダン</td><td></td><td></td><td></td><td></td><td></td><td>1</td><td>1</td><td></td><td></td><td></td><td></td><td></td><td></td><td>0</td><td></td><td></td><td></td><td></td><td></td><td></td><td>0</td><td>1</td></tr>
</table>

表 17-7　歯科大学・大学歯学部別留学生の学生区分割合（2021 年 5 月 1 日現在）

大学	小計（人）	全体に占める割合（%）	実数			割合		
			大学院学生（人）	専攻生などの研究学生（人）	学部学生（人）	大学院学生（%）	専攻生などの研究学生（%）	学部学生（%）
北医療大	70	7.1	12	0	58	17	0	83
北海道大	30	3.0	29	1	0	97	3	0
岩医大	0	0.0	0	0	0	0	0	0
東北大	52	5.3	39	2	11	75	4	21
奥羽大	0	0.0	0	0	0	0	0	0
明海大	5	0.5	0	0	5	0	0	100
日大松戸	12	1.2	3	0	9	25	0	75
医科歯科大	183	18.5	153	24	6	84	13	3
東歯大	18	1.8	1	0	17	6	0	94
日歯大	2	0.2	0	0	2	0	0	100
日大	3	0.3	0	0	3	0	0	100
昭和大	0	0.0	0	0	0	0	0	0
鶴見大	16	1.6	2	0	14	13	0	88
神歯大	136	13.8	5	0	131	4	0	96
新潟大	29	2.9	29	0	0	100	0	0
日歯大新潟	2	0.2	0	0	2	0	0	100
松歯大	189	19.1	10	1	178	5	1	94
朝日大	12	1.2	0	0	12	0	0	100
愛院大	2	0.2	0	0	2	0	0	100
大歯大	55	5.6	46	0	9	84	0	16
大阪大	17	1.7	17	0	0	100	0	0
岡山大	34	3.4	30	4	0	88	12	0
広島大	38	3.8	12	0	26	32	0	68
徳島大	18	1.8	17	1	0	94	6	0
九歯大	3	0.3	2	0	1	67	0	33
九州大	50	5.1	34	5	11	68	10	22
福歯大	0	0.0	0	0	0	0	0	0
長崎大	5	0.5	5	0	0	100	0	0
鹿児島大	7	0.7	5	0	2	71	0	29
合計	988	100.0	451	38	499	46	4	51

表 17-8　国・地域別留学生の学生区分割合（2021 年 5 月 1 日現在）

国名	小計（人）	全体に占める割合（%）	実数			割合		
			大学院学生（人）	専攻生などの研究学生（人）	学部学生（人）	大学院学生（%）	専攻生などの研究学生（%）	学部学生（%）
アメリカ合衆国	2	0.2	1	0	1	50	0	50
イラク共和国	2	0.2	2	0	0	100	0	0
イラン・イスラム共和国	2	0.2	2	0	0	100	0	0
インド	5	0.5	5	0	0	100	0	0
インドネシア共和国	40	4.0	31	1	8	78	3	20
エジプト・アラブ共和国	9	0.9	8	0	1	89	0	11
カナダ	5	0.5	2	0	3	40	0	60
カンボジア王国	4	0.4	0	0	4	0	0	100
クウェート国	3	0.3	3	0	0	100	0	0
サウジアラビア王国	10	1.0	10	0	0	100	0	0
シリア・アラブ共和国	7	0.7	5	2	0	71	29	0
スーダン共和国	3	0.3	2	1	0	67	33	0
スリランカ民主社会主義共和国	3	0.3	2	1	0	67	33	0
ソロモン諸島	1	0.1	1	0	0	100	0	0
大韓民国	199	20.1	8	1	190	4	1	95
台湾	234	23.7	16	1	217	7	0	93
中華人民共和国	314	31.8	228	28	58	73	9	18
タイ王国	41	4.1	41	0	0	100	0	0
チェコ共和国	1	0.1	1	0	0	100	0	0
チュニジア共和国	1	0.1	1	0	0	100	0	0
チリ共和国	2	0.2	2	0	0	100	0	0
トンガ王国	1	0.1	1	0	0	100	0	0
ネパール	1	0.1	1	0	0	100	0	0
バングラデシュ人民共和国	15	1.5	14	0	1	93	0	7
フィリピン共和国	2	0.2	2	0	0	100	0	0
ブラジル連邦共和国	2	0.2	2	0	0	100	0	0
フランス共和国	1	0.1	0	0	1	0	0	100
ベトナム社会主義共和国	28	2.8	15	0	13	54	0	46
ペルー共和国	1	0.1	1	0	0	100	0	0
マレーシア	5	0.5	3	1	1	60	20	20
ミャンマー連邦共和国	37	3.7	35	2	0	95	5	0
モンゴル国	6	0.6	5	0	1	83	0	17
ヨルダン	1	0.1	1	0	0	100	0	0
合計	988	100.0	451	38	499	46	4	51

第18章

医学における歯科医学

1. 医学教育における歯科医学教育

植野　高章

高齢者が急速に増加する日本において歯学教育のニーズも変化している．従来の歯科2大疾患である「う蝕」「歯周病」の知識だけではなく，患者がもつ全身疾患についての教育が歯学部に求められている．それは医学部においても同じ状況であり，医学生が医師になったときに担当する患者の口腔健康の理解，患者が歯科治療を受ける際，特に抜歯や歯周外科などの観血的処置時に注意しなければならない点，周術期口腔機能管理の意義などを適切に教育する必要がある．

国内の病院において歯科あるいは口腔外科を設置している病院は少なく，医師が歯科あるいは口腔疾患の緊急対応が求められることもあり，この点からも医学部生への歯学教育は不可欠である．

こうした背景を受けて，ここでは医学部における歯学教育の実態についてまとめた．集計資料は2022年日本歯科医学教育学会アンケート調査，2020年全国医学部附属病院歯科口腔外科科長会*資料[1]を参照とした．

国内で医学部をもつ大学は82大学（国立43大学，公立8大学，私立31大学）である．そのなかで歯学部をもつ大学は14大学（国立11校：北海道大学，東北大学，東京医科歯科大学，新潟大学，大阪大学，岡山大学，広島大学，徳島大学，九州大学，長崎大学，鹿児島大学，私立3校：岩手医科大学，昭和大学，日本大学），医学部に歯科や口腔外科をもつ大学は63大学（国立31校，公立8校，私立24校）であった（**図18-1**）．

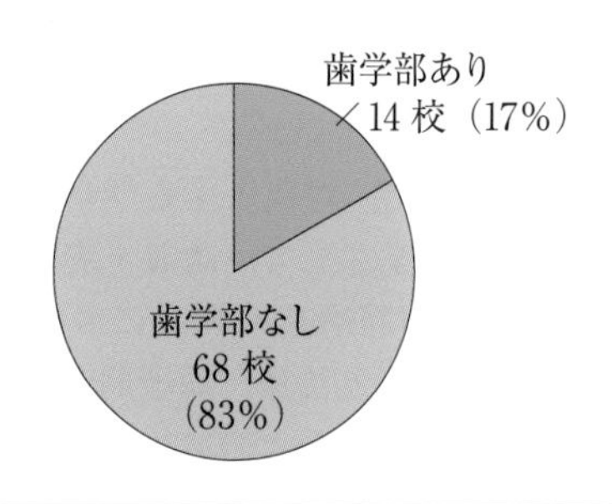

図18-1　医学部82校における歯学部の有無

医学部，歯学部をもつ14大学における医学部学生への歯学教育については講義・実習を実施している大学は6校（国立5校，私立1校），実施していないのは8校であり（無回答3校は実施なしとして集計），実施していない大学が多かった（**図18-2**）．対象の学年は，2学年が1校（昭和大学），4学年が3校（北海道大学，新潟大学，九州大学），4・5学年での講義が1校（岡山大学），2・3・4学年での講義が1校（長崎大学）であり，平均48.0時間（国立48.8時間，私立44時間）であった（**図18-3**）．講義・実習の内容は，歯の構造などの口腔解剖・機能，う蝕・歯周病の診断・治療の授業や歯科治療の見学実習であった．

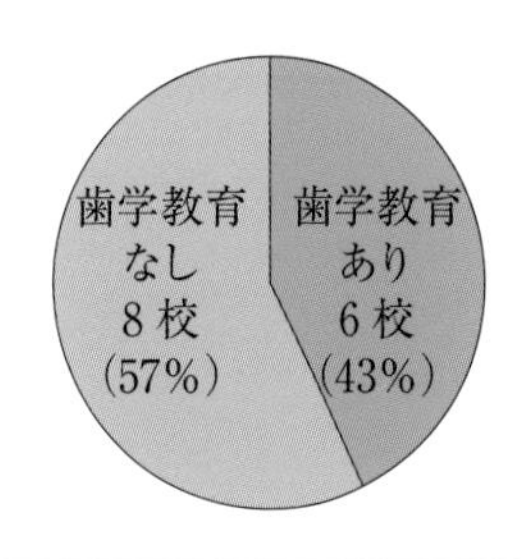

図18-2　歯学部がある医学部での歯学教育実施状況

歯学部をもたない医学部68校のなかで57校（国立29校，公立7校，私立21校）においては，歯科や口腔外科学教室が講義・実習を担当していた．講義・実習の平均時間は10.7時間（国立13.5時間，公立10.0時間，

うえの　たかあき
大阪医科薬科大学医学部口腔外科学教室

キーワード：医学部での歯科医学教育，歯科医学教育の実施，医学部と歯学部での歯科医学教育

＊全国医学部附属病院歯科口腔外科科長会：1969年に14大学が参加して発足，2019年には一般社団法人となり，現在では国立大学32校，公立大学8校，私立大学25校の計65校が参加する会となった．医学部における教育，研究，診療についての現状や課題を議論・発信している．

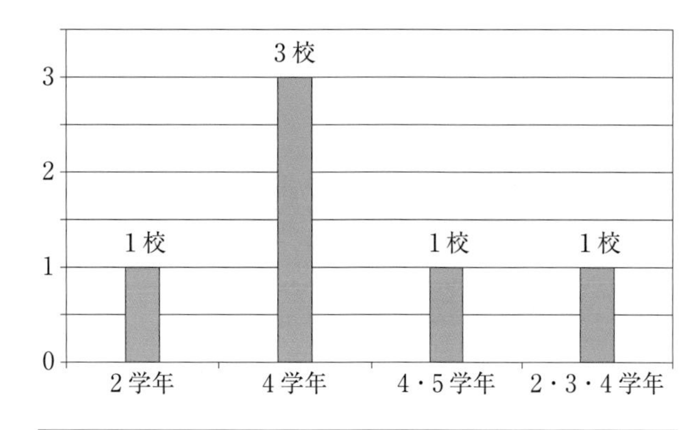

図 18-3　歯学教育を受ける医学部学生の学年分布（歯学部・医学部）

私立7.6時間）であった．対象とする学年は1学年から6学年と大学によりさまざまで，講義・実習の内容は，歯・歯周組織などの口腔構造や機能についての基礎知識，う蝕・歯周炎の診断と治療，周術期口腔機能管理，口腔外科疾患の診断・治療などの講義，抜歯・外傷・顎変形症・口腔腫瘍などの口腔外科疾患の手術や病棟見学実習，口腔衛生と誤嚥性肺炎，糖尿病，動脈硬化などとの関係などの幅広い教育を実施していた．

高齢者が増加する日本において国民の健康を維持するための医学部学生教育に歯学教育が重要であることはいうまでもない．今回の調査では，歯学部がある大学医学部において歯学教育の実施率が低い傾向がみられた．

今回の調査は限られた情報からの集計であり，正確に現実の教育現場を反映しているとはいえないが，学部内の学生教育で多くの時間を割かれる歯学部教員が医学部での講義を行うことの負担を考えると，医学部・歯学部のある大学が必ずしも歯学教育が充実しているわけではないことが示唆された．適正な教員数の配置，医学部・歯学部融合教育のコンセンサス，先行して融合教育を実施している歯学部モデルケースとの情報共有が必要と思われる．

文献

1）日本歯科医学教育学会．2020年全国医学部附属病院歯科口腔外科科長会．http://jcddsuh.or.jp（最終アクセス日：2022年11月1日）

第18章

医学における歯科医学

2. 大学病院・総合病院における歯科診療

中川　種昭

本項をまとめるにあたり，大学病院・総合病院に向けてアンケートを行った．回答のあった89施設のうち病院内に歯科あるいは歯科口腔外科の診療科のある83施設について，その診療科の診療内容についてと，病院内における歯科医師の役割に関する質問を**表18-1，18-2**に示した．

75％以上の施設が行っている診療は，口腔領域の良性腫瘍，口腔顎顔面の外傷，嚢胞，口腔粘膜疾患，唾液腺疾患，顎関節疾患，埋伏歯などの抜歯，顎顔面の炎症性疾患，薬剤に起因する顎骨壊死，入院患者を対象とした一般的歯科診療，周術期口腔ケアであった．

悪性腫瘍は69％，先天異常63％，顎変形症66％，インプラント治療は61％の施設が行っており，歯周外科，一般外来患者を対象とした歯科診療を行っている施設は半数に満たなかった．

病院内における歯科医師の役割として90％以上の施設が担っているのは，入院患者の歯科的救急に対応する治療，周術期の口腔ケアであった．75％以上の施設が担っているのは，挿管術前のプロテクターの作製，緩和ケア中の口腔ケア，抗がん剤治療中の口腔ケア，NSTへの参加，他科（耳鼻科，形成外科，放射線科）との連携であった．

アンケート結果でも示されているが，近年周術期，緩和ケア中，抗がん剤治療中などの口腔ケアへの期待がたいへん大きくなっている．またNSTへの参加，食事形態の評価への参加，口腔嚥下サポートチームへの参加など摂食嚥下の領域でも歯科分野の貢献が期待されてきている．今回のアンケートでは関連領域の診療科に限った調査であったが，近年多くの診療科との連携が行われており，口腔領域の重要性がかなり医科に浸透してきている．

なかがわ　たねあき
慶應義塾大学医学部歯科・口腔外科学教室
キーワード：口腔ケア，周術期口腔管理，働き方改革

表18-1　歯科（歯科口腔外科）の診療内容について

	n	%
口腔領域の悪性腫瘍	57	69
口腔領域の良性腫瘍	67	81
口腔顎顔面の外傷	69	83
先天異常	52	63
嚢胞	70	84
口腔粘膜疾患	70	84
顎変形症	55	66
唾液腺疾患	64	77
顎関節疾患	73	88
抜歯（埋伏歯などの難抜歯）	74	89
顎顔面の炎症性疾患	68	82
薬剤に起因する顎骨壊死	71	86
インプラント治療	51	61
歯周外科	28	34
入院患者を対象とした一般的歯科診療	72	87
一般外来患者を対象とした歯科診療	35	42
周術期口腔ケア	74	89

表18-2　病院内における歯科医師の役割

	n	%
入院患者の一般的な歯科的救急に対応する治療	80	96
挿管術前のプロテクターの作製	62	75
周術期の口腔ケア	76	92
緩和ケア中の口腔ケア	64	77
抗がん剤治療中の口腔ケア	71	86
NSTへの参加	68	82
食事形態の評価への参加	41	49
口腔嚥下サポートチームへの参加	45	54
医学部学生のポリクリ実習の受け入れ	35	42
歯周病に関する講義やセミナー	28	34
口腔ケアに関する講義やセミナー	61	73
糖尿病教室における講義やセミナー	30	36
他科（耳鼻科，形成外科，放射線科）との連携	70	84

医学部・病院に勤務する歯科医師の役割として，医学部学生や研修医に対する教育も重要である．病院内での歯科口腔外科医療や連携の重要性を理解してもらうことは，今後のさらなる医科歯科連携にとってきわめて大切

なことである.

以上述べてきたように，大学病院，総合病院における歯科口腔外科，歯科医師，歯科衛生士の役割は，純粋な歯科的治療行為を超えて，口腔ケア，摂食・嚥下，食事のサポートと広がりをみせ，より重要になってきている．昨今，診療科ごとの収支の良し悪しによって定員配置がなされる傾向があるなか，歯科医療従事者がより積極的に病院にかかわることで，収支を超えた貢献があることを示していくことが明るい未来につながると考えられる．

第19章 学会および関連団体の活動

1．日本医学教育学会

小西　靖彦

1）はじめに

日本医学教育学会[1)]は，医学教育に関する研究の充実・発展ならびにその成果の普及を目的として1969年に創立され，1997年に日本医学会分科会，2010年に一般社団法人となった．2022年4月現在，個人会員2,553名（学生会員90名を含む），機関会員247（医学部・研修病院等），代議員150名，理事23名が多彩な教育研究活動を推進している．本学会には日本歯科医学教育学会をはじめ多くの医療職教育の指導者に入会していただき，医療者教育の発展のためにさまざまな面で協働を推進している．ここに改めて感謝の意を表したい．

2）日本医学教育学会の役割と主な活動

(1) 日本医学教育学会の中期的ビジョンを策定（2020年8月）

以下に中期的ビジョンを示す．

- 医学教育を専門とする者が，医学の学修と医療の質向上の面で必要とされている
- 我々の学会が，教育病院から必要とされる活動を行い病院からの参加者が増え続けている
- 我々の学会が，専門医教育の教育/学修法・評価法などの分野で基本領域学会などと対話を始め，いくつかの学会で教育プログラムの開発に関与している
- 学会員と医学教育に興味を持つ人たちにとって，学術的にも実践的にも実りの多い学術大会を展開している
- 国際的な医学教育学会組織と協働して，我が国の医学教育の研究と実践に関して情報発信の質と量を上昇させている
- 医学教育に関する政策決定や学術的助言に，我々の学会が貢献している

(2) 委員会と部会

2020年から始まった日本医学教育学会第21期執行部において，上記ビジョンのもと，学会が目指す方向を示して組織変革を行った．

- 「医師・医学者を育て，医療と公衆衛生の向上に寄与する」医学教育学会のミッションを達成する目的で委員会活動を位置づけ，12の委員会と5つの特別委員会を構成した（**表19-1**）．学術大会主催校と緊密な連携をとって学術大会を運営する「学術大会運営委員会」，コロナ禍への緊急対応のために「医学教育サイバーシンポジウム特別委員会」，文部科学省の受託事業として「医学教育モデル・コア・カリキュラム調査研究特別委員会」を設置した．
- 学会本来の学術研究（医学教育に興味を持ち，医学教育を学びたい人たちに向けた）を目的として，部会活動（**表19-2**）を新たに位置づけて委員会と別組織とした．

(3) 学術大会

1,000名を超える参加者と約500題の研究発表があり，活発な討議と交流が行われている．講演・シンポジウム，日韓交流招請講演，インターナショナルセッション，学生セッション，ワークショップなどのプログラムが組まれており，医学教育の現状を理解する機会を提供している．2020年の鹿児島大学と2021年の自治医科大学主催の学術大会はコロナ禍のためオンライン開催となったが，2022年には群馬大学主催でリアル開催が行われる予定である．

(4) 医学教育の人材育成プログラム

2014年度に“認定医学教育専門家資格制度”が発足し，現在までに195名（うち歯科医師20名）を専門家とし

こにし　やすひこ
日本医学教育学会理事長
静岡県立総合病院院長
京都大学名誉教授
キーワード：医学教育，専門家制度，分野別評価，多職種連携

表 19-1　日本医学教育学会 委員会構成

学会誌編集委員会	広報・情報基盤委員会	学会国際化委員会
医学教育専門家委員会	教育業績・FD 委員会	学術大会運営委員会
教育病院委員会	専門医教育委員会	生涯教育委員会
教育プログラム評価推進委員会	多様性推進委員会	研究推進委員会
医学教育賞等特別委員会	選挙特別委員会	倫理特別委員会
医学教育サイバーシンポジウム特別委員会	医学教育モデル・コア・カリキュラム調査研究特別委員会	

表 19-2　日本医学教育学会 部会構成

臨床実習前医学教育部会	シミュレーション教育部会	学習者評価部会
入学者選抜部会	臨床実習教育部会	臨床研修部会
専門研修部会	生涯教育部会	行動科学・社会科学部会
プロフェッショナリズム部会	地域医療教育部会	多職種連携教育部会
医学教育を考える若手部会		

て認定している[2]．わが国で初めての医療者教育学修士課程が2020年から岐阜大学に置かれた．そのほかに京都大学のFoundation Course in Medical Education，岐阜大学のFellowshipなどの医学教育を学ぶプログラムが開催されている．

3）医学教育分野のトレンドと今後

(1) アウトカム基盤型教育（Outcome-based Education：OBE）への動き

わが国でOBEが浸透しつつある理由には，(5) に記載するJACMEの認証評価がある．教育の質保証の面から，従来の教育プロセス重視の考えは社会の要請についていけない（**図 19-1**）．

高等教育の一つの世界標準であるOECD DeSeCo[3]（Definition and Selection of Competencies）の3つのKey Competency（①自律的に活動する能力，②道具を相互作用的に用いる能力，③異質な集団で交流する能力）や，わが国の初等中等教育における学力の三要素[4]（知識・技能，思考力・判断力・表現力など，主体的に学習に取り組む態度）を参照しつつ，OBEそのものも問われ続けることが重要である．

(2) 卒前医学教育の見直し（医学教育モデル・コア・カリキュラムの改訂）

日本医学教育学会は，文科省からの受託を得て2022年度の医学教育モデル・コア・カリキュラム（以下，コアカリとする）の改訂の実務を行っている．本改訂では，年次進行の形で記載されてきた形式を，アウトカム（卒業時およびそれ以降を見据えた資質・能力）別に記載することとした．主な変更点を**表 19-3**に示す．

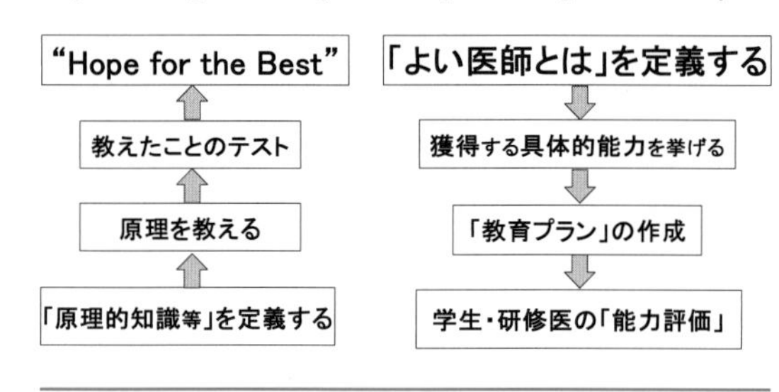

図 19-1　プロセスモデルとアウトカムモデル

(3) 卒前後の医学教育のシームレス化（卒前臨床実習と卒後臨床研修）

前回（2016年）に引き続き，卒後臨床研修との連続性を強く意識してコアカリ改訂が進められている．学生の医行為（医業）についても明記され，臨床実習と臨床研修は，最終的に合一化する流れが想定される．

大学および教育病院は，研修医の育成のみならず学生教育にも今後かかわっていくことに留意すべきであろう．

(4) 医師国家試験の今後

大学は，卒業時に知識だけでない資質・能力（たとえばプロフェッショナリズム，コミュニケーション能力，総合的に患者などをみる姿勢など）を評価して卒業生の質を保証することが求められる．Post-clinical clerkship OSCE（Post-CC OSCE）が開始されている．知識領域である医師国家試験は医師となる最大の関門で，そのありようは学生の学修に大きな影響を与えるが，厚労科学研究の報告書[5]で医師国家試験の改善が促されている．本学会はコアカリ改訂と国試出題基準改定部会の両面か

表 19-3　令和 4 年版コアカリ改訂方針[6]（案）

1. 20 年後以降の社会も想定した資質・能力の改訂
2. アウトカム基盤型教育のさらなる展開（学修目標の再編成と方略・評価の整理）
3. 医師養成をめぐる制度改正等との整合性の担保に向けた方策の検討
4. コアカリのスリム化の徹底と読み手や利用方法を想定した電子化
5. 研究者育成の視点の充実

ら提案を続けていく．

(5) 卒前医学教育の質保証

卒前は，日本医学教育評価機構：Japan Accreditation Council for Medical Education（JACME）が 2015 年に認証を開始し，2022 年 6 月現在，全 82 医学部のうち 63 校が認証されている．現状，領域 3（学修者評価），領域 7（教育プログラムの評価）でほぼすべての大学に課題があることが判明していて，わが国の教育のありようが問われている．

文献

1) 日本医学教育学会．http://jsme.umin.ac.jp/（最終アクセス日：2022 年 11 月 1 日）
2) 日本医学教育学会認定医学教育専門家一覧．http://jsme.umin.ac.jp/cmes/CMES-list.html（最終アクセス日：2022 年 11 月 1 日）
3) Definition and Selection of Competencies（DeSeCo）. https://www.oecd.org/education/skills-beyond-school/definitionandselectionofcompetenciesdeseco.htm（最終アクセス日：2022 年 11 月 1 日）
4) 文部科学省．学習指導要領「生きる力」．https://www.mext.go.jp/a_menu/shotou/new-cs/idea/1304378.htm（最終アクセス日：2022 年 11 月 1 日）
5) 厚生労働省．医師国家試験改善検討部会報告書（令和 2 年 11 月）．https://www.mhlw.go.jp/content/10803000/000693879.pdf（最終アクセス日：2022 年 1 月 30 日）
6) 文部科学省．医学教育モデル・コア・カリキュラム　令和 4 年度改訂版（案）．https://public-comment.e-gov.go.jp/servlet/PcmFileDownload?seqNo=0000238720（最終アクセス日：2022 年 11 月 1 日）

第19章 学会および関連団体の活動

2. 日本歯科医学会

住友　雅人

1）日本歯科医学会誌の発行

機関誌である「日本歯科医学会誌」は日本歯科医学会誌編集委員会で編集作業が行われ，第34巻（2014年度）からオンラインジャーナルに移行されている．

第38巻は2019年，第39巻は2020年，第40巻は2021年，第41巻は2022年にそれぞれ3月に発行された．第38巻は第37巻に続き，特別企画・座談会は「子どもの食を育む歯科からのアプローチPART. 2」で，この企画のみを2年分の合体冊子で，関係分野に配布された．第39巻と第40巻の特別企画・座談会「2040年への歯科イノベーションロードマップPART. 1，PART. 2」も同様に冊子体にして関係分野に配布されている．これはウェブサイトにアクセスする手間がなく，直接手元に届くメリットを利用している．第41巻の特別企画・座談会「第24回日本歯科医学会学術大会から見えてきたこれからの歯科界」は第24回学術大会の予告的な内容としている．

2）The Japanese Dental Science Review の発行

英文機関誌「The Japanese Dental Science Review（JDSR）」は，インパクトファクター（IF）取得を目的としたレビュー誌で，国際的に活躍する研究者のレビューが掲載されている．2013年から出版形態が変更され，年1巻全4号のオンラインジャーナルとして，利用者にはWeb上で無料公開されている．現在はWebの利点を活用して，論文ごとに随時の即時掲載となっている．

なお目指していたIFの取得は，Clarivate Analytics社から2021年6月に2020 JOURNAL IMPACT FACTORが発表され，JDSRの初回IF値は5.039（歯科分野で11位/91誌）が付与され，長年の夢が実現している．

すみとも　まさひと
日本歯科医学会会長
キーワード：インパクトファクター，歯科イノベーション，日本歯科医学会学術大会

3）歯科学術用語の検討

2018年12月25日（火）に日本歯科医学会学術用語集（第2版）が発行され，利用者の利便性を高めるために，学術用語集Web版の作成について検討されている．

そして，疾病および関連保健問題の国際統計分類（International Statistical Classification of Diseases and Related Health Problems：ICD）に関しては，2018年6月18日（月）にWHOが国際疾病分類の第11回改訂版（ICD-11）を公表したことを受け，厚生労働省政策統括官（統計・情報政策担当）から協力要請のあったICD-11の和訳作業を，学術用語委員会において，日本歯科医学会学術用語集をもとにして行われた．

なお，改訂に係る概要については，厚生労働省 国際分類情報管理室が集大成版「ICD-11改訂と日本」を発行している．

4）学術研究の推進および実施

学会の大きな柱である学術研究事業は，重点事業計画の「歯科医療への学術的根拠の提供」に基づき，歯科医学，医術の進歩発達を歯科医療現場に迅速に導入することを目的として2007年度から導入された公募型の競争的資金である．学術的かつ高度な研究結果を診療報酬改定時の新技術導入の一助となる研究課題や歯科医療を変えるcutting-edge研究を選考対象とするもので，分科会より申請のあった研究課題から毎年数題が選考されている．これには2年間にわたる研究期間が設けられている．

もう一つの学術研究事業の柱である「歯科医学を中心とした総合的な研究を推進する集い」は発表演題（8題）が学術研究委員会で選考され，毎年開催されている．優秀発表賞として4題が選ばれる．

また，前述の公募型研究とは異なり，学会執行部が主体性をもって行う研究テーマについては重点研究委員会で取り組んでいる．

2013年から歯科医療関係者が子どもの食の問題を正しく理解し，国民から真に求められる支援者になるための研修，研鑽を図る取り組みが重点研究委員会で行われてきた．この5年間の成果を集結し，2018年3月に「口腔機能発達評価マニュアル」が学会ウェブサイト上に公開された．時期を同じくし，2018年度の診療報酬改定において，新病名「口腔機能発達不全症」が導入され，小児の口腔機能管理料が設定された．

日本歯科医学会執行部主導研究課題「2040年への歯科イノベーションロードマップ」は，今わが国の社会問題として大きく取り上げられている「2040年問題」に向けて，歯科はどのように展開していくかのロードマップを作成し，社会に示すものである．それぞれの分科会の専門分野におけるこれからの達成目標とする項目を提示いただき，学術研究委員会のプロジェクトチームでまとめられ，2019年4月に設置された新たな重点研究委員会に引き継がれた．

この歯科イノベーションロードマップは2021年の第24回日本歯科医学会学術大会で大々的に公表され，2025年大阪・関西万国博覧会への出展に向けての検討が始まっている．

5）学術講演会

学会と都道府県歯科医師会の共催形式による学術講演会は2014年度をもって発展的解消され，2015年度以降は，多様性をもった視点での講演会が，積極的に開催されている．

たとえば2020年12月には，新型コロナウイルス感染症（COVID-19）の拡大に伴ってエアロゾルの問題など，歯科界への影響は多大であり，特に，感染防止については即時の対応が求められた．そこで，エビデンスに基づいたCOVID-19感染防止について，正確な情報を的確に伝えるために，学術講演会「新型コロナウイルス感染症における歯科の対応」が開催された．続いて，SDGsの理解と歯科界がそれらにどのようにかかわるかをテーマとした講演会「SDGsの概要とSDGsの本質『169のターゲット』を解く！―人材の多様性とWithコロナ時代の処方箋―」が2021年4月に開催されている．

6）国際連携の推進

FDI，IADR，ISO/TC106会議など国際組織における日本の歯科界の影響力を強化促進するために，日本歯科医師会にも協力している．第55回ISO/TC106会議は，2019年9月15日（日）～20日（金）に大阪で開催され，学会代表を派遣した．

7）働き方改革および歯科医療の新機軸の検討

2019年に新設された新歯科医療提供検討委員会には2つの諮問がなされた．その一つであった「日本歯科医師会が公表した『歯科医師の勤務実態等の調査研究』に学会として加える必要のある提言」については2021年に答申された．

そしてもう一つの諮問事項の，（一社）日本歯科専門医機構の設立により，新歯科専門医制度のもとでの増加が予想される歯科専門医，加えて，現に増加している女性歯科医師の活躍の場として期待されている多機能の歯科診療所体制については現在検討が進んでいる．

8）医療問題の検討

歯科医療協議会は，学術的根拠に基づき社会保険医療のあり方を提言し，適切な診療報酬について検討，具現化することが設置目的とされている．

2020年度改定に向けて，2019年5月に分科会から医療技術評価提案書の提出がなされた．本協議会において記載内容の精査に加えて全体的な調整を行い，取りまとめた未収載技術32件，既収載技術44件，計76件の提案書が同年6月に厚生労働省へ提出された．

その後，中医協などで審議が行われ，2020年1月に評価が決定した．歯科の保険収載技術は25件であった．診療報酬改定の結果を受け，本協議会で取りまとめた「各種診療に関する基本的な考え方」は学会ウェブサイトおよび「歯科点数表の解釈」に掲載された．

学会は，健康長寿社会の実現には，新たな歯科医療技術の導入やエビデンスに基づく歯科診療体系の構築が不可欠であるとの認識のもと，タイムスタディー調査を過去3回実施している．前回調査を行った2010年以降，すでに3回の診療報酬改定が実施されており，新しい診療の概念，手法，器材が導入され，診療形態もさらに変化している．このため，現時点における歯科診療の実態を把握し，関係方面における医療技術評価にかかわる提案などに資する情報を収集することを目的として，改めてタイムスタディー調査を実施することになった．

今回のタイムスタディー調査には，歯科医療協議会のもとにタイムスタディーワーキンググループを設置した．調査期間は2019年9月2日(月)から10月31日(木)までの2カ月間とし，大学病院：29歯科大学30医療機関（附属病院）を対象に調査を実施し，結果は2020年4月に学会ウェブサイトにて公開されている．

また，協議会主催で，2020年度改定において提出された提案書の内容の検証を行うとともに，保険収載後に必要な「基本的な考え方」の策定や保険適用希望書の提出などの手続きを周知徹底することを目的として，2022年度改定に向けた提案書作成を中心とする研修会が実施された．

2022年度診療報酬改定では，日本歯科医学会分科会からの84件の医療技術評価提案書を提出し，中医協総会にて，そのうちの17項目が優先度の高い技術と評価された．

エビデンスレベルの高い提案書の作成・提出は，国民の公的医療保険のもとでの健康の維持・増進の手段として重要な役割を果たすものである．

9）歯科医療技術の推進

歯科医療技術革新推進協議会では2007年，2012年，2017年に日本歯科医師会，日本歯科医学会，日本歯科商工協会の臨学産連携で「新歯科医療機器・歯科医療技術産業ビジョン」を発行している．

ここでは，開発そして製品化し，薬事承認が得られる段階まで進めるための指導と，その流れのなかで，公的医療保険にどのような形式で導入するかの方向性をも検討している．さらには，2022年に発行が予定されている「新歯科医療機器・歯科医療技術産業ビジョン」策定の準備として，分科会の学術大会の抄録集のなかから，歯科医療技術として大きく展開できるものを委員が選定し，取りまとめを行っている．

2022年発行の「新歯科医療機器・歯科医療技術産業ビジョン」において，具現化可能な新規の開発テーマを紹介するためのワーキンググループが設置された．ここでは歯科イノベーションロードマップも反映される．

10）歯科診療ガイドラインライブラリーの整備

専門分科会および認定分科会が作成した歯科分野の診療ガイドラインを歯科診療の現場で広く活用できるように，2009年に「日本歯科医学会・歯科診療ガイドラインライブラリー」を学会ウェブサイト上に設置した．2022年1月末現在，47編の「診療ガイドライン」ならびに57編の「その他の指針等」が掲載されている．

また，歯科診療ガイドラインライブラリー協議会では特定非営利活動法人日本コクランセンターの協力を得て，2022年5月14日（土）に「系統的レビューワークショップ」（ランダム化比較試験のRisk of Biasについて）を開催した．

11）第24回日本歯科医学会学術大会の準備・実施

第24回日本歯科医学会学術大会の準備は，住友雅人会頭，松村英雄準備委員長および小林隆太郎事務局長のもと，従来の会場参加型に加えて，一部のセッション（ポスター，テーブルクリニック）にオンライン参加するハイブリッド形式での開催の方向で進めてきたが，新型コロナウイルス感染症の世界的規模での拡大により，通常の大会形式での開催ではなく，原則無観客とし，一部会場を利用したオンライン会議システムを使用するかたちで開催することとなった．

オンライン形式での開催に伴い，会頭招宴会の実施は見送ることとなったが，開会式，開会講演，公開フォーラム，公開講演，公募から採択された講演，シンポジウム，国際セッション，e-テーブルクリニック，e-ポスターセッションのすべてのプログラムを開催し，大会期間後には，約1カ月間のオンデマンド配信も行い，最終的な参加登録者数は20,298名となった．

第24回日本歯科医学会学術大会の概要は以下のとおりである．

名称（和文）第24回日本歯科医学会学術大会
（英文）The 24th Scientific Meeting of the Japanese Association for Dental Science
メインテーマ
（和文）逆転の発想　歯科界2040年への挑戦
（英文）A Brand New Take：Dentistry's Challenge in the Lead-Up to 2040
主　催　日本歯科医師会，日本歯科医学会
後　援　文部科学省，厚生労働省，日本歯科医学会連合，日本学術会議，神奈川県，横浜市，国際歯科研究学会日本部会，日本歯学系学会協議会
協　力　関東地区歯科医師会・東京都歯科医師会
会　期　LIVE配信期間：2021年9月23日（木），24日（金），25日（土）

オンデマンド配信期間：2021年9月26日（日）〜10月31日（日）

会　場　パシフィコ横浜（講演，シンポジウムなどを現地からオンライン配信）

12）日本歯科医学会の方向性

2016年4月に一般社団法人日本歯科医学会連合が設立され6年あまりが経過して，日本歯科医学会ではその立ち位置が明確化してきている．今回紹介した事業にも今後，変化がみられることも考えられる．逆の見方をすれば，これら2つがそれぞれ独自の事業を行うことで学術活動の幅が広がる．特に日本歯科医学会は日本歯科医師会の内部組織として，2021年10月31日現在の会員数として報告されている64,000名あまりの会員に資する事業が求められる．厚生労働省の2020年医師・歯科医師・薬剤師統計の概況からわかるように，歯科診療所の従事者が85.4%となっており，日本での歯科診療の主体は診療所である．この事実認識からも，日本歯科医学会に課せられた役割はたいへん重いものである．

第19章 学会および関連団体の活動

3. 日本歯科医師会

柳川　忠廣

1）はじめに

日本歯科医師会（以下「本会」）は明治36年11月に設立され，令和5年には創立120年を迎える．

本会は明治36年に，歯科医師の身分や業務を確立する歯科医師法の制定を目指し114名の歯科医師による「大日本歯科醫會」として発足したのが始まりで，法律による強制設立・強制加入の団体だったが，戦後の昭和22年に，任意設立・任意加入の民法第34条に基づく社団法人となった．そして公益法人制度改革が行われたことに伴い，平成25年4月1日に公益社団法人に移行し，今日にいたっている[1]．

本会は正会員と準会員とで組織され，会員の会費によって運営されており，令和4年6月末日現在の会員数は，64,244名である．わが国の歯科医師社会を代表する唯一の総合団体であり，医道高揚，国民歯科医療の確立，公衆衛生・歯科保健の啓発および学術研修事業ならびに歯科医学の進歩発展を図り，国民の健康と福祉を増進する事業などを行っている．国際的学術交流にも力を入れており，世界歯科連盟（FDI）に加盟し，年次歯科大会には代表団を派遣している．

また，そのほか医道審議会や，医療審議会および中央社会保険医療協議会（中医協）など政府関係の各種審議機関に参画するとともに，日本歯科衛生士会や日本歯科技工士会などの歯科関係団体に加え，日本医師会，日本薬剤師会，日本看護協会などの医療関係団体とも緊密な連携をとり，わが国の歯科医療および社会福祉の発展向上に努めている．

やながわ　ただひろ
日本歯科医師会副会長
キーワード：日本歯科医師会，歯科医師，歯科ビジョン

2）沿　革

(1) 大日本齒科醫會時代（明治36年11月27日～40年3月31日）

明治36年に大阪で内国勧業博覧会が開催された際，全国より200名あまりの歯科医師が参集して懇親会が開かれた．この席上で，全国各地にある歯科団体をベースにし，もしくは新設して全国的な歯科医師会を組織することを決定，13名の委員を選出し，5回にわたる委員会で準備を進めた．その年の11月27日，東京・京橋にあった地学協会の講堂に全国から114名の歯科医師が集い，「大日本歯科醫會」の発会式が行われた．これが，全国組織の歯科医師団体である本会の始まりである．

(2) 日本聯合齒科醫會時代（明治40年4月1日～大正7年3月31日）

歯科医師法の制定に伴い，歯科医師会規則が公布され，これに基づいて，各地区に公的な歯科医師会が設立されるようになったが，人数の少ない地方ではそうもいかなかった．そこで，いろいろな性格の歯科医師の団体ができたため，その連絡機関として日本聯合齒科醫會が誕生した．

この日本聯合齒科醫會は，歯科医師試験規則の制定や，医師に歯科医業を禁止する問題などに直面し，のちに歯科医師法改正運動に発展し，大正5年に医師が内務大臣の許可を受けずに歯科医業を行うことを禁止する条項等を加えた歯科医師法の改正に成功した．また，公衆衛生運動や学校歯科医，陸海軍に歯科軍医を設置する運動が開始されたのも，この時代である．

(3) 日本聯合齒科醫師會時代（大正7年4月1日～15年11月9日）

歯科医師会規則による公的歯科医師会が地方に続々と設立されたため，会の名称も日本聯合齒科醫會から，日本聯合齒科醫師會と改めた．明治40年からの日本聯合齒科醫會は，常務委員長が会務の責任者であったが，役

員は再び会長制とし，代議員制度（都道府県会長会議）を導入した．

この期間には，口腔衛生の普及，初のムシ歯予防デー実施，小学校への歯科衛生施設の設置，学校歯科医と歯科軍医制度の実現，産業歯科衛生の問題，歯科医師の課税問題などについて政府に申し入れを行っている．

(4) 第1次日本齒科醫師會時代（大正15年11月10日〜昭和18年1月27日）

大正15年11月，歯科医師法が改正され強制設立による形で日本聯合齒科醫師會から「日本齒科醫師會」となった．健康保険法の施行に伴うものであった．

多年の念願であった学校歯科医制度（昭和6年）と，陸軍は昭和15年，海軍は昭和16年に歯科医師の位置づけが制度化された．また，昭和6年には学校歯科医大会を実施し，昭和7年には學校齒科醫會を発足した．ほかには，昭和3年のムシ歯予防デーの実施，昭和13年の厚生省の設置，歯科材料などの配給統制などがあった．

(5) 第2次日本齒科醫師會時代（昭和18年1月28日〜23年3月31日）

名称は日本齒科醫師會として全く変わっていないが，昭和17年に国民医療法の制定に基づいて，歯科医師会は医師会とともに国策遂行のための国策団体となり，強制設立，強制加入の団体として性格は全く異なるものとなった．これにより，歯科医師はすべて歯科医師会の会員となることが義務づけられ，その役員は任命制となり，日本齒科醫師會は厚生大臣が，都道府県齒科醫師會は知事が任命するものとなった．また，代議員の半数は任命となった．

この間に，歯科医師の補習教育，いわゆる錬成，挺身歯科診療活動などが行われた．

(6) 社団法人日本歯科医師会時代（昭和23年4月1日〜平成25年3月31日）

戦時下の国策団体としての日本齒科醫師會は，終戦によって当然改組が問題となったが，昭和21年10月，連合軍総司令部からの覚書によって改組協議会がつくられ，その成案に基づいて，民法上の社団法人として，再発足することとなった．昭和22年9月15日に厚生省の定款認可がおり，昭和23年4月1日より社団法人日本歯科医師会として発足した．

社団法人として当然のことである任意加入，任意設立の団体であり，同時に各都道府県歯科医師会も独立した社団法人となった．

(7) 公益社団法人日本歯科医師会時代（平成25年4月1日〜現在）

平成25年4月1日，本会は公益法人への移行登記を行い，新たなスタートを切った．平成18年5月に「公益法人制度改革関連3法案」が成立し，平成20年12月1日の施行日から5年以内（平成25年11月）に新制度に移行申請が必要とされた．そして本会は，平成24年9月に内閣府に申請を行い，平成25年3月21日に移行認定書の交付を受けた．

3）目的および事業

本会は，「都道府県歯科医師会及び郡市区歯科医師会との連携のもと，歯科医学・歯科医療に携わる歯科医師を代表する公益団体として，医道の高揚，国民歯科医療の確立，公衆衛生・歯科保健の啓発，並びに歯科医学の進歩発達を図り，もって国民の健康と福祉を増進することを目的」とし，その達成のために以下の事業を実施してきた．

- 医道高揚に関する事項
- 社会保障制度における国民歯科医療の確立に関する事項
- 公衆衛生・歯科保健の研究と国民への普及啓発に関する事項
- 歯科医学・歯科医療の進歩発展に関する事項
- 歯科医学教育の研究と整備に関する事項
- 歯科資材改良研究と評価に関する事項
- 歯科医師の研修に関する事項
- 国民および会員への広報活動に関する事項
- 会員の福祉・歯科医業の向上による国民の健康と福祉の増進に関する事項
- 特定保険業に関する事項
- その他日本歯科医師会の目的を達成するに必要な事項

4）歯科ビジョンの策定および基本方針

令和4年は，わが国の公的医療保険制度の始まりとされる健康保険法が制定されてから，ちょうど100年目となる．この間，わが国ではう蝕の爆発的増加を経験し，それに対して歯科界は一丸となってう蝕予防活動に取り組み大きな成果を上げた．さらに平成元年からは8020運動を展開し，こちらも最も成功した国民運動の一つと評価されている．

う蝕が激減し，自分の歯を有する高齢者が増えることで歯科医療への国民のニーズが大きく変化したことを踏まえ，歯科界全体として「歯科医療が担う次世代の新たな役割と責任は何か」について議論を深めた．そのなかで，「これからの歯科医療は従来の形を治す歯科医療から，口腔の機能の維持・向上をはかる歯科医療を目指す」

という方向性を得た．そして，その議論を深める過程で「口腔の健康が全身の健康に密接にかかわり，さまざまな全身疾患とも関係する」という多くのエビデンスを得たことで，歯科界は「口腔の健康を通じて健康寿命の延伸をはかり，元気な高齢者を増やし，人口減少問題に貢献する」という明確な目標を掲げるにいたっている．

このような大きな流れを踏まえて，本会は令和2年10月に「2040年を見据えた歯科ビジョン」[2)]を取りまとめて発表した．これは高齢化率のピークを迎える2040年を視野に，歯科保健医療の役割と責任を明確にするとともに，国民歯科医療の推進に向けた政策提言を積極的に行うこと，さらに具体的なスケジュール感をもったアクションプログラムを設定して事業展開に取り組むことを目的としている．

また本ビジョンは，「健康寿命の延伸に向けた疾病予防・重症化予防に貢献する」「地域を支える歯科医療を推進する」「質が高く効率的な歯科医療提供体制を確保する」「個人の予防・健康づくりをサポートする」「多様なニーズに応え社会貢献を果たす」を5つの柱としている．新型コロナウイルス感染症の影響により，取りまとめ作業は予定を半年ほど遅れたが，これまで積み重ねてきた議論の内容を整理し，将来に向けての目標と課題を，工程とともに明確に示している．たとえば20年後の社会では，人口減少により高齢者の孤立が進み，通院困難者の増加と歯科医師の偏在が絡んで社会問題となることも予測される．そのような社会でいかに歯科医療提供体制を維持・強化するかといった問題も含めて，このビジョンを新たな羅針盤として課題に取り組むことが執行部の任務となる．さらに令和4年5月には，ビジョン策定に携わった有識者による「ビジョン・フォローアップ会議」を開催してその進捗状況を検証し，改めて意見交換を行った．

すでに令和3年度において各所管からビジョンの具体的展開に関する企画書が提出され，取り組みが始まっている．令和4年度においては引き続き必要な対策を継続し，また令和2・3年度の本会の事業展開に大きな影響を与えた新型コロナウイルス感染症についても，その対応のなかで，感染予防策の徹底による歯科医療の安全性の確保はもとより，感染防止対策の適切な評価，口腔健康管理のさらなる充実，歯科診療におけるICT化の推進といった新しい視点で推進するべき論点も明らかになっている．さらに令和4年度事業の基軸として，歯科ビジョンの具体的展開と新型コロナウイルス感染症対応で明らかになった課題への取り組みに加え，歯科界の活性化に向けた新技術などの研究開発の支援および保険収載の促進，生涯を通じた歯科健診の充実，医療DX（デジタルトランスフォーメーション）への対応，口腔健康管理およびオーラルフレイル対策の普及促進，歯科医療職種の人材確保などを挙げている．

新型コロナウイルス感染拡大の長期化により，歯科医師会の事業運営も厳しい状況にあるが，都道府県歯科医師会などとの連携により，国民の多様化する歯科需要に応え，会員に明るく元気な話題を提供できるよう各事業に取り組んでいる．

文献

1) 日本歯科医師会. https://www.jda.or.jp(最終アクセス日：2022年11月1日)
2) 日本歯科医師会. 2040年を見据えた歯科ビジョン―令和における歯科医療の姿. https://www.jda.or.jp/dentist/vision/pdf/vision-all.pdf（最終アクセス日：2022年11月1日）

第19章 学会および関連団体の活動

4. 歯科医療振興財団

三浦　廣行

1）一般財団法人歯科医療振興財団について

本財団は歯科医師臨床研修が国の補助事業として予算化され，卒後1年間の臨床研修が実施されるようになった1987（昭和62）年6月に「財団法人歯科臨床研修振興財団」として設立された．当初は公私立歯科大学・歯学部附属病院などにおいて実施される歯科医師臨床研修に対する支援などを業務としていた．その後，1989（平成元）年6月の歯科衛生士法の一部改正で，歯科衛生士の試験・免許に係る事務が都道府県知事から厚生大臣（現在の厚生労働大臣）に移管されることになり，1991（平成3）年7月に本財団が厚生大臣の指定する試験機関・登録機関として認可された．これに伴い，財団名も「財団法人歯科医療研修振興財団」に改称された．また，2008（平成20）年12月に施行された国の公益法人改革に基づき，本財団は一般財団法人に移行し，2012（平成24）年4月から名称を「一般財団法人歯科医療振興財団」に変更した．

さらに，2014（平成26）年6月の歯科技工士法の一部改正によって，歯科技工士国家試験が全国統一化されることになり，2015（平成27）年6月に本財団の業務として歯科技工士の試験・免許に係る事務が追加された．

以上のような経緯により，本財団の業務および名称は所要の見直しを行ってきたが，歯科技工士の試験・免許に係る事務が追加された2015（平成27）年6月以降の本財団の事業は，**表19-4**のように規定されている．本稿では本財団が実施している主な事業について，近年の動向を報告する．

みうら　ひろゆき
歯科医療振興財団理事長
岩手医科大学副学長
キーワード：歯科医師臨床研修，歯科衛生士国家試験，歯科技工士国家試験

2）歯科医師臨床研修に関する事業

(1) プログラム責任者講習会

プログラム責任者講習会は，厚生労働省の補助事業として，本財団の主催で，文部科学省および公益社団法人日本歯科医師会の後援，一般社団法人日本歯科医学教育学会および一般社団法人日本医学教育学会の協力のもとに行われている．

本講習会は歯科医師臨床研修におけるプログラム責任者としての役割を適切に遂行するため，臨床研修カリキュラムの立案，研修歯科医の修了認定，指導歯科医の教育および安全で円滑な臨床研修運営にかかわる能力を習得することを目的に実施している．2021（令和3）年度は前述の日本歯科医学教育学会および日本医学教育学会の協力を得て，2021（令和3）年9月6～8日の3日間で実施した．

従前，本講習会は3泊4日の泊まり込みでの開催を通例としていたが，直近2年間は新型コロナウイルス感染症拡大の影響を受け，オンライン方式での開催となった．

なお，本講習会の参加対象者は，指導歯科医講習会を修了している者で，歯科医師臨床研修施設において，研修歯科医の教育指導の管理的立場にある者（研修管理委員会委員長，研修プログラム責任者，副研修プログラム責任者，これらの予定者）とされており，2021（令和3）年度の受講者数は40名であった．

(2) 歯科医師臨床研修指導歯科医講習会

歯科医師臨床研修指導歯科医講習会は，歯科大学・歯学部および都道府県歯科医師会との共催で実施している．本講習会は卒後臨床研修の充実を図る観点から，各研修施設において指導歯科医の任にある者，または指導歯科医となる予定者に対して，教育指導・教育技法および教育評価などに関する講習を行うことにより，指導歯科医の資質の向上および研修歯科医の確保を図ることを目的としている．

表 19-4　一般財団法人歯科医療振興財団の事業

第4条　財団は，前条の目的を達成するため次の事業を行う
(1) 公・私立大学の歯学部附属病院等において実施される歯科医師臨床研修に対する支援
(2) 歯科医療及び歯科臨床研修等に関する調査研究及び研修事業の実施
(3) 日本歯科医師会等の行う生涯研修事業への協力
(4) 歯科衛生士に係る試験事務及び登録事務の実施
(5) 歯科衛生士の資質向上のための研修事業の実施
(6) 歯科技工士に係る試験事務及び登録事務の実施
(7) その他，財団の目的を達成するために必要な事業

（一般財団法人歯科医療振興財団定款から抜粋）

2021（令和3）年度は，歯科大学・歯学部附属病院などの全国12会場で開催されたが，このうち6会場はオンライン方式となった．なお，12会場における受講者総数は323名であった．

(3) 歯科医師臨床研修マッチング

2006（平成18）年度からの歯科医師臨床研修必修化に際し，臨床研修希望者と臨床研修施設が提供する研修プログラムとのマッチング（組み合わせ決定）や臨床研修希望者の支援に係る業務への対応が必要となり，2005（平成17）年4月に歯科医師臨床研修マッチング協議会が発足した．同協議会は，公益社団法人日本歯科医師会，一般社団法人日本私立歯科大学協会，国公立大学歯学部長・歯学部附属病院長会議および本財団で構成されており，マッチングに係る所要の事務については本財団が取り扱っている．

2005（平成17）年度以降，毎年度マッチングを実施しているが，2021（令和3）年度については，6月15日に参加登録を開始し，10月15日に希望順位登録を締め切り，10月19日に結果発表を行った．なお，同年度のマッチングについては，参加者数3,745名（うち希望順位登録者数3,451名）であり，臨床研修施設の状況は研修プログラム数417，参加施設数325，募集定員3,390名であった．なお，マッチ者数が2,859名であったことから，希望順位登録者数に対するマッチ率は82.8%という結果となった．

3) 歯科衛生士および歯科技工士の試験・免許に関する事業

(1) 歯科衛生士国家試験および免許登録

歯科衛生士の試験・免許登録事業は，本財団が厚生大臣（現在の厚生労働大臣）の指定機関としての認可を受け，1991（平成3）年7月から開始された．当時は歯科衛生士試験という名称であったが，2009（平成21）年4月の歯科衛生士法の一部改正で，歯科衛生士国家試験に変更された．2021（令和3）年度までに31回の試験を実施しており，近年の合格率は95%前後，合格者数は7,000名超で推移している．2022（令和4）年3月6日に実施した第31回歯科衛生士国家試験については，出願者数7,542名，受験者数7,416名，合格者数7,087名であり，合格率は95.6%であった．

なお，歯科衛生士国家試験は歯科保健医療を取り巻く社会環境の変化や歯科衛生士教育の実態を踏まえ，一定の間隔で見直す必要があることから，本財団は2020（令和2）年度に「歯科衛生士国家試験制度改善検討部会」を設置した．2021（令和3）年3月に公表された同部会報告書の提言を受け，歯科衛生士国家試験出題基準の改定を行うため，同年8月に「歯科衛生士国家試験出題基準検討会」を設置して所要の見直しを行った．2022（令和4）年1月に取りまとめられた新たな歯科衛生士国家試験出題基準に係る報告書は，厚生労働大臣への報告を経て，同年3月末に公表された．改定された「令和4年版歯科衛生士国家試験出題基準」は，2023（令和5）年3月に実施する第32回歯科衛生士国家試験から適用される．

一方，歯科衛生士の免許登録については，1991（平成3）年7月に都道府県から110,259名の引き継ぎを受けて開始された．2021（令和3）年度末の登録件数の累計は，306,492名となっている．

(2) 歯科技工士国家試験および免許登録

2014（平成26）年6月の歯科技工士法の一部改正で，歯科技工士国家試験は厚生労働大臣が行う全国統一試験として実施することとされ，改正法に基づいて本財団は2015（平成27）年6月に厚生労働大臣が指定する試験機関・登録機関として認可された．全国統一後の試験名称は当初から「平成27年度歯科技工士国家試験」と年度表記を用いており，「令和3年度歯科技工士国家試験」まで7回実施してきた．2022（令和4）年2月20日に実施した令和3年度歯科技工士国家試験については，出願者数907名，受験者数872名，合格者数827名であり，合格率は94.8%であった．直近4年間の合格率は95%前後で推移しているが，合格者数は900名を大きく下回っており，入学者確保などの養成上の課題も示唆される状況となっている．

なお，歯科技工士国家試験の場合も社会環境の変化や歯科技工士教育の実態を踏まえ，一定の間隔で見直す必要があることから，2022（令和4）年9月に設置した「歯科技工士国家試験制度改善検討部会」において，歯科技工士国家試験出題基準の改定方針を含む諸課題について検討を行った．同部会報告書の提言に基づき，すみやかに「歯科技工士国家試験出題基準検討委員会」を設置し，所要の検討を開始した．改定後の「2023年版歯科技工士国家試験出題基準」については，2022（令和4）年度末に公表予定となっている．一方，歯科技工士の免許登録については，2015（平成27）年6月に厚生労働省から117,155名の引き継ぎを受けて開始された．2021（令和3）年度末の登録件数の累計は，123,023名となっている．

4）歯科衛生士専任教員の資質向上に関する事業

歯科衛生士学校・養成所において，主に実技教育を担当している専任教員の指導能力を充実させる観点から，歯科衛生士専任教員講習会が開催されている．2021（令和3）年度は本財団と一般社団法人全国歯科衛生士教育協議会の主催で，歯科衛生士専任教員講習会Ⅰ（8月16～20日の5日間）および歯科衛生士専任教員講習会Ⅲ（8月23～27日の5日間）をオンライン方式で実施した．なお，受講者数は歯科衛生士専任教員講習会Ⅰが51名，同Ⅲが52名であった．

第19章 学会および関連団体の活動

5. 国際関係団体

關 奈央子

世界の歯科医学教育関連学術団体としては，米国歯科医学教育学会（American Dental Education Association（ADEA）），欧州歯科医学教育学会（Association for Dental Education in Europe（ADEE）），東南アジア歯科医学教育学会（South East Asian Association for Dental Education（SEAADE）），国際歯学教育者・団体連盟（International Federation of Dental Educators and Associations（IFDEA））などがあるが，2011年版，2014年版，2017年版歯科医学教育白書の同項目（国際関係学会/国際関連学会）にその概略が素晴らしくまとまっている．

そこで本項では，2020年に日本歯科医学教育学会が文部科学省より「大学における医療人養成の在り方に関する調査研究」を委託され，学会内に歯学教育モデル・コア・カリキュラムの次期改訂に向けた調査研究チームを設置したことも受け，2022年度改訂版歯学教育モデル・コア・カリキュラム（案）として2022年8月時点で公開されている「歯科医師として求められる基本的な資質・能力」と，日本歯科医学教育学会が交流協定を締結した3学会であるADEA（2016年締結），ADEE（2015年締結），SEAADE（2014年締結）において機関・組織などが掲げる，歯学生が卒業までに獲得すべきコンピテンシーやそのコンピテンシーを包含する項目について紹介する．

ADEAの“ADEA Governance Documents, Publications and Policy Statements”のページには2008年にADEA House of Delegates（代議員会）にて承認された“Competencies for the New General Dentist”と2011年に代議員会にて承認された“ADEA Foundation Knowledge and Skills for the New General Dentist”が掲載されている[1]．2011年の書類のほうにはそのコンピテンシーの下にサポートする基礎知識とスキルが表示されているが，両書類の大項目には共通して，

1. Critical Thinking
2. Professionalism
3. Communication and Interpersonal Skills
4. Health Promotion
5. Practice Management and Informatics
6. Patient Care
   A. Assessment, Diagnosis and Treatment Planning
   B. Establishment and Maintenance of Oral Health

が掲げられている[2]．

ADEEでは“Profile and Competences for the Graduating European Dentist”[3]を出発点に，2017年にADEE総会で“The Graduating European Dentist”を承認している[4]．2017年版では，患者安全，チームとしての働き，患者中心のケアなどの点をより強調しており，大項目として，

1. Professionalism
2. Safe and Effective Clinical Practice
3. Patient-centered Care
4. Dentistry in Society

を掲げている[4]．

SEAADEは2015年，インドネシアで開かれた第10回のSEAADE meetingに併せて開催されたDental Deans Workshopにおいて機関会員などの代表者34名が共同で作成し承認された“Competencies of the New General Dental Practitioner”をまとめており[5]，

1. Ethical Values and Professionalism
2. Prevention and Health Promotion
3. Clinical Skills
4. Management of Dental Practice
5. Knowledge
6. Thinking, Interpersonal and Communication

せき なおこ
東京医科歯科大学統合国際機構
キーワード：ADEA，ADEE，SEAADE

Skills

を項目に挙げている[5].

そして本項執筆時点での，現在改訂している日本の歯学教育モデル・コア・カリキュラムでは，医療人が具備すべき資質・能力として，

プロフェッショナリズム

総合的に患者・生活者をみる姿勢

生涯にわたって共に学ぶ姿勢

科学的探究

専門知識に基づいた問題解決能力

情報・科学技術を活かす能力

患者ケアのための診療技能

コミュニケーション能力

多職種連携能力

社会における医療の役割の理解

を第1章に示し，卒業時に具備すべきコンピテンシーをマイルストーンとして記載している[6]．大きな軸はどの国でも共通なものが多くあると考えられるが，掲げる項目や順番に差があることも興味深い．

今後，世界の動向に注目しつつ日本の歯学教育を世界に発信し，そのプレゼンスを示すためには，英語での情報発信を定期的に行い，海外の歯科医学教育関連学術団体と引き続き連携していくことが大切だと考えられる．

文献

1) ADEA HP. https://www.adea.org/about_adea/governance/Pages/ADEAGovernanceandPublications.aspx（最終アクセス日：2022年8月31日）

2) ADEA HP. https://www.adea.org/about_adea/governance/pages/competencies-for-the-new-general-dentist.aspx（最終アクセス日：2022年8月31日）

3) Cowpe J, Plasschaert A, Harzer W, Vinkka-Puhakka H, Walmsley AD. Profile and competences for the graduating European dentist—update 2009. Eur J Dent Educ 2010；14：193-202.

4) ADEE HP. https://adee.org/projects/graduating-european-dentist/graduating-european-dentist-resource-pages（最終アクセス日：2022年8月31日）

5) SEAADE. Competencies of the new general dental practitioner. 2015. https://seaade.net/wp-content/uploads/2019/07/South-East-Asian-Association-for-Dental-Education-Competencies-of-New-General-Dental-Practitioner-3Oct2015.pdf（最終アクセス日：2022年7月31日）

6) 文部科学省．歯学教育モデル・コア・カリキュラム　令和4年度改訂版（案）．https://public-comment.e-gov.go.jp/servlet/PcmFileDownload?seqNo=0000238725（最終アクセス日：2022年11月1日）

第19章 学会および関連団体の活動

6. 教育関連委員会の活動

中島　一郎

現在，日本歯科医学会の専門分科会には25の歯学関連学会，認定分科会には21の歯学関連学会がそれぞれ所属している．計46の歯学関連学会にアンケート調査を実施し，24の専門分科会と18の認定分科会より回答を得た．回答によると専門分科会では23の学会に，認定分科会では17の学会にそれぞれ歯科医学教育に関連する委員会が設置されていた．各専門学会における教育関連委員会とその活動内容の報告については，**表19-5，19-6**にまとめた．

前回の調査結果と同様に，専門分科所属学会ならびに認定分科所属学会では，卒前（学士課程）における専門基礎科目教育，専門臨床科目教育，臨床実習，卒業後の専門（認定医，専門医）研修，生涯研修にかかわる活動が行われ，それぞれの歯科医学・歯科医療の専門領域でのキャリアパスに関する活動が引き続き実施されている．これに加えて，新たに分野別認証評価にかかわる教育の質保証や地域包括ケアに係る地域医療との連携など新しい教育動向もみられる．

専門分科会では教育関連委員会を設置している23学会中のすべての学会で卒後教育に関連する活動が行われており，卒前教育に関する活動についても16学会で報告された．認定分科会では教育関連委員会を設置している17学会中のうちすべての学会で卒後教育に関する活動が報告され，卒前教育に関する活動では5学会であった．

一方，日本歯科医学教育学会では，教育関連の7委員会を設置し，歯科医学教育に特化したグローバルな視点での歯科医学教育の質保証，教員のカリキュラムデザイン能力や教育・評価能力の向上，卒前・卒後教育カリキュラムやプログラム評価ならびに学修到達度（アウトカム）評価のあり方，歯科医師の行動をみずから律するうえできわめて重要な倫理・プロフェッショナリズム教育などについての啓発・推進活動が報告された．さらに近年になり，「卒前教育と卒後研修は，これまで一貫した目標設定がされておらず，連続性に乏しい」との指摘を受けて教育一貫性委員会が設置された．

表19-5　各専門分科会の歯学教育関連委員会

学会名	委員会名称	委員数	活動内容
歯科基礎医学会	教育検討委員会	9	基礎系歯学の教育について，教育方法，カリキュラム編成などを検討するために，本学会に教育検討委員会を設けている． 高齢社会を迎え，歯科医師が全身的な基礎疾患をもった患者の歯科治療，口腔衛生に携わる機会が増えるであろうことに鑑みて，基礎系歯学の教育はいかにあるべきかを考えながら，コアカリキュラムの内容について検討した． 次回コアカリキュラム改訂時には考慮してもらうように，文部科学省医学教育課に依頼している．
日本歯科保存学会	教育問題委員会	12	1）全国の歯科大学・大学歯学部29校の保存領域（修復・歯内・歯周分野）における歯科医学教育に関する事項についての改善・普及・進展を見据え，本委員会が設置され，必要に応じ，関連委員会と連携・協働を図りながら活動している． 2）歯科大学・大学歯学部の垣根を越えて，卒前卒後の技能向上に活用できる修復・歯内・歯周分野統合型実習模型の作製に向け，29校の臨床実習開始前実習・臨床実習・歯科医師臨床研修における課題ならびに実習模型などに関するアンケートを実施し，検討を重ねている． 3）研修歯科医を対象とする出張講義やContinue Educationコースに望まれる講演内容の策定を見据え，29校に向けてアンケートを実施し，検討を重ねている． 4）本邦の歯内療法におけるホルムアルデヒド製剤の使用撤廃に向け，生体への悪影響に関する科学的根拠一覧（文献リスト）を作成し，本学会から日本歯科医学会に向けた意見書の根拠資料とした．

なかじま　いちろう
日本大学歯学部医療人間科学分野
キーワード：教育関連委員会，専門分科会，認定分科会

表 19-5　つづき

学会名	委員会名称	委員数	活動内容
日本補綴歯科学会	教育問題検討委員会	6	生涯学習公開セミナーを開催している．これは，本学会の会員および地域で歯科医療に従事している歯科医師を含めた非会員歯科医療関係者を対象に，歯科補綴学の知識や技術の向上を図るための学術的研修の場を提供することを目的としている．本セミナーは（公社)日本補綴歯科学会による社会貢献事業の一環として実施されるもので，会員，非会員の区別なく無料で公開している．本学会の9支部で開催する支部学術大会に併せて開催する場合と，地域歯科医師会と共同で開催する場合があり，年間開催回数は8〜10回である．参加人数，会員，非会員の参加比率は6:1程度である（回収アンケートからの推定）． 一方，本学会の専門医資格を取得した会員と，専門医資格の取得を目指す会員を対象として，専門医研修会を開催している．年間開催回数は11回である．
日本口腔外科学会	専門医制度研修カリキュラム委員会	11	本委員会は，口腔外科学会会員で，認定医資格取得を目指す若手研究者会員の育成を主な目的として1981年に設置された教育研修委員会とカリキュラム委員会を改組して,2007年10月に設置された．専門医制度関係のカリキュラムの作成などに関する業務と併せて，2003年11月の口腔外科専門医の認定に伴って，専門医資格取得の必須研修会とされた教育研修会の実施を担当している．同研修会の重要性が定着し，2008年度からは年2回の実施となるとともに日本臨床口腔病理学会，日本歯科放射線学会，日本顎顔面インプラント学会を加えた口腔4学会合同研修会に発展し，2019年開催まで各回とも対面方式2日間の日程で参加者数は各回250〜350名であった．しかしながら，新型コロナウイルス感染症の影響で2020年の開催は中止し，2021年より約1カ月間の日程でオンデマンド配信によるWeb研修方式に変更した．変更後の参加者は800〜850名程度に増加し，参加者の利便性が高いことから今後もオンデマンド配信で開催する予定である．
日本矯正歯科学会	卒後教育委員会	12	1）卒後の専門教育に関して必要なカリキュラムの内容を検討し，認定医・専門医改革検討委員会において認定医取得のために必要な基本研修，臨床研修の到達目標を定め，研修内容を統一化している． 2）年1回，生涯研修セミナーを開催し，会員の生涯研修に寄与する企画を立案，遂行している． 3）卒後の歯科矯正臨床教育に当たる基本研修機関および臨床研修機関の設備と，カリキュラムの内容に関して，毎年の実態報告書，ならびに新規申請書の書類審査をするとともに，研修機関に対して毎年数施設の実地調査・指導を行っている． 4）卒後教育委員会，認定医委員会を中心として，毎年，指導者講習会を開催し，指導内容の標準化を図っている．
日本口腔衛生学会	学術委員会	11	口腔衛生学関連の学部教育に関しては古くから口腔衛生学教授協議会（別組織）がある． 本学会内では歯学教育における口腔衛生学の発展も視野に入れて，疫学研究，臨床研究および基礎研究の観点から知見をアップデートし，シンポジウムを開催するなどの活動をしている．
日本歯科理工学会	教育検討委員会	32	歯科理工学または生体材料学などの大学教員（教授）および教育機関内の研究所所属研究者より組織し，歯科理工学教育の在り方に関する検討を継続的に行っている．具体的な活動としては，(1) 材料科学の基礎理論に立脚しながら臨床に即した歯科理工学教育を実践する方法の模索，(2) 歯科理工学教育用語の選定とそれらの定義の確認，(3) 歯科理工学教授要綱の改訂，(4) 歯科衛生士・歯科技工士教育との連携強化に向けた取り組みなどが挙げられる．
日本歯科放射線学会	教育委員会	30	本学会教育委員会は卒前・臨床研修担当，教育研修会担当，歯科医師生涯研修担当の3部門に分けて活動を行っている． 1）卒前・臨床研修担当は，卒前教育については，「歯科放射線学教育の指針」を2004年に作成し，その後定期的な見直しを行っている．また，卒後研修のカリキュラム立案・実施・評価・管理を企画している．教授要綱については2010年に作成し，その後定期的な見直しを行っている．共用試験・国家試験については，範囲・難易度の適切さなどを順次検討している． 2）教育研修会（歯科放射線専門医・認定医の研修支援）担当は実技研修会を年2回と防護委員会と共同で被曝線量測定研修会を年1回行っているが，現在はコロナ禍により休止中． 実技研修会の内容は（1）頭頸部の超音波診断法，（2）頭頸部のMR診断法，被曝線量測定研修会の内容は（1）歯科医師向け講習，（2）企業向け講習となっている． 3）歯科医師生涯学習（歯科医師生涯研修支援，歯科放射線準認定医研修担当，日歯生涯研修事業担当）担当は，年3〜4回の「歯科医師生涯研修会」を開催しているが，こちらも同様にコロナ禍により休止中である．内容は，エックス線の有効利用と適正な管理を含み，パノラマエックス線写真の読影，歯科用コーンビームCT，インプラントの画像診断などである．今後はWeb参加できるよう改善を検討している．

表 19-5　つづき

学会名	委員会名称	委員数	活動内容
日本小児歯科学会	教育問題検討委員会	14	臨床実習を含む学部の卒前教育から，卒後臨床研修にいたる一貫した歯科医師養成過程における小児歯科学に関する教育内容について，日々変化する社会情勢に対応すべく検討することを目的として活動している．学部教育における各大学の小児歯科学カリキュラムや学習項目の標準化を目的として，年に1度，全国29歯学部の教育担当者を参加者として教育ワークショップを開催している．各大学の教育内容の把握と可能なかぎりの共通化を図るため，これまで以下のようなテーマでワークショップを開催している． 1）各大学の小児歯科学教育におけるバリエーションの把握 2）歯学教育モデル・コア・カリキュラムや歯科医師国家試験出題基準に対応する小児歯科学関連試験問題およびその解説の作成 3）子どもの虐待に関する教育内容の調査と検討 4）小児歯科学卒前臨床実習における学習項目の設定と評価方法に関する検討 開催された教育ワークショップについては，内容に応じて日本歯科医学教育学会で発表している（新型コロナウイルス感染症により次回ワークショップ開催は検討中）． また歯科医師国家試験出題基準改定に向け29歯科大学・大学歯学部小児歯科へのアンケート調査を実施し「歯科医師国家試験出題基準に対する日本小児歯科学会としての考え方」の論文掲載を行っている． 今後，歯学教育の質保証のための第三者機関による認証評価や大学教育のグローバル化を前提として，卒業時の臨床能力を担保するため臨床実習の充実を図り，カリキュラム構築，教育の標準化に向けた検討を進める方針である．さらに，卒後臨床研修における小児歯科診療に関する教育体制や評価方法，専門医取得を目指した研修システム，次世代を担う教育者の育成・研鑽の場の提供についても検討したいと考えている．
日本歯周病学会	教育委員会	8	歯科大学あるいは大学歯学部における歯周病学教育の向上のために，歯周病学教育実践に関する事項について検討している．以下は現在進行している主なものである． 1）卒前教育における歯周病学実習に用いる学会推薦顎模型の作製および修正 2）卒前歯周病学実習における学会推薦顎模型を用いた実技項目に関する動画作成およびその改善 3）歯周病学教育の発展に寄与した取り組みの表彰 4）コロナ禍での卒前歯周病学教育の実態調査および報告
日本歯科麻酔学会	教育研修委員会 地域医療委員会	8 13	一般社団法人日本歯科麻酔学会は，歯科麻酔学にかかわる研究，診療，教育の進歩および発展を図り，歯科医療における安全性の向上と地域社会の福祉に貢献し，これらに携わる会員および社員の育成と向上を図ることを目的としている． 1）教育研修委員会では，歯科麻酔学の専門性を有する歯科医師，医師の育成と生涯教育，学問としての歯科麻酔学の質を維持し発展させることを主な活動主旨としている．具体的な活動内容としては，会員および社員を対象として定期的にリフレッシャーコースを企画・運営している．本コースへの受講参加は，本学会認定歯科衛生士，登録医，認定医および歯科麻酔専門医における更新申請時の資格条件の単位として認定されており，本学会登録医では申請時の業績としても認定している．また，日本ACLS協会トレーニングサイトとの共催で，AHA-BLSコースおよびAHA-ACLSコースを開催しており，会員の救急救命の初期治療に対する理解を深めている．AHA-BLSコースへの受講参加は，本学会認定医申請時の資格条件，AHA-ACLSコースへの受講参加は，本学会専門医申請時の資格条件である． 2）地域医療委員会では，歯科治療を安全に行うための理解項目として必須である，基本的なバイタルサイン（血圧，脈拍，呼吸，体温，意識レベル）の意義，生体監視モニターの使用意義と使用法，および安全を確保するための医療面接（問診）と全身状態の診察法を習得することを目的とする「安全な歯科医療を提供するためのバイタルサインセミナー」を都道府県歯科医師会・郡市区歯科医師会の共催により行っている．
日本歯科医史学会	なし		
日本歯科医療管理学会	学術委員会	5	日本歯科医学会誌に学術論文の投稿および学会活動を報告 歯科医療管理に関する用語の見直しに協力
	教育課程委員会	6	「歯科医療管理学」を歯科医学教育全般（卒前・卒後）のなかに普及させるための調査・研究 歯科大学教育における教育カリキュラムなどの検討
	編集委員会	7	投稿論文の修正などを通じ，学会員への投稿支援・教育
日本歯科薬物療法学会	認定制度教育委員会	10	歯科における医薬品の適正使用を全国的に啓発・推進するために，口腔疾患に対する薬物の知識と適正使用の経験に優れ，それを実践し，また指導と教育を行える優秀な歯科医師，薬剤師および歯科衛生士を養成することを目的に，国民に安心安全な歯科薬物療法の提供，および抗菌薬の適正使用による耐性菌抑制に貢献するための，認定講習会の開催，講習内容の設定，認定試験の実施と認定を行っている．
	ICD委員会	3	ICD制度の単位認定講習会のテーマ，内容の検討および開催をしている．

表 19-5　つづき

学会名	委員会名称	委員数	活動内容
日本障害者歯科学会	教育検討委員会	10	1）卒前教育の検討：学生教育における障害者歯科のモデルコアカリキュラムを作成した． 目的：障害者歯科教育の均てん化 （1）29 大学へのアンケートの実施 講義担当講座と担当者 障害者歯科の講義時間数 各教育項目の教育頻度 （2）関連科目（小児歯科，高齢者歯科，歯科麻酔科，社会歯科，矯正歯科）との重なっている教育項目の検討 （3）障害者歯科の教育すべき項目を下記の 2 つに分類 a．コア b．アドバンス （4）臨床実習に関連する教材を作成し公開した．公開したツールは以下の 2 つである． a．頭頸部口腔診察 b．口腔清掃指導
	生涯研修委員会	5	卒後教育 毎年の学術大会において 4 つの教育講座を企画し，基礎的知識・基本的知識の教授を行っている．それは，資格更新のためのポイントになり，生涯教育の一環として位置づけている．
	認定医委員会	9	卒後教育 1 年に 2 回の認定医セミナーを企画運営し，福祉や障害者医療の専門家の講師によるセミナーと学会会員による障害者歯科に関連した内容の 2 つのセミナーを毎年実施している．認定医セミナーへの参加は，資格更新のためのポイントになり，卒後の生涯教育の一環として位置づけている．
	専門医委員会	8	卒後教育 日常的に障害者歯科診療を行っていること（1 週間でおおむね 20 症例）や研修プログラムを終了している者に対し専門医を認定している．さらに 5 人以上の認定医を育てるなど人材教育に携わっている者に対して専門医指導医を認定している．
	スペシャルニーズデンティストリー障害者歯科　編集委員会	9	卒前・卒後の障害者歯科教育の均てん化のために教科書の作成を行った．
日本老年歯科医学会	教育委員会	7	1）本委員会は，老年歯科医学の教育および教育基準に関する課題について検討する業務を行っており，主な業務としては，①老年歯科医学の教育に関する事項，②老年歯科医学の教育基準に関する事項，③その他，理事会から諮問された事項について審議している． また，①老年歯科医学の教育に関する調査，②老年歯科医学の教育に関する改善案の策定，③老年歯科医学の教育基準の策定・見直し，④その他教育基準に関する事項の検討を行っている． 2）教育基準の作成 ・老年歯科医学教育基準改定 2020 年度 ・Educational Principles of Gerodontology 改定 2020 年度/学術用語委員会主導 ・「在宅高齢者歯科医療教育基準」2021 年度/在宅歯科医療委員会主導 ・「老年歯科医学 歯科衛生士教育基準」2022 年度編纂中/歯科衛生士関連委員会共同 3）老年歯科医学 診療参加型臨床実習マニュアルの作成 ・移乗 ・嚥下内視鏡検査 ・摂食嚥下障害のスクリーニング検査（作成中） 4）日本老年歯科医学会専門医研修の到達目標（専門医研修カリキュラム）の作成にも協力し，学術用語・教育基準・専門医研修カリキュラムの整合にも取り組んでいる．
日本歯科医学教育学会	学術委員会	6	歯科医学教育に関する研究能力の向上に関する講演会などの企画・運営を行う．また，教育研究に関する調査，情報発信も担当している．
	企画・将来構想委員会	6	委員会内に「オンラインワークショップ実施のための作業部会」を設置しており，オンラインワークショップ運営にあたっての情報提供，技術支援を行っている．
	教育国際化推進委員会	6	学会間協定を締結している東南アジア歯科医学教育学会（SEAADE），欧州歯科医学教育学会（ADEE），米国歯科医学教育学会（ADEA）においての情報収集および本学会活動状況の海外への情報発信をしている．
	教育能力開発委員会	6	「歯科医学教育者のためのワークショップ」「歯科医療人のためのファシリテータ養成セミナー」の開催を含め歯科医学教育能力の向上を見据えた活動をしている．
	教育方略委員会	5	倫理・プロフェッショナリズム教育に関する講演会の企画および学修教材としてのビデオコンテンツ，テキストの制作をしている．
	教育評価委員会	6	共用試験，歯科医師国家試験，歯学教育分野別評価に関する調査，提言を担当している．特に歯科医師国家試験に関しては全国調査を含め形成的・総括的評価にかかわる調査検討をしている．
	教育一貫性委員会	6	卒前卒後のシームレスな歯科医学教育のあり方の検討や提言の策定を，必要に応じて日本歯科専門医機構や他学会の教育関連委員会と連携して活動している．

表 19-5　つづき

学会名	委員会名称	委員数	活動内容
日本口腔インプラント学会	教育・研修委員会	12	本委員会は， 1）卒前教育におけるカリキュラムプラン 2）卒後教育，生涯教育，専門医教育におけるカリキュラムプラン 3）その他，理事会から諮問された事項 を審議し， 1）卒前教育および卒後教育の充実を図るための目標，方略の提案に関する業務 2）専門医教育の充実を図るための目標，方略，評価の作成に関する業務 3）その他，教育研修に関する事項 の業務をしている．
日本顎関節学会	学術委員会	14	顎関節疾患の診査，診断，治療にあたる専門的知識と経験を有する歯科医師を育成することを目的とした学術講演会の企画などをしている．
	教育検討委員会	8	顎関節疾患に関する「歯学生の教育に関する要綱」の作成
日本臨床口腔病理学会	教育委員会	9	・毎年開催される学術集会・総会時に委員会を開催するほか，随時メール会議をしている． ・平成 16 年から継続して，毎年，特に若手会員を対象に，日本病理学会・口腔病理専門医制度と連携している「口腔病理専門医講習会」を開催し，組織診断，病理解剖，細胞診断の各講習会（スライドセミナー）コースを設けて生涯学習の一環として行っている．参加者は定数制として高度な実務習得を目指し，教育効果の充実を図っている． ・平成 20 年度から，日本口腔外科学会，日本歯科放射線学会とともに，年 2 回の合同教育セミナーを行っている． ・平成 23 年度には，口腔病理基本画像アトラスを学会ウェブサイトに公開し，広く口腔病理学を学ぶ人の自己学習に役立つよう公開している．本アトラスは歯学生，医学生，コメディカルの学生教材としても提供している．また，全国歯科大学の口腔病理に関する教育カリキュラム調査研究を行い，教育の質の向上を目指している． ・世界各国で開催される口腔病理関連学会に日本からの参加を促進するために，随時メール，ウェブサイトなどで情報発信を行っている．また，各国の口腔病理関係の研究者との交流を深めるため，学会に招待して講演・セミナーを行っている．
日本接着歯学会	研修検討委員会	9	専門医（接着歯科治療専門医）制度における専門医認定研修ガイドラインの改訂． 臨床研修医を対象とした卒後研修セミナーを希望する大学に講師を派遣し開催（2020 年，2021 年は新型コロナ感染症のため開催はなし）．
日本歯内療法学会	教育研究委員会	4	卒後歯科医師を対象とした，歯内療法学の標準臨床技能習得とその教育指針の作成を行っている．また，本会会員を対象とした，先進歯内療法の技能習得とその教育指針の作成を行い，それらの技能習得のための教育用アイテムとして VTR 制作を行っている．また，若手歯科医師（研修歯科医師，大学院生など）を対象とした根管治療トレーニング用人工歯の開発を行っており，抜去天然歯での訓練が困難になった今，卒直後教育のツールとして制作を進めている． 以上の活動により，国民に対して質の高い歯内療法を提供できる学会会員を育成し，先進歯内療法の教育と歯科大学学部教育への貢献に寄与することを目指している．さらに国内だけでなく，アジア地区を中心とした国際的標準歯内療法の基本技能教育を拡大し，歯内療法のユニバーサルデザインを本学会主導で啓発することを目的とする．
日本レーザー歯学会	学術・教育委員会	8	1）レーザー歯学に対する学術用語集ならびにレーザー治療に対する Q&A を作成した．学術用語に関しては，追加・更新を検討中である． 2）レーザー歯学に関する歯科医師国家試験出題基準の内容を検討し，改定時には提案を行っている． 3）レーザーの正しい知識と使用方法を理解してもらうための手引書を発刊したが，現在それをホームページで閲覧可能とし，活用範囲を広げるために準備中である．
日本スポーツ歯科医学会	教育普及委員会	6	1）歯科医学の一分野として，平成 19 年改訂“歯科医学教授要綱”（歯科大学・歯学部長会議）を礎に，また平成 24 年文部科学省歯学教育の改善・充実に関する調査研究協力者会議における“歯学教育の質向上のための施策の方向性”の明示を受け，学問体系の確立とその普及活動を目的に，本学会には「教育普及委員会」を設置している． 2）本分野はフィールドワーク主体の実践歯科医学であり，その教育普及に関する活動に重点を置いている．学術大会・総会などでの教育ワークショップ開催や本学会書籍「要説スポーツ歯科医学　第 2 版」「スポーツ歯科臨床マニュアル 第 2 版」編集などの教育普及活動を実践してきている． 3）スポーツによるヘルスプロモーションから，口腔の健康を通じて国民が健康や QOL の維持向上を目指すことは，スポーツ安全管理の必要性を広く啓発させるために重要であり，これらにかかわる活動を推進している． 4）公益財団法人日本スポーツ協会公認スポーツデンティストの育成事業に関して，公益社団法人日本歯科医師会と連携して協力している． 5）年 2 回の認定研修会を開催している．総会・学術大会の年次大会にて，歯科技工士など向けの DT セミナーを，また歯科衛生士等向けのスポーツデンタルハイジニスト（SDH）セミナーを開催している．

表 19-6　各認定分科会の歯学教育関連委員会

学会名	委員会名称	委員数	活動内容
日本口腔感染症学会	設置していない		
日本歯科心身医学会	学術委員会	8	年1～2回の委員会開催に加え，必要に応じてメール会議を開催している．学部学生教育に歯科心身医学をどのように組み込むかについて，各大学のシラバスを調査している．また，歯科衛生士の歯科心身医学教育に必要な事項を調査している．
日本臨床歯周病学会	認定審議委員会	14	認定審議委員会では，国民に対して質の高い歯科医療の提供また，維持を続けられるよう，年2回の認定医審査会を開催している．
	認定医関連委員会	12	認定医関連委員会では，指導医に対しては指導内容の均一化を図るため年一回の指導医講習会の開催，認定医に対してはその質を確保するために年一回の講習会を開催している．
	倫理利益相反委員会	9	倫理利益相反委員会では，医療倫理に関する倫理講習会を年一回開催している．
日本歯科審美学会	学術講演統括委員会（歯科医師学術講演委員会，歯科技工士・歯科衛生士学術講演委員会） ホワイトニングコーディネーター委員会	32	本学会では，歯科医師学術講演委員会と歯科技工士・歯科衛生士学術講演委員会を設けて，それらを統括する役割をもつ学術講演統括委員会が中心となって学術講演セミナーを企画・運営，開催している．学術講演統括委員会は，審美歯科治療のアドバンス的な技術習得のために役立つセミナーを企画し，年数回のセミナー開催にて「審美歯科治療」の最新情報を会員に提供できるよう積極的に活動している．また，この委員会は外部からの歯科審美学に関する問い合わせにも対応している．また，ホワイトニングコーディネーター委員会は，ホワイトニングコーディネーターの養成プログラムを立案，年3～4回の講習会を企画・運営，開催し，講習会後に資格認定試験を実施している．
日本顎口腔機能学会	セミナー担当の委員会がある（顎口腔機能の測定，分析に関するセミナーを，2年に1度，泊まり込みの日程で開催している．一般臨床で使用される咀嚼機能検査，咬合診査等も含まれており，会員，非会員の理解と技能向上に役立っている）．	3	顎口腔機能セミナーの企画・立案．さらにはセミナー内容の単行本としての出版．
日本歯科東洋医学会	認定医制度委員会	7	認定医・専門医資格申請者の審査，試験の実施および研修会の単位認定のための内容審査を行う．
	学術研修企画運営委員会	9	学会員の知識の向上のため研修会の企画・運営を行う．
	教育カリキュラム委員会	6	歯科医師国家試験に和漢薬に関する問題が出題されることになったことを踏まえ，教育カリキュラムの整備・確立を行う．
日本顎変形症学会	学術委員会	10	1）学術奨励賞の選考 2）学術大会ポスター賞の選考 3）教育研修会の開催 4）認定医のための教本作成と刷新 5）学術用語の検討
	認定医制度委員会	14	
	編集査読・用語検討委員会	14	
日本顎顔面補綴学会	学術委員会	9	毎年開催する教育研修会の企画・立案・実施と，年間の学術誌掲載論文のなかからの優秀論文賞の選考
	編集用語検討委員会	10	年間2号の学術誌の編集と発刊および顎顔面補綴に関する専門用語の定義などの検討
	国際交流委員会	6	若手会員に対する海外短期留学研修の企画・立案と支援
	医療委員会	9	会員に対する，歯科医学会開催の医療技術評価等の説明会や歯科医師会主催の勉強会等の情報発信および新材料などの紹介，ほか
	認定医制度委員会	10	顎顔面補綴治療を専門とする認定医および認定歯科衛生士，認定歯科技工士，認定言語聴覚士の認定審査・登録・更新
	診療ガイドライン作成委員会	11	診療ガイドラインの作成とそれに関する情報発信
	学際連携委員会	10	他領域や他職種の知識や技術を導入・応用し，一方，他領域や他職種に対して顎顔面補綴の知識や技術を情報発信・教育して，連携を図る．
日本顎咬合学会	学術委員会 認定審議運営委員会 （専門医教育委員会） 編集委員会	5	学術委員会にて顎咬合学に関連した専門的知識と経験を育成することを目的とした講演会（学術大会・咬合フォーラム）の企画などを行っている．認定歯科医師・衛生士・技工士，指導歯科医師・衛生士・技工士の教育研修に関しては認定審議運営委員会，将来的に制定される機構認定専門医に関しては専門医教育委員会を設立し対応する予定である．また，編集委員会によって論文投稿に関するセミナーなどの教育が行われている．

表 19-6　つづき

学会名	委員会名称	委員数	活動内容
日本磁気歯科学会	学術委員会	5	学術大会の企画，投稿論文・学術大会発表の優秀賞の選定を行っている．
	医療委員会	7	磁性アタッチメントの診療ガイドラインの策定，更新を行い，学会ウェブサイトに掲載し，会員以外にも広く周知を図っている．
	認定医審議委員会	6	認定医，認定士制度を設け，磁性アタッチメントに精通する歯科医師，歯科技工士の養成を図っている．
	安全基準検討委員会	7	磁性アタッチメント義歯装着者のMRI撮影時における安全基準マニュアル，リーフレットを作成し，関連分野，義歯装着患者への情報を発信している．
	広報委員会	6	保険収載された磁性アタッチメント義歯の臨床手技などの情報，動画をウェブサイトに掲載し，会員外の一般臨床医にも情報発信している．
日本小児口腔外科学会	学術・教育研修委員会	8	日本小児口腔外科学会総会・学術大会時に開催されている「認定医・指導医の申請・更新のための教育講習会」の開催運営を行っている．
	認定医委員会	8	認定医・指導医制度に伴い研修会開催を認定医委員会とともに，検討を行っている．
	編集査読・学術用語委員会	10	本学会雑誌中に教育シリーズを企画し，小児口腔外科に必要な基本的知識や手術法についての解説を行い，教育的活動を行っている．
日本顎顔面インプラント学会	教育研修委員会	9	年3回開催される教育研修会を中心に，年次総会・学術大会においても特別講演，教育講演，シンポジウムを組んで，インプラント治療の適応症の選択，手術の基本である解剖学を中心に，確実な埋入術式，関連手術の術式，補綴術式，術後管理を学んで実践し，医療の安心・安全に努めている．また生体材料の素材や臨床応用についても教育を通じて検討している．
日本口腔診断学会	学術委員会	11	1）口腔診断学に関する卒前卒後教育について，本委員会を年1～2回開催し検討している．なお，卒後教育に関しては認定委員会が所掌している， 2）本学会でのシンポジウムなどを通して，隣接学会である日本口腔内科学会，日本臨床口腔病理学会との連携を深めることにより，口腔診断学教育について検討している．
日本口腔リハビリテーション学会	認定医委員会	7	認定医，指導医を対象とした教育研修会研修内容および認定歯科衛生士を対象とした教育研修会研修内容の立案と実施を行っている．
	専門医制度準備委員会	5	認定医から専門医への移行を現在検討中であるが，専門医の研修のための教育カリキュラムの立案を終え，学部学生のコアカリキュラムとの整合性をとるため，現在詳細に内容検討中である．
日本口腔顔面痛学会	セミナー企画運営委員会	17	セミナー企画運営委員会は会員を対象とした講習会を年7回以上行っている．講習会は講義形式のもののほか，実技実習を伴うもの，解剖献体観察実習など多岐にわたっている．
	学術委員会	17	学術委員会は，口腔顔面痛に関する会員向けe-Learning開発を行っており，遠隔地会員の教育が行える環境を整えつつある．また，学会として必要なエビデンス構築に向けた研究活動を行っている．
	学会誌編集委員会	10	学会誌編集委員会は口腔顔面痛に関する教科書である「口腔顔面痛の診断と治療ガイドブック　第2版」（日本口腔顔面痛学会編，医歯薬出版）を作成し，会員あるいは会員外の教育に活用している．
	シラバス委員会	6	シラバス委員会は学部学生教育のためのシラバス開発をしている．
	ICT活用推進委員会	8	ICT活用推進委員会は，口腔顔面痛に関するアプリを開発，管理し，セミナーやe-Learningなどがスムーズに受講可能になるよう活動を行っている．
日本口腔検査学会	認定医制度・教育委員会	3	歯科臨床における検査の実践と普及を目的に，認定医講習会や本学会会員に向けたセミナーのプログラムを企画している．また，検査にまつわるさまざまな医療機器の紹介をウェブサイトにて行っている．
日本口腔内科学会	学術委員会	8	口腔内科学に関する教育，シンポジウムについて，大会ごとに企画をしている．
日本デジタル歯科学会	学術委員会	6	セミナーの企画立案，学術大会のサポート連携
	教育問題委員会（2022年度から設置）	6	歯科技工士・歯科衛生士対象セミナーの企画立案，学生教育に関する検討
	国際渉外委員会	6	IADDM（国際デジタル歯科学会）の主導的運営，海外のデジタル歯科学会との連携
	国内渉外委員会	7	関連学会との共催シンポジウム，講演などを企画，講師派遣
	医療保険検討委員会（2022年度から設置）	6	技術提案書の策定，医療保険にかかわる諮問事項に対する検討

第20章 コロナ禍の日本歯科医学教育学会学術大会

音琴　淳一

1）はじめに

日本歯科医学教育学会は学会黎明期から学術大会を開催している．

2020年初頭から始まったCOVID-19の広がり（以下，コロナ禍とする）によって，学術大会の開催にどのような変化があったか，2021年度白書では特別に検証を行い，従来とは別の章立てを行った．

2）学術大会開催時期・期間と参加者数

2018年度第37回学術大会と2019年度第38回学術大会は，コロナ禍以前，2020年度第39回学術大会と2021年度第40回学術大会は，コロナ禍以降の学術大会であった（**表20-1**）．コロナ禍以前では大学のカリキュラム前期終了時にあたる7月後半の開催であったのが，開催時期が約2～3カ月ずれて，コロナ禍以降では後期の開催となっていた．

開催方式に関しては，2019年度までは現地開催であったのが，2020年度は誌上開催とWeb開催との併用，2021年度はWeb開催であった．開催の準備に関しては，2020年度では現地開催を当初目指していた関係上，開催3カ月前からという2020年度に入ってからの準備であったが，2020年度は開催1年前からの準備と，コロナ禍における準備に時間をとることができていた．

図20-1に示すように開催日数に関しては，コロナ禍前は2日間の実開催であったが，コロナ禍以降では第39回学術大会からは開催日数は4週間，2週間と長い期間であった．

参加者数に関しては，**図20-2**に示すようにコロナ禍前では500名を超え（577名）増加傾向にあった．コロナ禍になって最初の学術大会であった第39回学術大会においてはWeb開催と誌上開催の併用という工夫がなされていたにもかかわらず，223名と半分以下の参加者となった．その数は大会長や主催大学にとっても予測を下回るものであった．その後，第40回学術大会においては310名と増加傾向にあったが，これもコロナ禍前の諸大会を下回るものであり，大会長や主催大学においても予測を下回っていた．

3）学術大会の企画内容

図20-3に示すように，コロナ禍以前，以降ともにシンポジウムや特別講演数においては大きな差異を認めなかった．しかしながら，2021年度は第40回という節目の学術大会であったため，シンポジウムを多く行いたかったと本田和也大会長が述懐されていた．また2020年度の第39回学術大会においては，Web開催であっても従来の学術大会と差異のない講演内容にしたかったと櫻井孝大会長が述懐されていた．

4）学術大会の発表演題数と内容

図20-4に示すように，コロナ禍であった2020・2021年度学術大会においては，口演，ポスター発表ともに，従来の大会開催における演題数よりも減少していた．両学術大会の大会長も同様の感想をおもちであった．

演題の内容は2020・2021年度学術大会においては，発表者に歯科学生がほとんどいなくなった．一方ではICTやWeb活用による教育内容の演題が，2020年度では全体の10％（11/101演題），2021年度では全体の14

おとごと　じゅんいち
日本歯科医学教育学会編集・広報委員会白書作成部会部会長
松本歯科大学病院総合診療科
松本歯科大学大学院健康増進口腔科学講座

表 20-1　2017 年度以降の日本歯科医学教育学会学術大会

回	開催年度	主催者	開催形式	開催期間	
第 37 回	2018	奥羽大学	実開催	7/27-28	コロナ禍以前
第 38 回	2019	九州大学	実開催	7/19-20	
第 39 回	2020	神奈川歯科大学	誌上開催・Web 開催	9/25-10/24	コロナ禍以降
第 40 回	2021	日本大学歯学部	Web 開催	11/20-12/3	

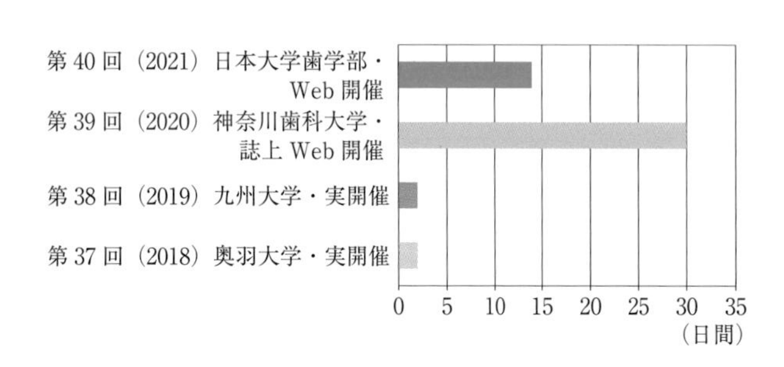

図 20-1　日本歯科医学教育学会学術大会の開催日数

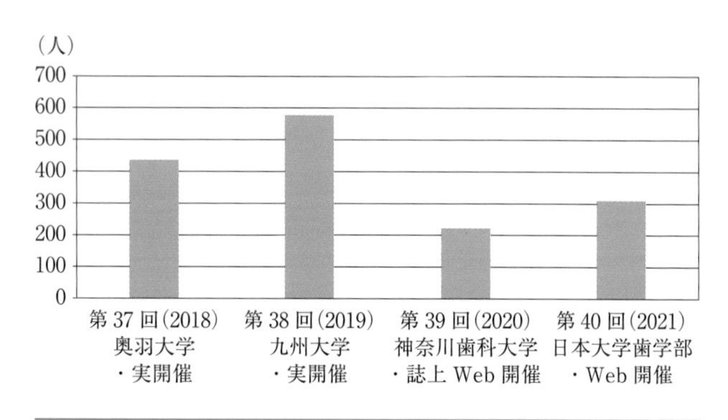

図 20-2　日本歯科医学教育学会学術大会の参加者数

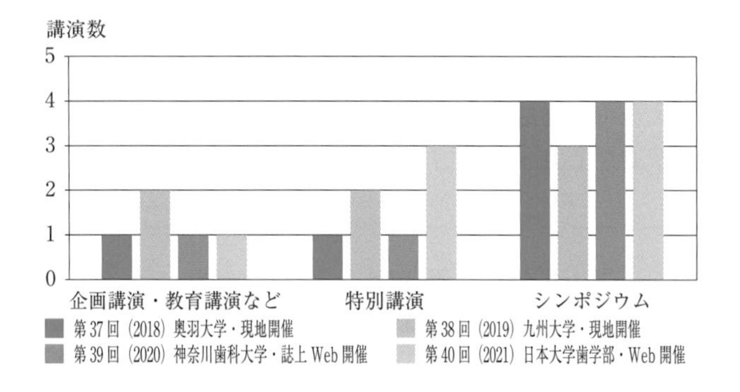

図 20-3　日本歯科医学教育学会学術大会の講演数（シンポジウムなど）

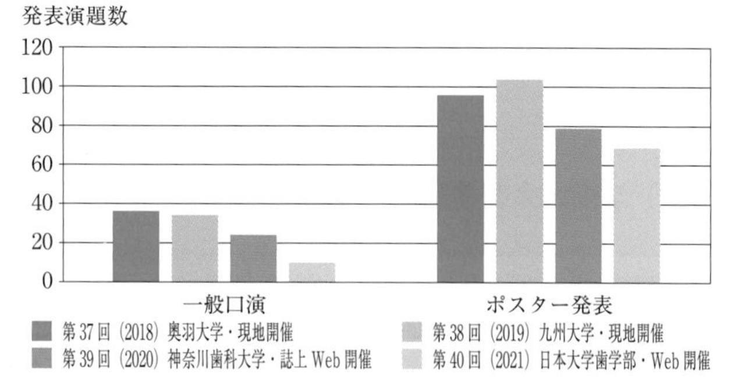

図 20-4　日本歯科医学教育学会学術大会の発表演題数の変化

%（10/69 演題）と増加した．さらに，COVID-19 感染下での教育に関する発表が，2020 年度において早くも 2 演題（感染拡大下の臨床研修の取り組み，学生への抗体検査）みられ，2021 年度ではシンポジウム 2（遠隔教育の課題を考える，ワークショップ実施における新しい取り組み）を含む発表が 10 演題と大きく増加しており，コロナ禍における歯学教育の現状報告を共有しようとする意志が反映されていた．

5）コロナ禍での学術大会開催における運営の問題点

開催方法は，**表 20-1** に示したように，2020 年度第 39 回学術大会においては 3 カ月前からの比較的直前からの検討であり，開催方法ではオンライン会議方式や学会開催が一般化できていなかったため，最終決定には時間を要することとなった．さらに Web 開催に慣れていない視聴参加者に対しても長期間の視聴期間を提供していた．

運営上は，講演や演題発表への質疑応答に関して，開催中に寄せられた質問を講演・発表者に連絡し，その後回答を得る方式であったため，不安が残ったという報告がされていた．

逆に，2020 年度と 2021 年度両学術大会では，演題募集や参加登録方式においては，学会事務局や関連企業と相談して進めることが多く，学術大会準備には特段問題はなかった．

6）まとめ：以降の開催担当校への提言

第39回学術大会を主催した櫻井孝大会長は，「感染状況の推移は予測困難であり，準備開始時期に開催時期の感染状況を予測することはほとんど不可能なことと思われます．したがって，感染防止という観点からすると，オンライン開催が望ましいのかもしれませんが，オンラインの場合はなかなか議論が深まりませんし，会場参加を希望される方もいらっしゃると思います．そのため，運営が可能であるのであればハイブリッド開催が望ましいということになるのかもしれません」と述べられた．

第40回学術大会を主催した本田和也大会長は「今後もコロナ禍が続くと考えられます．ハイブリッド方式の大会運営が増えていくと思いますが，プログラム視聴がオンデマンドですので，視聴を一時停止してスライドの内容をじっくりと見たり，巻き戻して繰り返し視聴したり，あるいは日を改めて視聴し直したりすることができ，講演内容のより深い理解につながったのではないかと想像されます．また，ライブ講演ではないことから同時進行する大会プログラムがなく，すべてのプログラムを余すところなく視聴することが可能であったことも通常開催にはない開催のメリットですので，感染拡大が続くようならば，Web開催を今後も継続することは悪くはないものと考えます」と提言していただいた．

以上のコロナ禍における学術大会は，Web開催に会員が慣れてきているにもかかわらず，いまだコロナ禍以前の大会参加者数に届いていない．コロナ禍における学術大会大会長の提言をもとに，また発表口演・ポスター発表演題（学生発表含む）数が減少傾向であったコロナ禍の2学術大会を踏まえ，会員自身のWeb開催における積極的参加とWeb開催のメリットを活かす発表形式やハイブリッド開催などの多様な開催方式の検討が学会全体としても望まれる．

謝辞

以上の内容は，第39回学術大会大会長の神奈川歯科大学櫻井孝学長先生ならびに第40回の学術大会大会長の日本大学歯学部本田和也歯学部長先生にご報告とともに貴重なご意見をいただきました．ここに御礼申し上げます．

文献

1）奥羽大学：第37回日本歯科医学教育学会総会および学術大会プログラム・抄録集，日本歯科医学教育学会，2018.
2）九州大学歯学部：第37回日本歯科医学教育学会総会および学術大会プログラム・抄録集，日本歯科医学教育学会，2019.
3）神奈川歯科大学：第39回日本歯科医学教育学会総会および学術大会プログラム・抄録集，日本歯科医学教育学会，2020.
4）日本大学歯学部：第40回日本歯科医学教育学会総会および学術大会プログラム・抄録集，日本歯科医学教育学会，2021.

歯科医学教育年表—歯科医学教育の創始期から現在まで—

＊表中の太字は日本歯科医学教育学会関連事業

年	出来事
享保 13（1728）年	ピエール・フォシャール，「歯科外科医」（世界初の歯科医学書）を出版
天保 11（1840）年	ボルチモア歯科医学校（米国）創立（世界初の歯科医育機関）
慶応 3（1867）年	ハーバード大学歯学部（米国）創立（総合大学の学部としては世界初）
明治 16（1883）年	歯科医業開業試験開始，歯科医籍設定（以降は本試験に合格し，免状を受けなければ歯科医師として開業できないことになる）
明治 21（1888）年	東京歯科専門医学校創立（日本における最初の歯科医育機関）
明治 22（1889）年	東京歯科専門医学校廃校
明治 23（1890）年	1 月　高山歯科医学院（東京歯科大学の前身校）創立
明治 30（1897）年	官立歯科医学校の設立の請願
明治 33（1900）年	国際歯科連盟（FDI）結成
明治 39（1906）年	3 月 26 日　旧歯科医師法（法律第 48 号）成立 10 月 1 日　同施行
明治 40（1907）年	6 月　私立共立歯科医学校（日本歯科大学生命歯学部の前身校）創立
明治 44（1911）年	12 月　大阪歯科医学校（大阪歯科大学の前身校）創立
大正 3（1914）年	4 月　九州歯科医学校（九州歯科大学の前身校）創立
大正 5（1916）年	4 月　東洋歯科医学校（日本大学歯学部の前身校）創立
大正 10（1921）年	国際歯科研究学会（IADR）結成
大正 13（1924）年	米国歯科医学教育学会第 1 回年次総会（旧 AADS，現 ADEA）
昭和 3（1928）年	10 月　東京高等歯科医学校〔東京医科歯科大学（歯学部）の前身校，日本初の国立歯科医育機関〕創立
昭和 11（1936）年	米国歯科医学教育学会雑誌“Journal of Dental Education”発刊
昭和 21（1946）年	4 月　連合国軍総司令部指示下，歯科教育審議会が学科課程等の基準を提示 7 月　東京歯科大学設置認可 8 月　東京医科歯科大学歯学部設置認可 11 月　文部省・歯科医学の視学委員制度と大学設立基準設定協議会設置
昭和 22（1947）年	歯科教育審議会教授法協議会「歯科教育審議会に於て決定せる教授要綱」 3 月 31 日　学校教育法（法律第 26 号）公布 4 月 1 日　同施行 4 月　第 1 回歯科医師国家試験実施 6 月　日本大学歯学部設置認可
昭和 23（1948）年	5 月　大学基準協会「歯学教育に関する基準およびその実施方法」 7 月 30 日　歯科医師法（法律第 202 号）成立 10 月 27 日　同施行 歯科衛生士法制定
昭和 24（1949）年	学制改革（新制大学制度開始） 2 月　大阪歯科大学設置認可 3 月　九州歯科大学設置認可

年	出来事
昭和 25（1950）年	歯科衛生士学校養成所指定規則施行 4 月　大阪大学医学部歯学科設置認可
昭和 26（1951）年	大学基準協会が「歯学教育基準」を決定 4 月　大阪大学歯学部設置認可
昭和 27（1952）年	4 月　日本歯科大学歯学部（現日本歯科大学生命歯学部）設置認可
昭和 29（1954）年	医学・歯学の新制大学院の設置基準要項決定
昭和 30（1955）年	7 校の歯科大学・歯学部により歯科大学学長会議結成 歯科技工法（現歯科技工士法）制定
昭和 31（1956）年	歯科技工士学校養成所指定規則公布 10 月 22 日　文部省，学校教育法第 3 条，第 8 条，第 63 条および第 88 条の規定に基づき，大学設置基準を定める（文部省令第 28 号）
昭和 34（1959）年	6 月　大学基準協会「歯学に関する大学院基準」
昭和 36（1961）年	3 月　愛知学院大学歯学部設置認可
昭和 39（1964）年	1 月　神奈川歯科大学設置認可
昭和 40（1965）年	1 月　岩手医科大学歯学部設置認可 4 月　広島大学歯学部設置認可 4 月　東北大学歯学部設置認可 4 月　新潟大学歯学部設置認可
昭和 42（1967）年	歯科大学学長会議「歯学教授要綱（昭和 42 年版）」 6 月　北海道大学歯学部設置認可 6 月　九州大学歯学部設置認可
昭和 43（1968）年	ローレンス・ウィードが問題志向型診療システム（POS）を提唱 9 月 30 日　文部省・大学設置審議会歯学専門委員会「歯学部設置審査基準要項」
昭和 44（1969）年	カナダ McMaster 大学医学部で PBL テュートリアル導入 8 月　日本医学教育学会設立
昭和 45（1970）年	日本医学教育学会学会誌「医学教育」発刊 3 月　城西歯科大学（現明海大学歯学部）設置認可 3 月　鶴見女子大学歯学部（現鶴見大学歯学部）設置認可
昭和 46（1971）年	2 月　日本大学松戸歯科大学（現日本大学松戸歯学部）設置認可 2 月　岐阜歯科大学（現朝日大学歯学部）設置認可
昭和 47（1972）年	1 月　松本歯科大学設置認可 2 月　東北歯科大学（現奥羽大学歯学部）設置認可 2 月　日本歯科大学新潟歯学部（現日本歯科大学新潟生命歯学部）設置認可 7 月　福岡歯科大学設置認可
昭和 48（1973）年	歯科大学学長会議「歯学教授要綱（昭和 48 年版）」 日本医学教育学会が WHO 開催「医学教育セミナー / 全世界の医学教育者対象」に参加者を派遣
昭和 49（1974）年	欧州歯科医学教育学会（ADEE）設立 第 1 回医学教育者のためのワークショップ（富士教育研修所）開催
昭和 50（1975）年	ロナルド・ハーデンが客観的臨床能力試験（OSCE）を開発
昭和 51（1976）年	10 月　徳島大学歯学部設置認可

年	出来事
昭和 52（1977）年	1 月　昭和大学歯学部設置認可 8 月 24 日　文部省・大学設置審議会歯学専門委員会「歯学部設置審査基準要項」の改正（弾力化と大綱化） 10 月　鹿児島大学歯学部設置認可
昭和 53（1978）年	「医学教育白書」発刊 2 月　東日本学園大学歯学部（現北海道医療大学歯学部）設置認可
昭和 54（1979）年	10 月　長崎大学歯学部設置認可 10 月　岡山大学歯学部設置認可 〔国立 11 校，公立 1 校，私立 17 校，計 29 歯科大学・歯学部になる〕
昭和 55（1980）年	4 月　全国歯科大学学長会議教育専門委員会・歯科教育カリキュラム調査小委員会編集「歯科大学教育白書―日本の大学歯学部カリキュラム実態調査―」
昭和 56（1981）年	文部省・大学設置審議会が私立大学について歯科大学（歯学部）の拡充は予定しない旨の決定
昭和 57（1982）年	7 月　厚生省・歯科医師国家試験制度改善委員会設置 **8 月　日本歯科医学教育学会設立** **8 月 22 日　第 1 回日本歯科医学教育学会設立総会・学術大会**
昭和 58（1983）年	歯科医師国家試験実技試験廃止 歯科衛生士指定規則改正（1 年から 2 年制教育課程へ）
昭和 59（1984）年	歯科大学学長会議「歯学教授要綱（昭和 59 年版）」 12 月　厚生省・将来の歯科医師需給に関する検討委員会「中間意見」
昭和 60（1985）年	厚生省・歯科医師国家試験出題基準初版 1 月　文部省・第 1 回歯学教育の改善に関する調査研究協力者会議開催 **9 月　日本歯科医学教育学会理事会において学会誌刊行の決定**
昭和 61（1986）年	**3 月 「日本歯科医学教育学会雑誌」発刊** 7 月　厚生省・将来の歯科医師需給に関する検討委員会「最終意見」 8 月 14 日　文部省・歯学教育の改善に関する調査研究協力者会議「中間まとめ」
昭和 62（1987）年	4 月　財団法人歯科医療研修振興財団設立，歯科医師臨床研修委託事業開始（法制化前） 5 月 26 日 「外国医師，又は外国歯科医師が行なう臨床修練に関わる医師法第 17 条，および歯科医師法第 17 条の特例に関する法律」 8 月 7 日　文部省・臨時教育審議会「教育改革に関する最終答申」 9 月 8 日　文部省・歯学教育の改善に関する調査研究協力者会議「最終まとめ」 9 月 10 日　文部省・大学審議会の創設
平成元（1989）年	厚生省・歯科医師国家試験出題基準の改定（第 1 回） 歯科衛生士法一部改正（歯科衛生士業務に歯科保健指導を追加）
平成 3（1991）年	財団法人歯科医療研修振興財団「一般歯科医養成研修事業に係わる卒業直後臨床研修共通カリキュラム」 2 月 8 日　文部省・大学審議会答申「大学教育の改善について」 6 月 3 日　学校教育法の改正「大学設置基準等の一部を改正する省令（文部省令第 24 号）」（いわゆる大学設置基準の大綱化）公布 7 月 1 日　同施行 10 月　厚生省・健康政策局諮問機関臨床実習検討委員会提言

年	出来事
平成 5（1993）年	厚生省・歯科医師国家試験出題基準の改定（第 2 回） 9 月　厚生省・歯科医師養成のあり方に関する検討委員会設置
平成 6（1994）年	歯科大学学長会議「歯科医学教授要綱（平成 6 年版）」 6 月　文部省・大学審議会答申「教員採用の改善について」
平成 7（1995）年	4 月　第 1 回歯科医学教育における PBL シンポジウム（南カリフォルニア大学歯学部）開催 10 月　厚生省・歯科医師養成のあり方に関する検討委員会「報告書」 11 月　文部省・21 世紀医学・医療懇談会設置 **日本歯科医学教育学会が国際歯科医学教育学会連盟（IFDEA）に加盟**
平成 8（1996）年	3 月　文部省・大学附属病院における歯科医師の卒後研修の在り方に関する調査研究会「報告書」 6 月 21 日　歯科医師法一部改正（法律第 92 号）〔1 年以上の卒後臨床研修の努力義務規定〕 6 月　21 世紀医学・医療懇談会「第 1 次報告：21 世紀の命と健康を守る医療人の育成を目指して」 10 月　厚生省・医療関係者審議会歯科医師臨床研修部会意見書「歯科医師の卒後臨床研修目標」 10 月　文部省・大学審議会答申「大学院の教育研究の質的向上に関する審議のまとめ」 12 月　歯科大学学長会議「歯科医学教授要綱―臨床実習編」
平成 9（1997）年	厚生省・歯科医師国家試験出題基準改定（第 3 回） 4 月　法制化後の歯科医師臨床研修の開始 厚生省・今後の歯科保健医療の在り方に関する検討会「意見」 欧州歯科医学教育学会（ADEE）学会誌“European Journal of Dental Education”発刊 10 月　文部省・歯学における教育プログラム研究・開発事業の開始 12 月 18 日　文部省・大学審議会答申「高等教育の一層の改善について」
平成 10（1998）年	5 月　厚生省・歯科医師需給に関する検討会「報告書」 10 月 26 日　文部省・大学審議会答申「21 世紀の大学像と今後の改革方策について」 12 月　厚生省，財団法人歯科医療研修振興財団，第 1 回歯科医師臨床研修指導医のためのワークショップ（富士教育研修所）開催
平成 11（1999）年	厚生省・歯科衛生士の資質向上に関する検討会「意見書」 2 月 8 日　厚生省・医療関係者審議会歯科医師臨床研修部会「歯科医師臨床研修の必修化に関する現時点での考え方」 2 月　文部省・21 世紀医学・医療懇談会「第 4 次報告：21 世紀に向けた医師，歯科医師の育成体制の在り方」（全国共通評価システムを作る必要性を含む） 6 月　歯科大学学長・歯学部長会議「歯科医学教授要綱（平成 11 年版）」
平成 12（2000）年	3 月　文部省・医学・歯学教育の在り方に関する調査研究協力者会議設置 **7 月 4，5 日　日本歯科医学教育学会が第 1 回歯科医学教育者ワークショップ開催** 11 月 7 日　臨床実習開始前の学生評価のための共用試験システムに関する研究班第 1 回会議 11 月 22 日　文部省・大学審議会答申「グローバル化時代に求められる高等教育の在り方について」 11 月 30 日　医療法等の一部を改正する法律が国会で可決，成立（歯科医師の卒後臨床研修の必修化を規定した歯科医師法の改正を含む） 厚生省・歯科医師国家試験制度改善委員会「報告書」

年	出来事
平成 13（2001）年	厚生労働省・歯科技工士の養成の在り方等に関する検討会「意見書」 3 月　文科省・医学・歯学教育の在り方に関する調査研究協力者会議報告「21 世紀における医学・歯学教育の改善方策について―学部教育の再構築のために―」（医学・歯学教育モデル・コア・カリキュラムを含む） 5 月　厚生労働省・歯科医師国家試験出題基準改定（平成 14 年版） **6 月　第 20 回日本歯科医学教育学会総会・学術大会（東京）** 9 月 13 日　厚生労働省・歯科医師臨床研修必修化に向けた体制整備に関する検討会第 1 回会議 11 月　第 1 回共用試験歯学系 OSCE ワークショップの開催
平成 14（2002）年	1 月　共用試験歯学系 CBT 第 1 回トライアル開始 4 月　任意団体共用試験実施機構創設
平成 15（2003）年	3 月　厚生労働省・平成 14 年度厚生科学特別研究「歯科医師卒前臨床実習に関する調査研究報告書」 10 月　国立大学法人法施行 10 月　国立大学歯学部附属病院と医学部附属病院の統合（東京医科歯科大学，大阪大学を除く）
平成 16（2004）年	4 月 1 日　新医師卒後臨床研修制度（必修化）の実施 歯科衛生士養成を行う 4 年制学科の設置（新潟大学，東京医科歯科大学） 12 月　共用試験歯学系 CBT & OSCE 最終（第 4 回）トライアル開始
平成 17（2005）年	歯科衛生士指定規則の再改正（2010 年から 3 年制教育課程の義務化） **2 月 11 日　日本歯科医学教育学会・教育能力開発委員会主催歯科医学教育シンポジウム「歯科医学教育における PBL チュートリアル―なぜ，いま PBL チュートリアルなのか―」** 3 月 14 日　社団法人医療系大学間共用試験実施評価機構設立 **4 月 1 日　日本歯科医学教育学会が日本歯科医学会専門分科会に正式認可，日本学術会議の協力学術団体となる．** 歯科技工士養成を行う 4 年制学科の設置（広島大学） 5 月　厚生労働省・歯科医師国家試験出題基準改定（平成 18 年版） 12 月　共用試験正式実施の開始 12 月 1 日　厚生労働省・医療制度改革大綱 12 月 15 日　2005 年度（第 1 回）歯科医師臨床研修マッチング結果発表
平成 18（2006）年	4 月 1 日　新歯科医師臨床研修制度（必修化）の実施 平成 18 年版歯科医師国家試験出題基準 **6 月 15 日　2005 年版歯科医学教育白書発刊** 8 月　文部科学省，厚生労働省の各大臣「確認書」合意（歯学部定員については，各大学に対してさらにいっそうの定員減を要請し，歯科医師国家試験の合格基準を引き上げることの確認） 12 月　厚生労働省「今後の歯科保健医療と歯科医師の資質向上等に関する検討会」（中間報告）（歯学部定員について，少なくとも，平成 10 年度の検討会提言の削減数の早期実現に向けて，各大学の自主的かつ前向きな取り組みに期待） 12 月 22 日　医道審議会（歯科医師分科会）第 1 回歯科医師国家試験制度改善検討委員会
平成 19（2007）年	4 月　文部科学省に医学教育モデル・コア・カリキュラムおよび歯学教育モデル・コア・カリキュラム改訂に関する専門的な調査研究等を行い，モデル・コア・カリキュラムの改訂原案の作成等を行う専門研究委員会およびモデル・コア・カリキュラムの改訂等を決定する連絡調整委員会の設置 11 月 26 日　医道審議会（歯科医師分科会）第 2 回歯科医師国家試験制度改善検討委員会 12 月　歯学教育モデル・コア・カリキュラム（平成 19 年度改訂版）（モデル・コア・カリキュラム改訂に関する連絡調整委員会，モデル・コア・カリキュラム改訂に関する専門研究委員会） 12 月 26 日　医道審議会（歯科医師分科会）歯科医師国家試験制度改善検討部会報告書

年	出来事
平成 20（2008）年	6 月　歯科医学教授要綱［平成 19（2007）年改訂版］（歯科大学学長・歯学部長会議） 6 月 30 日　文部科学省に歯学教育の改善・充実に関する調査研究協力者会議の設置（第 1 回：7 月 31 日，第 2 回：8 月 29 日，第 3 回：9 月 18 日，第 4 回：10 月 28 日，第 5 回：11 月 25 日，第 6 回：12 月 15 日）
平成 21（2009）年	1 月 15 日　第 7 回歯学教育の改善・充実に関する調査研究協力者会議 1 月 21 日　第 8 回歯学教育の改善・充実に関する調査研究協力者会議 1 月 30 日　同会議第 1 次報告（確かな診療能力を備えた歯科医師養成方策）改善方策として，1. 歯科医師として必要な臨床能力の確保，2. 優れた歯科医師を養成する体系的な歯学教育の実施，3. 歯科医師の社会的需要を見据えた優れた入学者の確保，4. 未来の歯科医療を拓く研究者の養成について取りまとめられた． 5 月 27 日　平成 22 年版歯科医師国家試験出題基準 **12 月 20 日　2008 年版歯科医学教育白書発行**
平成 22（2010）年	3 月　第 102 回歯科医師国家試験に関する受験生アンケート実施 3 月 20 日　シンポジウム「歯科医師臨床研修から始まる生涯研修」開催（東京） 6 月　第 103 回歯科医師国家試験に関する教員アンケート実施 7 月 22 日　平成 22 年度　医学・歯学教育指導者のためのワークショップ（文部科学省主催，主なテーマ：今後のモデル・コア・カリキュラムの改訂等に向けた検討） 9 月　米国の医師国家試験について，2023 年より米国医科大学協会（AAMC），または世界医学教育連盟（WFME：WHO の下部組織）の基準により認証を受けた医学部卒業生以外の受験を認めない旨，高等教育評価機構など日本の複数の認証評価機関に米国 ECFMG®から通告 9 月 14 日　第 9 回歯学教育の改善・充実に関する調査研究協力者会議 **12 月 11～12 日　第 4 回医療コミュニケーション・ファシリテータ養成セミナー（中級編）開催（名古屋）** 12 月 13 日　第 10 回歯学教育の改善・充実に関する調査研究協力者会議 **12 月 16～19 日　第 1 回歯科医学教育者のためのワークショップ開催（静岡・三島）**
平成 23（2011）年	**2 月 15～16 日　歯科医療倫理教育に関するワークショップ開催（千葉）** 3 月　第 104 回歯科医師国家試験に関する受験生・教員アンケート実施 3 月 31 日　歯学教育モデル・コア・カリキュラム―教育内容ガイドライン―改訂版の公表 5 月 25 日　第 11 回歯学教育の改善・充実に関する調査研究協力者会議 平成 21 年 1 月　歯学教育の改善・充実に関する調査研究協力者会議第 1 次報告を踏まえたフォローアップ状況（まとめ）について公表 7 月 27 日　平成 23 年度　医学・歯学教育指導者のためのワークショップ（文部科学省主催） 9 月　医学教育認証制度発足に向けて，全国医学部病院長会議が「医学部・医科大学の教育評価に関わる検討会」を設置 **12 月 8～11 日　第 2 回歯科医学教育者のためのワークショップ開催（静岡・三島）** **12 月 10～11 日　第 5 回医療コミュニケーション・ファシリテータ養成セミナー（新初級編）開催（名古屋）** 12 月 22～24 日　平成 23 年度　文部科学省先導的大学改革推進委託事業―診療参加型臨床実習カリキュラム立案・実施のためのワークショップ開催

年	出来事
平成 24（2012）年	**2 月 26 日　在宅歯科診療における倫理・プロフェッショナリズム教育に関する研修会（東京）** 3〜4 月　第 105 回歯科医師国家試験に関する受験生・教員アンケート実施 3 月 17〜20 日　平成 23 年度プログラム責任者講習会開催（東京） 3 月　文部科学省先導的大学改革推進委託事業—医学・歯学教育の改善・充実に関する調査研究　最終年度報告書を各大学へ送付 4 月 18 日　厚生労働省：歯科医師国家試験制度改善検討部会　報告書 7 月 17 日　第 12 回歯学教育の改善・充実に関する調査研究協力者会議 **7 月 19 日　ファシリテータ養成セミナー受講者並びに医療コミュニケーション教育担当者のための情報交換・交流会（第 3 回フォローアップ・セッション）開催（岡山）** **8 月 9〜10 日　第 6 回医療コミュニケーション・ファシリテータ養成セミナー（新初級編）開催（名古屋）** **8 月 27〜30 日　平成 24 年度プログラム責任者講習会開催（千葉）** 10 月 9 日　第 13 回歯学教育の改善・充実に関する調査研究協力者会議 12 月 11 日　第 14 回歯学教育の改善・充実に関する調査研究協力者会議 **12 月 13〜16 日　第 3 回歯科医学教育者のためのワークショップ開催（静岡・三島）** 12 月 17 日　歯学教育の改善・充実に関する調査研究協力者会議第 1 次報告を踏まえた平成 24 年度フォローアップ調査まとめ 12 月 17 日　文部科学省：歯学教育質向上のための施策の方向性について（公表） **12 月 20 日　2011 年版歯科医学教育白書発行**
平成 25（2013）年	2〜3 月　第 106 回歯科医師国家試験に関する受験生・教員アンケート実施 **7 月 11 日　ファシリテータ養成セミナー受講者並びに医療コミュニケーション教育担当者のための情報交換・交流会（第 4 回フォローアップ・セッション）開催（札幌）** **8 月 3〜4 日　第 7 回医療コミュニケーション・ファシリテータ養成セミナー（新初級編）開催（名古屋）** **12 月 12〜15 日　第 4 回歯科医学教育者のためのワークショップ開催（静岡・三島）**
平成 26（2014）年	2〜4 月　第 107 回歯科医師国家試験に関する受験生・教員アンケート実施 2 月 24 日　第 15 回歯学教育の改善・充実に関する調査研究協力者会議［提言・要望］ **3 月 15 日　日本歯科医学教育学会・日本歯科医療管理学会共催による卒後教育研修会（東京）** **7 月 3 日　ファシリテータ養成セミナー受講者並びに医療コミュニケーション教育担当者のための情報交換・交流会（第 5 回フォローアップ・セッション）開催（小倉）** 7 月 16 日　平成 26 年度医学・歯学教育指導者のためのワークショップ開催（東京） 7 月 31 日　第 16 回歯学教育の改善・充実に関する調査研究協力者会議 **8 月　SEAADE（東南アジア歯科医学教育学会）と協定締結** **8 月 2〜3 日　第 8 回医療コミュニケーション・ファシリテータ養成セミナー（新初級編）開催（名古屋）** 9 月 7〜10 日　歯科医師臨床研修プログラム責任者講習会 10 月 29 日　第 17 回歯学教育の改善・充実に関する調査研究協力者会議 **12 月 1〜5 日　第 5 回歯科医学教育者のためのワークショップ開催（静岡・三島）**
平成 27（2015）年	2〜4 月　第 108 回歯科医師国家試験に関する受験生・教員アンケート実施 2 月 28 日　文部科学省大学改革推進事業（基礎・臨床を両輪とした医学教育改革によるグローバルな医師養成）「歯学教育認証制度の実施に関する調査研究」平成 26 年度事業報告公開シンポジウム開催（福岡・北九州） **7 月 9 日　ファシリテータ養成セミナー受講者並びに医療コミュニケーション教育担当者のための情報交換・交流会（第 6 回フォローアップ・セッション）開催（鹿児島）** **7 月 11〜12 日　ワークショップ「倫理的検討事例を用いたプロフェッショナリズム教育の展開」開催（鹿児島）** 7 月 29 日　平成 27 年度医学・歯学教育指導者のためのワークショップ開催（東京）

年	出来事
平成 27（2015）年	**8 月 1～2 日　第 9 回医療コミュニケーション・ファシリテータ養成セミナー（行動変容編）開催（名古屋）** **8 月　ADEE（欧州歯科医学教育学会）と協定締結** 9 月 13～16 日　歯科医師臨床研修プログラム責任者講習会 **12 月 7～11 日　第 6 回歯科医学教育者のためのワークショップ開催（千葉・幕張）** **12 月 20 日　2014 年版歯科医学教育白書発行**
平成 28（2016）年	2～4 月　第 109 回歯科医師国家試験に関する受験生・教員アンケート実施 **3 月　ADEA（米国歯科医学教育学会）と協定締結** 3 月 2 日　第 18 回歯学教育の改善・充実に関する調査研究協力者会議 3 月 29 日　厚生労働省：歯科医師国家試験制度改善検討部会報告書の公表 3 月 31 日　文部科学省：歯学教育の改善・充実に関する調査研究協力者会議第 1 次報告を踏まえた第 3 回フォローアップ調査まとめ **4 月　新委員会（規程・規約策定・法人化検討委員会，多職種連携教育委員会）を設立** **4 月 20 日　日本歯科医学教育学会雑誌を第 32 巻第 1 号より電子ジャーナル化，メールマガジンの発行を開始** **6 月 30 日　ファシリテータ養成セミナー受講者並びに医療コミュニケーション教育担当者のための情報交換・交流会（第 7 回フォローアップ・セッション）開催（大阪）** **7 月 1 日　第 35 回総会・学術大会（大阪）にて，創立 35 周年記念式典開催** **7 月 9～10 日　第 10 回医療コミュニケーション・ファシリテータ養成セミナー（行動変容編）開催（名古屋）** 7 月 27 日　平成 28 年度医学・歯学教育指導者のためのワークショップ開催（東京） 9 月 11～14 日　歯科医師臨床研修プログラム責任者講習会 **12 月 5～9 日　第 7 回歯科医学教育者のためのワークショップ開催（千葉・幕張）**
平成 29（2017）年	公益社団法人医療系大学間共用試験実施評価機構：歯学系診療参加型臨床実習後客観的臨床能力試験（Post-CC PX）トライアル開始 2～4 月　第 110 回歯科医師国家試験に関する受験生・教員アンケート実施 3 月 31 日　文部科学省：歯学教育モデル・コア・カリキュラム（平成 28 年度改訂版）の公表 4 月 22～23 日　ワークショップ「臨床実習前 IPL（多職種交流授業）を企画する」開催 **5 月 8～9 日　Joint ADEE/ADEA Meeting: Shaping the Future of Dental Education 参加** 7 月 26 日　平成 29 年度医学・歯学教育指導者のためのワークショップ開催（東京） **7 月 27 日　ファシリテータ養成セミナー受講者並びに医療コミュニケーション教育担当者のための情報交換・交流会（第 8 回フォローアップ・セッション）開催（長野・松本）** **7 月 29～30 日　ワークショップ「倫理・プロフェッショナリズム教育実践へのアプローチ」開催（長野・松本）** **8 月 5～6 日　第 11 回医療コミュニケーション・ファシリテータ養成セミナー（行動変容編）開催（名古屋）** **12 月 5～9 日　第 8 回歯科医学教育者のためのワークショップ開催（千葉・幕張）**
平成 30（2018）年	2～4 月　第 111 回歯科医師国家試験に関する受験生・教員アンケート実施 3 月　文部科学省：平成 29 年度 大学における医療人養成の在り方に関する調査研究委託事業 歯学教育における診療参加型臨床実習実施のためのガイドライン―歯学教育モデル・コア・カリキュラム（平成 28 年度改訂版）準拠―（案）の公表 7 月 25 日　平成 30 年度医学・歯学教育指導者のためのワークショップ開催（東京） **7 月 26 日　ファシリテータ養成セミナー受講者並びに医療コミュニケーション教育担当者のための情報交換・交流会（第 9 回フォローアップ・セッション）開催（郡山）**

年	出来事
平成30（2018）年	**8月11, 12日　第12回医療コミュニケーション・ファシリテータ養成セミナー（行動変容編）開催（名古屋）** **12月4〜8日　第9回歯科医学教育者のためのワークショップ開催（千葉・幕張）**
平成31（2019）年	1月4日　日本歯科医学教育学会が一般社団法人化 2〜4月　112回歯科医師国家試験に関する受験生・教員アンケート実施 **3月15日　2017年版歯科医学教育白書発行**
令和元（2019）年	7月24日　令和元年度医学・歯学教育指導者のためのワークショップ開催（東京） **7月26日　ファシリテータ養成セミナー受講者並びに医療コミュニケーション教育担当者のための情報交換・交流会（第10回フォローアップ・セッション）開催（福岡）** **8月31日, 9月1日　第12回歯科医療人のためのファシリテータ養成セミナー（行動変容編）開催（名古屋）** **12月6〜10日　第10回歯科医学教育者のためのワークショップ開催（千葉・幕張）**
令和2（2020）年	公益社団法人医療系大学間共用試験実施評価機構：歯学系診療参加型臨床実習後客観的臨床能力試験（Post-CC PX）正式実施 2〜4月　113回歯科医師国家試験に関する受験生・教員アンケート実施 3月31日　文部科学省：歯学教育の改善・充実に関する調査研究協力者会議 令和元年度（第4回）フォローアップ調査まとめの公表
令和3（2021）年	2〜4月　114回歯科医師国家試験に関する受験生・教員アンケート実施 **3月26日　「大学における医療人養成の在り方に関する調査研究委託事業」歯学教育モデル・コア・カリキュラムの改訂に関する調査研究 令和2年度成果報告書の公表** 5月28日　歯科医師法一部改正・公布 7月15日　令和3年度医学・歯学教育指導者のためのワークショップ開催（オンライン） **12月7〜9日　第11回歯科医学教育者のためのワークショップ開催（オンライン）**

文献

1）榊原悠紀田郎．歯科医療史略年表．江藤一洋編集：歯の健康学．東京：岩波書店；2004.
2）中原　泉．歯科医学史の顔．東京：学建書院；1987（2002年改訂）.
3）歯界展望編集部．日本の歯科大学．東京：医歯薬出版；1986.

キーワード索引

＜ナ行＞

＜ハ行＞

＜マ行＞

＜ラ行＞

＜アルファベット＞

あとがき

日本歯科医学教育学会が編集を行う歯科医学教育白書は，2005年版の発行から数え，今回6回目の2021年版を発行する運びとなりました．

2017年版までは2005年版より3年ごとに出版されておりましたが，今回は学会法人化体制の整備やCOVID-19感染拡大，臨床実習後試験の本格運用開始，歯科医師臨床研修制度目標の変更，倫理審査体制の変更という学会内外の大きな変革のなか，1年猶予をいただき，2021年版として発行の運びとなりました．また4年ごとという発行ペースは医学教育白書と同一であることから，次回発行の参考となりました．

今回の白書は，「序」にもありますように，2020年度から始まった新型コロナウイルス感染症（COVID-19）が大きく歯科医学教育や諸学会・団体活動に影響を与えたことが一つの大きなテーマとなっております．各章の執筆者の団体・先生方にはその点に影響があった場合に執筆内容に反映していただいております．各章の各年度の資料で2018～2019年度のデータと2020～2021年度のデータの比較も今後の歯科医学教育の参考になることと存じます．

本白書作成部会のアンケートにご協力いただきました，大学歯学部・歯科大学，厚生労働省・文部科学省，日本歯科医学会・専門分科会・認定分科会，日本歯科医師会と歯科関連団体の皆様方には深く感謝申し上げます．またアンケートご依頼や執筆ご依頼などに際しまして，一部不備があったことを改めてお詫び申し上げます．

執筆者の先生方，団体・組織を代表して執筆していただきました先生方には，ご多用のなか，多難な執筆ならびに作成部会からの校正依頼にも快くご対応いただき，ありがとうございました．校正作業も丁寧に行ってはおりますが，発行後にお気づきの点や修正点がございましたら，日本歯科医学教育学会事務局へご連絡いただければと存じます．さらに，執筆者の先生方からも，執筆後に白書の内容などに関する忌憚のないご意見をいただいておりますが，読者の先生方からもよりよい白書作成についてご意見を賜れますと幸いです．このようなプロセスも，白書の価値や意義を高める一助になると確信しております．

歯科医学教育白書2021年版作成部会は，日本歯科医学教育学会の編集･広報委員会の委員をはじめ，各分野の教育のエキスパートの先生方に委員にご就任いただき，作業を行うことができました．委員の先生方には会議，アンケート作成，集計資料確認，校正など多くの業務を丁寧かつ綿密に遂行していただきまして，感謝の言葉は尽くせないほどです．また，委員会構成や作成プロセスにつきましては，前白書作成委員会委員長でありました昭和大学 佐藤裕二教授に会議にも参加していただき，貴重なご助言をいただくことができました．ここに深謝申し上げます．

最後になりましたが，不肖私に本白書作成部会をおまかせいただきました沼部幸博 日本歯科医学教育学会編集・広報委員会委員長ならびに秋山仁志 日本歯科医学教育学会理事長には，白書作成プロセスを温かく見守りまたご指導いただき，厚く御礼申し上げます．日本歯科医学教育学会編集事務局には種々のサポートをいただいたことを御礼申し上げまして，本白書を締めくくりたいと存じます．

本白書は日本歯科医学教育学会を挙げて作成しておりますので，学会員の先生方のみならず，歯科医学教育にかかわるすべての先生方やスタッフのお役に立つことを祈念いたします．

令和4年12月26日

歯科医学教育白書2021年版作成部会長
日本歯科医学教育学会　編集・広報委員会委員
松本歯科大学
音琴淳一

■歯科医学教育白書作成担当者

遠藤　一彦	北海道医療大学口腔機能修復・再建学系生体材料工学分野
八若　保孝	北海道大学大学院歯学研究院口腔機能学分野小児・障害者歯科学教室
岸　　光男	岩手医科大学歯学部口腔医学講座予防歯科学分野
佐藤　和朗	岩手医科大学歯学部口腔保健育成学講座歯科矯正学分野
山田　　聡	東北大学大学院歯学研究科歯内歯周治療学分野
瀬川　　洋	奥羽大学歯学部口腔衛生学講座
坂　　英樹	明海大学歯学部病態診断治療学講座歯科法医学分野
小見山　道	日本大学松戸歯学部クラウンブリッジ補綴学講座
鶴田　　潤	東京医科歯科大学統合教育機構
山本　　仁	東京歯科大学組織・発生学講座
五十嵐　勝	日本歯科大学生命歯学部歯科保存学講座
中島　一郎	日本大学歯学部医療人間科学
片岡　竜太	昭和大学歯学部歯学教育学部門
大久保力廣	鶴見大学歯学部有床義歯補綴学講座
山本　龍生	神奈川歯科大学歯学部社会歯科学系健康科学講座社会歯科学分野
小野　和宏	新潟大学大学院医歯学総合研究科口腔保健学分野
佐藤　　聡	日本歯科大学新潟生命歯学部歯周病学講座
中村　浩彰	松本歯科大学解剖学講座
田村　康夫	朝日大学副学長，歯学部長
嶋﨑　義浩	愛知学院大学歯学部口腔衛生学講座
田中　昭男	大阪歯科大学副学長
長島　　正	大阪大学歯学部附属歯学教育開発センター
長塚　　仁	岡山大学学術研究院医歯薬学域口腔病理学分野
柿本　直也	広島大学大学院医系科学研究科歯科放射線学
工藤　保誠	徳島大学大学院医歯薬学研究部口腔生命科学分野
粟野　秀慈	九州歯科大学クリニカルクラークシップ開発学分野
築山　能大	九州大学大学院歯学研究院歯科医学教育学分野
稲井哲一朗	福岡歯科大学生体構造学講座機能構造学分野
村田比呂司	長崎大学大学院医歯薬学総合研究科歯科補綴学分野
田口　則宏	鹿児島大学歯科医学教育実践学分野

■ 白書作成部会

部 会 長　音琴　淳一　松本歯科大学病院総合診療科/松本歯科大学大学院健康増進口腔科学講座
部副会長　角　　忠輝　長崎大学生命医科学域総合歯科臨床教育学分野
委　　員　阿部　伸一　東京歯科大学解剖学講座
大木　絵美　松本歯科大学病院初診室（総合診断科・総合診療科）
北島佳代子　日本歯科大学新潟生命歯学部歯科保存学第１講座
白井　　肇　岡山大学病院歯科（総合歯科部門）
平塚　浩一　日本大学松戸歯学部生化学・分子生物学講座
古地　美佳　日本大学歯学部総合歯科学分野

日本歯科医学教育学会雑誌別冊

歯科医学教育白書　2021 年版（2018 ～ 2021 年）

2023 年 2 月 15 日　第 1 版・第 1 刷発行

編集　一般社団法人　日本歯科医学教育学会白書作成部会
発行　一般財団法人　口腔保健協会
〒 170-0003 東京都豊島区駒込 1-43-9

振替 00130-6-9297　Tel.　03-3947-8301（代）
Fax.　03-3947-8073
http://www.kokuhoken.or.jp/

乱丁・落丁の際はお取り替えいたします。　**印刷・製本**　壮光舎印刷

ISBN978-4-89605-390-6 C3047